肿瘤分子靶向治疗重点与难点

主 编　束永前　孙 婧

科学技术文献出版社
SCIENTIFIC AND TECHNICAL DOCUMENTATION PRESS

·北京·

图书在版编目（CIP）数据

肿瘤分子靶向治疗重点与难点/束永前，孙婧主编．—北京：科学技术文献出版社，2020.9

ISBN 978-7-5189-7129-9

Ⅰ．①肿… Ⅱ．①束… ②孙… Ⅲ．①肿瘤—药物疗法 Ⅳ．①R730.53

中国版本图书馆 CIP 数据核字（2020）第 172271 号

肿瘤分子靶向治疗重点与难点

策划编辑：张　微　　责任编辑：李　鑫　张　微　　责任校对：赵　瑷　　责任出版：张志平

出 版 者	科学技术文献出版社
地　　址	北京市复兴路 15 号　邮编　100038
编 务 部	（010）58882938，58882087（传真）
发 行 部	（010）58882868，58882870（传真）
邮 购 部	（010）58882873
官方网址	www.stdp.com.cn
发 行 者	科学技术文献出版社发行　全国各地新华书店经销
印 刷 者	北京军迪印刷有限责任公司
版　　次	2021 年 1 月第 1 版　2021 年 1 月第 1 次印刷
开　　本	787×1092　1/16
字　　数	537 千
印　　张	23.25
书　　号	ISBN 978-7-5189-7129-9
定　　价	180.00 元

《肿瘤分子靶向治疗重点与难点》
编委会

主 编

束永前 孙 婧

副主编

殷咏梅 郭人花 顾艳宏
刘 平 朱陵君 刘连科
刘凌翔 王 建 王同杉

编 委

（按姓氏笔画排序）

王 蓉 朱程君 朱蔚友
刘怡茜 李 薇 吴 昊
邱天竹 沈 华 张梅玲
陆明洁 陈晓锋 邵茜雯
金时代 高 雯 黄 香

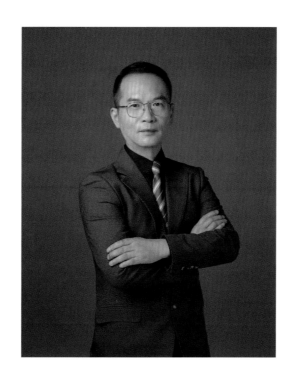

束永前简介

　　束永前，博士，教授，博士生导师，现任江苏省人民医院肿瘤中心主任、肿瘤科主任、老年医学科肿瘤科主任、南京医科大学转化学院副院长、南京医科大学肿瘤教研室主任。学术任职：国际肺癌协作组（IASLC）委员、国家卫计委原发性肺癌诊疗规范专家组成员、中国抗癌协会精准医疗专业委员会常务委员、中国医促会精准医疗专业委员会常务委员、中国肾癌诊疗规范指南专家组成员、中国黑色素瘤诊疗规范指南专家组成员、中国肿瘤血管生成治疗专业委员会委员、中华医学会江苏省化疗和靶向治疗学分会副主任委员、中国热疗专业委员会副理事长、中国 CSCO 执行委员、中国抗癌协会靶向分会及胃癌分会常务委员、中国医药教育协会腹部肿瘤专业委员会副主任委员、中国抗癌协会第一届肿瘤营养专业委员会常务委员、中国抗癌协会肿瘤营养与支持治疗专业委员会第二届委员会委员、江苏省医学会肿瘤化疗与生物治疗委员会主任委员、江苏省免疫学会肿瘤免疫专业委员会主任委员、江苏省生物学会肿瘤生物诊断及治疗专业委员会主任委员、江苏省抗癌协会复发与转移专业委员会主任委员、2018 年康复学会肿瘤康复分会主任委员、2018 年生物学会分子诊断与免疫治疗主任委员、2018 年转化研究院癌症联盟主任委员、省"333"第二层次培养对象、"省政府有突出贡献的中青年专家"称号、卫计委"十二五"临床医学规划教材—肿瘤学概论编委。

自 1994 年开始一直从事临床肿瘤学的基础及临床研究工作，重点为肺癌、消化系统肿瘤诊治的研究。近年来主要从事非小细胞肺癌个体化诊治新靶标的研究以及胃癌的早期筛查及个体化治疗的遗传学策略研究。获江苏省科学技术奖二等奖一项、江苏省科技奖一等奖五项、江苏省医学新技术引进奖一等奖三项、中华医学科技三等奖两项、江苏医学科技二等奖两项、中国抗癌协会科技奖一项。近年来发表文章 150 篇，出版专著 6 部。承担国家自然科学基金课题 5 项、国家卫生部课题、国家"863"课题、省卫生厅重大攻关课题和省科委省教委重大课题等多项科研课题。承担了国际多中心肿瘤新药的临床Ⅱ～Ⅲ期研究 6 余项，国内多中心临床新药Ⅱ～Ⅲ期研究 50 余项，并承担了多项临床Ⅳ期研究，也是中华人民共和国细胞培养国家标准第三执笔人。成立了苏州市立医院、苏州九龙医院、江阴人民医院、徐州肿瘤医院、南通第一人民医院、镇江市第三人民医院、常州市二院武进人民医院等 13 家名医工作站。

参与主编专著 5 部，主编科学出版社的《肿瘤科疾病诊断流程与治疗策略》《肿瘤学》《实用食管肿瘤诊疗学》《肿瘤靶向治疗药物临床应用方案评价》；东南大学出版社《肿瘤内科相关事件》；参编人民卫生出版社出版的《中国临床肿瘤学进展》。

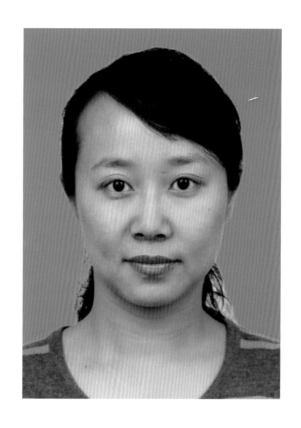

孙婧简介

　　孙婧，副主任医师，副教授，硕士生导师，现任江苏省人民医院肿瘤中心副主任。学术任职：中国临床肿瘤学会（CSCO）肝癌专家委员会委员、CSCO 青年专家委员会委员、CSCO 翻译小组成员、中国医师协会结直肠肿瘤青委会委员、CACA 靶向治疗专业青年委员会委员、江苏省医师协会结直肠癌专委会委员、江苏省医师协会肿瘤化疗与生物治疗医师协会工作秘书、江苏省抗癌协会肿瘤病因学及流行病学专委会委员。

　　主要研究方向是胃肠道肿瘤的发病机制和治疗方法。以第一作者及通讯作者发表的 SCI 论文 12 篇，其中影响因子大于 10 分的有 1 篇（第一作者）。参编著作 3 部。

前　言

　　肿瘤是严重威胁人民健康的多发病和常见病，相应地，肿瘤学也是临床医学中更新和发展最为迅速的学科。进入 21 世纪后，随着对肿瘤细胞生长、增生、凋亡的分子机制研究的深入，一批新型分子靶向治疗药物已在临床实践中取得显著疗效。肿瘤分子靶向治疗是针对肿瘤相关基因及其表达产物或表达过程，通过阻断肿瘤相关细胞的信号转导改变基因表达，从而抑制甚至杀伤肿瘤细胞的药物治疗方法。为了继续深入研究这一治疗手段，总结国内外的最新研究成果就显得非常有必要。因此，我们在参考大量国内外文献的基础上编写了此书，希望能给广大同行提供参考。

　　本书分三篇，共十五章。第一篇为总论，主要包括绪论、肿瘤分子靶向治疗分子生物学基础、肿瘤分子靶向治疗的机制、肿瘤分子靶向治疗分类以及肿瘤分子靶向治疗的策略；第二篇为各论，主要讲述头颈部肿瘤分子靶向治疗、乳腺癌分子靶向治疗、肺癌分子靶向治疗、胃癌分子靶向治疗、原发性肝癌分子靶向治疗、大肠癌分子靶向治疗、肾癌分子靶向治疗、前列腺癌分子靶向治疗、淋巴瘤分子靶向治疗、白血病分子靶向治疗；第三篇为典型病例，列举作者在临床工作中处理的肿瘤分子靶向治疗相关病例，使得本书更加立体、直观、生动。文后添加了近几年的指南及专家共识，可以在临床工作中给予指导。全书以指南为基本框架，以临床实用性为目标，内容丰富、新颖，视野开阔，实用性强。

　　本书读者对象为肿瘤科及其相关专业的临床医生，包括县级医院、乡镇医院以及社区医疗服务中心的临床医生；同时还包括广大研究生、进修生、医学院校学生等，可作为其工作和学习的工具书及辅助参考资料。

本书编写过程中，得到了多位同道的支持和关怀，他们在繁忙的医疗、教学和科研工作之余参与撰写，在此表示衷心的感谢。

由于时间仓促，专业水平有限，书中难免存在不妥之处，敬请广大读者和同道批评指正。

编 者

2020 年 6 月

目　录

第一篇　总　论

第二篇 各 论

第三篇　典型病例

第一篇 总 论

第一章 绪 论

第一节 肿瘤分子靶向治疗的定义及相关概念

20世纪40年代，随着抗叶酸剂和氮芥类药物的应用，开始了肿瘤化疗时代。在临床上，对很多恶性肿瘤使用细胞毒类化疗药物有效，但患者同时却要遭受很多痛苦：一方面是由于作用缺乏选择性，导致严重的药物不良反应的发生和有限的疗效；另一方面是导致耐药性的出现。应用传统的细胞毒类化疗药物时，常由于伴有严重的恶心、腹泻及机会性感染使患者衰弱；另外，还可引起一系列长期毒性反应，包括脱发、心脏毒性、关节毒性及记忆损坏。

以前肿瘤内科学治疗都是依靠细胞毒类化疗药物。虽然继蒽环类（阿霉素、表阿霉素）、铂类（顺铂、卡铂）之后又有很多强有力的化疗药物，如紫杉醇、泰索帝（多西他赛）、开普拓（伊立替康）、草酸铂、健择（吉西他滨）等问世，并在各种不同的癌症中发挥着重要的治疗作用，但其性质仍然属于不能分辨肿瘤细胞和正常细胞的药物，临床应用受到诸多因素的限制。为了解决这一问题，学者们提出了肿瘤靶向治疗的概念。所谓"靶向治疗"，通俗地讲，就是药物有针对性地瞄准预期的靶位而不伤及其他。肿瘤靶向治疗分为三个层次：第一种是针对某个器官，如某种药物只对某个器官的肿瘤有效，称为器官靶向；第二种叫细胞靶向，指的是只针对某种类别的肿瘤细胞药物进入体内后可选择性地与这类细胞特异性地结合，从而引起细胞凋亡；第三种是分子靶向，指的是针对肿瘤细胞里面的某一个蛋白家族的部分分子进行治疗，可以是一个核苷酸的片段也可以是一个基因产物。

化疗主要是针对生长快速的肿瘤组织细胞。可是在人体除了肿瘤细胞外某些正常细胞生长繁殖也较快，如：①血液细胞由于自我更新活跃，也成为化疗药物打击的对象，所以化疗后会出现白细胞降低、血小板下降、贫血等；②毛囊细胞、黏膜细胞更新也很快，所以化疗后出现的脱发、恶心、呕吐等，就是毛囊细胞、黏膜细胞受化疗药物的攻击而引起的；③肝脏细胞被称为体液化工厂，要代谢很多药物，因此化疗后也会造成严重的肝功能损害；④生殖细胞，像精子、卵子这些细胞也会受到化疗药物的攻击。因此，化疗药物在针对体内肿瘤细胞的同时，不可避免地会对体内生长旺盛的正常细胞造成不同程度的损害。随着机体免疫力被摧毁，肿瘤细胞势必"抬头"，所以化疗的盲目性不利于肿瘤的长期治疗，不是真正意义上的靶向治疗。同样，如所谓的靶向化疗、靶向放疗、靶向手术、氩氦靶向及射频靶向等治疗，不可避免地也存在对正常组织有较大损伤或治疗不彻底等问题。

细胞靶向治疗又称为"导弹治疗"，主要利用肿瘤细胞与正常细胞在生物学特性上的不同，具有高选择性，能稳、准、狠地打击肿瘤细胞。rAAV - BA46/HER - 2DC/CTL 治疗乳腺癌就是一例很好的细胞靶向治疗的例子。BA46 在几乎所有的乳腺癌体细胞上表达，而且表达在细胞膜上；在乳腺以外的正常组织内不表达或少量表达。以 BA46 抗原肽免疫转基因鼠，可在转基因鼠身上诱导出特异的细胞免疫，是乳腺癌 DC 治疗非常理想的肿瘤抗原。腺相关病毒（AAV）以其无致病性、能与特异位点整合等优点，成为目前人类基因治疗研究中最理想的病毒载体之一。构建重组的 rAAV - BA46 表达载体，制备高滴度的 rAAV - BA46 病毒为以 BA46 为靶抗原、基因转导 DC 来治疗乳腺癌的有效方法。其他类似治疗还有：治疗前列腺癌的 rAAV - PSMA - DC/CTL，治疗多种肿瘤的 TIL、A - LAK 等。这些细胞靶向治疗均能非常准确、高效地杀灭肿瘤。

21 世纪初又提出了一种新的概念，即肿瘤分子靶向治疗，引发了抗癌治疗理念的变革。随着生物技术在医学领域的快速发展和从细胞分子水平对肿瘤发病机制认识的深入，肿瘤治疗进入了一个全新的时代。肿瘤的治疗正在从前基因组的细胞毒药物治疗时代过渡到后基因组的靶向治疗新时代。分子靶向治疗是现在肿瘤治疗领域的突破性和革命性的发展，代表了肿瘤生物治疗目前最新的发展方向。靶向治疗分为三个层次：器官靶向、细胞靶向和分子靶向。分子靶向是靶向治疗中特异性的最高层次，它是针对肿瘤细胞里面的某一个蛋白质的分子、一个核苷酸的片段或者一个基因产物进行治疗。肿瘤分子靶向治疗是利用肿瘤细胞可以表达特定的基因表达产物，将抗癌药物锁定到肿瘤细胞的靶分子上，精确打击肿瘤细胞，最后使其死亡。传统化疗药物最大的问题是对细胞杀伤的无选择性，与传统细胞毒抗癌药物不同，分子靶向药物作用的分子，正常细胞很少或不表达，在最大限度杀伤肿瘤细胞的同时，对正常细胞伤害最小。肿瘤是一类非常异质性的疾病，同样是乳腺癌，不同患者的乳腺癌的病因、发病机制、组织类型、对药物的反应是不一样的。即使是同一肿瘤，肿瘤也是异质性的，它是肿瘤成功治疗的主要障碍。对群体而言，决定了联合用药的效果往往会优于单一用药，联合用药可以防止肿瘤细胞耐药问题的出现。

分子靶向治疗在临床治疗中地位的确立，源于 20 世纪 80 年代，得益于对肿瘤认识的加深与技术的重大进展，主要是：①对机体免疫系统、肿瘤细胞生物学与分子生物学了解的深入；②DNA 重组技术的进展；③杂交瘤技术的广泛应用；④体外大容量细胞培养技术；⑤计算机控制的生产工艺和纯化等。特别是 2000 年人类基因组计划的突破，成为分子水平上理解机体器官以及分析与操纵分子 DNA 的又一座新里程碑，与之相发展并衍生一系列现代生物技术前沿：基因组学技术、蛋白质组学技术、生物信息学技术和生物芯片技术。除此之外，计算机虚拟筛选、组合化学、高通量筛选都加速了分子靶向治疗新药研究进程。1997 年 11 月，美国食品药品监督管理局（FDA）批准利妥昔单抗（Rituximab）用于治疗某些 NHL，真正揭开了肿瘤分子靶向治疗的序幕。

第二节　肿瘤分子靶向治疗发展简史

分子靶向治疗是以肿瘤细胞的标志性分子为靶点，研制出有效的阻断药，有效干预细胞发生癌变的环节，如细胞信号转导通路、原癌基因和抑癌基因、细胞因子及受体、抗肿瘤血管形成、自杀基因等，从分子水平来逆转这种细胞恶性生物学行为的出现，从而抑制肿瘤细胞生长，这种治疗是一种区别于传统放化疗的生物治疗模式。分子靶向治疗是靶向治疗中特异性最高的治疗方法，避免了一般化疗药物的无选择性不良反应和耐药性，具有良好的发展前景。

分子靶向治疗的策略离不开肿瘤的发生、发展、转移等各个阶段，肿瘤的形成和发展离不开其生存的微环境。分子靶向治疗的靶点可以是肿瘤细胞本身、供应肿瘤的血管及其生存的微环境。靶向治疗可以通过抑制肿瘤细胞增生、干扰细胞周期进程、诱导肿瘤细胞分化、抑制肿瘤细胞转移及诱导肿瘤细胞凋亡等途径达到治愈肿瘤的目的。肿瘤的生长因子受体、信号转导分子、细胞周期蛋白、细胞凋亡调节因子、蛋白水解酶、血管内皮生长因子（VEGF）等都可以作为肿瘤治疗的靶点。

20 世纪 80 年代以来，生物学基础研究和计算机技术的快速发展，使分子靶向治疗的研究取得了较大的成果。例如，计算机控制的生产和纯化工艺、DNA 重组技术的发展、基因芯片技术的应用及免疫学和细胞生物学的发展等。特别是 2000 年以来人类基因组计划的完成，随之衍生的基因组学技术、蛋白质组学技术、生物信息学技术和生物芯片技术的发展，计算机虚拟筛选、组合化学、高通量筛选技术的应用，都加速了分子靶向治疗新药的研究进程。分子靶向治疗的研究主要方向有 4 个方面：阻断表皮生长因子受体（EGFR）信号通道的靶向研究、阻断血管内皮生长因子通道的靶向研究、基质金属蛋白酶（MMP）抑制药和选择性环加氧酶 - 2（COX - 2）抑制药。针对 EGFR 及 VEGF 两个靶点，已经研制出多种药物应用于临床，取得了良好的疗效。

1997 年美国食品药品监督管理局（FDA）批准利妥昔单抗（Rituximab，商品名：美罗华，Mabthera）用于治疗某些低度恶性淋巴瘤，真正揭开了肿瘤分子靶向治疗的序幕。它是针对 CD20 抗原的人鼠嵌合型单克隆抗体（mAb），非霍奇金淋巴瘤（NHL）患者体内 B 细胞膜上存在大量的 CD20 抗原，该单抗进入体内后特异性结合到具有 CD20 抗原的 B 细胞，经抗体依赖细胞介导的细胞毒性（ADCC）作用及补体依赖细胞毒性（CDC）作用使其溶解，从而杀死淋巴瘤细胞。被批准用于某些复发、难治、CD20 阳性的 B 细胞性非霍奇金淋巴瘤、侵袭性非霍奇金淋巴瘤、弥漫性大 B 细胞非霍奇金淋巴瘤（BNHL）、联合短程化疗可作为滤泡性非霍奇金淋巴瘤的一线治疗方案。

自 1997 年利妥昔单抗作为首个获美国 FDA 批准上市的肿瘤分子靶向药物进入临床以来，分子靶向药物家族不断发展壮大。如同以叶酸类似物甲氨蝶呤为代表的细胞毒性药物的问世，促进了化疗的发展，分子靶向药物无疑将为肿瘤个体化治疗提供新思路。

曲妥珠单抗(Trastuzumab，商品名：赫赛汀，Herceptin)是一种重组人源化 IgG_1 单克隆抗体，是第一个针对癌基因人体表皮生长因子受体 2(human epidermal growth factor receptor - 2，HER - 2)阳性乳腺癌转移患者的靶向治疗药物。于 1998 年 9 月被美国 FDA 批准上市，用于治疗 HER - 2 阳性的乳腺癌患者。2002 年进入中国市场。

吉妥珠单抗(Gemtuzumab，Mylotarg)是针对 CD33 单抗作为治疗靶点设计的靶向药物。该药物是把植物毒素刺孢霉素与重组人源化抗 CD33 Ig_4 抗体耦联在一起，用于治疗急性髓性白血病(AML)，该患者 80% 白血病细胞上具有 CD33 抗原，该药物进入体内后特异性结合到具有 CD33 抗原的白血病细胞上，该复合物被靶细胞胞饮进入细胞内，刺孢霉素从复合物中水解游离后，结合到细胞 DNA 上，使其双螺旋断裂，导致细胞死亡。2000 年 5 月美国 FDA 批准用于临床治疗急性髓性白血病。适用于 CD33 阳性、年龄大于 60 岁，已经不易接受细胞毒药物治疗的首次复发急性髓细胞白血病患者。

CD52 抗原广泛分布于正常的 T 淋巴细胞、B 淋巴细胞、单核细胞、巨噬细胞、B 淋巴细胞及 T 淋巴细胞瘤细胞表面，在慢性淋巴细胞白血病(CLL)细胞表面尤为丰富。针对该抗原设计了阿来珠单抗(Alemtuzumab，商品名：Campath)，2001 年 5 月美国 FDA 批准应用于难治性慢性淋巴性白血病的治疗及对烷化剂和氟达拉滨耐药的进展期慢性淋巴细胞白血病(CLL)。此外，已进行的临床研究还包括非霍奇金淋巴瘤、B 淋巴细胞恶性肿瘤及 T 淋巴细胞恶性肿瘤，多发性硬化症及其他自身免疫性疾病、实体器官移植及骨髓移植后移植物抗宿主反应。同期获得美国 FDA 审批的还有甲磺酸伊马替尼(商品名：格列卫，Glivec)，批准用于治疗各期慢性髓性白血病。随后发现该药还能抑制干细胞生长因子受体 C - kit 和血小板衍生生长因子受体酪氨酸激酶活性而治疗胃肠道间质瘤，2002 年美国 FDA 批准用于治疗转移或不可切除的胃肠道间质瘤。

替伊莫单抗(Ibritumomab，Zevalin)是针对 CD20 抗原研制的靶向药物，把鼠源性 CD20 单抗与放射性同位素 ^{90}Y 结合在一起，形成放射免疫耦联物。在 2002 年被美国 FDA 批准用于复发或难治性低度恶性的滤泡性或转化型 B 细胞非霍奇金淋巴瘤(BNHL)。对 Rituximab 耐药的难治性滤泡型非霍奇金淋巴瘤患者，本品已被批准用于作为 Rituxan 治疗方案的一部分。

托西莫单抗(Tositumomab，Bexxar)也是一种用来治疗非霍奇金淋巴瘤的单克隆抗体，治疗靶点仍旧是 CD20 抗原，携带的治疗物质是 ^{131}I，^{131}I 具有放射性，可以杀死肿瘤细胞。2003 年被美国 FDA 批准用于治疗复发性和难治性滤泡型和低分化、变异型非霍奇金淋巴瘤。

EGFR 家族是近年来研究较为成熟的靶点。在临床治疗中收到了较好的疗效。吉非替尼(Gefitinib，商品名：易瑞沙，Iressa)是 EGFR 酪氨酸激酶抑制药(EGFR - TKI)，通过结合到 EGFR 胞内酪氨酸激酶催化区域 Mg - ATP 结合位点，抑制下游蛋白的磷酸化而阻断信号转导。2003 年 5 月美国 FDA 批准用于治疗化疗失败的晚期非小细胞肺癌

（NSCLC），研究表明对乳腺癌、头颈部鳞癌等有效。另一个酪氨酸激酶抑制药埃罗替尼（Erlotinib，商品名：特罗凯，Tarceva）2004 年 11 月获美国 FDA 批准用于标准治疗方案无效的晚期非小细胞肺癌的二线、三线用药。

2004 年 2 月首个血管生成抑制药贝伐单抗（Bevacizumab，商品名：阿瓦斯汀，Avastin）获美国 FDA 批准用于联合以氟尿嘧啶为基础的化疗方案一线治疗转移性结直肠癌。其已在转移性结直肠癌、乳腺癌以及非小细胞肺癌的治疗中获得了很大成功。美国东部肿瘤治疗协作组已将贝伐单抗联合 PC（紫杉醇及顺铂）化疗方案作为其晚期非小细胞肺癌临床试验的参考方案，美国 FDA 已经批准贝伐单抗联合 PC 作为晚期非小细胞肺癌及联合氟尿嘧啶/LV 治疗转移性结直肠癌的一线治疗方案。同期获批的针对转移性结直肠癌的另一靶向药物为西妥昔单抗（Cetuximab，商品名：爱必妥，Erbitux），是针对 EGFR 细胞外结构域设计的 IgG$_1$ 单克隆抗体类，2006 年 7 月，爱必妥在中国成功上市。帕尼单抗（Panitumumab）是另一治疗晚期结直肠癌靶向药物，2005 年 7 月，Panitumumab 获得美国 FDA 快速通道审批资格，用于治疗化疗失败后转移性结直肠癌。

抗血管生成药物可分为直接的血管生成抑制药和间接的血管生成抑制药。前者如血管抑素，直接抑制血管内皮细胞的增生活性，促进其凋亡；后者则是以 VEGFR 抑制药为代表的大分子药物，多属于单克隆抗体类，选择性抑制一种或几种促血管生成因子，或通过阻断促血管生成因子的下游信号通路，而发挥抗肿瘤血管生成作用。此外，沙利度胺类药物和选择性环氧化酶 − 2（COX − 2）抑制药也具有一定抗血管生成的作用。间接血管抑制药，如抗 VEGF/VEGFR 信号通路的药物，是当前最成功的抗肿瘤药物之一。其他途径的血管生成抑制药如沙利度胺，因不良反应较强，尤其可引起周围神经病，因此，已限制其长期应用。沙利度胺的衍生物来那度胺，于 2005 年获 FDA 批准，与地塞米松联合治疗骨髓增生异常综合征。COX − 2 抑制药主要用于结直肠癌的预防。

治疗肾细胞癌的多靶点药物甲磺酸索拉非尼（Sorafenib tosylate，商品名：多美吉，Nexavar）是一种酪氨酸激酶和 VEGF 的双重抑制药，它以胞内激酶（CRAF、BRAF 及突变 BRAF）和细胞表面激酶（Kit、Flt − 3、VEGFR2、VEGFR3 及 PDGFR − β）作为靶点，既可经抑制 Ras − Raf − Mek − Erk 途径，影响肿瘤细胞增生；又可干扰肿瘤血管生成，减少血液供应。Sorafenib 是由拜耳与 Onyx 公司联合开发的用于治疗晚期肾细胞癌（RCC）的药物，于 2005 年 12 月 20 日被美国 FDA 正式批准上市。Sorafenib 具有显著的抗肾细胞癌活性，2006 年获准在中国上市。后于 2007 年、2013 年扩大适应证，用于治疗难以根治的原发性肝细胞癌、晚期转移性的分化型甲状腺癌。

泰欣生（尼妥珠单抗，Nimotuzumab），是全球第一个以 EGFR 为靶点的单抗药物，也是我国正式上市的第一个人源化单克隆抗体药物。2004 年，泰欣生获得美国 FDA 和欧盟药物评审组织（EMEA）双批准，获得治疗恶性神经胶质瘤的孤儿药资格，准予进行临床研究。2008 年 4 月，泰欣生再次获得 EMEA 孤儿药资格，准予进行胰腺癌的临床研究。2008 年 6 月 28 日在中国正式上市。本品与放疗联合适用于治疗 EGFR 阳性表达的Ⅲ期、Ⅳ期鼻咽癌。

随着分子靶向治疗方法在临床治疗中取得的显著效果，一些新的分子靶向药物逐渐获得美国 FDA 批准上市。

Sunitinib 为口服小分子多靶点受体激酶抑制药物，它可作用于 VEGFR1～3、干细胞因子受体 Kit、Fms 样酪氨酸激酶 Flt－3、CSF－1R 以及胶质细胞源性神经营养因子受体 RET。Sunitinib 于 2006 年获批，用于治疗晚期肾细胞癌和伊马替尼耐药的胃肠间质肿瘤，又在 2011 年获 FDA 批准，用于治疗胰腺神经内分泌肿瘤的治疗。Pazopanib 是第 2 代多靶点酪氨酸激酶抑制药，它靶向作用于 VEGFR1～3、PDGFR－α、PDGFR－β 及 C－kit，干扰肿瘤血管形成，抑制肿瘤的存活和生长。它于 2009 年经 FDA 批准，用于晚期肾细胞癌的治疗，2012 年又获批治疗既往接受化疗的晚期软组织肉瘤患者。Axitinib 是一种多靶点受体酪氨酸激酶抑制药，作用于 VEGFR1～3、PDGFR－β 和 C－kit，可抑制肿瘤血管生成，影响肿瘤生长。Axitinib 已于 2012 年获 FDA 批准，作为肾细胞癌的二线治疗方案。

哺乳动物雷帕霉素靶蛋白（mTOR）抑制药磷脂酰肌醇 3－激酶（PI3K）家族广泛参与人体内多种信号通路，调节细胞的增生、分化、存活和转移。其中，ⅠA 型 PI3K 及其下游分子丝氨酸/苏氨酸蛋白激酶 Akt（又称 PKB）所构成的信号通路，在人类肿瘤中广泛失调。mTOR 是 Akt 的下游分子，是 Akt 作用的直接靶点。mTOR 激活后，可增加 mRNA 的转录，进而调节同细胞存活、增生有关的蛋白质的合成。针对 mTOR 的小分子药物已陆续进入临床应用，如 Temsirolimus、Everolimus。Temsirolimus 是一种选择性的 mTOR 抑制药，它可以抑制 mTOR 活性，它于 2009 年获批，用于治疗晚期肾细胞癌。Everolimus 主要抑制 mTORC1 活性，于 2009 年获批，用于治疗中晚期的肾细胞癌；于 2011 年、2012 年又先后获准用于手术无法根除的神经内分泌胰腺肿瘤的治疗；联合依西美坦用于治疗绝经妇女激素受体阳性、HER－2 阴性的乳腺癌。

间变淋巴瘤激酶（ALK）融合癌基因最早发现于间变大细胞淋巴瘤的亚型中。此后发现于部分肺癌患者的、新型的融合基因类型——棘皮动物微管相关蛋白 4（EML4）－ALK。EML4－ALK 是肺癌 ALK 融合的主要类型，ALK 受体酪氨酸激酶调控 Ras－MAPK 和 PI3K－Akt 信号转导。非小细胞肺癌患者 ALK 重排的比例约为 4%（K－Ras 突变约 25%，EGFR 突变占 10%～15%），针对 ALK 的靶向治疗，可让每年至少 4 万例 ALK 突变肺癌患者获益。ALK 突变的非小细胞肺癌患者，一般不具有吸烟史，疾病确诊时相对年轻，肺癌的病理类型为腺癌，多不伴其他肿瘤驱动基因等。2011 年，美国 FDA 批准 Crizotinib，用于治疗经 FDA 批准的、诊断为 ALK 阳性的局部晚期或转移性的非小细胞肺癌。Ceritinib 是 FDA 批准的第 2 个 ALK 抑制药，主要用于 Crizotinib 耐药或不耐药的 ALK 阳性非小细胞肺癌的治疗。

反转录病毒相关 DNA 序列（Ras）/丝裂原活化蛋白激酶（MAPK）信号通路，参与细胞的增生、分化和生存。Ras/MAPK 信号通路的异常，如 Ras－Raf－Mek－Erk 级联反应的突变，与人类恶性肿瘤的发生密切相关。约 30% 的恶性肿瘤伴有 Ras－Raf－Mek－Erk 突变，其中 8% 又和 Raf 的一种同工异构酶——BRAF 突变有关。高频的 BRAF 突变，常见于黑色素瘤（40%～70%）、甲状腺癌（36%～53%）和结直肠癌（5%～22%）。所有 BRAF 突变类型中，以发生在密码子 600 的突变（V600E）最为常见，约占已知全部类型的 90%。2011 年与 2013 年，美国 FDA 先后批准了两种 Raf 激酶抑制药，分别为 Vemurafenib 和 Dabrafenib，用于黑色素瘤的治疗。Vemurafenib 可抑制 BRAF－V600E、CRAF

和野生型 BRAF，适应证为晚期或不可切除的黑色素瘤，特别是伴 BRAF 突变者。Dabrafenib 是一种可逆性的 ATP 竞争抑制药，可选择性抑制 BRAF－V600E，用于晚期转移或不可切除的黑色素瘤的治疗。这两种 Raf 激酶抑制药会提高患者出现可切除的皮肤鳞状细胞癌的风险。此外，针对 Ras－Raf－Mek－Erk 级联反应的关键分子 Mek 激酶的研究值得关注。Ras 和 BRAF 促进细胞增生、生存及诱导所谓"癌基因成瘾"状态，均需要 Mek 激酶参与。BRAF 突变患者多伴有 Mek 激酶过度激活。以 Mek 激酶为作用靶点的 Trametinib，是一种高特异性、有效的 Mek1/2 抑制药，其对 CRAF、BRAF 和 Erk1/2 无抑制活性，不增加患者出现皮肤鳞状细胞癌风险。Trametinib 于 2013 年获 FDA 批准，用于治疗转移性或难根治的 BRAF 突变的黑色素瘤。

Hedgehog－Ptch－Smo－Gli 信号通路最早发现于 1980 年，后来人们逐渐发现，此通路参与调节细胞分化、增生、干细胞维持。当 Hedgehog 与跨膜受体 Ptch 结合，Ptch 对跨膜蛋白 Smoothened(Smo) 的抑制解除，激活的 Smo 可使多功能转录子蛋白 Gli－极性蛋白复合物从微管上解离，释放的转录子蛋白 Gli 进入胞核，并启动下游目的基因表达。此通路上的关键分子如发生突变，可造成此通路的持续活化，导致肿瘤的发生。Vismodegib 于 2012 年获 FDA 批准上市，是首个用于治疗局部进展或转移性基底细胞癌的以 Smo 为靶点的药物。

Vandetanib 是一种选择性的 VEGFR、EGFR 及 RET 激酶抑制药，可同时阻断 VEGFR 和 EGFR 依赖的信号通路，抑制血管生成和细胞增生。该药于 2011 年获 FDA 批准，用于成人无法手术切除的局部进展或转移性甲状腺髓样癌。Cabozantinib 是多种受体酪氨酸激酶抑制药，靶向作用于 C－met 和 VEGFR2，也可抑制 RET、Kit、Flt－1、Flt－3、Flt－4、Tie－2 和 AXL。它于 2012 年获 FDA 批准，用于治疗转移性甲状腺髓样癌。

治疗结直肠癌的多靶点药物和治疗乳腺癌的多靶点药物 Regorafenib 是一种新型口服多激酶抑制药，它可抑制调控肿瘤血管生成的 VEGFR1～3、Tie－2 肿瘤细胞增生相关的 Kit、RET、Raf1、BRAF 及 BRAF－V600E，维持肿瘤微环境相关的 PDGFR 和 FGFR。Regorafenib 于 2012 年、2013 年先后获批，用于转移性结直肠癌、进展期胃肠间质肿瘤的治疗。

血管内皮生长因子(VEGF)常高水平地表达于肿瘤细胞中，却很少在正常组织中高表达，其参与肿瘤血管生成调控，与肿瘤转移密切相关。Bevacizumab 是第一个获 FDA 批准上市的抗 VEGFR 药物，适应证是晚期结直肠癌、晚期肺癌、肾细胞癌以及胶质母细胞瘤。2014 年获 FDA 批准上市的 Ramucirumab，是一种完全人源化抗 VEGFR2 的单克隆抗体，阻止 VEGF 与 VEGFR2 结合，产生抗血管生成的作用，用于化疗失败的胃癌、胃食管连接处腺癌的治疗。此外，Ziv－aflibercept(商品名：Zaltrap) 是一种重组 VEGFR 融合蛋白，可使肿瘤因缺少充足的血流供应而无法生长。该药于 2012 年获美国 FDA 批准，与 FOLFIRI 方案(亚叶酸＋氟尿嘧啶＋伊立替康) 联合用于成人结直肠癌的治疗。

正常情况下，T 细胞可经第一信号(抗原－抗体复合物)和第二信号(CD28/B7 介导的活化信号)通路激活，而 CTLA－4 与 CD28/B7 活化信号结合后，会产生抑制 T 细胞激活的信号，进而抑制特异性 T 细胞活化。针对 CTLA－4 的单抗 Ipilimumab，可阻断 CTLA－4 和 CD28/B7 结合，去除抗肿瘤免疫抑制，从而调动免疫细胞，识别肿瘤抗原，启动特异性抗肿瘤免疫反应。Ipilimumab 于 2011 年获准，用于治疗成人不可手术切除或转移性黑色素瘤。

第三节　肿瘤分子靶向治疗的研究进展

恶性肿瘤严重威胁人类生命，其发病率及死亡率逐年上升。2012 年全世界共新增 1400 万癌症病例并有 820 万人死亡。自 20 世纪 40 年代细胞毒性物质氮芥用于治疗淋巴瘤开始，近几十年大量的抑制 DNA 合成及功能的细胞毒性药物被合成并用于临床，成为目前临床中应用最广泛的抗肿瘤药物。但是细胞毒性药物除了对睾丸癌及淋巴瘤等具有较好的治疗效果外，并不能明显改善大多数其他肿瘤患者的预后，并且细胞毒性药物特异性差，使细胞毒性药物的发展进入了一个瓶颈期。近年来随着分子生物学及遗传学等研究的进展，人们发现恶性肿瘤表现出复杂的特异性的生物缺陷，包括癌基因、抑癌基因突变及染色质修饰等。肿瘤分子靶向治疗就是在此基础上，利用肿瘤组织或细胞所具有的特异性结构分子为靶点，使用能与这些靶分子特异性结合的药物，特异性地杀伤肿瘤细胞的治疗。随着靶向治疗药物取得较好的临床治疗效果，肿瘤分子靶向治疗成为近年来肿瘤治疗的研究热点。但是尽管肿瘤的分子靶向治疗进展迅速，其原发性或获得性耐药却限制了其临床应用。如何克服靶向治疗的缺陷、合理地联合用药从而改善患者预后成为了人们面临的巨大挑战。本节就近年来肿瘤分子靶向治疗药物的临床应用、耐药机制及联合用药策略做简述。

一、分子靶向药物的临床应用

过去的十几年，多个针对不同癌基因信号通路的靶向治疗药物上市，引发了癌症治疗的革命。2001 年第一个小分子 bcr – abl 激酶抑制药甲磺酸伊马替尼（Gleevec）上市治疗 Ph^+ 慢性髓细胞淋巴瘤，开创了靶向激酶信号通路肿瘤治疗的先河。2003 年吉非替尼（Iressa）成功用于具有表皮生长因子受体（EGFR）基因突变的晚期非小细胞肺癌优势人群，开启了基于生物标志物的个体化治疗新时代。2004 年第一个抑制新生血管生成的 VEGFR 单克隆抗体贝伐单抗（Bevacizumab）问世用于结肠癌治疗，开启了靶向肿瘤新生血管治疗的序幕。随后在短短的几年间，先后涌现出针对肿瘤细胞增生信号转导通路的克唑替尼、厄罗替尼和威罗菲尼以及针对肿瘤新血管生成的血管内皮抑素、索拉非尼及苏尼替尼等多个分子靶向药物，并在不同肿瘤中取得了较好的临床治疗效果。近年来研究发现肿瘤长期处于慢性应激状态，因而调控细胞染色质修饰的蛋白、分子伴侣及泛素 – 蛋白酶体等对肿瘤细胞的增生和存活比正常细胞更为重要，由于这些分子与肿瘤细胞的 DNA 复制及分裂等直接相关，针对这些分子的靶向治疗研究逐渐兴起，随着蛋白酶体抑制药硼替佐米在多发性骨髓瘤的治疗中取得较好的疗效，开启了分子靶向治疗的新方向。以下将对重要的肿瘤靶点及其靶向药物进行叙述。

1. 靶向 HER-2 治疗乳腺癌　25%~30% 的乳腺癌患者存在 HER-2 基因过表达，HER-2 通路在乳腺癌发生、发展中起到非常重要的作用。曲妥珠单抗是首个被批准上市的靶向 HER-2 的治疗药物。两项Ⅲ期临床研究表明，曲妥珠单抗联合紫杉醇或多西他赛治疗与单药化疗相比，能够给晚期转移性乳腺癌患者带来明显的生存获益。基于这两项研究结果，曲妥珠单抗确立了其在晚期乳腺癌标准治疗的重要地位。曲妥珠单抗更令人瞩目之处在于其在术后预防复发转移的辅助治疗领域取得了"革命性"的结果。2005 年多个国际多中心随机对照研究证实，曲妥珠单抗用于早期乳腺癌术后辅助治疗 1 年，能使 HER-2$^+$ 乳腺癌患者复发风险下降 39%~52%。尼洛替尼（Neratinib）是一种不可逆的泛 HER 受体酪氨酸激酶抑制药，近期的一项Ⅱ期临床实验表明在 HER-2$^+$ 的进展期乳腺癌患者使用曲妥珠单抗后再用 Neratinib 治疗，其客观反应率（ORR）为 24%，中位无疾病进展生存期（PFS）为 22 周，而未使用曲妥珠单抗组的 ORR 及中位 PFS 明显较高，分别为 56% 及 39.6 周，Neratinib 在治疗进展期 HER-2 阳性乳腺癌方面展现出了较好的治疗效果。

2. 靶向 Kit 及 PDGFRA 治疗胃肠道间质瘤　胃肠道间质瘤（GIST）是胃肠道最常见的间叶组织源性肿瘤，92%~95% 的 GIST 患者存在干细胞因子受体（Kit）染色阳性，此外 5%~7% GIST 患者存在血小板源性生长因子受体（PDGFRA）基因变异。Kit 和 PDGFRA 基因突变激活被认为与超过 90% 的恶性 GIST 发生发展密切相关。甲磺酸伊马替尼是第一个基于肿瘤细胞信号转导机制的认识而开发的小分子酪氨酸激酶受体抑制药，能够选择性地靶向抑制 Kit 和 PDGFRA 等靶点。多个Ⅲ期临床研究表明，甲磺酸伊马替尼能够使 70%~85% 的晚期 GISTs 患者的中位 PFS 延长到 20~24 个月，并使晚期 GIST 患者的中位总生存期延长至 36 个月。尼洛替尼是一种新型的抑制 Kit、PGDGR 及 bcr-abl 的酪氨酸激酶的抑制药，2012 年的一项Ⅲ期临床实验表明，尼洛替尼可以明显提高伊马替尼及苏尼替尼耐药或不耐受的晚期 GIST 患者的总生存期（OS）。但是 2015 年的一项Ⅲ期临床实验对比了伊马替尼及尼洛替尼作为一线药物治疗 GIST 的效果，发现相较于尼洛替尼，伊马替尼可以明显提高转移或无法手术切除患者的 PFS。

3. 靶向 BRAF 治疗恶性黑色素瘤　恶性黑色素瘤患者约 60% 存在 BRAF 基因突变，且 90% 的 BRAF 突变为持续活化的 V600E 基因突变。一项Ⅲ期临床研究表明 BRAF-V600E 基因突变体抑制药维罗非尼（Vemurafenib）对 80% 的 BRAF-V600E 基因突变的恶性黑色素瘤患者有效。维罗非尼也成为第一个 FDA 批准的可延长 BRAF-V600E 基因突变阳性转移性黑色素瘤患者生存期的靶向药物。

4. 靶向 EGFR 治疗非小细胞肺癌（NSCLC）　NSCLC 存在多个驱动基因，如 EGFR 基因活化突变、K-Ras、基因突变和 EML4/ALK 基因的表达增加等。研究表明 43%~89% 的 NSCLC 患者肺癌组织标本中检测到 EGFR 基因突变。厄洛替尼及吉非替尼是一类是小分子 EGFR-TKIs，通过竞争性结合 EGFR 酪氨酸激酶区域的 ATP 结合位点，抑制其酪氨酸激酶活性。多个Ⅲ期临床研究奠定了 EGFR-TKIs 在 EGFR 突变型 NSCLC 中的一线治疗地位，治疗后患者 PFS 可达 9~13 个月。EGFR T790M 基因突变的患者往往对吉非替尼及厄洛替尼治疗耐药，近期的一项临床试验检测了针对 EGFR T790M 基因突变的靶向药物 AZD9291 对 127 例 EGFR T790M 基因突变患者的治疗效果，结果表明

61% 的患者接受了 AZD9291 治疗之后出现明显的肿瘤缩小。

5. 靶向 bcr - abl 治疗慢性粒细胞性白血病（CML）　CML 患者 90% 以上骨髓细胞中存在特征性的费城染色体，其基因型为 bcr - abl，是第 9 号染色体上的 abl 原癌基因与第 22 号染色体上的 bcr 基因相互易位形成的融合基因，可引起蛋白激酶持续性激活。甲磺酸伊马替尼是靶向 bcr - abl 的小分子 TKI。国际多中心随机对照研究显示伊马替尼治疗的 CML 慢性期患者 8 年 PFS 率及 OS 率分别达 92% 和 85%，远远超过传统羟基脲、干扰素等传统治疗药物的疗效。

6. 靶向 VEGFR 等通路治疗肝细胞癌　索拉非尼可特异性作用于 VEGFR，抑制其磷酸酶的活性以抑制肿瘤细胞的血管形成，并且可以通过抑制 Ras - Raf - MAPK 信号通路上的 Raf 激酶进而直接抑制肿瘤细胞分裂增生，起到抑制血管生成和抗肿瘤细胞增生的双重作用。分别针对东西方人群的两项Ⅲ期临床研究（SHARP 研究和 Oriental 研究）已经证明索拉非尼能延长晚期 HCC 患者的 OS 近 3 个月，并且可掌控不良反应，患者耐受性良好。

7. 靶向蛋白酶体治疗 NSCLC　蛋白酶体是一种高度选择性的酶复合体，它能够快速降解细胞不需要的或受到损伤的靶蛋白，因为肿瘤细胞较快的增生速度和具有缺陷的细胞周期调控，如果肿瘤细胞酶体亚基发挥其抑制作用，硼替佐米治疗多发性骨髓瘤患者的 APEX Ⅲ期临床试验表明治疗后患者的完全缓解率高达 43%。此外，新一代的蛋白酶体抑制药卡非佐米也于 2012 经 FDA 批准上市，并且一项Ⅱ期临床实验表明经治疗后的多发性骨髓瘤患者的 ORR 达 42% ~ 52%。

二、靶向治疗耐药机制

1. 药物转运增强　肿瘤细胞对药物的摄取减少、机体对药物的代谢能力增强、药物转运泵的表达或者功能发生改变与肿瘤的多药耐药密切相关。其中，ABC 跨膜转运蛋白是一类最常见的药物转运泵，能够将肿瘤治疗药物转运到细胞外，从而参与肿瘤细胞的多药耐药。ABC 转运蛋白超家族在所有的生命体中均有表达，在人类表达的有 48 种，其中的 3 种即 ABCB1（Pgp/MDR1）、ABCC1（MRP1/ABCC1）和 ABCG2（BCRP/MXR）在肿瘤细胞的多药耐药中起着最重要的作用。

在实体肿瘤如结肠癌、肾癌和肝癌中 ABCB1 高表达，高表达的 ABCB1 可以将底物药物泵出胞外，阻止药物发挥疗效。近期研究表明，靶向治疗药物如伊马替尼、厄洛替尼及苏尼替尼等可被 ABCB1 及 ABCG2 结合并排出胞外从而导致靶向治疗耐药。具有原发性耐药特性的肿瘤干细胞同样也具有 MDR 蛋白的高表达。CD44 是肿瘤干细胞的标志物之一，它的表达与患者的预后呈明显的负相关，并且 CD44 阳性的肿瘤细胞中往往伴有高表达的 MDR 蛋白，尤其是 ABCG2 蛋白。

2. 靶基因的改变　肿瘤治疗靶点的基因突变或表达水平改变与靶向治疗耐药密切相关。EGFR - TKI 类药物虽然在 NSCLC 的治疗中取得了令人鼓舞的疗效，但是即使是前期对 EGFR - TKI 治疗敏感的患者，治疗 1 年内也会有大约 50% 的患者出现耐药，其中 EGFR T790M 基因的二次突变是 EGFR 抑制药最重要的耐药原因。2015 年 Thress 等通过检测 15 例应用新一代的靶向 EGFR T790M 基因突变的 EGFR - TKI 药物 AZD9291 后的 NSCLC 患者的组织后发现，获得性 EGFR C797S 基因突变可能是 AZD9291 产生耐药的机制之一。ALK 基因首先在间变性大细胞淋巴瘤的一个亚型中被发现，被认为是其驱动基因，而在 NSCLC 的患者中约有 4% 呈现 ALK 融合基因阳性，ALK 基因重排对于 NSCLC 靶向治疗有重大意义。克唑替尼为第一个 ALK 重排抑制药，可以通过抑制 ALK 表达从而发挥作用，但在 1 年之内大多数患者不可避免的产生耐药。Choi 等研究表明，ALK 基因 C1156Y 及 L1196M 的二次突变与克唑替尼二次耐药密切相关。

3. 靶基因旁路激活　肿瘤靶基因旁路激活可以代偿因为靶基因受抑而导致的下游通路改变，从而使靶向治疗耐药。McDermott 等在 EGFR – TKI 耐药的肺癌细胞中发现 C – met 旁路扩增。Engelman 等也指出 C – met 旁路可以通过 erbB3 并进一步激活 Akt 通路产生耐药。此外，虽然维罗非尼治疗后的患者 PFS 维持在 5 ~ 6 个月，但是一旦出现耐药，疾病呈爆发性进展，后续几乎很难有药物能控制住。目前研究表明，通过 COT 激活 Mek 以及通过 PDGFR – β 代偿 Mek 下游信号通路的旁路激活途径是导致维罗非尼耐药的重要原因。

4. 药物适应性上皮 – 间质转化　上皮 – 间质转化（EMT）是上皮细胞在生理或病理情况下向间质细胞表型转化的现象，存在于创伤愈合、器官纤维化和肿瘤发展等过程中。Sequist 等在 NSCLC 耐药的临床标本中发现癌细胞存在明显的 EMT。此外，Huang 等通过大范围的 siRNA 筛查发现 MED12 蛋白可以预测 ALK 及 EGFR 抑制药的敏感性。MED12 缺失可以通过激活 TGF – β 受体信号通路诱导 NSCLC 细胞发生 EMT，从而导致 ALK 及 EGFR 靶向治疗耐药，而抑制 TGF – β 受体信号通路可以逆转因 MED12 缺失导致的 ALK 及 EGFR 靶向治疗耐药。另有研究通过对大量的肺癌细胞系进行 EMT 相关的基因筛查，将肺癌细胞系分为上皮表型或间质表型后发现肿瘤细胞的上皮或间质状态可以作为预测 EGFR – TKI 厄洛替尼和 PI3K – Akt – mTOR 信号通路抑制药疗效的敏感性指标。

5. 肿瘤微环境改变　肿瘤微环境一般是指肿瘤所处的局部生物环境，包括胞外基质、肿瘤相关成纤维细胞、免疫及炎症细胞等。肿瘤微环境与肿瘤耐药之间存在重要的病理学关联，肿瘤耐药性的机制不仅包括癌细胞内源性的改变，同时也包括肿瘤所处微环境所赋予的改变。肿瘤相关的间质细胞可以通过分泌肝细胞生长因子（HGF）及成纤维细胞生长因子（FGF）等激活 PI3K – Akt 及 Mek – Erk 信号通路介导耐药。Straussman 等研究表明，基质细胞分泌的 HGF 可以通过增加其同源受体 C – MET 的磷酸化，使 BRAF – V600E 基因突变细胞系抵抗 BRAF 抑制药的治疗。同样，提高肿瘤相关成纤维细胞 PDGF – C 的表达能够增强抗血管生成治疗的耐药性。

三、分子靶向药物联合用药策略

1. 靶向药物与细胞毒性药物联合用药　分子靶向药物与细胞毒性药物联合应用日益受到关注，两种不同作用机制的治疗方式联合应用可充分发挥各自优势，减少药物剂量、降低毒性、克服细胞毒类药物对肿瘤细胞内某些信号通路的激活等。Hurwitz 等应用 VEGFR 单抗贝伐单抗联合 IFL（伊立替康联合氟尿嘧啶及亚叶酸钙）化疗方案治疗 402 例转移性结肠癌的患者，结果显示，贝伐单抗联用组可明显提高患者的 OS。

2. 靶向药物联合应用　不同的分子靶向药物联合应用可达到阻断信号转导通路上多个靶点和防止肿瘤耐药的目的，并且取得了较好的临床效果。靶向药物联合应用主要包括：同一靶点单抗药物与 TKI 药物合用、胞膜受体靶向药物与下游通路靶向药物合用及不同靶点靶向药物合用。2012 年的一项Ⅲ期临床试验表明，抗 HER－2 单克隆抗体曲妥珠单抗联合 HER－2－TKI 拉帕替尼治疗早期 HER－2⁺乳腺癌效果优于单药，此即为同一靶点单抗药物与 TKI 药物合用。不可逆 EGFR－TKI HKI－272 与 PI3K－Akt－mTOR 通路抑制药西罗莫司联用，能显著抑制 EGFR T790M－L858R 基因突变的肺癌移植瘤，此为靶向通路上下游的药物联用。NSCLC 的 MET 旁路激活为 EGFR－TKI 耐药的机制之一，2013 年一项Ⅱ期临床试验表明，联合 MET 靶向药物 Onartuzumab 可以逆转 EGFR + NSCLC 癌的厄洛替尼耐药，延长患者的 OS。

四、肿瘤分子靶向治疗临床应用值得注意的几个问题

1. 关于肿瘤分子靶向药物的适应证　顾名思义，肿瘤分子靶向治疗就是要做到"有的放矢"。那么，什么是肿瘤分子靶向药物的理想靶点呢？概括起来有如下几点：①是一种对恶性表型非常关键的大分子；②在重要的器官和组织中无明显表达；③具有生物相关性；④能在临床标本中重复检测；⑤与临床结果具有明显的相关性。如针对非小细胞肺癌（NSCLC）的吉非替尼和厄洛替尼，其作用靶点是表皮生长因子受体（EGFR）。研究显示，存在 EGFR 18～21 位外显子突变的患者，对吉非替尼的疗效明显高于无突变患者；C－kit 基因 9 号、11 号、13 号和 17 号外显子突变携带者比野生型患者对伊马替尼敏感，且有更长的生存时间。而对于单克隆抗体（单抗）类分子靶向药物而言，如西妥昔单抗，其作用的靶点 K－ras 12、13 和 61 密码子易发生多态性突变，而突变型患者使用西妥昔单抗不但未见获益，且因 K－ras 突变型编码异常蛋白，反而刺激恶性肿瘤细胞的生长和扩散；加之其不受上游 EGFR 的信号影响，所以对抗 EGFR 疗效差。赫赛汀是针对 HER－2 阳性乳腺癌的基因靶向药，能有效抑制 HER－2 阳性患者肿瘤细胞的生长。

总之，肿瘤分子靶向药物适应证的选择，依赖于肿瘤分子靶点的检测。通过靶点检测，可以了解有关癌基因的表达和突变情况，筛选出针对靶点的有效药物，从而帮助医生选择对肿瘤患者最有效的治疗方法，真正实现肿瘤患者的个体化治疗，大幅减少不必要的治疗费用浪费和毒副反应。

2. 关于肿瘤分子靶向治疗的毒副反应　肿瘤分子靶向药物也存在一定的毒副反应，严重的甚至可以危及患者的生命，临床应用时切不可掉以轻心。

（1）变态反应：重组单抗类药物易发。5%～10% 应用利妥昔单抗者、7.5% 的应用西妥昔单抗＋TP 紫杉醇/顺铂方案治疗卵巢癌的患者可出现低血压、呼吸困难和支气管痉挛等不良反应；在西妥昔单抗＋吉西他滨治疗 NSCLC 的临床试验中，因发生 3/4 度的变态反应而使试验终止。变态反应多出现于首次治疗开始的第 1～第 2 小时，因此，需严密观察，必要时予抗组胺药等预处理。

（2）骨髓抑制：某些肿瘤分子靶向药物单用即可导致造血障碍，如伊马替尼可致白细胞总数及中性粒细胞下降；舒尼替尼可致白细胞和红细胞计数减少。某些肿瘤分子靶向药物与化疗药物联用可增加骨髓毒性，如利妥昔单抗与 CHOP 或 MOP 方案、贝伐单抗与 FOLFIRI 方案的联用。

（3）胃肠道反应：除 6%～20% 的患者出现恶心、呕吐外，高达 60% 的小分子靶向治疗药物可发生腹泻。一般于用药数日后出现，并持续至治疗结束后数日；严重程度通常

与用药剂量相关，与 EGFR 突变率无关，但可间接提示疗效。应该特别指出的是，贝伐单抗 + 化疗，2% ~4% 的患者可发生胃肠道穿孔；而其与厄洛替尼联用治疗卵巢和腹膜肿瘤的临床试验中，亦有 2/12 的患者发生胃肠道穿孔，应予高度警惕。

（4）泌尿系统毒性：主要表现为以蛋白尿为特征的肾病综合征，如贝伐单抗 + 化疗，17% ~28% 的患者可出现严重的蛋白尿，需血液透析，停药后仍难恢复，甚至有死亡的病例报道。近来有综合多个临床研究的 Meta 分析证实，贝伐单抗有增加蛋白尿的风险。

（5）出凝血功能异常：主要表现为：①牙龈、阴道及消化道不同程度的出血：发生率 2% ~24%。要警惕肿瘤空洞、坏死出现严重大出血的可能（伊马替尼致瘤内出血的发生率达 2.7%）；②深静脉血栓形成和栓塞：发生率 3.9% ~18%。上述出凝血功能异常，除伊马替尼外，贝伐单抗、厄洛替尼亦较多见。

（6）心血管毒性：某些分子靶向药物，由于其作用靶点在心血管系统有分布，或部分功能交叉，可发生心血管毒性。在应用伊马替尼和赫赛汀的患者中，1% ~5% 的患者发生心脏功能不全；赫赛汀与紫杉醇或蒽环类心脏毒性药物联用，慢性心功能不全的发生率可达 12% ~27%。此外，利妥昔单抗亦有加重原有心绞痛和心力衰竭的报道。

（7）肺脏毒性：厄洛替尼（0.7%）和吉非替尼（0.28% ~1.7%）可引起间质性肺疾病；原有慢性肺部炎症损伤及既往接受过胸部放疗的患者更易发生，可为致死性。

（8）皮肤毒性：厄洛替尼（9%）和吉非替尼（44%）易见皮疹、瘙痒，且可间接提示疗效；西妥昔单抗痤疮的发生率达 82.9%；舒尼替尼可致手足综合征；而贝伐单抗和索拉非尼可致剥脱性皮炎，应予特别关注。

（9）肿瘤溶解综合征：在肿瘤负荷大，且对分子靶向药物特别敏感时，在用药前 1 ~2 小时即可发生肿瘤细胞大量崩解，而出现大量蛋白尿、高尿酸血症、高钾血症、高磷酸盐血症和低钙血症，以致急性肾功能不全。以利妥昔单抗和硼替佐米多见，后者在 3 个多中心 Ⅱ 期临床试验中，应用于 496 例多发性骨髓瘤患者，其中 7 例发生肿瘤溶解综合征。

（10）其他：应用伊马替尼的患者有 47% ~59% 出现液体潴留，其中 10% 为重度，表现为大量胸腔积液、腹腔积液，甚至肺水肿；硼替佐米可致外周神经病变；伊马替尼、吉非替尼和利妥昔单抗可引起眼睑炎、结膜炎，以致角膜损伤。AVF2107g 临床试验结果显示贝伐单抗有创口愈合障碍。

总之，肿瘤分子靶向药物的毒副反应涉及全身各系统，就其影响范围而言，一点也不比细胞毒的化疗药物少。随着临床应用增多、时间延长，可能还会有新的不良反应出现，临床应细心观察、处理。

3. 关于肿瘤分子靶向治疗的用药细节

（1）应尽可能地进行肿瘤分子靶点检测：靶点检测是实现肿瘤个体化辨基因而治的关键。应力争在明确组织病理学诊断的同时采取标本进行靶点检测。应正确处置标本，组织标本宜经液氮速冻或中性甲醛液固定。除组织标本外，亦有报道应用外周血检测有关靶点的改变。应该注意的是，检测有关靶点的蛋白表达水平，虽然免疫组化（IHC）或荧光原位杂交（FISH）技术均可用，但以后者准确性好。

（2）关于剂量：通常是按药品说明书推荐的剂量用药，但需注意有些分子靶向药物应首剂加量：如曲妥珠单抗初次静脉滴注 4mg/kg 大于 90 分钟先于化疗用，随后每周 2mg/kg 30 分钟与化疗同时；西妥昔单抗初次静脉滴注 400mg/m^2，120 分钟，随后每周 250mg/m^2，60 分钟；索拉非尼通常用 400mg 每天 2 次口服，而索拉非尼治疗进展期肾癌的 I 期临床试验发现，剂量递增至 1200mg/d 或 1600mg/d（分 2 次），93% 的患者能够耐受，且疗效更好。

（3）关于用药观察和预处理：用药前应充分了解患者的过敏史；准备好糖皮质激素、吸痰器等急救药品和设施；单抗类药物用药前应行抗组胺药预处理，静脉滴注宜慢（2 小时左右），开始用药前 30 分钟尤须严密观察，最好心电监护。

（4）关于疗程和停药指征：在经济条件允许的情况下，除非出现严重的、不能耐受的毒副反应而需停药外，一般推荐连续用药，直至疾病进展。但疾病进展后是否一定要停药或换药，欧洲内科肿瘤学会（ESMO）2008 年公布了 GBG－26 试验结果：150 例一线曲妥珠单抗治疗失败的患者，一组改为卡培他滨单药化疗，另一组继续曲妥珠单抗治疗并加用卡培他滨，疾病进展时间（TTP）从单用卡培他滨的 5.6 个月延长到了曲妥珠单抗加卡培他滨的 8.2 个月（$P = 0.034$），治疗反应率从 27.0% 增加到 48.0%。类似的 Hemine 试验（$n = 101$）亦报道单纯化疗反应率仅 16%，而继续曲妥珠单抗 + 化疗则提高到 35%。据此，有人提出肿瘤分子靶向治疗"无效不更方"并非不可行。

（5）关于联合用药：一般而言，单抗类多推荐与化疗药合用，而小分子的靶向药物多不主张与化疗药合用，但近期也有一些这方面的尝试：如美国临床肿瘤学协会（ASCO）报道厄洛替尼 + 吉西他滨治疗晚期乳腺癌患者的 II 期临床试验结果临床获益率达 25%，中位无进展生存时间（PFS）为 72 天。

分子的靶向药物之间的联合用药，近来报道日渐增多。有趣的是，用药的先后顺序可影响临床疗效。Sablin 等报道的 IGR 研究结果表明，先用索拉非尼，再用舒尼替尼，PFS 可达 51 周；反之仅 39 周。

（6）关于适应证的调整：并非所有的同一种肿瘤患者都适合分子靶向治疗，或者都适合同一种分子靶向药物，并能从中获益。这是所谓的"同病异治"；而分子靶向药物在一种肿瘤治疗取得成功后，开发治疗其他发病分子机制相近的肿瘤，从而扩大其适应证，即可达到"异病同治"，索拉非尼就是这方面的例子。该药批准的适应证是肾癌，但其作用机制中 Raf 信号通路在富血供的肝癌发病中也有重要作用。SHARP III 期双盲随机安慰剂对照研究表明，索拉非尼可显著延长晚期肝癌患者的总生存期，而严重毒副反应发生率与安慰剂对照并无显著差异。此外，新近研究显示，20% ~ 30% 的胃癌患者存在 HER－2 过表达。故对 HER－2 过度表达的胃癌患者，原本用于乳腺癌的曲妥珠单抗也将起到不可忽视的作用。目前，肿瘤分子靶向治疗发展迅速，应用广泛。随着对这类药物的认识不断加深，其适应证会更加准确，毒副反应也将不断被发现。分子靶点的检测是提高肿瘤分子靶向治疗的特异性、有效性和安全性的基本保证。注意用药细节，对于更好地发挥这类药物的作用，也是不容忽视的。

过去十几年，分子靶向治疗药物发展迅速，并且已经在临床的抗肿瘤治疗中发挥了极为重要的作用，而且随着分子靶向治疗药物研究的深入，将有越来越多的靶向药物进入临床。但是恶性肿瘤的发生是一个多基因、多步骤的复杂过程，并且随着肿瘤的进展可能产生出新的基因突变,增加了靶向治疗的难度。为此,研发多靶点的药物及不同靶点药物的联合应用将尤为迫切。随着对耐药机制进一步的了解以及分子生物学的发展,分子靶向治疗必将推动抗肿瘤治疗的发展,跨入一个全新的时代。

第四节　肿瘤分子靶向治疗展望

一、概述

随着生物技术在医学领域的快速发展和从细胞分子水平对发病机制的深入认识,肿瘤生物治疗已进入了一个全新的时代。肿瘤分子靶向治疗是利用具有一定特异性的载体,将药物或其他杀伤肿瘤细胞的活性物质选择性地运送到肿瘤部位,把治疗作用或药物效应尽量限定在特定的靶细胞、组织或器官内,而不影响正常细胞、组织或器官的功能,从而提高疗效、减少毒副反应的一种方法。

所谓"靶向治疗",通俗地讲,就是有针对性的瞄准一个靶位,在肿瘤分子治疗方面指的就是针对某种癌细胞,或者是针对癌细胞的某一个蛋白质、某一个分子进行治疗。它分为三个层次:第一层次是针对某个器官,如某种药物只对某个器官的肿瘤有效,这个叫器官靶向;第二层次叫细胞靶向,顾名思义,指的是只针对某种类别的肿瘤细胞,药物进入体内后可选择性地与这类细胞特异性地结合,从而引起细胞凋亡;第三层次是分子靶向,它指的是针对肿瘤细胞里面的某一个蛋白质家族的某部分分子,或者是指一个核苷酸的片段,或者一个基因产物进行治疗。分子靶向治疗是目前肿瘤治疗的一个"闪光点",凭着它的特异性和有效性,已取得很大成功,是目前国内外治疗的"热点"。分子靶向是靶向治疗中特异性的最高层次,分子靶向治疗是针对可能导致细胞癌变的环节,如细胞信号转导通路、原癌基因和抑癌基因、细胞因子及受体、抗肿瘤血管形成、自杀基因等,从分子水平来逆转这种恶性生物学行为,从而抑制肿瘤细胞生长,甚至使其完全消退的一种全新的生物治疗模式。它针对肿瘤细胞里面的某一个蛋白质的分子,或一个核苷酸的片段,或一个基因产物进行治疗。针对肿瘤细胞与正常细胞之间的差异,只攻击肿瘤细胞,对正常细胞影响非常小。

分子靶向治疗在临床治疗中地位的确立源于 20 世纪 80 年代以来的重大进展,主要是:①对机体免疫系统和肿瘤细胞生物学与分子生物学的深入了解;②DNA 重组技术的进展;③杂交瘤技术的广泛应用;④体外大容量细胞培养技术;⑤计算机控制的生产工艺和纯化等。特别是 2000 年人类基因组计划的突破,成为分子水平上理解机体器官以及分析与操纵分子 DNA 的又一座新里程碑,与之相发展并衍生一系列现代生物技术前沿:基因组学技术、蛋白质组学技术、生物信息学技术和生物芯片技术。除此之外,计算机虚拟筛选、组合化学、高通量筛选都加速了分子靶向治疗新药研究进程。1997 年 11 月美国 FDA 批准 Rituximab 用于治疗某些非霍奇金淋巴瘤,真正揭开了肿瘤分子靶向治疗的序幕。

随着分子生物学理论、方法革命性创新的出现并日臻完善,使生物医学进入分子时代,也将病理学带入分子病理学时代,对疾病的病因、发生、发展、发病机制及形态变化,从传统形态学概念深入至分子或基因水平,其中以癌基因、抑癌基因及其他相关基因研究为代表的肿瘤分子病理研究是最为热点的领域,分子诊断成为肿瘤病理研究最主要的内容和手段。近年来,分子诊断已由实验室逐步进入应用阶段,分子诊断的特点是灵敏度高、特异性强、适用范围广,取材一般不受组织或时相限制,具有广泛的应用前景,在肿瘤分子病理研究中正展示其重要价值。

肿瘤分子靶向诊疗药物研究方向:①肿瘤细胞表面靶标的单克隆抗体;②细胞信号转导分子抑制药;③血管新生抑制药;④靶向端粒酶的抑制药;⑤针对肿瘤耐药的逆转剂;⑥基因治疗;⑦被动靶向系统。肿瘤分子靶向诊疗的基本程序:首先通过手术活检、穿刺活检、镜下取材、抽取积液收集体液脱落细胞等手段完成取材,然后再运用常规病理、免疫组化、基因突变、Southern blotting、PCR、ELISA、FISH、CISH 等完成组织细胞学检查及会诊,从而确定肿瘤类型。与此同时,完成有针对性的分子病理指标的检查。

二、肿瘤分子靶向治疗在各肿瘤中应用展望

分子靶向治疗的临床实践研究,近几年主要集中于发病率高或传统治疗手段效果局限的几类肿瘤,下面对其近几年的进展及未来发展趋势给予总结。

(一)乳腺癌

乳腺癌是全世界女性最常见的恶性肿瘤,其病死率已位居女性恶性肿瘤首位。尽管乳腺癌治疗方法众多,靶向治疗仍然是主要治疗手段之一。通常按照作用机制不同,靶向药物可被分成两大类,一类是靶向肿瘤细胞的药物,如:抗人表皮生长因子受体 2(HER - 2)靶向药物、PI3K - Akt - mTOR 抑制药、CDK4/6 抑制药和多聚腺苷二磷酸核糖聚合酶(PARP)抑制药等;另一类是靶向肿瘤微环境的药物,如抗血管新生的靶向药物等。大量临床数据已经证实,靶点不同,靶向药物的临床疗效、临床应用中面临的问题以及可能的解决策略也各不相同。而靶向药物的临床疗效主要与其在细胞内的作用机制密切相关。

HER - 2/neu, erbB2 是一个 185kDa 的跨膜受体,在许多上皮肿瘤,如乳腺癌、卵巢癌、前列腺癌、非小细胞肺癌、鼻咽癌等中过度表达,25% ~ 30% 的原发性乳腺癌有HER - 2/neu 基因的过度表达。研究表明,HER - 2 不仅是一个生长因子受体而且是一个网络受体,p185 HER - 2 糖蛋白增多,酪氨酸激酶活性增高使肿瘤具有侵袭性,并对化疗及内分泌治疗耐药,是独立的预后不良因素。Herceptin 是一种重组 DNA 衍生的人源化单克隆抗体嵌合抗 p185 HER - 2 抗体,可特异性结合 p185 HER - 2。临床前研究显示,Herceptin 抗肿瘤机制为:①下调细胞表面的 HER - 2/neu 蛋白;②减少 VEGF 的产生;③介导对过度表达 HER - 2/neu 的肿瘤细胞的 ADCC 作用;④抑制 HER - 2/neu 蛋白与 RTK 超家族的其他成员发生交联形成异质二聚体;⑤减弱细胞生长信号的传递;⑥通过诱导 p27kipi 和 RB 相关蛋白 p130 而大量减少 S 期细胞数目;⑦增强化疗所致细胞毒性。检测 HER - 2 过度表达的方法很多,其中最常用的 FISH 和 IHC 法。

单一药物 Herceptin 对 HER - 2 过度表达的晚期转移性乳腺癌是有效且安全的治疗

方法，其作为一线药物的有效率为 26%，其中 HER-2(3+)患者有效率为 35%；作为二线、三线药物总有效率为 15%，其中 HER-2(3+)患者有效率为 18%，且 Herceptin 能显著改善生活质量。Herceptin 联合应用化疗药物治疗 HER-2 过度表达的乳腺癌也可明显提高疗效，联合应用的化疗药物包括阿霉素或紫杉醇及长春瑞滨。Herceptin 的常见不良反应与其他单克隆抗体相似，主要为输液相关症状，包括寒战、发热、疼痛、呕吐、乏力等，多在首次用药后发生，给予对乙酰氨基酚、苯海拉明或哌替啶即可缓解。联合化疗后化疗的轻中度不良反应有所加重，常见心功能不全，多见于与蒽环类药物联合应用时。

其中除了成熟使用的 Trastuzumab，近期新出现的有拉帕替尼，直接抑制 HER-2；以及贝伐单抗，直接抑制 VEGF。另外几种靶向药物正在进行临床试验的评估，包括 EGFR 抑制药，以及 EGFR 和 HER-2 的双重抑制药。另外还有 VEGF 或 VEGFR 抑制药，Ras/Mek/Erk，PI3K/Akt 抑制药西罗莫司，IGF/胰岛素样生长因子受体(IGFR)。

(二)肺癌

肺癌是最常见恶性肿瘤之一，其为全球癌症死亡的首位。肺癌的传统治疗方法主要有手术、化疗、放疗、免疫治疗和中医中药等。因多数患者确诊时已属晚期，因此化疗仍是肺癌的主要治疗方法。但化疗后一般生存期仅 8~10 个月，5 年生存率仅 10%~15%。以铂为基础的联合化疗失败后，再次治疗的一般生存期仅 5~7 个月。第三代化疗方案，即泰素(紫杉醇)、泰索帝(多西他赛)、健择(吉西他滨)等与铂类药物联合使用，与第一代、第二代相比也仅延长了患者几个月的生存期。美国东部肿瘤协作组(ECOG)曾开展一项名为 ECOG1594 的临床研究，比较了目前常用的 4 种治疗非小细胞肺癌第三代方案的效果，即紫杉醇-顺铂、紫杉醇-卡铂、健择-顺铂、泰索帝-顺铂方案。该研究结果表明，这 4 种化疗方案在延长患者生存期和有效率方面无统计学差别，即中位生存期为 7.4~8.1 个月，有效率只有 17%~22%。只是因为接受紫杉醇-卡铂方案治疗的患者生活质量较好，该方案才被选为推荐方案。美国化疗之父 B.J.肯尼迪教授也曾经说过，非小细胞肺癌化疗的发展速度，就像蜗牛前行一样十分缓慢。同时化疗副反应也往往成为患者继续治疗的阻碍。乏力、呕吐、脱发、骨髓抑制等一系列的不良反应，影响着肿瘤患者的生活质量。为提高疗效，肺癌多学科综合治疗模式将是 21 世纪肺癌治疗的方向，癌症"靶向治疗"是现今肿瘤治疗的热点，它最大的好处就在于："针对性强，效果显著，在杀伤癌细胞同时基本上不损伤正常组织。"为提高治愈率，延长生存期，保障患者生存质量，必须根据肺癌的组织学类型、分期、个体生活状态、分子生物学特性等制订最佳治疗方案，并希望涌现更多的新药，但近年来化疗的疗效并未获得突破性进展。

随着分子生物学和人类基因组学的发展，人们对肺癌癌变，侵袭转移的分子机制，以及一些生物信号传导通路的认识有了进一步的加深，为肺癌的早期诊断和开发新的治疗方法提供了机会。分子靶向治疗就是一种新的治疗肺癌的方法。从 20 世纪 90 年代开始，肺癌靶向治疗的研究工作便深入开展，目前已经被认为是未来癌症治疗中最具前景的研究方向。靶向治疗的建立，为肺癌患者新生获得了新的希望。与传统的化疗相比，肺癌的分子靶向疗法最显著的优势就是能够瞄准肿瘤细胞上特有的靶点，准确打击肿瘤细胞而又不伤害正常的细胞。因此，分子药物靶向治疗后，患者的毒副反应较小，提高了患者的生活质量。

非小细胞肺癌新的靶向治疗药物主要包括以下几种。

1. 表皮生长因子受体酪氨酸激酶抑制药吉非替尼　吉非替尼（易瑞沙）亚洲研究（MASS）结果表明，对于经选择的晚期非小细胞肺癌患者（不吸烟或少吸烟、腺癌及晚期NSCLS），吉非替尼一线治疗疗效显著优于常规化疗。这项随机开放Ⅲ期临床研究从亚洲多个国家和地区共纳入了1217例ⅢB/Ⅳ期非小细胞肺癌患者。所有肺癌患者均未接受过化疗，无吸烟史或曾轻度吸烟，世界卫生组织（WHO）体能状态（PS）评分为0～2，组织学检查结果为肺腺癌。随机化后，609例肺癌患者接受吉非替尼250mg/d治疗，608例肺癌接受卡铂＋紫杉醇（CP方案）治疗。研究主要目的是在意向治疗分析（ITT）人群中比较吉非替尼与CP方案治疗的无进展生存（PFS），次要终点包括总生存（OS）、客观有效率（ORR）、生活质量改善、症状改善和患者对药物的耐受性。经随访发现，吉非替尼组肺癌患者12个月PFS显著优于CP方案组（24.9% vs 6.7%）。另外，吉非替尼组ORR显著高于CP方案组（43.0% vs 32.2%，$P=0.0001$），该组肺癌患者耐受性较好，生活质量显著提高（FACT－L 48% vs 41%，$P=0.0148$；TOI 46% vs 3%，$P<0.0001$）。吉非替尼的主要不良反应是皮疹或痤疮（66.2%）、腹泻（46.6%）。另外，EGFR基因的突变对吉非替尼的作用效果有明显的相关性，该效应在亚裔或非亚裔患者组都得到了验证。接受吉非替尼治疗患者EGFR突变阳性对阴性的ORR为37.5% vs 2.6%，目前研究已显示吉非替尼的有效率与EGFR的表达水平无关。因此值得探讨基因突变及有关酶的改变，为靶向治疗提出一个有效的治疗指南。

2. 厄罗替尼　对HER－1/EGFR有高度的选择性抑制作用，对其他相关受体或细胞质中的酪氨酸激酶的抑制作用很小。在共表达HER－2/HER－3的细胞株，也可以抑制HER－2/HER－3信号通路介导的细胞生长。临床前研究显示，厄罗替尼对包括非小细胞肺癌在内的多种实体肿瘤有较强的抑制作用。已被美国FDA批准为非小细胞肺癌二线药物。厄罗替尼的Ⅲ期临床试验显示一线标准化疗＋厄罗替尼并不能增加生存的益处，仅对从不吸烟的患者可能存在益处。

3. 西妥昔单抗（爱必妥，Erbitux，Cetuximab，C225）　是EGFR的单克隆抗体，其与细胞表面的EGFR结合，可阻止肿瘤细胞生长。自2008年美国临床肿瘤学会年会上公布了FLEX这一临床研究结果。爱必妥联合化疗成为非小细胞肺癌一线治疗的新标准。FLEX显示该方案能延长非小细胞肺癌患者的总生存期，同时也观察到无论肿瘤是哪种组织学亚型都会从此方案中获益。继而在2009年公布的FLEX关于分子标志物分析结果，显示非小细胞肺癌中K－Ras基因的突变和EGFR基因的扩增对C225基本没有疗效预测作用。目前关于C225在非小细胞肺癌治疗中的新辅助治疗以及单药治疗尚无明确的研究结论。

4. 血管生成抑制药

（1）贝伐单抗（Bevacizumab，Avastin）：重组的人类单克隆IgG_1抗体，通过与Flt－1及KDR结合，VEGF－A的信号转导受到抑制，从而抑制人类VEGF的活性，是目前主要的抑制血管生成因子。2004年美国FDA已批准贝伐单抗＋氟尿嘧啶可作为转移性结肠癌的一线治疗方案。同年对非小细胞肺癌的治疗也做了评估。目前已进行了Ⅰ/Ⅱ贝伐单抗联合厄罗替尼治疗复发的非小细胞肺癌，显示有显著抗肿瘤作用。另外贝伐单抗联合紫杉醇＋卡铂方案或吉西他滨＋顺铂方案，作为一线治疗方案用于进展期的非鳞非小细胞肺癌改善了无进展生存期和有效率。

（2）ZD6474（Vandetanib ZD6474）：是一种结构与 ATP 类似的小分子物质，对 VEG-FR、EGFR、RET 等多种信号转导途径有抑制作用，其中对 VEGFR 家族中 VEGFR2（KDR）抑制作用最强，同时对 VEGFR1（Flt－1）和 VEGFR3（Flt－4）也有一定的亲和力，是一种新的口服分子靶向治疗药物，对包括肿瘤生长、侵袭性以及血管生成等肿瘤的生物学行为相关的信号转导通路有抑制作用。由于 Vandetanib 有多信号通道抑制作用，所以较其他抗 VEGF 抑制药的抗肿瘤活性强，就是因为在抑制 VEGF 活性的同时，还有 EGFR、RET 等通路的间接协同抗肿瘤作用。与吉非替尼相比在非小细胞肺癌的治疗上能延长无进展生存期（PFS），Vandetanib 的 PFS 为 11.0 周，吉非替尼为 8.1 周。Vandetanib 的主要不良反应为腹泻（3～4 度为 8.4%），其次为皮疹，以及心脏 QT 间期延长。

（3）索拉非尼（Sorafenib，BAY43－9006，多吉美）：是一种新的口服多激酶抑制药，即 Raf－1、野生型 B－Raf 和 V599E B－Raf 激酶及上游区血管内皮生长因子受体（VEGFR2、VEGFR3）和血小板源性生长因子 β 受体（PDGFR－β）酪氨酸激酶的抑制药。也可抑制 Flt－3、Ret、C－kit 及 p38α（MAPK 家族的一员）的磷酸化作用。

（4）Sunitinib（SU11248 SUTENT）：是多靶点 TKI，有抑制血管生成及抗肿瘤活性，特别可抑制 VEGFR2、PDGFR、Flt－3 及 C－kit。临床研究对神经内分泌癌（NET）有效。Ⅱ期临床试验中也显示治疗肺癌有一定疗效。

（5）重组人血管内皮抑制素（Edostatin YH－16）的内源性糖蛋白：能特异性地作用于新生血管的内皮细胞，抑制内皮细胞迁移，并诱导凋亡，从而产生抗血管生成作用，导致肿瘤细胞休眠或退缩。已在国内完成了Ⅰ期、Ⅱ期、Ⅲ期临床试验，YH－16＋长春瑞滨＋顺铂方案是非小细胞肺癌的有效方案，且安全性良好。

（6）其他：Cediranib（AZD2171）高效 VEGF 受体 TKI，作用于肿瘤的多个靶点，包括 VEGFR2、VEGFR1、VEGFR3、C－kit、Flt－3、EGFR、erbB2、CDK2、Mek 等。

肺癌分子靶向治疗为肺癌的治疗增添了一个新的领域，也给肺癌的治疗带来了新的希望。但还存在很多问题有待解决：①怎样区别和鉴定"靶向药物"应用后的影像学疗效和"靶向疗效"？②怎样确定"靶向药物"的最佳生物学剂量（OBD）？③什么是"靶向药物"的最佳治疗方案？④怎样选择"靶向药物"的最佳用药时机？⑤"靶向药物"的最终评价指标是什么？上述问题很可能将引导广大临床和基础工作者未来研究肿瘤分子靶向治疗新进展的方向。

相信随着肺癌靶向治疗基础研究、临床试验技术和其他相关技术的不断发展，肺癌靶向治疗药物的开发和临床应用会达到更加成熟的阶段。

（三）肾癌

肾癌也称肾细胞癌（RCC），是一种起源于肾小管上皮细胞的恶性肿瘤，可发生于肾实质的任何部位。在中国，RCC 的发病率位居泌尿系肿瘤第二位，仅次于膀胱癌，20%～30% 的患者术后出现复发或转移。因 RCC 中有多种耐药蛋白过度表达，常规化疗收效甚微，对放疗也不敏感。在过去 20 多年，非特异性免疫治疗中高剂量的白介素 2 或 α－干扰素是治疗 RCC 的一线药物，但其缓解率很低，因此，RCC 转移患者的预后极差。随着对肿瘤细胞信号转导途径研究的不断深入，人们发现通过酪氨酸激酶途径及 PI3K - Akt - mTOR 信号传导通路能促进肿瘤细胞的生长和增生，针对这些途径的靶向药物可明显改善转移性 RCC 的无进展生存期(PFS)和总生存期(OS)，但完全缓解率太低，临床疗效尚不能令人满意。

通过对遗传性 VHL 综合征的研究发现，VHL 基因失活可导致遗传性肾透明细胞癌的发生。约 70% 的散发性肾透明细胞癌患者癌组织中也存在 VHL 基因的突变、杂合性缺失或甲基化而导致 VHL 蛋白质的失活，无法正常调节缺氧诱导因子(HIF)的表达，从而使 HIF 水平升高，而后者蛋白质的升高可转位至细胞核内调节缺氧诱导基因的转录，导致信号转导途径其下游包括 VEGF、PDGF、EGF、转化生长因子(TGF)、EPO 等的表达，最终导致肾透明细胞癌的发生。免疫组化研究结果也证实，在肾透明细胞癌组织中往往高表达 VEGF，而 VEGF 是促进新生血管形成最重要的生长因子，因此在肾透明细胞癌组织中血管含量丰富。这一分子学特点使得针对于 VEGF/VEGFR 的抗血管生成药成为肾透明细胞癌靶向治疗最重要的策略之一。

肾透明细胞癌的另一生物学特点是癌细胞内 PI3K - Akt - mTOR 信号转导通路的过度激活。多种细胞生长因子与细胞膜受体结合后，激活 PI3K - Akt - mTOR 转导通路，而 mTOR 是这一通路中一个非常重要的激酶。有多种因素可激活 mTOR 激酶，包括细胞因子、抑癌基因的失活、缺氧、癌基因的突变等。在肾癌中，细胞因子受体激酶的激活及抑癌基因 PTEN 的失活可导致 PI3K/Akt 信号转导的放大是其主要激活 mTOR 激酶的机制。mTOR 抑制药主要针对于 mTORC1，可阻断多种细胞生长因子的促细胞分裂作用，而抑制 mTORC1 继而可抑制 mTORC2，随后下调 VEGF 和 PDGF 的水平。因此，mTOR 是肾癌靶向治疗的又一重要靶点。其他信号转导途径：Ras 基因在肾癌中有较高的突变率，其介导的 Raf/Mek/Erk 通路在肾癌中具有一定的作用。其次肾透明细胞癌高表达 EGFR，而 EGFR 的高表达与细胞的过度增生有关，因此拮抗 EGFR 的功能是肾癌靶向治疗的策略之一。而乳头状肾细胞癌、嫌色细胞癌、集合管癌、未分类癌与肾透明细胞癌的发生机制不同，临床上将其统归为非透明细胞癌类型。乳头状肾细胞癌常存在癌基因 C - met 基因的突变，因此抑制 C - met 基因的功能也是肾癌靶向治疗的研究方向。

1. 药物的作用靶点与分类　目前美国 FDA 批准的肾癌靶向治疗药物从作用机制上主要分为两类：抗 VEGF/VEGFR 和抑制 mTOR 途径，但并非完全独立，两者作用机制上有部分重叠。抗 VEGF/VEGFR 的药物有索拉非尼、舒尼替尼、贝伐珠单抗和帕唑帕尼，其主要是通过抑制肿瘤内血管生长的途径产生作用，而直接抗肿瘤细胞的效应相对较弱。相反抑制 mTOR 途径的替西罗莫司、依维莫司则主要抑制肿瘤细胞内的信号转导通路上的 mTORC1 而达到抑制肿瘤细胞分裂、促进凋亡，但对血管抑制作用较弱。虽然两类靶向治疗药物均有抑制血管生成的作用，但两者在抗肿瘤的疗效及不良反应上有所不同。

2. RCC 分子靶向治疗药物的临床应用

(1)多靶点 TKI：代表药物有舒尼替尼、埃罗替尼、索拉非尼、凡德他尼、吉非替尼等，以下就代表药物索拉非尼、舒尼替尼进行阐述。①索拉非尼：它具有双重抗肿瘤效应,一方面,它可以通过抑制 Raf/Mek/Erk 信号传导通路,直接抑制肿瘤生长;另一方面,它又可通过抑制 VEGFR 和 PDGFR 而阻断肿瘤新生血管的形成,间接抑制肿瘤细胞的生长。在临床研究中,索拉非尼治疗晚期或转移性 RCC 有明显效果,具有广谱的抗肿瘤作用,且呈剂量依赖性,可明显延长 PFS 和 OS,已被美国食品药品管理局(FDA)批准用于 RCC 的治疗。RCC 患者对索拉非尼耐受性良好,但反应率(RR)较低,约为 10%;②舒尼替尼:它对多个酪氨酸激酶活性具有抑制作用,包括 VEGFR1、VEGFR2、VEG-FR3、PDGFR - α、PDGFR - β、干细胞因子受体(c2Kit)、类 FMS 酪氨酸激酶 3(Flt - 3)以及胶质细胞源性神经营养因子受体(RET)。这些酪氨酸激酶受体(TKRS)均为跨膜蛋白,其功能异常与 RCC 的发生、发展和转移密切相关。舒尼替尼通过抑制上述 TKRS,阻断肿瘤生长所需的血液和营养物质供给,具有抗肿瘤和抗血管生成作用。Motzer 等进行的一项舒尼替尼用于 RCC 一线治疗的 III 期临床研究结果显示,舒尼替尼组中位生存期(MS)为 11 个月,有效率为 44%,而干扰素组 MS 仅 4 个月,有效率 11%,两者差异有统计学意义。不仅如此,舒尼替尼通过抗血管生成抑制肿瘤生长,缩小肿瘤体积,使无手术指征的患者降级到能够施行手术切除。对于巨大的 RCC 患者,可使原先需要接受根治性肾切除的患者降级至可以行保留肾单位的肾部分切除,从而尽可能地保留更多的肾功能,这对单肾、肿瘤多发或肾功能不全的患者尤为重要。2008 年 5 月,舒尼替尼在中国正式上市,对转移性 RCC 可改善 PFS,具有较高的 RR。但是,不同地区和人群对药物的治疗反应也不尽相同。临床治疗中,发现舒尼替尼可引起腹泻、高血压、手足综合征、左室射血分数下降及甲状腺功能低下等。所以在用药过程中,应该定期检查心脏功能和甲状腺功能。

(2)mTOR 抑制药:其代表药物有雷帕霉素、依维莫司(RAD001)、替西罗莫司(CCI - 779)等,后两者为雷帕霉素的衍生物。①雷帕霉素:为一种新型大环内酯类免疫抑制药物。通过与相应免疫嗜素 RMBP 结合抑制细胞周期 G_0 期和 G_1 期,阻断 G_1 期进入 S 期,抑制肿瘤的转移生长和肿瘤血管生成。在细胞增生 G_1 期的中晚期,雷帕霉素通过抑制 cyclin2CDK 复合物激酶的活性,阻断 CDK42cyclin D 和 CDK22 cyclin E 复合物的活化,导致之后细胞周期进程被抑制,从而阻断细胞周期。雷帕霉素除了能引起细胞周期阻滞以外,还能通过凋亡和自噬作用引起肿瘤细胞死亡。但雷帕霉素稳定性和溶解性差,即使在生理 pH 条件下也会发生水解作用而活性下降;②依维莫司:是雷帕霉素的衍生物,是一种口服 mTOR 抑制药,具有抗血管新生作用。依维莫司通过抑制肿瘤组织和外周循环的单核细胞表现出抗肿瘤活性,可作为单一制剂或与其他治疗方法联合使用治疗多种癌症。Motzer 等进行了一项随机、双盲、多中心 III 期试验,评价了依维莫司联合最佳支持治疗(BSC)对多激酶抑制药治疗失败的转移性肾透明细胞癌的疗效,结果显示依维莫司组的 PFS 为 4.90 个月,安慰剂组为 1.87 个月,证明依维莫司能显著改善 PFS,可减少 70% 的癌症恶化。因此,依维莫司可以作为 TKI 治疗失败后的二线治疗药物;③替西罗莫司:是雷帕霉素的酯化衍生物,代谢后产生的替西罗莫司能结合细胞蛋白 FKBP12(FK5062 结合蛋白),形成的复合物能结合 mTOR 的结构域,阻断 mTOR 信号,从而抑制蛋白的合成而导致 G_1 停滞,阻断细胞周期。Hudes 等进行的随机多中心 III 期临床试验中,与 α - 干扰素组相比,替西罗莫司能明显改善预后不良的转移性 RCC 患者的 OS,且不良反应轻,患者耐受良好。但部分人群对单一替西罗莫司治疗呈低反应性,因此,找到代表其敏感性或耐药性的标志物是今后研究的重点之一。

3. 靶向药物在肾癌术前新辅助及高危患者术后辅助治疗中的价值 既往的临床研究显示,肾癌术后辅助放疗、辅助 IFN、辅助高剂量及低剂量 IL-2 均不能改善患者生存。目前 NCCN《肾癌临床实践指南》认为肾癌术后尚无可推荐的标准辅助治疗方案。索拉非尼与舒尼替尼治疗晚期肾癌有效,且都为口服制剂,患者对其耐受性良好。索拉非尼和舒尼替尼作为肾癌术后辅助治疗的多个双盲、随机对照的临床研究正在进行之中,入组对象均为局部晚期的术后肾细胞癌患者。其中美国 ECOG 开展的一项试验中比较了舒尼替尼、索拉非尼和安慰剂的疗效,于 2006 年开始,预计 2016 年 4 月结束。另一项研究由 EORTC 开展,比较舒尼替尼和安慰剂术后辅助治疗的疗效,于 2007 年 6 月启动。另一个肾癌术后辅助治疗研究的药物是嵌合性单克隆抗体 WXG250。WXG250 单抗是针对碳酸酐酶IX(CAIX),CAIX 基因在肾透明细胞癌中高表达。其抗肿瘤机制为该药物与 CAIX 蛋白结合后产生抗体依赖细胞介导的细胞毒作用。该研究于 2005 年开始。肾癌的术后辅助靶向治疗均在进行之中。仅有少数报道将靶向药物作为晚期肾癌新辅助治疗方案。临床回顾性研究的初步结果显示,术前应用靶向药物可以降低肿瘤负荷,使难以切除的肿瘤的治疗成为可能。

靶向药物治疗晚期肾癌无论是一线还是二线治疗均取得了巨大的成功。但肾癌的发生机制十分复杂,单独采用一种靶向药物,普遍存在客观有效率低及改善生存尚有限的问题,多靶点联合阻断以提高疗效是今后研究的方向。靶向药物之间的联合或靶向药物与其他治疗方式的联合应用以及寻找预测疗效及不良反应的标志物是下一步研究的重点。更重要的是我们期待靶向药物在肾癌术后辅助治疗中取得成功。

(四)淋巴瘤

淋巴瘤是一组起源于淋巴结或其他淋巴组织的恶性肿瘤,可分为霍奇金病(HD)和非霍奇金淋巴瘤(NHL)两大类,组织学可见淋巴细胞和(或)组织细胞的肿瘤性增生,临床以无痛性淋巴结肿大最为典型,肝脾常肿大,晚期有恶病质、发热及贫血。非霍奇金淋巴瘤在我国的发病率有逐年增高趋势,尽管多数初治患者通过经典的 CHOP 方案,配合或不配合 Rituximab 化疗能够得到缓解,但许多患者会复发,这些复发的患者和初次化、放疗无效的难治性非霍奇金淋巴瘤患者是目前非霍奇金淋巴瘤治疗的难点。靶向治疗正在融入非霍奇金淋巴瘤患者的治疗之中。

1. 单克隆抗体在非霍奇金淋巴瘤中的应用 抗 CD20 单抗(Rituximab)是一种人鼠嵌合型的抗 CD20 单抗,商品名为美罗华,它与 B 淋巴细胞上 CD20 抗原结合,通过 CDC 和 ADCC 作用导致细胞溶解,并能抑制细胞增生,诱导细胞凋亡和提高肿瘤细胞对化疗的敏感性。1997 年 Rituximab 被美国 FDA 批准用于惰性淋巴瘤,随后研究证实其单药或联合化疗对初治或复治的侵袭性 B 细胞淋巴瘤均有显著疗效。以 Rituximab 为基础的疗法为非霍奇金淋巴瘤患者提供了新的治疗选择。

Rituximab 单药治疗临床试验表明,Rituximab 单药治疗复发低度恶性 B 细胞淋巴瘤总有效率可达 50%。Colombat 等将其用于一线治疗滤泡淋巴瘤,取得了 80% 的总有效率。很多研究说明 Rituximab 单药治疗非霍奇金淋巴瘤安全有效。Czucezman 等用美罗华

+ CHOP 方案治疗 40 例低度恶性 B 细胞型非霍奇金淋巴瘤，总有效率的为 95%，其中完全缓解的为 55%，部分缓解的为 40%，到治疗失败的中位时间超过 29 个月。另外，国内外进行的美罗华联合氟达拉滨、ICE、MINE 等化疗方案也取得显著疗效，且不增加毒副反应。因 CD20 抗原的特异性，仅表达于前 B 细胞和成熟 B 细胞，而不表达于造血干细胞和其他造血细胞系统的细胞。近年来国外的临床研究显示 Rituximab 可作为体内净化剂去除采集的造血干细胞中污染的肿瘤细胞。RT – PEPC（PEPC + Rituximab + 沙利度胺）即采用小剂量化疗药较频繁给药的化疗方法，可以抗肿瘤血管生成和减少耐药。该方案治疗复发难治性 MCL，客观缓解率（ORR）达 73%（CR 40%，PR 33%），中位至疾病进展时间（TTP）15 个月。Rituximab 对高剂量化疗和自主造血干细胞移植后进展的非霍奇金淋巴瘤，均不同程度使其得到缓解。

抗 CD80 单抗（Galiximab IDEG144）是一种猴源性的抗 CD80 单抗，其抗肿瘤活性与 ADCC 作用有关。体内、体外实验表明，Galiximab 与 Rituximab 的抗肿瘤作用强度相当且有协同效应。在一项多中心的 I／Ⅱ 期临床试验中对 Galiximab 与 Rituximab 联用治疗复发性和难治性淋巴瘤患者的疗效进行了评估。比单用 Rituximab 治疗者（中位 PFS 9.4 个月）明显延长。

抗 CD22 单抗（Epratuzumab 和 LL2）在滤泡型、套细胞和边缘区 B 细胞淋巴瘤细胞中强烈表达。CD22 是 B 细胞生长和成熟的关键因子。CD22 与天然配体和抗体结合后迅速内化，给 B 淋巴瘤细胞提供凋亡前信号。LL2 是鼠源性抗 CD22 单抗，具有高限制特异性。Epratuzumab 是人源化的抗 CD22 抗体，它降低了免疫源性，延长了半衰期，增强了功能。在一项 I／Ⅱ 期临床试验研究中，对 55 例套细胞淋巴瘤患者连续 4 周使用 Epratuzumab 单药治疗，ORR 18%、CR 6%、PR 12%；SD 39%；PD 43%；平均药效持续时间为 79.3 周。^{90}Y – DOTA – Epratuzumab 半衰期较短，对机体的损伤较小，是一种很有前途的放射免疫治疗药物。

抗 VEGF 单抗（Bevacizumab，Avastin）研究认为多数肿瘤最初为聚集的恶性细胞，通过单纯弥散作用呈现为无血管的自限性生长。通常生长超过 2mm 的肿瘤（包括转移瘤）就需由肿瘤新生血管来维持组织氧合作用。VEGF 是最重要的促血管生成因子。在 Stopeck 研究中，发现 Avastin 单药治疗复发侵袭性 DLBCL 温和有效。Ganjoo 等研究证明以 Avastin 联合 R – CHOP 治疗非霍奇金淋巴瘤安全有效。在美国该方案用于初治的 DLBCL 和 MCL 患者的 Ⅱ 期临床试验正在进行中，而在欧洲已进入Ⅲ 期临床试验阶段。

2. 小分子酪氨酸激酶抑制药在非霍奇金淋巴瘤中的应用 Sunitinib 为多靶点 TKI，是一种新型多靶向性的口服药物，用于治疗转移性乳腺癌和神经内分泌肿瘤的 Ⅱ 期临床试验显现出令人鼓舞的结果。

3. 其他靶向药物在非霍奇金淋巴瘤中的应用 Zolinza 为 HDAC 抑制药，HDACi（组蛋白去乙酰化酶抑制药）可以诱导肿瘤细胞沉积、分化、凋亡，也能通过抑制 VEGFR 和 NRP – 1 信号转导改变 VEGF 在内皮细胞中的表达，从而表现出其抗肿瘤活性。

Velcade：蛋白酶体抑制药 Velcade 是美国 FDA 批准的第一个已供临床应用的蛋白酶体抑制药，对肿瘤细胞的作用主要是通过抑制 NF – κB 信号途径，从而抑制肿瘤细胞的增生，促进其凋亡。国外近来已有大量研究并显示 Velcade 对 FL、MCL 及边缘区 B 细胞淋巴瘤的良好疗效。

Temsirolimus(TEM CCI - 779)：mTOR 抑制药，mTOR 是调节细胞生长和血管形成的信号蛋白，TEM 通过特异性抑制 mTOR 而发挥其抗肿瘤作用。

我们相信，随着生物工程技术的发展，将会有更多的针对不同靶点的新药应用于非霍奇金淋巴瘤的治疗，非霍奇金淋巴瘤治愈率会不断提高，传统的以化疗为主的综合治疗模式也正在逐步被以靶向药物(Rituximab 等)为基础的综合治疗模式所代替。

(五)原发性肝癌

原发性肝癌是我国常见的恶性肿瘤，其中 90% 以上为肝细胞癌(HCC)。最新资料显示，我国 2015 年肝癌发病人数约 46.61 万，死亡人数约 42.2 万，发病率和死亡率均占到全球 50% 以上。由于本病发病隐匿，进展迅速，发现时多数已处于中晚期，因此预后极差。一般认为晚期肝癌的自然生存期 3~4 个月。对于肝癌的治疗，手术切除是最根本的方法，但对于无法手术切除特别是伴有肝外转移的患者，有效的方法极少，临床治疗十分棘手。索拉非尼是第一个亦是唯一的被多个国家批准可以用于治疗 HCC 的分子靶向药物，其能抑制 Raf/Mek/Erk 信号传导通路中 Raf - 1、B - Raf 的丝氨酸/苏氨酸激酶活性，同时能抑制受体血管内皮生长因子受体(VEGFR1) - 1、VEGFR2、VEGFR3 和血小板衍生生长因子受体 - β(PDGFR - β)的酪氨酸激酶以及干细胞因子受体(Kit)、Fms 样酪氨酸激酶 3 和神经胶质细胞系来源的亲神经因子受体(RET)的活性，从而发挥抑制肿瘤细胞增生及抗肿瘤血管生成的双重作用，对晚期肝癌患者的生存期有一定延长作用，该药自 2007 年用于治疗肝癌以来，引起了肝癌分子靶向药物的研究热潮，但遗憾的是，至今未再有新的药物批准用于临床。

1. 抗血管生成药物　1971 年，美国波士顿儿童医院 Folkman 教授提出了肿瘤生长依赖血管生成的理论，奠定了抗肿瘤血管生成在肿瘤治疗中的重要地位。近年来，一大批抗肿瘤血管生成药物诞生，并在临床上得到广泛应用，证明了抗血管生成治疗的有效性。肝癌的研究亦不例外，抗血管生成成为肝癌治疗研究的一个重要方向，然而这一领域的研究遇到了很大困难，除索拉非尼外，至今尚无药物能够取得成功，令人深思。

(1)舒尼替尼(Sunitinib)：它是一个具有多靶点作用的酪氨酸激酶受体抑制药。实验显示，其抗血管生成的作用强于索拉非尼，靶点主要有 VEGFR1~3、PDGFR - α、PDGFR - β、Kit、Fms 样酪氨酸激酶 3 和 RET，这些靶点与血管生成密切相关，通过抑制这些靶点活性，阻滞信号传导，可以抑制肿瘤血管生成而达到抗肿瘤作用。舒尼替尼目前已被批准治疗晚期肾癌、胃肠间质瘤及胰腺神经内分泌肿瘤等。2008 年开展了一项比较舒尼替尼与索拉非尼用于治疗晚期 HCC 的国际多中心、随机、开放、Ⅲ期临床研究，共入组 1083 例晚期 HCC 患者(舒尼替尼组 529 例，索拉非尼组 544 例)，其结果在 2011 年的 ASCO 会议上进行了公布，舒尼替尼组与索拉非尼组的中位总生存期(OS)分别为 8.1 个月和 10.0 个月($P = 0.002$)，中位疾病进展时间(TTP)分别为 4.1 个月和 4.0 个月($P = 0.1783$)；舒尼替尼组的严重不良反应事件发生率为 44%，高于索拉非尼组的 36%，由于疗效并没有比索拉非尼提高，而且毒副反应明显，该临床试验于 2010 年 4 月被迫提前终止。

(2)Brivanib：是一种口服的小分子 VEGFR 和成纤维细胞生长因子受体(FGFR)的双

重抑制药,可同时阻断 VEGFR2 和 FGFR－1 受体酪氨酸激酶的活化,抑制 VEGF 和 FGF 信号传导途径,从而发挥抑制肿瘤细胞生长和抗新生血管生成的双重作用。Ⅱ期临床试验证明,Brivanib 对 HCC 有一定效果,随即 4 项 Brivanib 治疗肝癌的Ⅲ期临床研究同时开展:第 1 项是比较 Brivanib 与索拉非尼作为晚期 HCC 患者一线治疗的随机、双盲、多中心Ⅲ期临床研究,全球共入组 1050 例患者,按 1∶1 随机入组,主要观察终点为 OS;第 2 项是在索拉非尼治疗无效或不能耐受的晚期 HCC 受试者中比较 Brivanib 联合最佳支持治疗(BSC)和安慰剂联合 BSC 的随机、双盲、多中心Ⅲ期临床研究,全球共入组 339 例患者,按 2∶1 随机入组,主要观察终点为 OS;第 3 项是在亚洲患者中比较 Brivanib 联合 BSC 和安慰剂联合 BSC 治疗索拉非尼无效或不能耐受晚期 HCC 患者的随机、双盲、多中心Ⅲ期临床研究,共入组 252 例患者,仍按 2∶1 随机入组,主要观察终点为 OS;第 4 项是手术无法切除的肝癌患者应用 Brivanib 与安慰剂作为肝动脉化疗栓塞(TACE)的辅助治疗的随机、双盲、多中心Ⅲ期临床研究,全球共计划入组 870 例患者,按 1∶1 随机入组,主要观察终点为 OS,次要终点为 TTP、至血管侵犯和肝外转移时间、TACE 治疗的总次数和比率以及安全性。令人遗憾的是,上述 4 项研究已有 3 项研究因未达到预期目标而终止,亚洲患者的二线治疗结果则有待公布。

(3)Linifanib(ABT－869):是血管内皮生长因子和 PDGFR 酪氨酸激酶的新型三磷腺苷(ATP)竞争性抑制药,但对于典型的细胞质酪氨酸激酶和丝氨酸/苏氨酸激酶无显著活性。一项Ⅱ期临床研究观察了 Linifanib 对晚期肝癌的疗效(约 90% 受试者为亚裔),44 例入组患者中 38 例可以评价疗效,结果有效率(RR)为 7.9%,中位 TTP 为 5.4 个月,中位 OS 为 10.4 个月,初步显示了 Linifanib,具有抗肝癌活性。据此开展了一项随机、开放、多中心比较 Linifanib 与索拉非尼一线治疗晚期 HCC 的Ⅲ期临床研究,全球共入组 900 例既往未接受过全身性治疗的晚期或转移性 HCC 患者,按 1∶1 随机分入 Linilanib 组和索拉非尼组,观察的主要终点为 OS,次要终点为 TTP、RR、无进展生存期(PFS)和生活质量。该试验结果同样令人失望,因未能达到预期目标而宣告失败。

(4)雷莫芦单抗:是一种 VEGFR2 拮抗药,通过特异性结合 VEGFR2 并阻断 VEGFR 与其配体 VEGF－A、VEGF－C 和 VEGF－D 的结合,从而阻断 VEGFR2 的激活,目前已被批准联合化疗治疗胃癌、非小细胞肺癌和结直肠癌。实验显示,雷莫芦单抗可抑制体内和体外研究中动物模型的血管形成。一项全球、随机化、双盲Ⅲ期研究(REACH 研究)比较雷莫芦单抗联合 BSC 与安慰剂联合 BSC 作为二线治疗用于既往接受过索拉非尼一线治疗进展的 HCC 患者的疗效,共 565 例患者入组,主要研究终点为 OS,次要终点包括 PFS、TTP、RR 和安全性。结果显示,雷莫芦单抗组的中位 OS 为 9.2 个月,而安慰剂组为 7.6 个月(HR = 0.866,95% CI:0.717 ~ 1.046,P = 0.139),未能达到设计终点,但在预先设定的甲胎蛋白(AFP),400ng/ml 的亚组中,雷莫芦单抗表现出更优的生存获益,中位 OS 为 7.8 个月,而安慰剂组为 4.2 个月(HR = 0.674 95% CI:0.508 ~ 0.895,P = 0.006)。雷莫芦单抗组中最常见的≥3 级不良事件包括高血压(12% vs 4%)和虚弱(5% vs 2%)。基于亚组分析结果,目前已启动一项新的Ⅲ期临床试验(REACH－2 研究)用来评价雷莫芦单抗治疗基线 AFP 升高的晚期肝癌患者的受益情况。美国和欧盟已授予雷莫芦单抗治疗 HCC 的"孤儿药"资格。

（5）Lenvatinib：是一种以 VEGFR1～3、FGFR1～4、RET、Kit 和 PDGFR－β 为靶向的口服酪氨酸激酶抑制药，一项亚洲（日本与韩国）Ⅱ期临床研究共入组晚期 HCC 患者 46 例，结果显示部分缓解（PR）16 例（34.8%），疾病稳定（持续≥7 周）22 例（47.8%），持续疾病稳定（持续≥16 周）19 例（41.3%），中位 TTP 为 9.4 个月，中位 OS 为 18.3 个月。基于这一结果，2012 年启动了一项比较 Lenvatinib（E7080）与索拉非尼在不可切除的 HCC 受试者中用作一线治疗的有效性与安全性的多中心、随机、开放性、Ⅲ期临床试验，并按地区、门脉浸润和肝外转移、PS 评分、体重进行分层，计划入组 940 例晚期 HCC 患者，按 1∶1 随机分为 Lenvatinib 组（12mg 或 8mg，口服，每天 1 次）和索拉非尼组（400mg，口服，每天 2 次），服用至疾病进展或毒性不可耐受为止。其研究终点为 OS，次要终点为PFS、TTP、RR、安全性及生活质量等，2015 年已完成入组，结果有待公布。

（6）瑞戈非尼（Regorafenib）：又名氟－索拉非尼，是在索拉非尼基础上合成的强效TKI，靶点包括 C－Raf、野生型和突变型（V600E）B－Raf、VEGFR2、VEGFR3、Tie－2、PDGFR、FGFR－1、C－kit、RET 及 p38－α（属于丝裂原活化蛋白激酶 MAPK 家族），与肿瘤细胞增生和肿瘤血管生成有关。该药已被批准用于晚期结直肠癌和甲磺酸伊马替尼和舒尼替尼治疗失败的胃肠间质瘤的治疗。瑞戈非尼在欧洲、亚洲进行了多中心Ⅱ期临床试验，纳入患者均为索拉非尼治疗后进展的 HCC 患者。主要终点事件为药物安全性和耐受性，次要终点事件为药物的有效性，包括 TTP、PFS、RR、疾病控制率（DCR）和 OS。结果显示，经瑞戈非尼治疗后，36 例患者中，31 例可以评价疗效，其中 PR 1 例（2.8%）、SD 25 例（69.4%）、PD 5 例（13.9%），DCR 为 72.2%，中位 TTP 为 131 天，3 个月、6 个月无进展生存率为 65%、44%，中位 OS 为 419 天，3 个月、6 个月总生存率为 88%、79%。不良反应主要为手足皮肤反应 19 例（53%）、腹泻 19 例（53%）、疲乏 19 例（53%）、甲状腺功能减退 15 例（42%）、厌食 13 例（36%）、高血压 13 例（36%）、恶心12 例（33%）、嘶哑 10 例（28%）、便秘 9 例（25%）、头痛 7 例（19%）、体重减轻 7 例（19%），蛋白尿 6 例（17%）、口腔黏膜炎 5 例（14%）和呕吐 5 例（14%）。一项采用瑞戈非尼二线治疗索拉非尼进展后的 HCC 患者的多中心、随机、双盲、安慰剂对照Ⅲ期临床试验已经完成入组患者 530 例，按 2∶1 比例入组，观察主要终点为 OS，其结果非常值得期待。

（7）甲磺酸阿帕替尼：是由我国恒瑞医药公司研发，具有我国自主知识产权的小分子 VEGFR 酪氨酸激酶抑制药 PTK787 的衍生物，其靶点包括 VEGFR1、VEGFR2、PDG-FR、C－kit 和 C－Src 等，其中对 VEGFR1 的活性是 PTK787 的 13.7 倍，能抑制肿瘤血管生成，同时还能抑制 KDR 介导的下游信号传导，抑制肿瘤生长。Ⅰ期临床药代动力学表明它对多种肿瘤有较好疗效，且耐受性良好，目前已被我国 SFDA 批准用于治疗二线化疗失败的晚期胃癌患者，一项应用阿帕替尼治疗晚期 HCC 的随机、开放、多中心Ⅱ期临床试验取得了令人鼓舞的效果。研究分两个试验组：850mg 组与 750mg 组。其中 850mg组共 70 例，750mg 组共 51 例。主要研究终点为 TTP，次要研究终点为 OS、RR、DCR、AFP、生活质量和安全性，结果共入组 121 例患者，850mg 组与 750mg 组的中位 TTP 分别为 4.2 个月和 3.3 个月，中位 OS 分别为 9.7 个月和 9.8 个月，RR 分别为 8.6% 和 0，DCR 分别为 48.6% 和 37.3%。850mg 和 750mg 两组的不良反应发生率分别为 95.7% 和

90.2%。常见不良反应（发生率≥10%）主要有转氨酶升高、高血压、蛋白尿、手足综合征等，均可控。两组疗效相当，不良反应的种类及发生率亦类似。基于这一研究结果，2014年启动了一项"甲磺酸阿帕替尼片二线治疗晚期HCC患者的随机双盲、平行对照、多中心Ⅲ期临床研究"，计划入组360例，按2:1随机入组，其中阿帕替尼组240例，安慰剂组120例，主要观察终点为OS，目前正在入组中，预计2016年完成入组计划。

除以上进行的多个Ⅲ期临床研究外，尚有帕唑帕尼、阿昔替尼、贝伐单抗、多韦替尼（TKI258）、西地尼布（AZD2171）及多纳非尼等多个抗血管生成药物进行了Ⅰ、Ⅱ期的临床研究。帕唑帕尼是一种小分子血管生成多激酶抑制药，对VEGFR1、VEGFR2、VEGFR3、PDGFR-α、PDGFR-β及C-kit下游的多种激酶有较强抑制作用。贝伐单抗是一种抗VEGF的单克隆抗体，是临床最为常用的一种抗血管生成药物，目前FDA已批准用于结直肠癌、卵巢癌、肺癌、肾癌、脑胶质瘤及宫颈癌等多种恶性肿瘤的治疗。多项Ⅱ期临床研究探索了贝伐单抗单药及联合化疗、TACE及TKI等对HCC的疗效，初步显示了一定的疗效，但其确切的作用则有待Ⅲ期临床研究进一步证实。

2. mTOR抑制药　哺乳动物雷帕霉素靶蛋白（mTOR）是一种大分子蛋白质，是一类进化上非常保守的蛋白激酶家族，广泛存在于各种生物细胞中，直接或间接地参与了多个与细胞增生和生长有关的环节的调控，被认为是细胞生长增生的中心调控者。PI3K-Akt-mTOR信号通路在多种肿瘤细胞中有异常表达，与肿瘤的增生与血管形成密切相关。阻断该信号通路，特别是抑制mTOR的活化，有可能特异地抑制肿瘤细胞的生长。依维莫司（Everolimu）是由瑞士诺华公司研发的一种雷帕霉素的衍生物，是一种口服的mTOR抑制药，2009年3月被美国FDA批准用于晚期肾癌的二线治疗，后又相继批准用于乳腺癌和胰腺神经内分泌肿瘤的治疗。研究表明，mTOR和S6K在15%~41%的HCC中过表达，该药对多种肝癌细胞株和移植瘤有抑制作用，能减慢肿瘤生长。有研究表明，对于索拉非尼治疗后病情进展或不能耐受的HCC患者而言，依维莫司并不能改善该人群的整体生存情况。依维莫司联合索拉非尼与索拉非尼单药比较亦未能延长HCC患者的中位OS；PFS、TTP及疾病稳定期均无明显改善。

3. C-met抑制药　它作为一种原癌基因于1980年被发现，其所编码的C-met蛋白是受体酪氨酸激酶家族成员。研究表明，在多种肿瘤中C-met呈过表达，如胃癌、结直肠癌、胰腺癌、肺癌、前列腺癌及乳腺癌等。C-met蛋白由一条50kD的α亚基和140kD的β亚基组成，α亚基和β亚基的胞外区作为配体识别部位可识别并结合肝细胞生长因子（HGF），而胞内区具有酪氨酸激酶活性，磷酸化后可激活一系列的下游信号通路，导致细胞的增生、存活、细胞骨架重组、分离扩散、运动能力增强及血管再生等。有研究表明，C-met在HCC中呈异常表达，与癌旁组织相比，肝癌组织中C-met转录水平增加30%~100%，其蛋白水平增加25%~100%，C-met高表达与HCC的转移及预后有关。目前包括Tivantinib、Cabozantinib、Foretinib、INC280、Galunisertib、MSC2156119J在内的多个C-met靶向抑制药正在处于临床试验中。

（1）Tivantinib：为口服的高选择性、非ATP竞争性抑制药。临床前研究数据证明其能抑制C-met合成与HGF诱导的C-met激活，与索拉非尼可产生协同效用，体外实验及体内试验中均显示出抗肿瘤增生活性。一项多中心、随机、安慰剂对照、双盲、Ⅱ期临床研究，共纳入107例经一线系统治疗失败的晚期HCC患者，ECOG评分<2，主要研究终点为TTP，次要终点为DCR、PFS、OS、RR及安全性。将患者随机分为3组，分别接受Tivantinib 360mg，每天2次（38例）；Tivantinib 240mg，每天2次（33例）及安慰剂（36例）治疗。结果显示，Tivantinib治疗组的中位TTP为1.6个月，中位OS为6.8个月，DCR为44%；安慰剂组中位TTP为1.4个月，中位OS为6.2个月，DCR为31%。在C-met高表达的患者中，接受Tivantinib治疗者的中位TTP长于接受安慰剂治疗者。Tivantinib组最常见的3级或以上不良事件为中性粒细胞减少（14% vs 0）和贫血（11% vs 0）。Tivantinib 360mg组和240mg组分别发生21%和6%的3级或以上中性粒细胞减少，4例Tivantinib相关的死亡归因于重度中性粒细胞减少。2013年ASCO年会上报告，一项Ⅲ期临床试验已启动，入组人群是在前期的全身治疗（包括索拉非尼）过程中进展或无法耐受的患者，且肿瘤组织免疫组化染色证实C-met高表达者。计划募集303例患者，按照2∶1的比例随机接受Tivantinib或安慰剂治疗，观察终点为OS，其最终结果有待公布。

（2）卡博替尼（Cabozantinib）：其亦为口服小分子C-met、VEGFR及RET抑制药，该药对多种类型肿瘤有抗肿瘤活性，2012年FDA批准卡博替尼可以用于不可手术切除的恶性局部晚期或转移性甲状腺髓样癌的治疗。在一项Ⅱ期临床研究中，共纳入41例晚期HCC患者，接受卡博替尼（100mg口服，每天1次）治疗，结果发现12周的DCR为68%，其中32例疾病稳定，2例获得CR，疗效显著。该药的二线治疗晚期HCC的Ⅲ期临床研究正在进行，拟入组760例患者，主要终点是OS，次要终点PFS和RR。

（3）Galunisertib：它是转移生长因子-β1受体激酶抑制药，在Ⅱ期研究中，纳入了109例索拉非尼进展或不能耐受的晚期HCC患者，主要终点为TTP，各剂量下分子标志物变化（AFP、TGF-β及E-钙黏蛋白），次要终点为不良反应及药代动力学。结果显示中位TTP为12周，未经索拉非尼治疗组的中位TTP为18.3周，饮酒患者与非饮酒患者间中位TTP的差异有统计学意义，其中AFP下降>20%的患者24%。mOS 36周，AFP下降明显者较不明显患者中位OS明显延长。

（4）Foretinib：是一种多激酶抑制药，通过抑制C-met和VEGFR2的酪氨酸激酶受体发挥抗肿瘤作用，在一项亚裔晚期HCC患者Ⅰ期试验中发现，该药最常见的不良反应为高血压（54%）、腹泻（31%）、血小板减少（23%）及外周水肿（23%），在13例患者中，9例可评价疗效，其中1例评价为CR，2例评价为PR，RR为22%。

（5）INC280：是一个ATP竞争性、可逆性的C-met受体酪氨酸激酶小分子抑制药，体外研究显示，INC280对C-met激酶有强效抑制活性，相对于56种其他人类激酶，对C-met具有高度特异性，选择性>10 000倍。一项Ⅰ期临床研究中，共纳入33例C-met阳性的实体瘤患者，其中HCC 15例，主要目的为研究最大耐受剂量、Ⅱ期临床剂量、安全性及耐受性，次要终点为初步抗肿瘤活性及药代动力学，结果显示最大耐受剂量及Ⅱ期临床剂量600mg，每天2次对人体有较好的耐受性，对HCC亦显示了较好的有效性。最常见的不良反应包括：食欲缺乏（33%）、恶心（30%）、呕吐（27%）和乏力（27%）。目前正在开展一项INC280口服给药一线治疗成人晚期HCC C-met阳性患者的Ⅱ期、开放性、单臂、多中心研究，计划入组56例患者，观察PR、PFS、OS和DCR，以进一步评估INC280在有C-met调节异常的晚期肝癌患者中的临床活性。

4. 免疫靶向药物　这几年抗癌研究中最令人振奋的消息是"肿瘤免疫疗法"，这一疗法被顶级学术杂志 Science 评为 2013 年最佳科学突破！Science 杂志给予评论：今年是癌症治疗的一个重大转折点，因为人们长期以来尝试激活患者自身免疫系统来治疗癌症的努力终于取得了成功。2011 年上市了第一个真正意义上的癌症免疫靶向药物，作用于 CTLA-4 的单克隆抗体易普利姆玛，用于治疗恶性黑色素瘤取得了满意的疗效。2013 年作用于靶点 PD-1 的两个新药 Nivolumab 和 Pembrolizumab 发布了令人震惊的临床效果：在所有已有治疗方案都失效的黑色素瘤晚期患者（多数已转移），这两个药物让 60% 以上患者的肿瘤减小乃至消失了超过 2 年。研究表明，Ipilimumab、Nivolumab、Pembrolizumab 对肺癌、胃癌、肝癌等多种恶性肿瘤均有良好的效果。

（1）Tremelimumab：是一种抗细胞毒性 T 淋巴细胞抗原 4（CTLA-4）全人源化单克隆抗体，能够阻断帮助肿瘤逃避免疫检查的信号通路。Tremelimumab 通过结合表达于活化的 T 淋巴细胞表面的 CTLA-4 蛋白，刺激机体免疫系统对肿瘤细胞发起攻击。在一项 II 期研究中，纳入 20 例伴 HCV 的晚期 HCC 患者，经过索拉非尼等系统治疗失败后，予 Tremelimumab 15mg/kg 静脉滴注 1 次/90 天，主要观察药物抗肿瘤及抗 HCV 病毒活性，同时观测其安全性。结果显示，部分缓解率为 17.6%，DCR 为 76.4%，中位 TTP 为 6.48 个月，且安全性好，仅在第 1 周期出现一过性转氨酶升高，值得进一步研究。

（2）Nivolumab：2015 年 ASCO 年会上，有学者报道了 Nivolumab 治疗晚期 HCC 的疗效和安全性的 I/II 期研究，共纳入病理诊断为晚期 HCC，CP 评分 ≤B7，索拉非尼治疗后疾病进展或不能耐受的患者 41 例，其中 CPS 35 例、CP 66 例；ECOG 0 分 26 例、1 分 15 例；73% 的患者有肝外转移或门脉癌栓；77% 患者前期服用索拉非尼治疗。患者接受 Nivolumab 0.1~10mg/kg 静脉注射长达 2 年，主要研究终点是安全性，次要终点包括抗肿瘤活性、药代动力学及免疫学变化。结果显示，41 例患者中 39 例可评估疗效，2 例获 CR，7 例 PR，CR 有效持续时间为 14~17 个月，PR 维持时间为 1~8 个月，SD 维持时间为 1.5~17 个月，6 个月总生存率为 72%。药物相关不良反应占 71%，其中 3/4 级不良反应占 17%，≥10% 的患者发生 AST 升高或剧增（各 17%），AST 和脂肪酶升高各占 15%，淀粉酶升高占 12%，总体耐受性良好。尽管这是一个小样本的资料，但其展示出的疗效确实让人感到前景广阔。

HCC 是一种富血管肿瘤，目前大部分正在进行 III 期临床试验的药物均作用于抗肿瘤血管生成环节。然而，至今尚未找到一种药物，其疗效优于索拉非尼，或在索拉非尼治疗失败的患者中与安慰剂对照显示出治疗优势，包括一线治疗 Sunitnib、Brivanib、Linilinib，二线治疗 Ramucirumab 等；Lenvatinib、Regorafenib、阿帕替尼等药物 III 期临床研究尚在进行中，其疗效和安全性还有待临床进一步证实。有学者认为 HCC 是一种富血管肿瘤，其血供与其他肿瘤相比更加丰富，既有肝动脉为主的供血，亦有门静脉供血，因此仅通过抑制血管新生来达到控制肿瘤生长的目的确实难度较大；抗血管生成药物抑制了肿瘤的血管新生，有可能使肿瘤细胞缺氧加重，生存环境恶化，肿瘤细胞为了自身生存的需要，其侵袭性会增加，加剧了向远处转移的可能；多数肝癌患者合并有慢性肝炎（乙肝或丙肝）、肝硬化，肝功能不佳，极易导致药物的耐受性下降，药物的副反应增加，使药物不能达到有效的剂量而降低疗效；抗血管生成药物的靶点为内皮细胞，不能直接杀灭肿瘤细胞,使其抗肿瘤的作用有限,如何根据抗血管生成药物的特点来克服这些问题是今后需要研究的重要课题。

目前,抗血管生成药物治疗 HCC 已不是唯一途径,很多与肝癌发生发展密切相关的通路及靶点正在不断被揭示,PI3K – Akt – mTOR 信号通路与肝癌相关性已被证实,肝癌中存在异常活化的 mTOR 信号通路,但能抑制该通路的依维莫司二线治疗为何未能取得阳性结果令人深思,是否这条通路仅是促进肝癌发生发展的"旁路",而非"主路"?同样,EGFR 家族介导的信号转导通路与肝癌的进展存在着密切的相关性,EGFR 在肝癌细胞中的阳性表达为 60% ~80%,但索拉非尼联合厄洛替尼疗效并未好于索拉非尼单药,是两药联合不能协同提高疗效,还是 EGFR 通路本身就不是肝癌发生发展的关键通路,亦值得探讨。近年来随着研究的深入,一些作用于肿瘤生物学过程及其他关键环节的药物在临床研究中表现出了良好的苗头。在这些新药中,以 C – met 为靶点的靶向药物显示出了潜在的优势,多个 Ⅱ 期临床已显示出了良好的疗效,但对肝癌的确切疗效还有待Ⅲ 期临床的进一步证实。作用与肿瘤免疫逃避环节密切相关的免疫靶向药物则在实体瘤中显示出巨大的潜力,在黑色素瘤的治疗上取得了突出的疗效,在肝癌的治疗上亦初露曙光,但肝癌患者往往有乙型肝炎和肝硬化的背景,免疫功能相对处于一种紊乱状态,这些免疫靶向药物是否会引起肝功能的严重损害亦有待进一步观察。

综上所述,肝癌的靶向药物研究道路并不平坦,由于驱动基因和主要通路不明确,至今仍是处于一种"摸着石头过河"的状态,但我们相信,道路是曲折的,前途是光明的。随着基础研究的深入,肝癌的驱动基因一定会被发现,对肝癌精准靶向目标亦一定会实现,值得我们去探索和努力。

(六)胃癌

胃癌发病率占所有恶性肿瘤的第 4 位,死亡率位列恶性肿瘤的第 2 位。其不仅给人们的生活带来诸多不便,而且严重影响了人们的精神生活,大大降低了生活质量。以手术和放、化疗为主的综合治疗目前进入到平台期,手术治疗为目前治疗胃癌的主要方法,也是唯一可能治愈进展期胃癌的主要手段,其中包括根治性手术、姑息性手术和短路手术。过去一直认为胃癌不适于放射治疗,新的放射源的发展和放射生物学的进步,使放射治疗成为胃癌的重要辅助手段,提高了手术切除率和治疗效果。若与化疗配合应用可减轻患者的症状、延长生存时间。近年来,随着分子生物学研究的不断深入,胃癌分子靶向治疗逐渐崭露头角。本文就胃癌相关靶向治疗药物的研究进展做如下综述。

1. 抗 EGFR 治疗   表皮生长因子受体(EGFR)是一种跨膜的酪氨酸激酶受体,由原癌基因 C – erbB – 1 编码,主要分布在肺、乳腺、胃、前列腺及结直肠等脏器,主要作用是影响细胞增生及信号转导。其中,EGFR 在胃癌中表达率为 50% ~63%。与胃表皮生长因子等配体结合可抑制肿瘤细胞凋亡,促进肿瘤细胞增生、血管生成、黏附、侵袭和转移。

目前,针对 EGFR 为靶点的靶向药物主要为抗 EGFR 单克隆抗体和酪氨酸激酶抑制药。两类药物均能有效作用于 Ras/MAPK 和 PI3K/Akt/mTOR 信号转导途径。

(1)抗 EGFR 单克隆抗体:西妥昔单抗(petuximab)是以 EGFR 作为靶点细胞外结构

域人－鼠嵌合型 IgG_1 单克隆抗体。在晚期胃癌的应用方面，已有多项临床试验证实西妥昔单抗的有效性。Kim 等开展的临床试验表明，XELOX 方案联合西妥昔单抗一线治疗转移和（或）复发晚期胃癌 PFS 和 OS 均比 XELOX 方案单独化疗有所提高，而且具有良好的耐受性。一项 Ⅱ 期随机临床试验结果显示了西妥昔单抗治疗进展期胃癌的优势，特别是联合伊立替康（CPT－11）和氟尿嘧啶方案之后，其优势不容小觑。

（2）EGFR 酪氨酸激酶抑制药（TKIs）：吉非替尼是第一个被批准的 TKIs，2003 年被美国 FDA 批准并单药用于化疗后进展期或转移性非小细胞肺癌的治疗，2005 年在我国上市，并用于胃癌的治疗。它可选择性抑制酪氨酸激酶活化，从而使 EGFR 激活受到抑制，细胞周期进程的失控也受到抑制，从而加速细胞凋亡。Rodriguez 等的研究证实，吉非替尼较高的生物学活性不仅在胃癌细胞中得到有力表现，而且能增加放疗的敏感性。相比基因易位的野生型 EGFR 的肿瘤患者，TKIs 在治疗 EGFR 突变的患者时，表现出了更明显的优势。

拉帕替尼（Lapatinib）是一种口服的小分子 TKIs，可同时将 EGFR 和 HER－2 两个靶点阻断于细胞内部，通过蛋白激酶和丝裂原活化蛋白激酶旁路途径诱导胃癌细胞停滞于 G_1 期，从而抑制肿瘤细胞生长。一项 Ⅱ 期临床试验数据显示，针对 47 例患者中，4 例（9%）完全缓解，1 例（2%）未完全缓解，无进展生存期为 2 个月，中位生存期为 5 个月，表明拉帕替尼用于晚期胃癌有一定疗效。有研究发现，相比曲妥珠单抗单药治疗胃癌，拉帕替尼联合曲妥珠单抗能更好地抑制胃癌细胞，这可能与其相应的作用途径并不完全相同有关。

2. 抗 HER－2 治疗　1962 年与 1978 年分别发现了表皮生长因子及其受体。该家族包含着 4 个不同受体：HER－1（表皮生长因子或 erbB1）、HER－2（erbB2）、HER－3（erbB3）和 HER－4（erbB4）。早期研究表明，HER－2 广泛表达于多种组织中，如乳腺、胃肠、肾脏和心脏。它在这些组织中的主要作用就是促进细胞增生和抑制凋亡。有研究曾报道 HER－2 在胃癌组织中高表达，为 7%～34%。在正常情况下 HER－2 处于非激活状态，当受到体内外某些因素作用后被激活，具有肿瘤转化活性，最终导致肿瘤的复发和转移。

曲妥珠单抗（赫赛汀）是一种重组 DNA 衍生的人源化单克隆抗体，1998 年美国 FDA 批准上市，通过与 HER－2 受体特异性结合而使生长信号的传递受到影响。ToGA 为一项前瞻性的 Ⅲ 期临床实验研究，它第一次证实了曲妥珠单抗联合化疗可以改善 HER－2 阳性晚期胃癌患者的生存，延长了患者的生存时间，提高了客观有效率，使其成为 HER－2 阳性患者的重要治疗药物。曲妥珠单抗联合化疗治疗晚期胃癌患者的疗效及生活质量评估的结果分别在 2009 年和 2010 年 ASCOGI 会议上进行了报告。2012 年我国批准此药用于 HER－2 阳性转移性胃癌的一线治疗。

3. 血管生成抑制药　肿瘤的生长、转移与血管生成密切相关。血管内皮生长因子（VEGF）是诸多促血管生成因子中最有效也是研究最充分的一个，该家族共包括 6 个成员，分别是 VEGF－A、VEGF－B、VEGF－C、VEGF－D、VEGF－E 和胎盘生长因子（PL-GF）。以血管为作用靶点的靶向药物主要有以下几种。

（1）抗 VEGF 单克隆抗体：贝伐单抗（Bevacizumab）是一种重组的人源化单克隆抗

体，可以选择性地与人 VEGF 结合并阻断其生物活性。一项 Ⅱ 期临床研究显示，与历史对照组相比，转移性胃癌及胃食管结合部癌患者对贝伐单抗联合伊立替康及顺铂有较好的疗效，PFS 及 OS 均较对照组延长，但是治疗带来的不良反应不可忽视。

（2）抗 VEGFR 单克隆抗体：雷莫芦单抗（Ramucirumab）是一种特意性阻断 VEGFR2 及下游血管生成相关通路的人源化单克隆抗体，能够与 VEGFR2 胞外区特异性结合并阻断其生物学活性，从而达到抗肿瘤作用。一项 Ⅲ 期临床试验表明，对一线治疗后病情出现进展的晚期胃癌患者应用 Ramucirumab 较安慰剂组中位生存期明显延长，中位无进展生存期、疾病控制率上同样获益，且差异有统计学意义。

（3）血管内皮生长因子 - 酪氨酸激酶抑制药：索拉非尼（Sorafenib）是一种口服的多激酶抑制药，能够抑制 Raf 酪氨酸激酶、VEGFR2、VEGFR3、PDGFR - β 受体酪氨酸激酶的活性。一项研究显示，使用索拉非尼联合多西他赛和顺铂治疗 44 例进展期胃癌或胃食管交界处癌的客观缓解率为 38.6%，包括 1 例 CR（2.3%），中位无进展生存期为 5.8 个月，中位总生存期为 14.9 个月。目前其 Ⅲ 期临床研究正在进行中。

4. CD40 治疗　CD40 是肿瘤坏死因子受体超家族成员之一，与其配体 CD40L 结合，参与细胞免疫及体液免疫应答。Xie 等研究发现，CD40 在胃癌组织中异常表达，且与肿瘤的侵袭转移等生物学行为密切相关。高 CD40 表达者更易发生局部浸润和肝转移。CD40 还可以抑制肿瘤细胞生长，阻断肿瘤细胞的细胞周期和（或）诱导细胞凋亡是其主要作用机制。Li 等研究还发现，CD40 激发型单抗 5C11 可增加 IFN、氟尿嘧啶对胃癌 AGS 细胞的生长抑制效应。

5. microRNAs 基因治疗　microRNAs（miRNAs）是真核生物中的一类非编码单链小分子 RNA，参与调控细胞增生、分化和凋亡等生命过程。

研究表明，miRNA 在肿瘤增生、侵袭和转移中起重要作用，主要与调控致癌基因和抑癌基因等的表达有关。至今已发现多种 miRNA 与胃癌的侵袭转移有关，miR - 218、miR - 101、miR - 126 等在胃癌组织中低表达，具有抑制胃癌细胞转移功能；miR - 21、miR - 199a、miR - 196a 等在胃癌组织中高表达，具有促进胃癌细胞转移的作用。Ma 等研究发现，miR10b 表达上调导致其靶点 HOXd10 表达下调，促进肿瘤转移。Ji 等研究发现，p53 缺乏的情况下胃癌细胞明显增生，miR - 34 表达上调后细胞生长被抑制，加速了细胞凋亡。以 miRNA 作为靶点的反义治疗为胃癌的分子靶向治疗提供了新的思路。

6. 其他靶向治疗

（1）热休克蛋白 90（HSP90）抑制药：热休克蛋白 90（HSP90）是一种热反应应急蛋白，广泛存在于机体细胞中，参与细胞增生、细胞周期和凋亡的控制、血管生成等。部分研究已经证实，多种 HSP90 抑制药均有一定抗肿瘤活性。格尔德霉素（Gdm）是第一个 HSP90 抑制药，致瘤性蛋白激酶在蛋白酶体中降解，使其产生抗肿瘤能力。格尔德霉素通过与 HSP90 特异性结合，可以抑制 HSP90 多伴侣复合物的形成，导致泛素介导的 HSP90 受体蛋白广泛降解。格尔德霉素也可促进肿瘤细胞受体酪氨酸激酶不稳导致抗增生和细胞前凋亡。

（2）胰岛素样生长因子 - Ⅰ（IGF - Ⅰ）及其受体（IGF - Ⅰ R）抑制药：机体内还存在着另一种可以抑制细胞凋亡、促进细胞增生的重要途径——胰岛素样生长因子系统（IG-

Fs)，该系统由 IGF、IGF-ⅠR、胰岛素样生长因子结合蛋白及其水解酶构成，其中以 IGF-Ⅰ及 IGF-ⅠR 最为重要，介导着该系统的主要功能。IGF-ⅠR 是一种跨膜的酪氨酸激酶受体，与相应配体结合后可以诱导细胞增生、抑制细胞凋亡、促进新生血管形成等。Figitumumab(CP-751871) 是 IGF-ⅠR 的人源化单克隆抗体，能抑制自身磷酸化，从而使受体内化。该药在胃癌治疗中尚处于早期研究阶段，其有效性及安全性需进一步研究证实。

（3）PI3K-Akt-mTOR 信号通路抑制药：磷酸酰肌醇 3-激酶/蛋白激酶 B/哺乳动物雷帕霉素靶蛋(PI3K-Akt-mTOR)信号通路具有介导抑制细胞凋亡、促进新生血管形成等作用，在肿瘤发生发展过程中具有一定促进作用。依维莫司是一种口服的雷帕霉素衍生物，可阻止 mTOR 磷酸化，导致细胞周期停滞于 G_0/G_1 期，从而抑制肿瘤细胞的细胞周期进程。一项Ⅱ期临床试验研究显示，依维莫司单药治疗转移性胃癌患者的抗肿瘤活性，无论是疾病控制率、中位无进展生存期、中位总生存期均明显获益。目前该药的Ⅲ期临床试验正在进行中。

（4）C-met 抑制药：C-met 是由原癌基因 MET 编码的酪氨酸激酶受体，其配体为肝细胞生长因子(HGF)。在肿瘤细胞中，C-met/HGF 通路的活化能够促进细胞生长、侵袭和血管生成，并且保护细胞免于凋亡。C-met 在胃癌组织中高表达，其阳性表达率为 18%~82%。Rilotumumab 是 HGF 的人源化单克隆抗体，能够阻止 HGF 与 C-met 结合。一项Ⅱ期临床研究发现，Rilotumumab 联合 ECX 方案较单纯 ECX 方案能明显改善晚期胃癌/胃食管结合部腺癌患者的 OS 和 PFS，其疗效更为显著。

（5）靶向 AE1 治疗：人红细胞阴离子交换蛋白 1(AE1)，是特异表达在红细胞膜上的一种内在性膜蛋白质，占红细胞膜蛋白质总量的 25%。AE1 除特异表达在红细胞膜外，在胃癌细胞质中具有 83% 的高表达率。AE1 通过几个相互关联的信号通路参与肿瘤的发生发展进程，主要包括：与肿瘤抑制蛋白 p16 直接相互作用，扣押后者在胞质而不能入核发挥细胞周期负调控作用；妨碍另一家族成员 AE2 正常上膜，加速 AE2 降解，进一步促进细胞碱化和 Wnt/β-catenin 通路活化。一项对小鼠做出的试验表明，人特异性、iRNA 通过抑制 AE1 表达对裸鼠胃癌种植瘤的生长发挥抑制作用。

7. 展望 以分子靶向治疗药物为代表的肿瘤生物治疗在肿瘤治疗中成为一种不可或缺的手段，其生物有效性为胃癌患者的远期治疗带来了新希望。目前，越来越多的靶向药物已应用于临床，但也带来了诸多问题及疑惑，各种靶向药物的有效性、安全性还有待于进一步研究证实。以贝伐单抗为例，其联合伊力替康和顺铂治疗转移性胃癌或胃食管结合部腺癌虽然是一个有效的治疗方案，但胃穿孔、消化道出血、高血压、中性粒细胞减少、恶心/呕吐、腹泻等不良事件也随之增加，这就要求我们：一方面要积极开展大量临床试验，客观评估化疗药的疗效及安全性；另一方面要及时处理化疗药所带来的不良反应，争取将风险降到最低。期待不久的将来我们在胃癌的靶向治疗方面有更多新的突破，为更多的胃癌患者带来益处。

三、肿瘤分子靶向治疗的发展方向及制约因素

1. 发展方向

（1）个体化治疗：肿瘤的发生和发展是一个多因素、多步骤的过程。由于肿瘤的异质性，治疗时必须遵循个体化原则。而应用分子靶向药物治疗的初衷就是个体化治疗，即根据肿瘤分子分型的不同，对于不同的患者给予不同的治疗。也就是说，即使相同的疾病，如果涉及不同的分子机制，也要给予不同的药物治疗。其中，药物作用靶点和分子标志物的筛选是两个关键点。在一些未对患者进行分子标志物筛选的分子靶向药物相关的临床试验中，即使得到有统计学意义的 P 值，也无法说明该药物适用于所有患者。目前，尽管存在很多肿瘤分子靶向药物，但如何在合适的时间，给予合适的患者合适的治疗值得深入探讨。

（2）异病同治：与个体化治疗相反，针对不同的疾病，如果涉及相同的信号传导通路，也可给予同一种药物治疗，如曲妥珠单抗可治疗胃癌及乳腺癌。

（3）药物研发：分子靶向药物的研发正由以人试药转化为以药试人，即在分子靶向药物的临床试验之前，先根据药物的分子机制或分子标志物，筛选出可能合适的人群，从而节约研究成本。此外，分子靶向药物的研发将更注重于针对某个靶点的最特异性药物。

2. 影响发展的制约因素　影响分子靶向药物发展的制约因素主要为：药物的疗效、安全性及效价比。目前较多的分子靶向药物难以治愈患者，需要与化疗联合使用；而有的分子靶向药物仅使患者的中位生存时间延长几周。关于分子靶向药物长期使用安全性的研究还较少，长期用药带来的后续不良反应尚未知。分子靶向药物的价格较高。需要强调的是，分子靶向药物的合理使用，不仅应关注具有统计学意义的 P 值，还应关注其改变临床实践的意义。此外，肿瘤细胞基因突变所造成的激酶抑制药耐药问题；如何从功能角度对分子标志物阳性的患者进一步细分，如即使 HER-2 阳性的乳腺癌，其对曲妥珠单抗治疗的反应也不同；多个靶向药物的联合或多靶点药物的不良反应增多的问题等均可能制约分子靶向治疗的发展。

总之，分子靶向治疗的未来虽十分艰巨，但仍充满希望。分子靶向治疗将引领肿瘤治疗的方向。

第二章　肿瘤分子靶向治疗分子生物学基础

一、细胞周期调控与肿瘤

细胞周期是生命活动中一个最重要的过程，它是一个非常活跃的研究领域。细胞周期运行的动力主要来自细胞周期蛋白依赖性激酶（CDK），它的活性受细胞周期蛋白和细胞周期蛋白依赖性激酶抑制药（CDKI）调控。这些调控方式相互制约，形成一个复杂的细胞周期分子调控网络。肿瘤是一类渐进性细胞周期调控机制破坏的疾病，因此对细胞周期调控机制的研究，对认识肿瘤的发生和演进、临床诊断与治疗有十分重要的意义。目前已经发现了许多参与肿瘤细胞周期调控的分子靶点，这些分子靶点可以作为肿瘤治疗的基础。

1. 细胞周期调控　细胞增生和分裂需要有序地经过细胞周期，该进程主要由周期素（cyclin）和周期素依赖性激酶（cyclin – dependent kinase，CDK）复合物驱动，生长因子刺激细胞从 G_0 进入细胞周期，并激活周期素 D 的合成，周期素 D 的活性对 G_1 末期是必需的，但不接近 G_1/S 临界点。当细胞通过"限制点"（restriction point）时，开始启动细胞周期，接着执行完成细胞周期过程。细胞周期通过 $G_1 \rightarrow S$ 转变至少需要两个不同类型激酶的激活，即周期素 D/CDK4、CDK6 和周期素 E、A/CDK2。在 $G_1 \rightarrow S$ 转变时，由 CDK4、CDK6 和 CDK2 控制细胞进入 S 期，周期素 E/CDK2 复合物的活性是进入 S 期所必需的，CDK2 继续在 S 期激活，直到退出 S 期后活性信号下降。通过 S 期的过程需要周期素 A/CDK2 复合物。最后，CDK1 在 G_2 期激活，其活性保持到通过有丝分裂期。周期素 B 在有丝分裂中被降解，解除阻断并允许初始期开始形成预复制复合物的过程。有丝分裂由周期素 B 依赖性激酶 CDK1 激活驱动的理论已被广泛认可，但周期素 A 与 CDK1 的结合对进入有丝分裂也是必需的。

周期素 D 依赖性激酶的首要底物是视网膜神经胶质瘤蛋白（retinoblastoma protein，pRb）。pRb 在调节 G_1 进程中发挥关键作用，它是控制限制位点分子网络的关键分子。pRb 能够结合和抑制不同 E2F 家族成员的转录活性，控制进入 S 期的关键步骤是转录因子 E2F 家族的激活，它是直接调节细胞增生和 DNA 合成的基因，在 G_1 早期 E2F 被肿瘤抑制蛋白 pRb 抑制，作用机制是通过结合 E2F，pRb 募集组蛋白去乙酰化酶到 E2F 响应基因的启动子上，然后抑制它们的表达。在 G_1 晚期，周期素 D 依赖性 CDK 磷酸化 pRb，解除 pRb 与 E2F 的结合，E2F 释放激活 S 期促进基因的转录，这些基因是编码进入和通过 S 期的必需蛋白。

周期素/CDK 复合物的活性由周期素依赖性激酶抑制药（cyclin – dependent kinase in-

hibitor, CKI)家族调控, CKI 包括 CIP/KIP 和 INK4 两个家族。CIP/KIP 家族与周期素 E,
A/CDK2 和周期素 B/CDK1 复合物结合防止细胞进入 S 期。相反, CIP/KIP 家族成员与
周期素 D/CDK4 和周期素 D/CDK6 复合物结合显示刺激效应。CIP/KIP 家族与周期素 D/
CDK4 和 D/CDK6 结合也能防止它们与周期素 E, A/CDK2 的结合, 这样促进了这些激酶
完成细胞周期 G_1 期和启动 DNA 合成的作用。INK4 家族能特异性靶向 CDK4 和 CDK6 激
酶, 通过防止 CDK4 和 CDK6 与周期素 D 亚单位的结合, 抑制它们的催化活性。CKI -
pRb 途径极其重要, CKI 对抑制细胞无限生长是必需的, 是细胞周期控制核心环节, 它
可能是阻止细胞进入分裂周期的关键。

2. 肿瘤的细胞周期失调 细胞周期调节蛋白在细胞增生调控中发挥重要作用, 其
质和量的变化直接影响细胞增生。研究显示, 超过 90% 人癌的 cyclin、CDK、CKI 和 pRb
途径中其他癌基因有变化。在肿瘤细胞中, G_1 期周期素和 CDK 失常是最频繁的, 可能
有多种机制参与这些变化, 包括染色体移位、基因过度表达、缺失、插入突变、接合或甲
基化。这些变化常常通过肿瘤基因的活化和肿瘤抑制基因的沉默引起肿瘤发生。CDK 的
功能是启动、促进和完成细胞周期事件。CDK 的顺时活性允许细胞有序地从一个时相进
入另一个时相, 其活性是通过与周期素的结合和 CDK 抑制药控制的。恶性细胞通过遗传
和渐生机制影响细胞周期调控蛋白的表达, 引起周期素的过表达和 CDK 抑制药表达的
丢失。随之而来的是 CDK 活性的失控。CDK 的关键作用引起了人们开发特异性激酶抑
制药的兴趣, 该抑制药阻断细胞周期和诱导生长抑制。

3. 细胞周期关卡与肿瘤治疗 细胞周期关卡(cell cycle checkpoint)是指控制细胞增
生周期中的限速位点, 在 DNA 复制和有丝分裂前负责确定 DNA 合成的完整性, 监控
DNA 复制、DNA 损伤修复和阻断细胞进入有丝分裂期, 精确调节细胞周期的进行, 以防
止增生周期中发生错误, 细胞应答 DNA 损伤, 使细胞周期关卡被激活, 导致细胞周期阻
断, 以修复损伤的 DNA, 或者通过细胞凋亡或终止生长的方式诱导细胞死亡。为了确定
细胞周期进程的精确性, 细胞需要几个关卡的检验, 不同细胞周期关卡激活后: ①在 G_1
期阻断或延缓细胞从 G_1 期进入 S 期; ②在 S 期放慢 DNA 复制子的启动率; ③在 G_2 期延
缓 G_2 期细胞进入 M 期; ④在 M 期阻断细胞有丝分裂的进行。

恶性细胞另一个特点是不完全关卡调控, 结果导致对损伤的异常应答。DNA 或纺锤
体损伤通常触发细胞周期阻断或凋亡。细胞周期阻断经常发生在 G_1/S 或 G_2/M 交界处。
当关卡阻断调控妥协后, 即使细胞有损伤也会启动进入 S 期或 M 期, 发生的基因不稳定
可能导致细胞的恶性变化, 而这种细胞周期阻断在恶性细胞中的失败也能够被用来发掘
化疗药物。关卡调控失常的细胞对基因毒剂或微管损伤剂是较敏感的, 没有限制的细胞
周期进程对存在损伤的细胞是致死的, 这可以解释某些肿瘤细胞对 DNA 损伤处理的选
择性敏感作用。因此, 细胞周期关卡调控分子也是抗肿瘤药物的新靶点。

二、生长因子与肿瘤

调节细胞生长与增生的多肽类物质称为生长因子。生长因子大多分子量小, 作用距
离短, 邻近或自身细胞; 作用强, 刺激细胞分裂; 高度专一性, 需要特殊受体介导, 受体
本质大都为酪氨酸激酶。生长因子以自分泌、旁分泌、内分泌、方式调节靶细胞生长。自
分泌指细胞分泌某种生长因子或细胞因子, 通过这些生长因子或细胞因子在胞膜上的相

应受体而作用自身细胞，引起自身细胞的激活、增生和分泌。旁分泌指细胞分泌某种生长因子或细胞因子作用于邻近细胞，影响邻近细胞的生长和功能。内分泌指细胞分泌某种生长因子或细胞因子通过血液到全身各处，影响靶细胞的生长和功能。

迄今已发现和描述了60余种生长因子及受体。根据它们作用的靶细胞及与它们作用有关的肿瘤类型，可以分成两大类：①作用于上皮、内皮和间叶细胞的生长因子，与实体瘤的形成有关；②作用于造血和淋巴细胞的生长因子，与血液及淋巴系统恶性肿瘤的形成有关。

1. 生长因子的种类　目前采用编码生长因子的 DNA 探针，已经检测到相关家族的生长因子有50多种，常见生长因子有以下几种。

(1) 表皮生长因子 EGF：由颌下腺等细胞分泌，可刺激上皮细胞和多种细胞增生的，促进垂体分泌生长激素及促黄体生成素(luteinizing hormone，LH)，同时诱导胶原合成及纤维连接素合成。某些肿瘤细胞也能分泌 EGF。

(2) 转化生长因子 - α(TGF - α)：由巨噬细胞、脑细胞和表皮细胞产生，可诱导上皮发育。结构功能与 EGF 高度相似，可与 EGF 受体结合。肿瘤组织中高度表达 TGF - α，可促进肿瘤细胞自身生长及肿瘤组织中血管形成。

(3) 转化生长因子 - β(TGF - β)：几乎体内所有细胞均能产生 TGF - β 及 TGF - β 受体，它们是正常细胞的一类生理递质，具有促进细胞生长及抑制细胞生长的双重性，刺激成纤维细胞、成骨细胞和软骨细胞生长，从而增进骨骼与结缔组织的生长发育；抑制大多数上皮细胞的生长分化作用。

(4) 血小板衍生的生长因子(PDGF)：由多种细胞产生，能刺激皮肤成纤维细胞、神经胶质细胞、平滑肌细胞、上皮及内皮细胞生长，趋化成纤维细胞、平滑肌细胞、中性粒细胞和单核细胞迁移，具有广泛的生物学功能。PDGF 包含 4 种不同的多肽链：PDGF - A、PDGF - B、PDGF - C 和 PDGF - D，每条链分别由位于染色体7、22、4 和11 上单独的基因表达，分子量为 45 000。PDGF 的两条多肽链通过二硫键连接形成同源二聚体或异源二聚体，包括：PDGF - AA、PDGF - BB、PDGF - AB、PDGF - CC 和 PDGF - DD。

PDGF 通过 PEGFR(PDGF receptor)发挥生物学功能。PDGFR 由 α 和 β 两个链构成的二聚体，根据组成方式不同分 3 种形式：α 和 β 同源二聚体以及 α/β 构成的异源二聚体，属于 RTK 家族。PDGFR - α 位于 4q12，由 1089 个氨基酸组成，593 ~ 954 位属于酪氨酸激酶区。PDGFR - β 位于 5q3 ~ q32，由 1106 个氨基酸组成，600 ~ 962 位属于酪氨酸激酶区。PDGF - AA 只能与受体二聚体 PDGFR - αα 结合；PDGF - AB 可以与 PDGFR - αα 和 PDGFR - αβ 结合；而 PDGFR - BB 与 PDGFR - αα、PDGFR - αβ、PDGFR - ββ 三种类型都能结合。

(5) 成纤维细胞生长因子(FGF)：由垂体和下丘脑分泌的多肽。有酸性(pH 5.6)和碱性(pH 9.6)两种。能促进成纤维细胞有丝分裂、中胚层细胞的生长，还可刺激血管形成，在创伤愈合及肢体再生中发挥作用。

(6) 胰岛素样生长因子(insulin like - growth factor，IGF)：主要由肝脏合成，肾和肌肉也能合成，与胰岛素的结构功能相似，能增加脂肪合成、葡萄糖氧化及肌肉对糖与氨基酸的摄取，同时也能提高肝细胞清除氧自由基的能力，促进细胞生长，参与细胞分化的调节。

(7)神经生长因子(nerve growth factor, NGF):由效应神经元支配的靶组织细胞所合成和分泌的具有神经元营养和促凸起生长双重生物学功能的一种神经细胞生长调节因子。能维持感觉、交感神经元存活,促进受损神经纤维修复,淋巴细胞、单核细胞和中性粒细胞增生、分化,伤口愈合等。

(8)肝细胞生长因子(HGF):目前已知生物活性最广泛的生长因子之一,在肝中的主要来源是非实质细胞,在肝外的许多细胞甚至包括血小板中都能发现,是多种细胞类型的促分裂原,也能改变细胞的运动性。

(9)红细胞生成素(erythropoietin, EPO):在哺乳动物肾脏和肝脏产生的一种分子质量为46kDa的糖蛋白细胞因子,能刺激幼稚红细胞的增生、血红蛋白化和红细胞的成熟。

(10)白介素(interleukin, IL):是指在白细胞或免疫细胞间相互作用的淋巴因子,它和血细胞生长因子同属细胞因子。两者相互协调,相互作用,共同完成造血和免疫调节功能。IL在传递信息,激活与调节免疫细胞,介导T细胞、B细胞活化、增生与分化及在炎症反应中起重要作用。

(11)集落刺激因子(colony stimulating factor, CSF):能刺激造血细胞的增生和分化,促使其活化为成熟细胞,促使集落形成低分子质量糖蛋白。包括 GM – CSF、粒细胞集落刺激因子和巨噬细胞集落刺激因子等。

(12)抑素(chalone):细胞自身产生的一类多肽或蛋白质。分子质量大小不一(2 ~ 30kDa),有组织特异性,能抑制细胞分裂、正常细胞和肿瘤细胞的增生,促进细胞分化。

2. 生长因子引起细胞生长增生的机制　十分复杂,涉及以下细胞内信号转导的多个途径。

(1)通过生长因子与细胞膜受体特异性结合传递生长信息:生长因子与细胞膜受体特异结合,形成生长因子 – 受体复合物,它可通过内化作用进入细胞内成为受体小体,而后转运到细胞核,直接参与核内反应及基因转录。

(2)通过 PTK 传递生长信息:某些生长因子受体(EGF、FGF、PDGF、IGF – Ⅰ、CSF – 1等)均有 PTK 活性。当生长因子与膜受体结合后,细胞膜受体 PTK 活性激活,既可使受体自身磷酸化,也可使细胞内其他蛋白质磷酸化[含 SH2 或 SH3 结构域的 PLCγ、GAP、促分裂原活化蛋白激酶(mitogen – activated protein kinase, MAPK)],磷脂酸肌醇 3 – 激酸(phosphatidylinositol 3 – kinase, PI3K)、GRB2、SOS、Raf 蛋白、STAT、S6 激酶等,这对细胞内生长信号转导起重要作用,其中重要信号转导途径是 Ras – MAPK 途径及 JAK – STAT 途径。

(3)通过 G 蛋白传递生长信息:某些生长因子与受体结合后,可以活化细胞膜内 Gs 蛋白,激活腺苷酸环化酶(adenylate cyclase, AC)提高细胞内 cAMP 水平,从而活化 PKA,使蛋白质丝氨酸/苏氨酸残基磷酸化,参与细胞内信号转导,常见于 cAMP – PKA 途径。

(4)通过肌醇磷脂代谢传递生长信息:某些生长因子与膜受体结合后可活化细胞膜内侧 Gq 蛋白,激活 PLC;也可通过活化受体酪氨酸蛋白激酶,使受体自身磷酸化,可使含 SH2 的 PLCγ 磷酸化而被激活，PLC 可分解 PIP2 产生 IP3 和 DAG，分别启动 IP3/Ca^{2+} 和 DAG/PKC 通路，两者协同作用产生细胞生长效应。

(5)通过 κ - 核因子(nuclear factor - κ - gene binding，NF - κB)传递生长信息：当生长因子与受体结合，受体构象发生改变，通过依赖 IκB 丝氨酸磷酸化泛素化及 Ras - MAPK、PTK/PLC - PKC、PKA 等，使 NF - κB 与 IκB 分离，NF - κB 发生核易位，进入核内启动有关生长的基因转录。

(6)通过细胞内受体传递生长信息：生长因子与胞内相应受体结合形成生长因子受体复合物，进入核内，作用于细胞生长有关基因(包括癌基因、抑癌基因、细胞周期基因等)，基团转录表达增加，而产生细胞生长效应。现已发现核内有 EGF、FGF 的受体及生长因子在核内聚集。

生长因子通过以上多个途径把细胞生长增生信息传到核内，使相关基因转录加强，从而产生细胞生长增生效应。因此，生长因子直接或间接参与了细胞生长的生理、病理过程，在组织再生、创伤愈合、炎症反应、肿瘤、心血管疾病及肾小球肾炎等过程中起着重要作用。最近发现许多生长因子和细胞因子在细胞生长和生存方面，有双重效应。例如，EGF 在许多细胞中激活 MAPK 通路，因而这些细胞在 EGF 作用下生长存活；而对 A431 或 MDA - MB - 468 细胞能够通过活化 STAT 通路和 CDK 与 Caspase 的表达，条件性激活负性信号通路，抑制细胞生长和加速凋亡。肿瘤坏死因子 - α(tumor necrosisfactor - α，TNF - α)通过激活蛋白酶级联反应诱导细胞凋亡，但通过活化 NF - κB 可抑制细胞凋亡。IL - 6 刺激肝细胞分化和防止凋亡，但可抑制分化的 B 细胞生长并诱发其发生凋亡。

许多生长因子、生长因子受体、信号转导蛋白、细胞周期蛋白及转录因子等，它们都是原癌基因编码的产物，它们促进机体不同发育阶段的细胞生长增生，但当原癌基因发生突变或激活，生成或过量表达癌基因产物，将导致细胞生长增生失控，引起肿瘤。

三、细胞信号转导障碍与肿瘤

肿瘤的发生在于细胞的失控性生长。正常细胞在各种因素的调节下，维持正常的增生与分化之间的平衡，当这种平衡被打破而偏向低分化高增生状态，就会因过度增生而导致肿瘤的发生。细胞的增生受到细胞外信号如各种生长因子、细胞因子、激素等调控，而其中又以生长因子为最重要。这些因子与细胞膜上的相应受体结合后，经过信号的转换变成细胞内信号，然后通过细胞内的不同信号转导途径将信号逐级传递并放大，最终到达细胞核内调节基因的表达，产生细胞增生的调控效应。肿瘤细胞最明显的特征就是增生失去控制，而在肿瘤细胞内与生长分化有关的信号转导障碍则是增生失控的至关重要的因素。在细胞恶变过程中往往伴随多种原癌基因的突变，而这些突变的癌基因的产物又往往与细胞增生的信号转导有关，从而在各个环节影响细胞信号的正常转导过程，引起信号转导的异常与障碍，最终导致肿瘤的发生。

1. 癌基因和抑癌基因

(1)原癌基因、癌基因及其产物：现代分子生物学的重大成就之一是发现了原癌基因(proto - oncogene)和原癌基因具有转化成致癌的癌基因(oncogene)的能力。Bishop 和 Varmus 因为在这方面的贡献而获得 1989 年的诺贝尔生理学或医学奖。

癌基因是首先在反转录病毒（RNA病毒）中发现的，含有病毒癌基因的反转录病毒能在动物体内迅速诱发肿瘤并能在体外转化细胞。后来在正常细胞的DNA中也发现了与病毒癌基因几乎完全相同的DNA序列，被称为细胞癌基因，如ras、myc等。由于细胞癌基因在正常细胞中仍以非激活的形式存在，故又称为原癌基因。原癌基因可以由于多种因素的作用使其结构发生改变，而被激活成为癌基因。原癌基因编码的蛋白质大多是对正常细胞生长十分重要的细胞生长因子和生长因子受体，如PDGF、纤维母细胞生长因子（FGF）、表皮细胞生长因子受体（EGFR）、重要的信号转导蛋白质（如酪氨酸激酶、丝氨酸-苏氨酸激酶等）以及核调节蛋白（如转录激活蛋白）等。

（2）抑癌基因：与原癌基因编码的蛋白质促进细胞生长相反，在正常情况下存在于细胞内的另一类基因——肿瘤抑制基因的产物能抑制细胞的生长。若其功能丧失则可能促进细胞的肿瘤性转化。由此看来，肿瘤的发生可能是癌基因的激活与肿瘤抑制基因的失活共同作用的结果。目前了解最多的两种肿瘤抑制基因是Rb基因和p53基因，它们的产物都是以转录调节因子的方式控制细胞生长的核蛋白。其他肿瘤抑制基因还有神经纤维瘤病-1基因、结肠腺瘤性息肉基因、结肠癌丢失基因和Wilms瘤-1等。

癌基因可以通过以下多条信号转导途径引起细胞生长增生而发生肿瘤。

1）某些癌基因能编码生长因子样活性物质：如sis癌基因编码的产物p285sis。与PDGF-B链同源，int-2癌基因编码的产物p27int与FGF同源等。当以上癌基因激活或过度表达时，编码的产物增加使相关生长因子增加，它们可与细胞膜生长因子受体结合，不断刺激细胞生长增生。

2）某些癌基因能编码生长因子受体：如erbB癌基因编码产物p185erb-B与EGF受体同源fms癌基因编码的产物与M-CSF或CSF-1受体同源，Kit癌基因可编码PDGF受体，neu癌基因可编码EGF样受体，ros癌基因可编码胰岛素受体，trk癌基因可编码NCF受体，met癌基因可编码HGF受体等。当这些癌基因激活或过度表达时，使生长因子受体表达增加，与生长因子结合也增加，导致生长信号转导的持续激活状态，结果造成细胞过度增生。同时即使在没有与生长因子结合的状态下，这些受体仍能不断传递生长增生信号，使细胞增生。

3）某些癌基因能编码具有酪氨酸、丝氨酸/苏氨酸蛋白激酶活性的蛋白：如stca-bl、fes/fps、fgr癌基因可编码酪氨酸蛋白激酶，raf、pim、mil、mos等癌基因可编码丝氨酸/苏氨酸蛋白激酶，当这些癌基因激活或过度表达时，它们能催化底物蛋白磷酸化反应，以此传递促增生信号，多见于Ras-MAPK途径及JAK-STAT途径。此外如crk癌基因编码含SH2、SH3结构的接头蛋白，能在增生信号转导中起接合器作用。

4）某些癌基因能编码信号转导蛋白（G蛋白）：ras癌基因编码产物p21ras（称为Ras蛋白），它位于细胞膜内侧，与G蛋白α亚基同源（也称小分子G蛋白），它具有结合GDP/GTP的能力及GTP酶活性（水解GTP为GDP）。Ras蛋白主要受鸟苷酸释放蛋白（GN-RP）和GTP酶激活蛋白（GAP）的调节，GN-RP促进非活化的Ras-GDP释放出GDP而与GTP结合变成活化的Ras-GTP、开放信号转导通路；GAP能与Ras-GTP结合而激活Ras蛋白的GTP酶活性，水解GTP为GDP，使活化Ras-GTP转变为非活化Ras-GDP，关闭信号转导通路。当Ras癌基因突变时，Ras蛋白的第12位、第13位、第

59 位、第 61 位氨基酸残基被其他氨基酸残基取代,使 Ras 蛋白的 GTP 酶活性下降,而且对 GAP 作用产生耐受。因此 Ras – GTP 长期处于激活状态,激活下游底物分子,连续产生细胞生长信号,加速细胞增生,见于 Ras – MAPK 途径。在人类肿瘤中 34% 有 Ras 癌基因突变。

5)某些癌基因能编码核转录因子或转录调节蛋白:如 myc 癌基因编码产物 Myc 蛋白高表达时,进入核内能与 DNA 上相应位点结合,激活与生长增生有关基因的转录,抑制与分化有关基因的表达,引起细胞癌变。Fos、Jun 癌基因编码产物 Fos、Jun 蛋白高表达可通过亮氨酸拉链,形成大量异二聚体和同二聚体与 DNA 上相关位点(AP – 1)结合,促进 DNA 的转录,产生增生效应。Fos、Jun 蛋白具有信息分子的特征,它们跨越核膜,将信号传入核内,又称核内第三信使。rel 癌基因可编码 RelA、RelB、C – Rel 蛋白,它们属于 NF – κB 家族,此外,myb、ski 等癌基因也能编码核内转录因子或转录调节蛋白,促进有关增生基因表达,细胞增生加速。

2. 与肿瘤发生相关的几条主要信号通路

(1)Hedgehog 信号通路:是近年来备受关注的一个调控胚胎发育的信号转导途径,而且与人类肿瘤的发生与发展紧密相关。Hedgehog 信号通路的异常激活可以导致多种肿瘤的形成,如基底细胞癌、髓母细胞瘤、非小细胞肺癌、胰腺癌、前列腺癌、胃肠道恶性肿瘤等。

Hedgehog 信号通路主要由 3 部分组成:Hh 信号肽(Shh、Ihh、Dhh)、跨膜受体(Ptch、Smo)和下游转录因子(Gli)。在正常状态下,Hh 蛋白由其经过自我裂解产生的 N 端裂解物(Hh2N)与胆固醇或脂酰基结合,附着于细胞膜表面。Hh 信号通路的激活是通过配体 Hh 与跨膜蛋白 Ptch 结合,进而解除 Ptch 对另一跨膜蛋白 Smo 的抑制作用,Smo 再通过下游转录因子 Gli 来调控基因转录。

Hedgehog 信号通路成员 Shh、Ptch、Smo 和 Gli21 在结肠癌、胰腺癌及结肠腺瘤细胞中有不同程度的表达,环靶明(Smo 受体特异性小分子抑制药)对 Smo 高表达细胞的生长有明显抑制作用,从而说明 Hedgehog 信号通路可能在部分消化道肿瘤细胞中被活化。在肝癌组织和肝癌细胞系中,Ihh、Ptch、Smo、Gli 基因的转录和蛋白质表达可检测到差异,环靶明可使 Hedgehog 信号转导通路各成员的表达出现不同程度的降低,从而说明原发性肝癌中 Hedgehog 信号转导通路是活化的,并且环靶明有阻断 Hedgehog 信号转导通路的作用。

(2)Wnt 信号通路:是一条在进化上保守的信号途径,在胚胎发育和中枢神经系统的形成中起关键作用,可调控细胞的生长、迁移和分化。目前研究表明,在乳腺癌、结直肠癌、胃癌、肝癌、黑色素瘤及子宫内膜癌、卵巢癌中都存在 Wnt 信号通路异常。

Wnt 信号通路主要分为 3 种类型。①经典的 Wnt 信号途径:通过 β 连环蛋白(β – catenin)核易位,激活靶基因的转录活性;②细胞平面极性途径:此途径涉及 RhoA 蛋白和 Jun 激酶,主要控制胚胎的发育时间和空间。在细胞水平上,此途径通过重排细胞骨架来调控细胞极性;③Wnt/Ca^{2+} 途径:此途径可诱导细胞内 Ca^{2+} 浓度增加并激活 Ca^{2+} 的信号转导组分,如信赖钙调蛋白的蛋白激酶Ⅱ、钙调蛋白敏感的蛋白磷酸酶和活化 T 细胞核因子 NF2AT。

在 Wnt 通路中任何一步发生障碍都可致癌。一是组成 Wnt 信号途径的蛋白质、转录因子或基因被破坏或变异导致该途径关闭或局部途径异常活跃；二是过多的 Wnt 信号使整个途径都异常活化，细胞进行不必要的增生；三是没有 Wnt 信号时，细胞内其他的活动也会通过 Writ 途径来刺激或诱发细胞乃至机体不正常反应。

在胃癌组织中 Wnt 通路多呈活化状态；在癌前病变组织中，虽然存在 Wnt 途径的部分因子的表达，但在这些组织中却几乎没有激活的 Wnt 通路。在人的大肠癌中，90% 是 Wnt 信号活化的，并不全是通过活化 Wnt 而导致的，其中 70% ~ 80% 的肿瘤存在有结肠腺瘤息肉蛋白(APC)的突变，其他的 10% ~ 20% 有 β - catenin 的分解抑制的突变。大肠癌中 β - catenin 的表达具有极大异质性，肿瘤中心区域分化良好的实质细胞与正常的大肠上皮 β - catenin 的表达基本相同，主要表达在膜上，而 β - catenin 的核累积大部分出现在与间质毗邻的侵袭前沿的肿瘤细胞内。

(3)酪氨酸激酶受体通路：蛋白质酪氨酸激酶(PTK)，具有催化 ATP 的 γ 磷酸基转移到许多重要蛋白质的酪氨酸残基上，使酚羟基磷酸化而活化的作用。

(4)PTK 在细胞增生甚至恶性转变过程中起着重要的作用：PTK 包括受体型 PTK 和非受体型 PTK 两大类。PTK 具有酶活性的细胞膜受体(又称催化性受体)，是细胞内部分具有酪氨酸激酶活性的跨膜结构的酶蛋白受体，其胞外区与生长因子配体结合，然后激活胞内部分的酶活性区启动信号转导，大多数生长因子，如 EGF、血小板衍生生长因子、FGF、IGF 等的受体均有 PTK 活性。有一些受体本身不具有酶活性，但在其胞内部分有 PTK 特异结合的位点，配体与受体结合后，须通过该位点结合胞内 PTK 再磷酸化胞内靶蛋白的酪氨酸残基，启动信号转导过程，这类受体也称为细胞因子受体超家族，包括 IFN、IL、CSF 等。

PTK 激活信号控制着细胞内众多靶分子活性，包括 Ras/MAPK、STAT、JNK、PI3K，还可调整转录因子的活性。其中一条 PTK 激活的细胞内信号通路是磷酸化后的受体与下游靶点结合，激活分裂原激活蛋白激酶(mitogen activated protein kinase，MAPK)和磷酸肌 232 激酶(PI3K)/Akt 激酶通路。MAPK 是促细胞分裂的信号，而 PI3K/Akt 激酶是促细胞抗凋亡、存活的信号，因此 PTK 催化受体磷酸化的最终结果是促使细胞增生、抑制细胞凋亡，与肿瘤的发生和发展直接相关。

已有研究结果表明，肿瘤患者体内 Bcr - 2 - abl、EGFR、HER 和 PKC 等蛋白激酶的表达异常增高，它们都属于 PTK 范畴，特别是 EGFR 在多种恶性肿瘤，如神经胶质细胞癌、乳腺癌、肺癌、卵巢癌、头颈部鳞癌、宫颈癌、食道癌、前列腺癌、肝癌、结肠癌、胃癌中都有过度表达。激活 EGFR 会加快肿瘤细胞繁殖，促进肿瘤血管生长，加速肿瘤转移，阻碍肿瘤凋亡。

(5)转化生长因子 - β 通路：转化生长因子 - β(TGF - β)具有调节细胞生长、分化，调控细胞凋亡，促进 ECM 合成和血管的新生，抑制机体免疫反应等多种生物学功能，与良性、恶性肿瘤的发生、发展有密切的关系。

随着研究的深入发现，TGF - β 在肿瘤的发生、发展中表现为两种不同甚至截然相反的作用：在肿瘤的早期阶段，由于其引起生长周期阻断的作用，它可作为肿瘤抑制物；在肿瘤进展的过程中，TGF - β 可由肿瘤细胞和(或)其周围的基质细胞产生，且细胞因

TGF－β 的抑制增生作用消失而出现优势生长；在肿瘤生长的晚期阶段，TGF－β 作为肿瘤的促进因子，通过刺激血管生成、细胞播散、免疫抑制及合成 ECM 等提供适宜肿瘤生长、浸润及转移的微环境。多项研究显示，乳腺癌、胃癌、结肠癌、前列腺癌、膀胱癌、子宫内膜癌及宫颈癌等均有 TGF－β 的高表达。许多研究发现，TβR 复合物及其下游信号介导肿瘤抑制通路的构建，使两条 TβR Ⅰ/Ⅱ 丝氨酸/苏氨酸激酶链失活。对于晚期肿瘤，TGF－β 促进肿瘤生长和侵袭，Grady 等研究发现，在 20% ~ 25% 的 colon 肿瘤中，存在 TβR Ⅱ 的失活突变，TβR Ⅰ 突变也在乳腺、卵巢、胰腺等肿瘤中被发现。

（6）κB 核因子信号通路：κB 核因子（NF－κB）信号转导通路属于受调蛋白（heregulin, HRG）水解酶依赖的受体信号转导通路，与肿瘤细胞的发生、增生、分化、凋亡、侵袭和转移有密切关系。

NF－κB 是一种基因多显性转录因子，与多种基因的转录有关，其中也包括参与肿瘤发生发展的基因及因子。在多种肿瘤中存在 NF－κB 的活化表达，NF－κBp65 是 NF－κB 的活化组分。结构性活化的 NF－κB 与肿瘤形成的几个方面有关，包括上调促细胞存活基因表达促进肿瘤细胞增生分化、抑制促凋亡因子抑制肿瘤细胞凋亡、促进恶性转化、浸润转移和肿瘤血管形成等。NF－κB 的异常活化导致细胞周期调节失控，表现为细胞无限增生和自主分裂，肿瘤形成。Hinz 等研究发现 NF－κB 可以促进细胞周期因子 D1（cyclinD1）等基因的表达及 G_1/S 期转换功能，从而加速细胞周期进行，并抑制细胞分化。在多种上皮起源的肿瘤中存在 NF－κB 表达的上调，提示其高表达或过度激活在肿瘤的发生、发展中起重要作用。Dejardin 等报道 NF－κB 因子的持续活化可作为乳腺癌、卵巢肿瘤、结肠癌、胰腺癌、甲状腺癌、胆道肿瘤和前列腺肿瘤等实体肿瘤的标志。

（7）整合素转导通路：整合素（integrin）分布广泛，属于细胞黏附分子家族。研究发现整合素可以调节细胞－细胞、细胞－ECM 间的黏附。整合素所介导的肿瘤细胞与 ECM 间的相互作用影响肿瘤的发生、增生、侵袭和转移到其他组织的能力。

整合素以两种构型存在：潜伏型（低亲和力状态）和激活型（高亲和力状态）。整合素通过胞外域与 ECM，胞内部分与细胞骨架、信号转导分子和其他一些蛋白质相结合，介导细胞内外之间双向信号传递。一方面，细胞内信号通过整合素转导，使其活化，从而调节整合素与细胞外配体的亲和力，这是由内向外的信号转导过程；另一方面，整合素与配体结合后把胞外信号传入细胞内，导致细胞骨架重组、基因表达和细胞分化等，这是由外向内的信号转导过程。

整合素表达于血管内皮细胞的有腔面和无腔面，介导内皮细胞的迁移和毛细血管管腔的形成。已发现表达于内皮细胞的整合素有 8 种，包括 $\alpha_1\beta_1$、$\alpha_2\beta_1$、$\alpha_3\beta_1$、$\alpha_5\beta_4$、$\alpha_6\beta_1$、$\alpha_6\beta_4$、$\alpha_v\beta_3$ 和 $\alpha_v\beta_5$。肿瘤血管内皮细胞表面特异性地高表达整合素 $\alpha_5\beta_3$ 分子，其被认为是诱导肿瘤血管形成的重要的细胞黏附分子，是判断肿瘤恶性程度及预后的可靠指示。肿瘤的侵袭转移中，肿瘤细胞与肿瘤细胞、血管内皮细胞及 ECM 之间的黏附与解离在转移扩散中起决定作用，而整合素可以使肿瘤细胞同质性黏附下降，同时也可以使肿瘤细胞异质性黏附增加。

随着对肿瘤细胞信号转导通路研究的不断深入，人们对肿瘤细胞的信号转导机制及其对肿瘤生长、凋亡、转移等的影响也越来越了解。但是对于细胞内外信号转导的具体过程以及众多相关蛋白功能的认识还不够充分。因此，仍然需要深入研究它们的结构功能、表达调控及其在生理和病理环境下调控的分子机制，这样不仅可以为阐明肿瘤细胞的生存、增生、黏附、分化、凋亡机制奠定基础，也将为更好地从分子水平上研究抗肿瘤药物提供保障。

四、细胞凋亡与肿瘤

细胞凋亡是"程序性细胞死亡"的一种，是细胞一种生理性、主动性的"自杀行为"。细胞凋亡是在严格的基因控制下进行的主动的细胞死亡过程。细胞凋亡有复杂的信号转导机制，细胞在接收到凋亡信号后，会对凋亡信号进行处理，然后决定细胞是否发生凋亡，细胞一旦在这一阶段做出死亡决定将是不可逆地走向凋亡。目前细胞凋亡的检测方法有：电子显微镜检测、细胞核的荧光染色、流式细胞技术、磷脂酰丝氨酸标记法、单核细胞 DNA 电泳、DNA Ladder、DNA 缺口标记法、Caspase 活性的检测等。

1. 细胞凋亡的调控基因　细胞凋亡的主动性和程序性以及细胞凋亡时的形态学和生化变化是一系列基因的激活、表达、调控的结果，细胞凋亡的相关调控基因包括促进细胞凋亡的基因和抑制细胞凋亡的基因两大类。

（1）凋亡促进基因

1）p53 基因：是迄今发现的与人类肿瘤相关性最高的基因，位于人的 17 号染色体短臂 1 区 3 带 1 亚带（17P1311），全长约20kb，由 11 个外显子和 10 个内含子组成，分为野生型和突变型。野生型 p53 是细胞生长的"监控器"，它的主要功能为：①调节细胞生长周期，使细胞停滞在 G_1 期；②参与 DNA 损伤修复；③参与诱导细胞凋亡。野生型 p53 调节细胞周期的作用主要通过两个途径实现，一个途径为野生型 p53 与细胞核内特异的 DNA 部位结合，结合后通过氨基端的酸性激活区激活邻近基因的启动子，促进基因的表达，受其促进的基因多为细胞增生的抑制基因，从而抑制细胞增生；另一途径为野生型 p53 可以对许多缺乏 p53 特异结合部位基因的启动子直接起负调控作用；受负调控的基因多数是一些与细胞增生有关的基因。p53 基因对维持细胞基因组的稳定起重要作用；当细胞受到射线或某些药物作用而发生 DNA 损伤时，野生型 p53 能阻止细胞从 G_1 期进入 S 期，以便细胞有足够的时间修复损伤而恢复正常。如果修复失败，则通过诱发细胞凋亡使细胞自尽。

2）BCl－2 家族的 Bax 基因：在细胞凋亡过程中，BCl－2 家族成员发挥着至关重要的作用，它们具有较高的同源性，且有 BH1、BH2、BH3、BH4 等保守结构域，起促进细胞凋亡作用的主要有 Bax、BCl－XS、Bak、Bad 等。Bax 基因是近年来新发现的一种凋亡促进基因，作为凋亡诱导因子，是以同源二聚体 Bax－Bax 形式发挥作用。当 BCl－2 基因突变高表达时，可使 Bax－Bax 分离、形成 BCl－2－Bax 异源二聚体，失去促进凋亡作用。研究发现肿瘤中存在 Bax 基因的功能缺失。Caspase 家族属于凋亡蛋白，其活化后可以激活脱氧核糖核酸酶和 DNA 的裂解因子，引起细胞凋亡，Bax 的作用不但拮抗 BCl－2 的抑制凋亡的作用，而且可以通过介导蛋白激活 Caspase，有直接促进细胞凋亡的作用。

3）在 10 号染色体有缺失的磷酸酶及张力蛋白同源基因：1997 年 Li 等研究原发性乳腺癌的第 10q2313 染色体的同源性丢失区，分离得到一种新的基因，命名为与细胞张力蛋白同源，在 10 号染色体有缺失的磷酸酶及张力蛋白同源基因（phosphatase and tensin homology deleted on chromosome ten，PTEN)。PTEN 现已成为癌变机制研究的热点，PTEN 编码蛋白质酪氨酸磷酸酶，蛋白质结构显示兼有酪氨酸蛋白磷酸酶和双重特异性磷酸酶结构域，是至今发现的第一个具有磷酸酶活性的抑癌基因，在生长因子的细胞信号传递中起着复杂而重要的作用，通过抑制细胞有丝分裂，诱导细胞凋亡，参与调节细胞的黏附、转移和分化等来发挥抑癌基因的作用。PTEN 蛋白作为磷酸酶，在胞质细胞信号传递中起着复杂而重要的作用。PTEN 使细胞内肌醇第二信使磷脂酰肌醇(3、4、5) – 三磷酸(PIP3)去磷酸化，抑制依赖 PIP3 激活的丝、苏氨酸激酶 PKB/Akt 活性，影响其下游通路的作用靶因子，包括 BAD G_1 期 CDK 抑制因子 p27、翻译抑制因子 4E – BPI 等的磷酸化水平，从而诱导凋亡，并介导 G_1 期停顿，影响基因的表达，对细胞生长具有负性调节作用。PTEN 是迄今在子宫内膜肿瘤中被鉴定的最常见的突变基因。

4)Fas 基因：Fas 是当前广泛研究的一种细胞凋亡信号受体，当 Fas 与其特异性配体 FasL 结合后，可以转导凋亡信号，诱导 Fas 所在细胞的凋亡，Fas/FasL 系统在肿瘤的发生发展中的作用引起人们的广泛重视。Fas 也称 APO – 1，是存在于人细胞株表面介导凋亡的蛋白分子，Itoh 等研究发现 Fas 抗原具有抵抗 BCl – 2 的作用。相当多的人类恶性肿瘤细胞存在着 Fas 分子的低表达或缺失，这可能是不能触发 T 细胞诱导肿瘤细胞凋亡使肿瘤细胞逃避免疫监视、肿瘤形成及进展的原因之一。张虹等通过基因转染技术，将重组的真核表达载体 pcDNA32Fas 利用脂质体转染的方法转入 3AO 细胞，结果显示转染 Fas 基因可以显著上调 3AO 细胞 Fas 的表达，并且提高了 3AO 细胞对于抗 Fas 单抗诱导细胞凋亡的敏感性，认为肿瘤细胞中 Fas 分子的表达水平是决定细胞对 Fas 抗体诱导凋亡作用的较为重要因素。

5)其他一些促进细胞凋亡的因子：除了上述的基因以外，对细胞凋亡起促进作用的因子还有 C – myc 基因、IL – 1B、TRAIL、脆性组氨酸三联体(fragile histidine trial，FHIT)基因以及生长抑制 DNA 损伤基因(gadd153 基因)等。C – myc 基因与细胞凋亡有密切关系，它定位于染色体 8q24，是调控细胞周期的主要基因，它除了具有刺激细胞增生的作用外，还具有刺激细胞发生凋亡的作用。C – myc 表达异常广泛存在于人类肿瘤中，对肿瘤的发生具有重要作用。

TRAIL 是 TNF 家族的新成员，又称凋亡素 2 配体(Apo – 2L)，属 Ⅱ 型膜蛋白，胞外区与 FasL 有部分同源性，其基因定位于染色体 3q26。TRAI 可选择性地诱导肿瘤细胞凋亡，通过与死亡受体特异性结合，激活 Caspase 级联反应，传递和放大凋亡信号，从而诱导靶细胞发生凋亡。Tomek 等将 TRAIL 应用于 6 种卵巢癌细胞系，在 MZ – 26、CaOV – 3 和 ES – 2 细胞系中 TRAIL 诱导了超过 80% 的凋亡。

有研究表明，FHIT 基因在细胞凋亡和细胞周期调控中发挥重要作用，在 FHIT 基因缺失的肿瘤细胞中导入 FHITcDNA 使 FHIT 蛋白重新表达，可引起阻滞于 S 期和 G_0/G_1 期的细胞数增多，凋亡细胞数增多，致癌性下降。

gadd 是 20 世纪 80 年代末提出的与细胞生长抑制和凋亡有关的基因家族，gadd153 是其家族的一个成员。gadd153(CHOP) 是 DNA 损伤蛋白，具有亮氨酸锌指结构，能引起细胞 G_1/S 期生长抑制。化学药物和 UV 诱导后，表达并能下调凋亡相关基因，使细胞生长抑制，进入凋亡状态。

IL－1B 转换酶（inter－lukinl－Bconverting enzyme，ICE）与线虫细胞凋亡相关基因 Ced－3 有较高的同源性，具有直接诱导细胞凋亡的作用。

（2）凋亡抑制基因

1）BCl－2（B－cell lymphoma/leukemia－2）基因：是一种广泛性的抗凋亡基因，可抑制许多因素引起的细胞凋亡，导致各种癌症的发生。BCl－2 基因是最初从小鼠 B 淋巴瘤中分离得到的原癌基因，定位于染色体 18q21，BCl－2 蛋白能够延长细胞寿命，有阻止细胞凋亡的能力。目前，BCl－2 蛋白的作用机制还不十分清楚，可能与以下几种方式有关：①细胞凋亡中钙离子起了很重要的作用，BCl－2 蛋白可以阻断 Ca^{2+} 从内质网释出，使依赖于 Ca^{2+} 的核酸内切酶活性降低，从而阻断细胞凋亡；②通过调节抗氧化途径来抑制细胞凋亡；③BCl－2 蛋白可能作用于线粒体与核孔复合体上的信号分子，控制细胞信号转导来延长细胞生存。BCl－2 基因的发现使人们认识了一个新的肿瘤发生机制，在细胞正常增长的情况下，BCl－2 过度表达抑制细胞的凋亡过程，引起细胞异常积累，产生癌变。

2）LAP 家族：为一组凋亡蛋白抑制因子，通过抑制 Caspase 发挥蛋白水解酶作用而抑制细胞凋亡。Survivin 基因是 IAP 基因家族的新成员，该基因表达的 Survivin 蛋白是迄今为止分子质量最小也是抗凋亡作用最强的凋亡抑制蛋白。细胞凋亡调控中最关键的分子群是 Caspase 家族，转基因技术证实 Survivin 抑制凋亡的机制与 IAP 家族其他成员一样，可直接作用于细胞色素 C 从线粒体向胞质释放过程的末期。Survivin 与 Caspase 特异性结合，抑制 Caspase23、Caspase27 的活性，从而阻断各种刺激（如 Fas、Caspase、Bax、某些化疗药物）诱导的细胞凋亡过程。Survivin 不仅抑制细胞凋亡，还参与对细胞分裂的调控。Survivin 的表达具有细胞周期依赖性，在细胞周期的 G_2/M 期选择性地表达。在有丝分裂 Survivin 的表达受细胞周期严格调控，Survivin 的过度表达可通过克服 G_2/M 期的调控点促进细胞的旺盛增生和恶性转化。

3）血管内皮生长因子－C：Joukov 等在 1996 年用 Flt－4 亲和层析法从 PC－3 前列腺癌细胞的 ECM 中发现一种能刺激受体 Flt－4（即 VEGFR3）酪氨酸磷酸化的因子，随后分离纯化，并克隆其 cDNA，证实为 VEGF 的一种新同源物，命名为 VEGF－C，VEGF－C 功能的发挥依赖于与受体的结合。VEGF－C 与 VEGFR3 的结合保护淋巴内皮细胞免于免疫血清诱导的凋亡，且诱导生长和迁移。目前众多研究显示 VEGF－C 在肿瘤的发生、发展和浸润、转移中起作用。过表达 VEGF－C 显著增加了肿瘤的生成，但是不影响肿瘤血管发生。实验表明 VEGF－C 通过上调抗凋亡蛋白抑制癌细胞凋亡，从而促进肿瘤细胞生长。

4）突变型 p53 基因：突变型 p53 丧失野生型 p53 诱导细胞凋亡的作用，可抑制细胞凋亡。突变型 p53 还可拮抗 C－myc 引起的凋亡敏感性，从而对凋亡起到间接负调控作用。p53 发生突变后，因空间构象改变影响到转录活化功能与 p53 蛋白的磷酸化过程，不仅失去野生型 p53 的抑制肿瘤增生的作用，而且突变本身又使该基因具备癌基因的功能，在包括子宫内膜癌的许多癌症中均发现突变的 p53 的过度表达。

5）其他凋亡抑制基因：除了上述几种以外，细胞凋亡抑制基因还有细胞因子 IL－6、抗凋亡基因 Bag－1、IGF、内皮素（endothelin，ET）等多种基因，它们通过影响细胞 DNA

合成、诱导肿瘤生长中的血管生成、提供有丝分裂原促进癌细胞增生分化、抑制其他促凋亡因子的作用等途径达到抑制细胞凋亡的作用，促进肿瘤的发生。

2. 细胞凋亡与肿瘤的生长　在正常情况下，细胞增生和凋亡并存，两者相互协调，维持动态平衡。在肿瘤的生长过程中，肿瘤细胞的增生和凋亡关系失调，可表现为三种情况：①细胞增生增强，细胞凋亡减少；②细胞增生暂时不明显，细胞凋亡明显减弱；③细胞增生和凋亡都增强，前者明显大于后者。因此，从肿瘤本身瘤细胞总数来看，瘤细胞总数不断增加。因瘤细胞具有无限的增生能力，并将该特征一代一代地传下去。从细胞凋亡角度来看，与细胞增生比较，细胞凋亡是减弱的。其最终结果肿瘤本身瘤细胞总数不断增加，故肿瘤体积不断增大。在肿瘤组织中，特别是在恶性肿瘤组织中，一般可出现两种方式的瘤细胞死亡，一种是瘤细胞凋亡，在肿瘤实质中呈单个、散在的分布；另一种是瘤细胞坏死，在肿瘤实质中呈大片或团块状分布。在多数良性肿瘤组织中仅见瘤细胞凋亡。Wyllie 等在他们研究的肿瘤中，发现所有瘤组织中可见到或多或少的瘤细胞有凋亡小体，凋亡小体是细胞凋亡的形态特征之一，表明瘤细胞发生凋亡是一种普遍现象。

3. 细胞凋亡与肿瘤的治疗　肿瘤治疗的目的在于使肿瘤细胞死亡。临床采用的化疗、放射治疗和一些生物疗法治疗肿瘤，其作用机制之一就是诱导肿瘤细胞凋亡。

（1）化疗与细胞凋亡：目前化疗的药物主要是通过损伤 DNA，阻止细胞增生，以达到消除肿瘤的目的。化疗药物可通过诱导肿瘤细胞凋亡、部分分化等机制杀伤肿瘤细胞；化疗药物能使 DNA 断裂，从而导致 p53 上调和磷酸化，进而 Caspase 被激活，最终导致细胞凋亡。化疗药物通过多种机制使细胞内氧化还原平衡失调，ROS 产生增加，导致细胞凋亡。

（2）放射治疗和细胞凋亡：电离辐射主要是通过诱导肿瘤细胞凋亡来起作用。电离辐射能直接引起细胞核内 DNA 损伤与细胞凋亡。DNA-PK（DNA 依赖的蛋白激酶）是损伤修复的关键酶，决定着受损肿瘤细胞的转归，因此 DNA-PK 与肿瘤放化疗敏感性的关系成为研究热点，近年来以 DNA-PK 为靶点的 DNA 修复抑制药作为放化疗增敏药已陆续研发并进入临床前试验。DNA 损伤的信号能被 p53 和 DNA-PK 分子识别，也可能被 DNA 修复系统蛋白所识别。这些信号以多种方式作用于线粒体，引起细胞色素 C 在内的凋亡因子的释放和细胞凋亡的发生。

（3）细胞凋亡与基因治疗：TRAIL（TNF 相关诱导凋亡配体）能诱导肿瘤细胞发生凋亡。研究证明，TRAIL 不但能被表达在病毒的胞膜上，而且能诱导白血病细胞株 Jurkat 细胞发生凋亡。DR4、DR5 单克隆抗体不仅呈现抗肿瘤活性，而对肝细胞无毒副反应。Bax 和 Caspase 等基因在肿瘤细胞中表达能有效诱导肿瘤细胞的凋亡，但同时也引起正常细胞凋亡。目前很多研究集中在如何实现这些基因在肿瘤细胞的特异表达。有人将 Bax 等基因在端粒酶启动子调控下表达，实现其在肿瘤细胞的特异表达。

第三章　肿瘤分子靶向治疗的机制

第一节　基因机制

一、癌基因与靶向治疗

早在 1910 年，Rous 就发现鸡肉瘤的无细胞滤液（含肉瘤病毒）能使鸡体诱发新的肉瘤，证明肉瘤病毒基因组含致癌基因。此后的研究表明，Rous 肉瘤病毒基因组是一条单链 RNA，只含几个结构蛋白质基因和一个癌基因（src 基因）。在分类上属于反转录病毒科。Rous 肉瘤病毒侵染细胞后，以反转录方式大量繁殖并诱发细胞癌变。该病毒基因组中的 src 基因编码产物是分子质量为 60kDa 的蛋白质，故称做 p60src，具有酪氨酸蛋白激酶（TPK）活性，能使多个靶蛋白的酪氨酸残基发生磷酸化，促使细胞癌变。

1. 癌基因的分类　癌基因有两种形式，一种形式存在于正常细胞基因组者，称为原癌基因或细胞癌基因，其功能可能是调节正常细胞生长，只在一定的条件改变而有过度表达时，才可能与肿瘤形成机制有联系。它们能使正常细胞转化为肿瘤细胞。细胞转化基因是存在于人体正常细胞中的原癌基因的突变产物，这类基因广泛存在于生物界，它们在进化过程中是高度保守的，属于"管家基因"，起着调控细胞生长和分化的作用。当原癌基因在某些环境或内源因素作用下，发生数量或结构变化时，就形成了细胞转化基因，最终产生癌细胞；另一种形式是存在于肿瘤病毒基因组的癌基因，称为病毒癌基因，V‐onc 主要是指反转录病毒所带的癌基因，是病毒复制所必需的，包括反转录病毒致癌基因、腺病毒癌基因、多瘤病毒癌基因及疱疹病毒癌基因，其中研究最多且最早的是反转录病毒致癌基因，它们能使靶细胞发生恶性转化。这是 DNA 肿瘤病毒癌基因和 RNA 肿瘤病毒（反转录病毒）癌基因之间的重要生物学区别。

原癌基因，有时称细胞癌基因，指正常细胞基因组中与病毒癌基因同源性很高的基因片段，能编码一些与细胞分裂调控有关的蛋白激酶。正常情况下，这些基因的表达受抑制，不具有致癌能力，但在某些环境或其他因子影响下，这些基因会发生 DNA 扩增、重排或调控序列改变而被"激活"成为癌基因（更准确地说是致癌基因之中的细胞转化基因），这样细胞生长分化失去控制，具有了致癌能力，致细胞持续分裂和癌变。

癌基因编码的蛋白质主要包括生长因子、生长因子受体、信号转导通路中的分子、基因转录调节因子和细胞周期调控蛋白等几大类型。原癌基因所编码的蛋白质主要有酪氨酸激酶型(包括部分细胞质内蛋白质和膜结合蛋白质)、生长因子、GTP 结合蛋白和核蛋白。可以看出癌基因与原癌基因所编码的蛋白质基本上是一致的,所不同的是蛋白质产物在活性、数量及功能上发生了改变。原癌基因正常表达起着调控正常细胞的生长、发育和分化的作用,对维持细胞的正常生长和增生是不可缺少的;而癌基因则是不正常或过量表达调节蛋白(通过基因放大或改变调节的方式增加正常产物或者是通过活性发生改变或大小发生改变而导致产物发生改变),导致细胞癌变。

2. 癌基因的激活机制　涉及细胞原癌基因的遗传学改变,这种遗传学改变的结果使得细胞具有生长优势。在人类肿瘤的发生、发展过程中大概有以下几种机制激活原癌基因:①点突变;②染色体重排;③插入激活;④基因扩增。这些机制导致原癌基因的结构改变或表达增加。肿瘤的发生是一个多步骤、多阶段的过程,通过一系列的改变肿瘤相关基因而导致肿瘤的形成。事实上,经常涉及原癌基因的激活和抑癌基因的失活。

(1)点突变:常见的点突变有碱基替换、插入和缺失。许多研究结果显示,原癌基因的结构与其相应的病毒癌基因或有活性的肿瘤癌基因十分相似。在原癌基因受到射线、化学致癌物等的诱导后,可发生微小的变化,即点突变,使其成为有活性的癌基因,而产生异常的基因产物。也可由于点突变使基因摆脱正常的调控而过度表达,导致细胞恶性转化。属于这种活化方式最典型的例子是 ras 基因的活化。正常细胞的 H - ras 基因和肿瘤细胞的 H - ras 基因的结构非常接近,仅在其由 356 个碱基组成的第一个外显子中有一个碱基不同而发生了点突变。在正常细胞的 H - ras 基因中为 GGG,而在肿瘤细胞的 H - ras 基因中为 GTC。由这个基因编码的 p21 蛋白的第 12 位氨基酸残基,在正常细胞中为甘氨酸,而在肿瘤细胞中为缬氨酸。此外,还发现其他 ras 基因的点突变。虽然这些基因及其编码的蛋白质彼此之间仅有微小的结构差异,但在功能上却有极大的差别,一个能促进细胞的正常生长与增生,另一个却能引起细胞恶性转化。

(2)染色体重排:真核细胞染色体重排中,当两个位于同一 DNA 链上的基因之间的距离小于规定长度时,其中一个基因转录将会受到抑制,称为基因领域效应。正常细胞中由于基因领域效应的存在,有些原癌基因表达受到旁侧序列的抑制。当染色体发生重排和基因易位,原癌基因被激活。原癌基因在细胞中都定位于一定染色体位置上,在一些肿瘤中可见到异常染色体,通过基因分带定位研究,发现在有些异常染色体上有基因易位。原癌基因在正常情况下表达水平较低,但当发生染色体的易位或倒位时,处于活跃转录基因强启动子的下游,而产生过度表达。例如,Burkitt 淋巴瘤细胞中,位于 8 号染色体上的 C - myc 移位到 14 号染色体,使 C - myc 与 IG 重链基因的调控区为邻,由于免疫球蛋白重链基因表达十分活跃,其启动子为强启动子,且在 CH、VH 之间还有增强子区,致使 C - myc 过表达。再如,在良性甲状旁腺肿瘤患者的染色体中,cyclinD1 基因倒位处于甲状旁腺素基因启动子下游而过表达,使细胞出现异常增生。基因易位造成的另一个后果是产生融合基因,如慢性髓性白血病具有标记染色体 - 费城染色体(Ph),它由第 9 号染色体与 22 号染色体发生交互易位 t(9;22)(q34;q11)而形成。染色体易位的主要原因是人类染色体存在着脆性位点,而染色体重排的断裂热点多位于脆性位点。恶性肿瘤的染色体重排是获得性的体细胞变化,而不是发生在生殖细胞内的变化。

(3)基因扩增:是指细胞核内染色体的倍数不发生改变,只是某些染色体局部区域中的基因拷贝数增加，这种基因扩增的生物学现象在原核和真核生物细胞的重复序列中是相当常见的。由于基因扩增是通过基因组 DNA 的过度复制而发生，因此扩增经常会导致细胞核型发生异常，如形成双微体（DM）或均染区（HSR）。DM 是典型的没有着丝粒完全游离在细胞中并成对分布的染色质小体，HSR 是指染色体某个节段上出现相对解旋的浅染区，两者都代表大区域的基因组 DNA 扩增，使单个基因的拷贝数增加数百倍。除 DM 和 HSR 以外，染色体的局部扩增还可见到由于有丝分裂时两条染色单体的错误连接而产生的不等性姐妹染色单体互换（usCE）以及独立存在于染色体外的染色质小体（SCB）。通过对 DM 或 HSR 的观察发现，在肿瘤中普遍存在着特异性原癌基因如 Myc、erbB、Mdm2、Cdk4 等的扩增。据报道，20%～30% 的乳腺癌中有 C-myc 的扩增、15%～30% 的乳腺癌和卵巢癌中有 C-erbB 的扩增。Ras 家族成员 K-Ras 和 N-Ras 在肿瘤中偶尔也有扩增。原癌基因扩增的结果是导致基因的表达产物增加，从而使细胞具有选择性生长优势。

（4）插入激活：当一个很强的启动子插入到细胞原癌基因附近时，可使该原癌基因表达增加，促使细胞恶性转化。这一发现开始于对潜伏期较长的禽白血病病毒（ALV）的研究。将这种病毒接种到 1 日龄鸡的体内，4～12 个月可产生细胞淋巴瘤，但这种病毒（ALV）本身并不含有癌基因，而是它的前病毒中含有的 LTR 是一个很强的启动子。当这长末段重复序列（3'端右 LTR）插入到细胞的原癌基因（C-myc 基因）附近时，就成为 C-myc 基因的启动子，这个强启动子可促使 C-myc 基因表达比正常时高 30～100 倍，C-myc 基因也可因获得这上端的增强子而被激活。此外，原癌基因不但因接受了病毒基因的启动子而被激活，甚至也会因获得正常细胞的强启动子而活化。

3. 抑癌基因（tumor suppressor gene，TSG）　又称肿瘤抑制基因，是一种抑制肿瘤过度生长，而遏制肿瘤形成的基因，在生物体内与癌基因功能相抵抗，共同保持生物体内正负信号相互作用的相对稳定。抑癌基因和癌基因的异常变化都是癌变过程的一部分，抑癌基因的细胞表型呈隐性，二等位基因同时失活才显现，对它的发现、分离和鉴定，较癌基因晚而少得多，到目前为止，人类仅发现 30 余种抑癌基因，随着分子生物学技术的发展，筛选抑癌基因的方法不断改进，将会发现越来越多的抑癌基因。Knudson 等 1971 年提出"二次突变"假说，只有抑癌基因的两个等位基因都失活，才导致肿瘤的发生。最近一系列研究表明：5'端 CpG 岛过度甲基化和等位位点的丢失是抑癌基因失活的主要机制。

（1）抑癌基因失活的途径：引起抑癌基因功能失活的机制有很多，包括杂合性丢失（loss of heterozygosity，LOH）、单倍体不足、多态性、DNA 甲基化、基因组印记等。

引起 LOH 的机制如下：①染色体易位；②基因转变；③缺失；④染色体断裂或丢失；⑤单链或双链同源和异源染色体有丝分裂重组；⑥染色体融合或着丝粒头尾融合；⑦整条染色体丢失伴或不伴剩余染色体的复制；⑧染色体不分离或染色体不分离伴随复制导致染色体部分或全部丢失。检测 LOH 的方法有很多，包括微卫星聚合酶链反应、单链构象多态性、多重连接探针扩增技术（MLPA）、寡核苷酸芯片、多重扩增和探针杂交（MAPH）、限制性片段长度多态性分析、核型分析以及单核苷酸多态性芯片分析等方法。

（2）单倍体不足：TSG 失活的方式并不都符合 Knudson 的"二次打击"学说。虽然对许多基因来说，单个的等位基因就足以维持其正常的功能，只有两个等位基因都发生突变或丢失即遭受"二次打击"时，才导致抑癌基因的失活，促进恶性转变。但对于某些具有单倍体不足特性的基因来说，仅有单个等位基因的突变即可引起表型的改变。单倍体不足现象对基因的剂量水平十分敏感，基因剂量的下降即可导致表型改变，促使肿瘤形成。对于传统的抑癌基因遗传学，来自亲代遗传的一个等位基因丢失必须在剩余等位基因失活的情况下才能加速肿瘤形成；符合单倍体不足现象的抑癌基因也会加速肿瘤的形成，但不需要来自亲代遗传的等位基因突变，只需要有一个等位基因失活即可。p27 基因是一个典型的例子，p27 通过与细胞周期依赖激酶结合抑制其活性，使细胞周期停留在 G_1 期。已经证明 p27 在多种人类肿瘤组织中低表达并且与肿瘤的侵袭转移和预后不良密切相关。p27 基因敲除小鼠 p27$^{+/-}$ 的组织 p27 蛋白表达量是正常水平的 50%，并且这些鼠的生长速率介于 p27$^{+/+}$ 和 p27$^{-/-}$ 之间。这些杂合鼠的中间表型说明细胞增生的调控和成年鼠的大小对 p27 蛋白水平十分敏感。在一项鼠的队列研究中，让所有受试对象接受 1Gy 的放射线照射，野生型 p27 小鼠的中位无瘤生存时间为 70 周，而 p27$^{-/-}$ 小鼠的中位生存时间降至 40 周，p27$^{+/-}$ 介于两者之间。通过对 p27$^{+/-}$ 鼠肿瘤组织的研究发现，野生型的 p27 等位基因并没有发生突变，p27 蛋白表达也没有被完全沉默。总的来说，单倍体不足在肿瘤的发生发展中起到了重要的作用。但在人类肿瘤中还没有直接的证据能证明单倍体剂量不足是抑癌基因引起肿瘤发生的机制之一。

（3）DNA 甲基化：抑癌基因的异常甲基化是肿瘤发生的重要机制之一，主要表现为启动子区 CpG 岛的高甲基化。DNA 高甲基化引起基因失活和转录抑制的机制如下：①DNA 甲基化直接干扰特异性转录因子与各自启动子的识别位置结合；②通过在甲基化 DNA 上结合特异性的转录阻遏物起作用；③DNA 甲基化改变染色质结构，甲基化的胞嘧啶突入 DNA 双螺旋结构的大沟，抑制转录因子与 DNA 的结合。

抑癌基因启动子区 CpG 岛的高甲基化是许多肿瘤发生的重要事件，如视网膜母细胞瘤基因（RB）、VHL、p16INK4a、错配修复相关基因 hMLH1 以及乳腺癌易感基因（BRCA1）等。启动子区 CpG 岛的高甲基化可以影响细胞周期、DNA 修复、肿瘤的代谢、肿瘤血管发生、凋亡、细胞间相互作用等与肿瘤发生密切相关的因素。高甲基化可以发生在不同肿瘤的不同发展阶段。抑癌基因启动子区的高甲基化在各种肿瘤中是特异的。许多肿瘤都有一些特异的、较为明确的能发生甲基化的抑癌基因。这种表观遗传学引起抑癌基因失活的模式不仅出现在散发肿瘤中，也出现在遗传性肿瘤综合征中。然而，到目前为止，引起肿瘤细胞抑癌基因 CpG 岛高甲基化的确切机制尚不清楚。

（4）基因组印记：是一种在基因组 DNA 水平对双亲等位基因特异性的修饰作用，该修饰作用是在胚胎发育早期形成的。印记的基因只占人类基因组中的少数，可能不超过 5%，但在胚胎的生长和行为发育中起着至关重要的作用，基因印记功能的紊乱会导致多种疾病。其可通过 3 种方式影响抑癌基因：①印记基因只有一个活性等位基因，印记基因的突变更容易造成印记的抑癌基因失活，有利于肿瘤形成；②LOH 可以使单个等位基因具有活性的肿瘤抑制基因丢失，这样就使抑癌基因在只接受了一次打击的情况下就失活，从而促进肿瘤的发生；③印记丢失（loss of imprinting, LOI）是指正常不表达的等位基因异常激活或正常表达的等位基因异常沉默，涉及所有儿童期胚胎性肿瘤，包括卵巢癌、肝癌、乳腺癌、肺癌及其他肿瘤。LOI导致抑癌基因的失活，促进肿瘤发生，但在癌旁非瘤组织中或癌前病变组织中也检测到了LOI，一般认为LOI是肿瘤发生过程中的早期事件。因此，LOI事件可能会成为肿瘤早期诊断的指标。

（5）多态性：目前有少数报道研究了多态性在抑癌基因中所起的作用。切除修复交叉互补基因ERCC1和ERCC2是参与DNA损伤修复过程的十分重要的两种酶。研究发现ERCC1和ERCC2的多态性与多种肿瘤密切相关。Tse等发现ERCC1的118C-T和8092C-A多态与食管腺癌的发病风险密切相关。而ERCC2的1891 IA-C多态与头颈部鳞状细胞癌和乳腺癌发病风险关系密切。FAS相关磷酸酯酶-1（FAP-1）基因是肝癌的候选抑癌基因，在肝癌中低表达，其cSNP6304的GG（即Y2081D）基因型与家族性肝癌发病风险的升高密切相关。结肠腺瘤性息肉病（APC）基因以及甲胎蛋白-1（FAP-1）基因的多态性与肿瘤发病风险升高的具体机制目前尚不清楚。相信随着抑癌基因研究的深入，抑癌基因多态性与肿瘤易感性的关系会越来越明确。

二、异常基因与肿瘤靶向治疗

（一）概述

攻克癌症一直是医学界面临的重大挑战。尽管对癌症的基因组学及表观遗传学进行了大量研究，在肿瘤的基因突变、表达谱及信号转导基础研究领域取得了重大进展，但在临床上，自从Burchenal等开创癌症化疗以来，癌症患者的生存期并未见显著增长。近年来，针对肿瘤细胞受体、关键基因和调控分子为靶点的新型治疗方案已逐步从实验室走向临床，这种特异性杀灭肿瘤细胞的肿瘤靶向治疗已对癌症的分子分型、疗效及预后产生重大影响。

基因治疗在肿瘤领域的研究取得了较快发展，然而距离安全、高效、准确的治疗要求还有一定的差距。有关基因治疗的靶向性是值得密切关注的问题之一。由于目前所使用的基因转移载体的靶向性较差，因而转移载体的靶向性问题成为肿瘤基因治疗的主要障碍。也正因为如此，选择具有较好靶向性的转移载体则成为肿瘤基因治疗基础研究中的一个焦点。

目前的基因转移载体系统主要分为病毒载体系统和非病毒载体系统。病毒载体系统包括腺病毒、反转录病毒、AAV等。非病毒载体系统主要包括裸DNA、RNA-DNA嵌合体、脂质体及蛋白质多肽等。

肿瘤的靶向基因-病毒治疗是针对肿瘤细胞和正常细胞不同生物特性、信号转导通路等的差别，利用基因工程技术对病毒的基因结构进行修饰、改造，改造后的病毒（又称肿瘤细胞特异性增生病毒或溶瘤病毒）能够特异性地感染肿瘤细胞或在肿瘤细胞中特异性复制、增生，最终导致肿瘤细胞的裂解，从而达到特异性靶向杀伤肿瘤细胞。它既可以单独作为溶瘤剂，又可作为抗癌基因的有效载体，随着病毒的复制而使抗癌基因得到高效表达，同时发挥病毒治疗和基因治疗的双重疗效，其理论及实验结果都优于单一的病毒治疗或基因治疗。

对于病毒的改造主要集中在以下两种途径。

1. 转录调控性　即利用外源性组织特异性启动子或者肿瘤启动子来调控病毒增生

的关键基因，或者选择性缺失在正常细胞复制所必需而在肿瘤细胞中非必需的基因，这其中又包括用单一启动子调控病毒的 1 个或多个关键基因或者用多个启动子来调控多个病毒关键基因，这方面华人科学家俞德超博士做了大量首创性工作。

2. 转染再靶向改造　以腺病毒为例，主要有三种常用策略：①利用既能结合病毒载体又能同细胞表面受体结合的双特异性外源性再靶向配体；②对病毒载体的外壳基因进行改造使其具有细胞再靶向配体；③构建嵌合型病毒载体，亦即病毒载体的衣壳蛋白来自另一病毒载体。

基因靶向性是一个重要的研究方向。靶向性有三层含义：第一，转移靶向性，通过靶向技术将治疗基因尽可能导入靶细胞；第二，基因转录的靶向性，通过使用肿瘤组织特异性过度表达基因调控元件控制基因在靶细胞内转录；第三，基因表达时间和水平的靶向性，应用人工合成可调控系统来操纵基因表达。

基因转移的靶向性研究主要有三个方面：①受体 – 配体或抗原 – 抗体介导的靶向基因转移：许多细胞表面都有特异性地表达或过表达某种受体或抗原，如果使目的基因或携带有目的基因的载体与相应的配体或抗体相连接，利用受体 – 配体或抗原 – 抗体相互作用的特异性，便可以把目的基因特异性地转移到靶细胞中。目前，已经成功地将多种外源性目的基因选择性地导入到靶细胞中，并且只在靶组织中检测到目的基因的表达；②病毒介导的靶向基因转移：利用某些病毒对人体的某些组织细胞具有特异性亲和作用的特点，将这些病毒改造为载体，把目的基因特异性地导入到靶细胞中。例如，利用 HSV 天然的嗜神经性，可以把它改造为治疗神经系统疾患的基因载体；③厌氧菌介导的靶向基因转移：实体瘤具有低氧代谢区，厌氧菌有趋低氧代谢特点，因而对肿瘤细胞有良好的靶向性，可作为肿瘤基因治疗的转移载体。研究显示，厌氧菌不仅具有良好的靶向性，而且具有能够高效表达外源基因及相对安全的特点。目前的研究主要集中在对非致病性厌氧菌，如双歧杆菌、乳酸杆菌、大肠杆菌等的研究，同时，也有学者对致病性厌氧菌，如野生型鼠伤寒沙门菌作为靶向基因载体的可行性进行了研究。

基因表达的靶向性研究主要是通过利用组织特异性的基因启动子限制目的基因只在靶细胞内表达。目前使用的组织特异性基因启动子大致可分两类：正常组织细胞中特异性蛋白的基因启动子和疾病状态下组织细胞过表达或特异表达蛋白的基因启动子。应用最多的有甲胎蛋白基因启动子、CEA 基因启动子、黑素瘤的酪氨酸酶基因启动子及前列腺特异性抗原基因启动子等。

对基因表达的时相性研究大都是采用可口服的、非毒性的小分子药物，如四环素、RU486、蜕皮激素等来控制一个经基因工程修饰的转录因子，通过该转录因子来调控目的基因的表达。转录因子一般由专门设计的针对目的基因 DNA 的结合区域和一些其他转录因子的效应区域融合而成，这些效应区域和其他 DNA 结合蛋白融合后仍能保持其活性。服用这些小分子药物后，目的基因的表达可以在短时间内达到很高的水平，而且可以通过小分子药物给予的时间和剂量来调控目的基因的表达时间和表达水平；而不服用小分子药物时，基因不表达或只有低水平的表达。

尽管肿瘤的病毒治疗及以此为基础的基因病毒治疗显示了明显的肿瘤靶向治疗前景，但距离成为临床的"主流方案"仍有相当一段距离。

（二）p53 与基因治疗

1. p53 基因的结构与功能　肿瘤抑制基因 p53 是细胞周期调控关键分子之一，它能针对不同的细胞事件的信号，通过转录或非转录途径对这些信号做出包括细胞生长抑制或凋亡在内的不同反应。野生型 p53（wtp53）在体内扮演"分子警察"的角色，监视细胞基因组的完整性。正常 p53 功能的改变或缺失与大量不同种类的人类肿瘤细胞有密切关系，几乎有 50% 的人类肿瘤细胞中存在 p53 基因突变，是至今发现与人类肿瘤相关性最高的一种抑癌基因。它定位于 17 号染色体短臂（17p13.1），基因组 DNA 长约 20kb，由 11 个外显子和 10 个内含子组成，可读框编码长度为 393 个氨基酸残基的 P53 蛋白。P53 蛋白的主要功能是维护细胞基因组的稳定，在参与细胞周期调控、诱导细胞凋亡的过程中发挥着关键性的作用。P53 蛋白在正常细胞内呈低水平表达，与 MDM2 结合成复合物，无活性，当细胞 DNA 损伤和（或）缺氧时，能使 p53 蛋白活化，脱离 MDM2 的束缚，通过 p16/Rb、CDK4 和 p21 途径阻滞细胞周期于 G_1/S 期或 G_2/M 期，上调 p53R2 等基因的表达，修复损伤 DNA；如果 DNA 损伤较大不能修复，则上调促凋亡基因 Bax、Fas、p53AIPI、NOXA 等的表达，下调抗凋亡基因 BCl-2 的表达，启动细胞凋亡程序，诱导细胞凋亡，此时，P53 蛋白也可直接激活 Bax 蛋白或 Caspase8，不经转录调控途径而直接启动凋亡程序。

野生型 p53 发生基因改变即成为突变型 p53 基因，最常见的突变部位是 5～8 外显子。突变型 p53 丧失了抑癌基因的作用，失去了阻滞细胞周期或诱导细胞凋亡的能力，获得了促进细胞恶性转化的功能，还可能通过干扰野生型 P53 蛋白的功能而影响细胞的生长。

2. p53 基因作为肺癌治疗靶点的依据　肿瘤抑制基因 p53 是目前研究最为广泛和系统的抑癌基因之一。野生型 p53 参与了 DNA 损伤修复、细胞周期调控、细胞凋亡及抑制血管生成等过程。p53 基因的点突变、缺失及灭活在肺癌的发生和进展过程中起着关键性的作用。

p53 基因突变是肺癌中发生频率最高的遗传改变。在 45%～75% 的非小细胞肺癌和 70% 以上的小细胞肺癌（SCLC）中均可检测到 p53 基因突变。研究表明，不同的肿瘤有着不同的 p53 突变谱。p53 基因突变谱的不同可能影响到肺癌的易感性以及相应肿瘤形成的结论。最近的一项研究也表明肺腺癌患者和健康人群的 p53 基因 Msp I 多态位点明显不同，Msp I A2 等位基因与 BstUI A2 等位基因的联合与肺腺癌的发生有关。这些都说明 p53 基因不同的突变谱及相应的多态性可能与肺癌患病的易感性有关。p53 基因突变刺激血管生成和肿瘤转移使肿瘤细胞具有更强的侵袭性，对化疗及放疗的敏感性下降，明显降低了放化疗的效果，突变型 p53 蛋白表达率高的患者预后较差，所以 p53 基因治疗成为肿瘤分子靶向基因治疗策略中最重要的内容之一。

3. p53 基因转移的载体　基因治疗离不开有效的转移系统，其关键在于选择合适的载体。最理想的转移系统还在研究中，理想的载体应具有：①准确的靶向性；②较高的转染效率；③外源基因表达强度和时限的可控性；④高容量，可携带大片段的目的基因；⑤无不良反应，无致突变性、免疫源性等。目前转导 p53 基因常用的病毒载体有人类腺病毒载体和反转录病毒载体，这两种病毒载体都能成功转导 p53 基因。研究表明，腺病毒载体主要具有以下优点：①腺病毒 DNA 一般存在于细胞染色质外，不能被整合到宿主基因组中，整合突变致癌或遗传毒性可能性很小；②感染不依赖细胞周期，既感染增生细胞也感染非增生细胞，增加了转导的效率；③宿主范围广，感染率高。因而腺病毒载体成为临床试验中最常用的病毒基因转移系统。除了以上两种常用病毒载体外，AAV、VV、HSV、慢病毒等载体也用于携带 p53 基因；非病毒载体脂质体成功转导 p53 基因治疗肺癌的临床前研究结果表明，阳离子脂质体也是基因治疗的一种有前景的载体。

4. Ad－p53 基因治疗的作用机制及安全性　　Ad－p53 是将人野生型 p53 基因转载于缺陷型腺病毒载体上，转染人肿瘤细胞，使外源性的野生型 p53 基因在人肿瘤细胞内表达，特异性地引起肿瘤细胞程序性死亡或者使肿瘤细胞处于严重冬眠状态，同时对正常细胞无损伤。肿瘤细胞内存在的受损 DNA 是 p53 基因/蛋白质反应的重要激活因素，正常细胞极少出现 DNA 损伤，故缺乏对 p53 基因/蛋白质反应的激活因素。另外，肿瘤细胞和正常细胞对 Ad－p53 的敏感性不同，正常体细胞(除骨髓干细胞和肠黏膜上皮细胞外)因 DNA 复制处于停止状态，代谢速率大大低于肿瘤细胞；同时，骨髓干细胞和外周血细胞表面缺乏柯萨奇腺病毒受体，故对 Ad－p53 的敏感性也大大低于肿瘤细胞。

腺病毒 DNA 不整合到宿主细胞基因中，对人体无遗传毒性，作为基因载体，重组腺病毒具有感染率高和较高安全性的特点。2002 年 10 月在基因治疗国际会议报道，Ad－p53 不能整合到肺癌细胞染色体中；将细胞暴露于 Ad－p53 制品中，危险性也没有增加。参与 Ad－p53 治疗的 600 多例患者的研究资料也证实了 Ad－p53 DNA 没有插入宿主细胞基因组的危险性。应用一些受损 DNA 的肿瘤治疗方法，如放射治疗和化疗等，也并不增加重组腺病毒的整合概率，为 Ad－p53 合并放/化疗治疗肿瘤的安全性提供了重要的支持。自从美国 FDA 于 1995 年批准 Ad－p53 用于人体试验至今，没有任何因使用 Ad－p53 而引发肿瘤和其他遗传性疾病的报道。Ad－p53 基因治疗最常见的不良反应为 Ⅰ/Ⅱ度发热(79%)、寒战(53%)、注射部位疼痛，而无其他严重不良反应。

5. Ad－p53 基因治疗肺癌的临床前研究　　包括基因治疗与放疗和化疗的联合，或不同基因治疗间的联合等。新近的研究结果表明，对非小细胞肺癌患者进行联合基因治疗结合放疗或化疗，对肺癌肝转移患者行腺病毒介导的自杀基因(HSV－TK)联合细胞因子(IL－2)基因治疗均取得了较为满意的疗效。对无法手术切除的Ⅳ期非小细胞肺癌患者，经纤维支气管镜或 CT 引导的经皮穿刺针局部注入 AV 介导的野生型 p53 基因，并联合应用化疗药顺铂，发现肿块明显缩小，组织学可见细胞凋亡增多，可增强化疗的疗效。对于传统手术及放疗化疗效果不理想，且肿瘤阻塞气道明显者，可采用导入野生型 p53 基因和反义 K－Ras 基因治疗。目前此两种方案已被美国重组 DNA 顾问委员会(RAC)批准为临床治疗方案。当然转移野生型的 p53 基因治疗肺癌的前提是必须有该基因缺陷，对 p53 功能正常的肺癌细胞，此法一般无效。

由于复发性转移性肺癌缺乏有效的治疗手段，同时肺癌中 p53 基因突变率较高，所以 Ac－p53 基因治疗肺癌的研究受到广泛的重视。Ad－p53 作为基因治疗的典范，在临床前及临床研究中均取得了令人鼓舞的效果，可作为晚期肺癌的一种新的治疗策略。但临床研究中也发现，随着 Ad－p53 的多次给药，肺癌细胞表面的 CAR 表达量降低，导致对 Ad－p53 的内吞减少，从而产生抗药性，这是今后治疗中需解决的一个问题。另外，肿瘤是一种多基因疾病，今后用于治疗的基因应是多种基因的联合，临床前研究已显示，多基因联合转导的抗肿瘤效应优于单个基因。随着研究的深入，用于肿瘤治疗的基因将不局限于少数抑癌基因及细胞周期、细胞调控的基因，而会扩大选择范围；同时，基因治疗的一些问题包括基因载体、基因转移率、组织特异靶向性、安全性、治疗方案选择等也会逐渐解决。由于基因治疗是从肿瘤发病机制的角度进行治疗，为肿瘤治疗提供了一种全新的方式，因而在肿瘤的防治中具有广阔的前景。

（三）Survivin 基因与肿瘤靶向治疗

Survivin 蛋白是人类凋亡抑制因子家族中的一员，具有抗凋亡及调节细胞有丝分裂的双重功能。大量研究证明，Survivin 与肿瘤的发生、发展间关系密切，对肿瘤的诊断及预后判断具有深远意义。在该基础上，Survivin 已成为新的抗肿瘤靶点。一些临床前研究已通过不同的人类肿瘤移植模型，证明运用各种策略来降低肿瘤细胞中 Survivin 的表达水平，削弱其功能，可增加肿瘤细胞的凋亡率及其对化疗、放疗的敏感性。由于 Survivin 在几乎所有人类常见肿瘤组织中表达，且其独特的抑制细胞凋亡功能在肿瘤的发生、发展过程中起关键作用，故已成为备受关注的研究热点。

1. 与 Survivin 有关的信号通路

（1）PI3K/Akt 信号通路：研究表明，PI3K/Akt 信号通路被 EGFR 信号激活后，导致 HIF - 1a 的上调，通过它结合到 Survivin 的启动子区能够引起 Survivin 基因的转录激活。在乳腺癌细胞株中人上皮细胞生长因子受体 2（HER - 2）通过 PI3K/Akt 信号通路介导了 Survivin 的上调。然而，HER - 2 特异的抑制因子通过结合 PI3K/Akt 信号通路有效的下调了 Survivin。其机制是 HER - 2 过表达导致与 4EBP - 1（一种转录阻遏物）磷酸化有关的功能机制激活，触发了 PI3K/Akt 信号通路有关的 Survivin 的转录激活。在头颈部鳞状细胞癌和非小细胞肺癌的研究中证实，PI3K/Akt 信号通路机制与 Survivin 的表达增加诱导凋亡耐受是有关的。

（2）Erk 信号通路：基于紫杉醇耐受的细胞株的研究证实 1430Survivin 启动子区上游顺势作用 DNA 元件与紫杉醇治疗期间 Survivin 的调节有关。Survivin 的反义敲除与 Akt 以及 Erk 通路的抑制结合增加了紫杉醇诱导的细胞死亡。在人的胶质母细胞瘤细胞株中，Ras 依赖的 Erk 通路激活诱导 Survivin 的表达。使用 Ras 抑制药 farnesyl - thiosalicylic acid（FTS）引起 Ras 依赖的 Erk 通路激活的下调从而导致 Survivin 水平的降低。用槲皮素研究前列腺癌中 Survivin 表达能引起肿瘤坏死因子相关的凋亡诱导配体（TRAIL）诱导的凋亡。实验结果表明，槲皮素刺激 Erk 介导的特异性 β_1 糖蛋白（SP1 特异的结合到 Survivin 启动子区的转录因子）组蛋白 H3 区的脱乙酰化作用。通过抑制 SP1 结合可导致 Survivin 的下调，同时增加 TRAIL 的细胞毒性。

（3）mTOR 信号通路：在对 NMYC 基因过表达和染色体 1p 缺失的成神经细胞瘤细胞株 NB7 和 NB8 的研究中，用不同浓度的雷帕霉素处理，结果发现对照 A549 细胞株有一个显著的 Survivin 表达降低，而 NB7 和 NB8 则有一个显著的 Survivin 表达增加。进一步研究发现造成这一现象的机制是雷帕霉素通过增加 mRNA 的稳定性和增强 Survivin 与 HSP90 的结合能力增加了 Survivin 的表达。在慢粒中用雷帕霉素对 mTOR 抑制的药理学研究表明 mTOR – Akt 通路介导 Survivin 的表达。在细胞株中雷帕霉素诱导 G_1/S 期细胞周期停滞继而引起 Survivin 下调，导致 Survivin 转录抑制的相似结果也在浆细胞性骨髓瘤中获得。

（4）Wnt/beta – catenin 信号通路：Survivin 作为 Wnt/beta – catenin 信号通路的靶基因在细胞癌变、肿瘤发生及侵袭过程中具有非常重要的作用。当通过经典途径和非经典途径使 Wnt/beta – catenin 信号通路激活，胞质内游离的 beta – catenin 增多，从而向胞核转位，在胞核内与 TCF/LEFs 形成 TCF/LEFs – beta – catenin 复合体并在一些协助蛋白的参与下激活下游靶基因 Survivin 的转录。

2. 与 Survivin 有关的分子

（1）抑癌基因

1）p53：稳定的 P53 蛋白结合到 Survivin 启动子区的 p53 结合位点上，通过药物反式作用机制能抑制它的活性。在子宫内膜肿瘤中，Survivin 的表达与超甲基化有关，这种超甲基化能阻滞引起 DNA 修复酶和 O6 – 甲基鸟嘌呤 DNA 甲基转移酶（MGMT）失活的 p53 和 PTEN 的结合。随后，地西他滨引起的 Survivin 启动子去甲基化导致 p53 依赖的 Survivin 转录抑制。

2）PTEN：通过 Survivin 启动子区的 FOXO1 和 FOX03a 转录因子直接降低 Survivin 的表达。在前列腺癌细胞体内和体外研究中表明 PTEN 的肿瘤抑制作用与 Survivin 的表达是相反的，Survivin 的组成性断裂对于内生性 PTEN 肿瘤抑制作用是关键的。基于子宫内膜腺癌的研究显示，Survivin 的表达增加与 PTEN 活性降低是伴随的，这表明在子宫内膜癌的进展中 Survivin 通过不同的机制发挥促增生活性。

（2）癌基因：Bcl – xL 和 Survivin 都是凋亡蛋白家族中强力的抑制因子，大量的研究表明它们均可通过参与线粒体相关的凋亡途径抑制细胞凋亡，并且都与血管形成有关，提示我们它们两者之间可能存在着一定的联系。但是在不同肿瘤中两者是否共同表达，表达量如何，且两者之间相互影响的机制如何目前研究较少，还需要进一步的研究来加深我们对 Survivin 和 Bcl – xL 抗凋亡机制的认识，发现 Bcl – xL 和 Survivin 作用的新机制，揭示两者之间的内在联系，为肿瘤的免疫治疗提供新的、更有效的分子靶点。

（3）NF – κB：在黑色素瘤细胞中，通过 NF – κB 诱导激酶（NIK）调节的 NF – κB 的转录促进了 Survivin 的表达，继而 NIK 的抑制导致了促进肿瘤细胞生长的基因 Survivin 的表达下调，这些表明 NIK 通过调节 beta – catenin 和 NF – κB 来调节黑色素瘤细胞中 Survivin 的表达，从而调节黑色素瘤的存活和生长。在体外对内皮祖细胞（EPC）增生的实验研究中发现，瞬时转染 Id1（DNA 结合因子 1）到 EPCs 激活了 PI3K/Akt 信号通路进而激活 NF – κB/Survivin，对 EPC 的增生起到显著促进的作用。有实验证明 Caspase2 能够抑制 Survivin 转录，这条通路与 NF – κB 激活子 RIP1 的 Caspase2 溶蛋白性裂解有关。因此 RIP1 的丢失使 NF – κB 靶基因 Survivin 转录失活，导致有丝分裂降解，在体内增加了凋亡，抑制了肿瘤形成。

（4）HIF – 1a：低氧对于 Survivin 的表达有潜在的作用，Survivin 的表达水平与低氧呈指数相关。在众多的癌细胞株中观察发现，HIF – 1a 的增加与 Survivin 的表达以及血管形成因子呈正相关。在前列腺癌中反义寡核苷酸类靶向的 HIF – 1a 引起显著的 Survivin

下调。在肝细胞癌中，缺氧和抗癌药物使 Survivin mRNA 的表达增加。基于 HIF－1a 和 Survivin 表达的实验室研究发现，当靶向应用抗血管形成药物时，如血管形成抑制因子和 VEGF 阻滞肽，这些分子被有效抑制，连同反义引物抑制方法最终引起有效的 Survivin 下调引起肿瘤血管形成抑制。

3. Survivin 靶向治疗　近年来在肿瘤的治疗方面出现了越来越多的方法，临床上以化疗和放疗多见，但不良反应极大。目前大多数焦点都集中在肿瘤基因水平的干预，从基因水平对肿瘤进行干扰而抑制肿瘤细胞增生、侵袭和转移，从而达到治疗肿瘤的目的。Survivin 与肿瘤的发生、发展密切相关，其促血管生成、抗凋亡及参与细胞周期调节等作用引起人们广泛的关注。虽然与 Survivin 有关的信号通路网络还没有被完全阐明，但是有一个一致的观点就是，Survivin 是一个重要的癌基因并且是药物作用的合适靶标。

（1）基因治疗：是应用 Survivin 反义 cDNA 抑制 Survivin 的表达使其表达下调或使其表达的 Survivin 无功能。其机制是，Survivin 的表达下调使肿瘤细胞有丝分裂中 Survivin、Caspase3 和 P21 复合体超分子组装分裂，致使 P21 裂解形成多极纺锤体，最终细胞不能一分为二，从而抑制细胞的分裂增生。

（2）核酶技术：核酶是一种具有催化功能的 RNA 分子，是生物催化剂。其功能是对靶向 RNA 特定部位的磷酸二酯键进行酶切导致 RNA 分子断裂，使 RNA 不能发挥生物学活性。

（3）免疫治疗：利用 Survivin 在肿瘤中的抗原性，可将 Survivin 蛋白作为一种新型的免疫治疗靶点对肿瘤进行免疫治疗。

（4）RNA 干扰技术：RNA 干扰（RNAi）技术是由双链 RNA 所引起的序列特异性基因沉默技术。其分子机制是将外源性或内源性双链 RNA 导入细胞后引起与该段 RNA 同源的 mRNA 产生特异性降解，其相应的基因受到抑制。由于 Survivin 在肿瘤细胞中普遍特异性高表达，并与肿瘤的增生、凋亡密切相关，因而利用 RNA 干扰技术抑制 Survivin 基因表达为基因治疗开辟了一个广泛的领域。

（5）小分子拮抗药

1）热休克蛋白 90 抑制药：HSP90 是一组在进化上高度保守的蛋白质，它的主要功能是作为分子伴侣，提高细胞的生存率。它在肿瘤细胞中的含量较正常细胞高出 2～10 倍。HSP90 可以稳定效应蛋白的构象，防止它们通过泛素化的途径降解，使其以活性形式存在。近来研究发现，肿瘤细胞 Survivin 的高表达与细胞内热休克蛋白 90（HSP90）高表达密切相关。Survivin 与 HSP90 相结合形成复合体，可以保护 Survivin 不被泛素 2 蛋白酶体降解，增加 Survivin 稳定性。热休克蛋白 90 抑制药可以抑制 Survivin－HSP90 复合体的形成，使 Survivin 稳定性下降导致其大量降解，从而达到治疗肿瘤的目的。

2）其他小分子拮抗药：有研究表明，其他一些小分子拮抗药可以通过直接或者间接途径影响肿瘤细胞 Survivin 的表达，发挥抗肿瘤的作用，如抑制肿瘤细胞 Survivin 基因的转录和翻译、调节肿瘤中 Survivin 蛋白信号传导通路等。但是这些小分子拮抗药发挥作用的机制尚未完全清楚，还有待进一步阐明。

Survivin 是一个小的凋亡蛋白抑制因子，也是一个主要的抗癌靶标，在细胞内环境稳定和肿瘤的形成中起着非常重要的作用。Survivin 与多条信号通路和多个分子相互作用,成为了一个重要的节点蛋白,因此靶向 Survivin 治疗有望给临床肿瘤治疗带来新的曙光。

虽然 Survivin 作为分子治疗靶点有望成为肿瘤治疗的方法之一,但是目前各项研究技术尚未完全成熟,同时也存在一些负面效应。肿瘤的发生发展本身就是一个很复杂的过程,如何将靶向 Survivin 治疗与放化疗结合起来最大极限的发挥抗肿瘤作用,最小限度影响正常组织细胞的功能还需进一步明确。

4. HER-2 分子与肿瘤靶向治疗

(1)HER-2 的生物学功能:HER-2 分子是与肿瘤生长、侵袭、转移有关的重要分子,以 HER-2 分子为靶点的基因治疗,能够同时抑制多种肿瘤恶性表型,从而对肿瘤进行有效的控制。HER-2/neu 分子是癌基因 erbB2 的编码产物,其编码基因定位于人染色体 17q21,起始于 35 109 922 位点,终止于 351 384.36 位点,基因共 28 515bp,转录出全长为 4624nt 的 mRNA,从 5' 端起长 238nt 的序列为 5' 端调控区,起始密码子位于第 289~第 291 碱基处,编码区长为 3.768nt,加尾信号位点在 4519~4524nt 区域内,4539~4624nt 区域为 poly(A)。编码蛋白长 1255 氨基酸,前 653 氨基酸为胞外区,654~675 氨基酸的区域为穿膜区,676~1255 氨基酸区域为胞内区,分子质量为 185kDa,是具有酪氨酸蛋白激酶活性的跨膜蛋白,属于 EGFR 家族的成员。

HER-2/neu(又为 C-erbB2 HER-2)是 1981 年 Shih 等通过 NIH/3T3 细胞转染试验,在乙基亚硝脲诱导的大鼠神经/胶质纤维瘤中发现的一种转化基因,与编码人 EGFR 的癌基因有很高的同源序列,在细胞信号转导中发挥作用,是细胞生长分化的重要调节因子。人 HER-2/neu 基因定位于染色体 17q21~22,编码一种含 1255 个氨基酸残基的单链跨膜磷酸糖蛋白,分子质量为 185kDa,又称为 P185 蛋白。HER-2 癌基因由胞质区酪氨酸激酶、跨膜结合区和细胞外结合区组成。细胞外结合区可释放并在细胞外环境(血液)中积聚,称为 HER-2/neu 癌基因可溶性产物(即 sp185 HER-2),是公认的肿瘤标志物之一。

EGFR 家族基因配体有多种:EGF、HRG、TGF-α 等,但迄今尚未知 HER-2 受体的特异性配体。它通过与家族其他三成员构成异源二聚体,间接与配体连接,参与细胞内信号转导。异源二聚体介导的促细胞增生信号比同源二聚体更强。相关实验证实细胞外的磷酸糖蛋白作为一个受体,代表一个未确定的配体;细胞内部分有促进酪氨酸激酶活性的作用。二聚体化可诱导酪氨酸激酶活化,使受体 C 端酪氨酸残基自身磷酸化,而激发细胞内信号级联反应,促使下游信号分子的激活,刺激细胞转化。

(2)HER-2/neu 基因基因与肿瘤发生:HER-2/neu 基因在人胚胎发育期开始表达,出生后只在极少数正常组织内可检测到微量的 HER-2/neu 基因。正常情况下该基因处于非激活状态,参与细胞的分化调节,当受到致癌因素作用后,其结构或表达调控失常,而被激活并具有转化活性,使细胞增生活跃,恶性发生。有研究表明 HER-2/neu 基因对引发和维持许多人类恶性肿瘤的致癌阶段具有显著意义。在没有肿瘤坏死因子 α(TNF-α)刺激的情况下,HER-2/neu 的过表达可激活丝氨酸/苏氨酸激酶(serine threonine kinase,STK;findthreonine kinase,Akt)及 NF-κB,持续活化的 Akt 和 NF-κB 导致抗凋亡级联反应,使癌细胞产生对 TNF-α 的抗性,降低宿主对肿瘤细胞的免疫能力。

对人类肿瘤的研究表明,有 25% ~ 30% 的乳腺癌出现 HER - 2/neu 基因的扩增或过表达。在卵巢癌、肺癌、胃癌、前列腺癌中也都过表达,并显示出预后不良的指征。Park 等研究的一组资料显示,伴有 HER - 2/neu 基因扩增的胃癌患者平均生存期 922 天,5 年存活率 21.4%,均明显低于无 HER - 2/neu 基因扩增者(平均生存期 3243 天,5 年存活率 63.0%);另一组资料发现,HER - 2/neu 过表达的直结肠癌患者术后复发率明显高于无 HER - 2/neu 过表达者(39.3% : 14.6%,$P = 0.013$),3 年、5 年存活率均明显减少。体内外研究证实 HER - 2/neu 癌基因也是肿瘤转移驱动因子,它通过不同的 EGF 和 HRG 配体作用后,HER - 2/neu 表达水平及其活性的变化,增加了肿瘤细胞的浸润和转移。其机制是它能促进基膜降解酶的分泌,如 MMP,通过破坏间质,改变组织结构,随之干扰细胞 - 细胞和细胞 - 间质间相互关系,促进肿瘤细胞间的交流并逃逸微环境的调控。Carter 等研究认为,HER - 2/neu 过表达可使内皮细胞收缩,细胞间隙增宽,肿瘤细胞易于从内皮细胞间穿越,肿瘤细胞发生移位或转移。Ming 等研究发现,HEB - 2/neu 过表达的乳腺癌细胞同时伴有 Src 蛋白水平升高及活性增强,但 Src RNA 水平没有明显改变,抑制 Src 活性后,可显著减少 HER - 2/neu 过表达的肿瘤细胞的浸润和转移。因此有证据认为 HER - 2/neu 过表达是通过增加 Src 蛋白合成和减少 Src 的降解,上调和激活 Src,促进了肿瘤细胞的浸润和转移。另有实验研究显示,HEB - 2/neu 过表达的癌细胞对某些化疗药物不敏感,尤其表现在对烷化剂及紫杉类药物的耐药。Gusterson 曾对一组乳腺癌患者应用环磷酰胺、甲氨蝶呤、氟尿嘧啶作为辅助化疗,结果发现 HER - 2/neu 过表达者发生复发转移率较 HER - 2/neu 正常表达者明显增加,认为紫杉醇在乳腺癌 MDA - MB - 435 细胞系中激活 p34cd2,诱导凋亡。当 HER - 2/neu 过表达时,CDK 抑制物 p27cip1,抑制了紫杉醇介导的 p34cd2 激酶活性,从而阻止凋亡信号转导。

(3) HER - 2 的 RNA 干涉在肿瘤研究中的应用:HER - 2/neu 过表达在肿瘤的发生发展中的重要作用,使 HER - 2/neu 成为肿瘤治疗研究的一个理想靶点。特异性抗 HER - 2/neu 抗体已经表现出选择性地抑制 HER - 2/neu 过表达的肿瘤生长的作用。美国 FDA 于 1998 年 10 月正式批准一株抗 HER - 2/neu 人源化抗体 Herceptin(成分为 Trastuzumab)用于转移性乳腺癌的临床治疗。目前 III 期临床结果证实,Herceptin 对 HER - 2/neu 过表达的肿瘤具有良好疗效。Herceptin 抗肿瘤机制的研究表明:①下调细胞表面 HER - 2/neu 的表达。Herceptin 诱导 HER - 2/neu 同源二聚体的形成,增加了配体介导的受体的内化作用,显著减少了质膜中 HER - 2/neu 受体,减弱了受体始动的构成性信号;②通过上调 CDK 抑制药 p27kipi 的表达,增加 p27kipi - crik2 复合物的形成,导致细胞周期阻滞,使 G_0/G_1 期细胞比例增加;③抑制肿瘤细胞产生血管生成信号,阻断 VEGF,抑制 HRG 介导的血管生成;④诱导 AD - CC,为抗体作用的主要机制。IgG - Fc 段能被效应细胞表面 Fc7 受体识别并结合,而激发效应细胞,如巨噬细胞、单核细胞及天然杀伤细胞的抗肿瘤效应。Clynes 等在 $FcR7^+$ 的裸鼠皮下注射 HER - 2/neu 过表达的人乳癌细胞,发现肿瘤细胞的生长几乎完全(96%)被 Herceptin 抑制,而抗体与细胞 Fc7 受体连接作用被破坏或抗体作用于 $FcRy^{+/+}$ 小裸鼠时,Herceptin 的这种抑制作用至少下降了 50%。

临床研究显示,Herceptin 作为一线药物单一治疗具有 HER - 2/neu 过表达和(或)扩增的转移性乳腺癌患者时,有效率达35%,与化疗药物联合应用,可以明显提高疗效。对 HER－2/neu 过表达的原发性乳腺癌患者,Buzdai 等研究发现,Herceptin＋化疗的 PCR 率 65.2%,明显高于单纯化疗组 PCR 26%。Romond 等研究发现,单纯系统化疗组患者术后 3 年无病生存率 75%,明显低于联合 Herceptin 组 87%。目前已有 Herceptin 为单一药物或联合其他化疗药物治疗胰腺癌及转移性子宫内膜癌成功的报道。

(4)疫苗

1)肽疫苗:实验证实 HER－2/neu 为一具有免疫源性的糖蛋白,具有免疫源性的 HER－2/neu 肽可被 CTL 和 TH 识别。临床试验显示 HER－2/neu 肽特异的 T 细胞介导的免疫应答已经成功。Kiessling 等研究发现,在 30%～50% 的乳腺癌患者体内检测到 HER－2/neu 特异的 CTL 和 IgG,表明 HER－2/neu 肽在体内同时诱导了细胞和体液免疫应答。在 HER－2/neu 阳性乳癌患者体内 HER－2/neu 特异性 IgG 水平升高,表明在识别 HER－2/neu 肽后,TH 细胞也能被致敏。Mukai 等合成一种鼠源 HER－2/neu 肽包括 N 端 147 个氨基酸残基,其中含 CTL 表位(HER－2p63)和辅助表位(HER－2p1),诱导出鼠 HER－2/neu 特异性 CTL 和抗体产生,抑制了肿瘤细胞的生长和减少了肺部转移。Esserman 等应用包含有 HER－2/neu 蛋白胞外区的疫苗免疫 HER－2/neu 转基因小鼠后,发现这些小鼠产生了 HER－2/neu 特异性体液免疫和细胞免疫反应,并发现随后出现乳腺癌的小鼠数量显著少于对照组,受免疫小鼠的中位生存期明显延长。多数人体免疫接种试验应用了来源于 HER－2/neu 的多肽 P369－P377。Ⅰ期临床实验研究中,用 P369－P377 免疫接种转移性乳癌、卵巢癌、结肠癌患者,在患者的外周血中获得了多肽特异性 CTL。体外实验验证,当受到再刺激后,该 CTL 可识别并溶解带有肽的靶细胞。目前多肽疫苗的应用已进入临床。Knutson 等将来源于 HER－2/neu 的 3 种多肽(P369－P384、P688－P703、P971－P984)用于晚期乳腺癌和卵巢癌的治疗,取得了较好临床效果。

2)DNA 疫苗:就是将表达质粒接种于动物,DNA 进入细胞核后,作为外源蛋白长期表达,能诱导长期而持续的免疫反应。Concetti 等首次报道将大鼠全长 HEB－2/neu DNA 接种于小鼠可产生抗鼠 HER－2/neu 抗体,能在转基因小鼠体内抑制乳腺肿瘤的生长和转移。Wang 等研究发现将含有 HER－2/neu 基因的质粒疫苗和腺病毒疫苗免疫小鼠后。能诱导高水平的抗原特异性细胞免疫和体液免疫,因而抑制了表达 HER－2/neu 基因的乳腺癌细胞的生长和转移。并且发现续贯免疫(先用质粒疫苗预处理,后追加注射腺病毒疫苗)对乳腺癌有治疗效果相关研究证明了胞外区与跨膜区联合作为 DNA 疫苗能诱导出较强的免疫效应。与细胞因子 IL－18 或 GM－CSF 合用后能进一步提高肿瘤防治试验中的抑瘤效果。Berta 等用 HER－2/neu 阳性的口腔癌细胞 HCPC 人工植入大鼠口腔黏膜下层,这些大鼠 1 周或 3 周前曾接种编码鼠 HER－2/neu 受体胞外和跨膜区质粒疫苗(EC－TM 质粒),他们发现这些大鼠形成口腔癌的数量明显少于非免疫(空白质粒接种)组(36.8%:73.37%,$P<0.0027$)。用全长 HER－2/neu 作疫苗,虽有较好的抑瘤作用,但因其含酪氨酸激酶活性,其致癌性不容忽视。Wei 等把 HER－2/neu 进行了改造,将 HER－2 基因全长序列的第 753 位赖氨酸置换为丙氨酸。免疫小鼠后发现也能明显抑制肿瘤的生长,并且与 GM－CSF 或 IL－2 共免疫的抑瘤效果与改造前相同,并诱导出特异

CTL 反应。克服了全长基因可能引起的细胞转化,提高了 DNA 疫苗的安全性。

3) HER-2/neu 信号转导抑制药:研究发现在 HER-2/neu 过表达的乳腺癌和卵巢癌细胞中,其受体酪氨酸活化(磷酸化)程度远远大于其他细胞,并且 HER-2/neu 受体酪氨酸磷酸化程度通常呈剂量依赖性影响细胞转化。近年来已研制出了多种 HER-2/neu 特异性小分子抑制药,它们可竞争结合受体的 ATP 位点,以阻断受体酪氨酸激酶活化抑制 HER-2/neu 的生物功能。Johnston 等报道了双重靶向 EGFR 和 HER-2 TKI Lapatinib。研究资料显示 Lapatinib 是一种有效的、选择性 EGFR 和 HER-2 酪氨酸激酶区抑制药,能抑制过度表达这些受体的肿瘤细胞的生长。临床Ⅰ期、Ⅱ期研究显示 Lapatinib 单一用于 HER-2 阳性的进展期乳腺癌治疗时有效率达 28%。并且开始用于其他肿瘤包括肾细胞癌的治疗。Gefitinib(ZD1839)又是一种强力 EGFR-TKI,它能竞争 EGFR 激酶的 ATP 位点。阻止 EGFR 自身磷酸化,显著降低 HER-2 的磷酸化,但不导致 HER-2 分子质量的改变。Yokoyama 等用 Gefitinib 处理 HER-2 过表达的胃癌细胞株(GLM-1、GLM-2、GLM-4)后发他在所有细胞株均对 Gefitinib 高度敏感,反之 HER-2 低表达的细胞株对其不敏感。他们认为 Gefitinib 有效的抑制蛋白激酶 B 的磷酸化,在体外能诱导肿瘤细胞的凋亡,在肿瘤细胞移植的裸鼠模型中表现出抗肿瘤活性。该药目前正在进行Ⅲ期临床试验。另外吡啶嘧啶(PD 158 780)能抑制 EGFR 激酶,体外试验中可阻止 HRG 诱导的乳腺细胞系 SKBR-3 和 MDA-453 细胞的 HER-2 磷酸化;3-氯-4-氟-4-苯胺喹唑啉(CI-1033)为广谱 HER-2 受体-TKI,能够产生快速、强力、持续的抑制酪氨酸激酶活性的作用。目前 CI-1033 已经通过Ⅰ期临床试验。

靶向 HER-2/neu 启动子的治疗策略现已发现,某些病毒相关蛋白能够抑制 HER-2 启动子的活性,如多瘤病毒增强子激活因子 3(PEAS),5 型腺病毒早期区 1A(E1A)。体外试验表明,它们都能下调 HER-2 表达,抑制 HER-2 过表达肿瘤细胞的增生。研究认为,PEA3 竞争结合 EBS 位点而抑制 HER-2 启动子活性,而 E1A 在 HER-2 启动子上无直接识别位点,需要 P300/CBP 介导。AP-2 和 Eta 与肿瘤细胞高表达 HER-2 密切相关,AP-2 转录因子与 HER-2/neu 基因启动子结合,并刺激 HER-2/neu 的表达,阻止 AP-2 和 Ets 与 DNA 识别序列的结合,可能降低细胞 HER-2 的表达。

HER-2 启动子在肿瘤细胞中活性增高,因此将 HER-2 启动子与肿瘤杀伤基因的编码区重组形成嵌合基因,可能实现杀伤基因在 HER-2 高表达肿瘤细胞中的特异性高表达,表达的杀伤基因产物将非毒性的药物转化为细胞毒性药物,实现对 HER-2 高表达肿瘤细胞的特异性杀伤。这一策略称之为基因前药物激活治疗(genetic prodrug activa-tion therapy, GPAT)。Ⅰ期临床试验显示,GPAT 策略是安全有效的。

综上所述,HER-2/neu 癌基因及表达产物在多种肿瘤中扩增、过表达与肿瘤的发生发展密切相关。目前人源化的抗 HER-2/neu 单克隆抗体 Herceptin 已成功地用于乳腺癌的临床治疗,并逐渐试用于其他肿瘤的治疗。多肽疫苗也逐渐在临床应用;DNA 疫苗已在动物模型中取得了良好效果,但 HER-2 启动子及 HER-2/neu 激活途径靶向治疗的研究有待进一步深入。随着对 HER-2/neu 转录激活机制的进一步认知,基于 HER-2 的肿瘤靶向治疗具有广阔的应用前景。

第二节 信号转导机制

一、G 蛋白与肿瘤靶向治疗

细胞外的信号通过与细胞上的受体结合，引发细胞内一系列生化反应，受体与配体结合后即与膜上的耦联蛋白结合，使其释放活性因子，再与效应器发生反应。位于受体和配体之间的则是耦联蛋白。目前所知的耦联蛋白种类较多，都属于结构和功能上极为类似的一个家族，由于它们都能结合并水解 GTP，所以通常称为 G 蛋白，即鸟苷酸调节蛋白（guanine nucleotide regulatory protein）。GPCR 是一类最大的细胞膜受体家族，在哺乳动物中已发现百余种这类受体。此家族受体能与许多种信号分子结合，包括激素、神经递质和局部介导物质。从化学结构上看，信号分子可以是蛋白质、小肽、氨基酸和脂肪酸的衍生物等。相同的信号分子可以结合和激活此受体家族中的不同成员。例如，肾上腺素至少能和 9 种 GPCR 结合，并使之激活。从结构上看，此受体家族成员十分相似，都是只有一条多肽链的跨膜蛋白，跨膜部分由肽链 7 个不连续的肽段组成。此受体家族从生物进化角度来说，不仅在蛋白质结构上是保守的，而且在功能上也是保守的。因为无论是在单细胞生物，还是在多细胞生物，它们都能接受细胞外信号，然后再转导给 G 蛋白。20 世纪 70 年代初在动物细胞中发现了 G 蛋白的存在，进而证明了 G 蛋白是细胞膜受体与其所调节的相应生理过程之间的主要信号转导者。G 蛋白的信号耦联功能是靠 GTP 的结合或水解产生的变构作用完成。当 G 蛋白与受体结合而被激活时，继而触发效应器，把胞间信号转换成胞内信号。而当 GTP 水解为 GDP 后，G 蛋白就回到原初构象，失去转换信号的功能。G 蛋白的发现是生物学一大成就，吉尔曼（Gilman）与罗德贝尔（Rodbell）因此获得 1994 年诺贝尔生理学或医学奖。

1. G 蛋白耦联受体　G 蛋白是由 3 个亚基组成的异三聚体，位于细胞膜的细胞质侧。G 蛋白有许多种，常见的有激活 AC 的激动性 G 蛋白（stimulatory G protein，Gs）、抑制 AC 的抑制型 G 蛋白（inhibitory G protein，Gi）和激活磷脂酶 G-β（phospholipase C-β，一种特异作用于肌醇磷脂的磷脂酶 C）的 Gq 等。G 蛋白同时具有 GTP 酶活性，水解与 G 蛋白结合的 GTP 为 GDP，从而使 G 蛋白失活。

G 蛋白的效应酶主要是有 AC、磷脂酶 C 等，与第二信使环腺苷酸（cAMP）、二酰甘油（DG）、三磷酸肌醇（IP3）的生成密切相关。第二信使在细胞的信号转导中发挥着十分重要的作用。多数 GPCR 能激活反应链，改变一种或数种细胞内小的信号分子的浓度，通过这些小的信号分子进一步将信号下传，如 cAMP、Ca^{2+}、IP3 和 DG 等，通常将这一类在细胞内传递信号的小分子化合物称为第二信使。cAMP 和 Ca^{2+} 是两种了解比较全面的细胞内信使，在大多数动物细胞中，两种不同的反应途径刺激这两种细胞内信使浓度的改变，大多数 GPCR 仅调节其中一条信号转导途径。

2. G 蛋白与肿瘤

（1）Ras 基因：Ras 蛋白（简称 Ras），Ras 属于单体 GTP 酶 Ras 超家族（Ras superfamily of monomeric GTPase），是位于细胞膜胞质面的膜结合蛋白。GTP 酶激活蛋白（GAP）能使与 Ras 结合的 GTP 水解成 GDP 而使 Ras 失活，而鸟嘌呤核苷酸交换因子（GEF）能使与 Ras 结合的 GDP 交换为 GTP 而使 Ras 激活。Ras 在通过受体酪氨酸激酶介导的信号转导中发挥中心作用，是一种关键的成分，这种信号转导控制细胞的生长和分化。Ras 的突变使其失去信号转导作用，能引起细胞的恶变。

目前认为人类肿瘤的发生是控制正常细胞增生分化和凋亡的多个基因突变的结果。其中，Ras 基因引起的关注较多，因为它是人类肿瘤中发现最多的突变基因之一。总的来说，Ras 突变发生率为所有肿瘤的 20% ~ 30%。在细胞增生分化信号从激活的跨膜受体传递到下游蛋白激酶的过程中，Ras 基因编码的鸟苷酸结合蛋白起作用。肿瘤的第 12 位、第 13 位或第 61 位密码常发生点突变，30% ~ 40% 的肺腺癌、50% 以上的结肠癌和 90% 以上的胰腺癌均有 Ras 基因的点突变，表明 Ras 在肿瘤发病过程中的重要性。

最初在细胞质中合成的 Ras 蛋白前体，经过一系列翻译、修饰过程，最终定位在细胞膜内表面的一侧。这一系列反应中的第一步是通过法尼基蛋白转移酶的作用在 Ras 蛋白淡基端的 CAAX 结构中半胱氨酸残基加上一个类异戊二烯基 – 法尼基基团，这种修饰的蛋白质与细胞的信号传递或肿瘤的发生有关。通过抑制法尼基蛋白转移酶可阻止 Ras 蛋白的法尼基化、裂解和羧甲基化修饰，Ras 蛋白就失去转化细胞的功能，甚至细胞停止分裂。因此，FTI 成为一类新抗肿瘤药物。ras 基因突变的肿瘤细胞，Ras 活性被抑制，即表现出辐射敏感性。Gupta 等发现，H – ras 基因突变的人膀胱癌 T_{24} 细胞比野生型 H – ras，膀胱癌 RT4 细胞辐射敏感性低，存活率高。以 FTI L744832 阻断 Ras 的翻译后加工，抑制 Ras 活性，T_{24} 细胞存活率下降。在 K – ras 基因突变的胰腺癌细胞也得到类似实验结果。转染反义 Ras 片段抑制 Ras 活性，细胞的辐射敏感性增高。Ras 基因突变的肿瘤细胞比经药物作用消除突变的相应细胞更具有辐射抗性。临床试验证明，用 FTI 抑制 Ras 活性，可提高头颈部肿瘤和非小细胞肺癌对放射治疗的疗效。

（2）Ras 与信号转导：Ras 活化可触发一系列胞质激酶的激活，这些胞质激酶包括 MAPK、PI3K、JNK 等。Ras 信号途径至少包括以下几个级联的激酶途径：Ras – MAPK 途径、PI3K 途径、JNK 途径和 p38 途径。

1）Ras – MAPK 信号途径：1989—1991 年，随着 Ksslp、Fus3p 和 Erk1、Erk2、Erk3 序列分别在出芽酵母菌和哺乳动物中的发现，一个新的蛋白激酶家族被确认。由于该家族的成员起初一直作为丝裂原刺激产生的酪氨酸磷酸化蛋白被研究，故而被命名为 MAPK 参与生长因子、激素、丝裂原受体活化信号转导，其信号途径为：信号分子（生长因子等）、受体（具有酪氨酸蛋白激酶活性）、接合蛋白［如生长因子受体结合蛋白（Grb2）］、鸟苷酸释放因子等，（GRF）– Ras – Raf（丝氨酸苏氨酸蛋白激酶）、MAPK 激酶（MAPKK 或 Mek）– MAPK。MAPK 转位到核内是信号传递到转录因子的关键，MAPK 参与转录因子的磷酸化激活过程，调节细胞的生长和分化等。整个 Ras/MAPK 信号通路在胚胎的发育，细胞的分化、增生、死亡等生物学过程中具有重要的调节作用，MAPK 家族是这一信号通路的主要成员。它包括了一系列蛋白激酶的级联反应：Ras 与 GTP 结合后被激活，使 Ras 募集到细胞膜并与之结合，随后 MAPKK、MAPK 依次被磷酸化激活，MAPK 活化一些转录因子、蛋白激酶等，引发多种生物学效应。另外，Ras/GTP 还可以通过 MAP-KKK 来活化 MAPKK。

2）PI3K/Akt 信号途径：PI3K/Akt 信号转导通路一直被认为在肿瘤的进展和抗肿瘤治疗的过程中起重要的作用，因此，随着以 PI3K/Akt 信号转导通路为治疗靶点的研究发展，人们进一步认识到了它对肿瘤治疗预后的影响。磷脂酰肌醇 - 3 - 激酶（PI3K）因可以磷酸化肌醇磷脂肌醇环上的 3' - OH 而得名，是一个包括许多脂质激酶的家族，如一类 PI3K（classIPI3K）由一个调节亚基（p85）和一个催化亚基（p110）组成，又可以由于被受体酪氨酸激酶或 G 蛋白耦联的受体激活而分为两个亚类。当对应的受体被配体激活后，结合并激活 p85，而后 p110 被募集到膜附近，与 p85 结合形成异二聚体，随之 p110 活化，催化膜表面的磷酸肌醇二磷酸［phosphatidylinositol（4，5）- bisphosphate，PIP2］生成磷酸肌醇三磷酸［phosphatidylinositol（3，4，5）- trisphosphate，PIP3］。PIP3 作为第二信使，使 Akt 也称蛋白激酶 B，原癌基因 C - Akt 的产物和磷脂酰肌醇依赖性激酶 - 1（Phosphatidylcholine dependent kinase - 1，PDK1）通过它们各自的 pH 结构域定位到细胞膜内表面，PDK1 磷酸化 Akt 的 Thr308 残基，此外 PDK2 以类似的方式磷酸化 Akt C 端的 Ser473 残基，从而 Akt 被完全激活，作用于多种底物来调节细胞的生存、增生和代谢。Akt/PKB（蛋白激酶 B，protein kinase B）是一种丝氨酸/苏氨酸蛋白激酶，属于 cAMP 依赖的蛋白激酶 A、蛋白激酶 G、蛋白激酶 C（AGC）超家族，它是 PI3K/Akt 通路中的关键分子，通过磷酸化 mTOR、Bad、GSK3、mdm2、Caspase 家族、Fork - head 家族多种作用底物在促进肿瘤细胞的生长、增生，抑制细胞凋亡，促使细胞侵袭和转移，促进血管生成，抵抗化疗和放疗中细胞的凋亡等方面起重要作用。最近在许多人类肿瘤中发现，PKB/Akt 信号通路异常与肿瘤发生、发展关系密切，Akt 可能成为抗肿瘤治疗的一个新靶点。胰腺癌的发生与 EGFR 和它的下游信号通路 Ras - Raf - Mek - Erk，PI3K/Akt 和核因子通路有重要关系。其中 PI3K/Akt 通路除了其潜在的促生长能力外，它的抗凋亡作用和肿瘤细胞对广谱凋亡刺激的抵抗性有密切关系。因此，PI3K/Akt 通路可能是胰腺癌分子靶向治疗的一个潜在新靶点。

3）JNK 途径和 p38 途径：Ras 通过直接结合 Ral，激活 CDCA2 和 Rac，继而通过不同的 Mek 激酶（MKK）调节 JNK 和 p38MAPK 活性，介导由紫外线（UV）、γ 射线、热休克和炎性因子等触发的应激信号和炎性反应。JNK（C - Jun N 端激酶）由 MKK4 和 MKK7 激活，一旦被激活，JNK 即参与 C - Jun、活化转录因子 2（ATF2）和 Elk - 1 等转录因子的磷酸化活化。p38MAPK 由 MKK3 和 MKK6 激活，参与转录因子 ATF2 和 Elk - 1 的活化、调节细胞凋亡等。许多研究认为 JNK 途径参与和 UV 射线诱导的细胞凋亡。但也有人认为，JNK 的激活机制与凋亡过程无关。Butlerfield 等研究发现，不同的 JNK 对辐射效应不同，表达 JNK1 - APF（JNK）的磷酸化位点 Thr - Pro - Tyr 被 Ala - Pro - Phe 替代，明显降低 JNK 活性的小细胞肺癌细胞，UV 诱导的凋亡受抑制，而 JNK2 - APF 对凋亡没有影响。Hochedlinger 等研究认为，缺乏 JNK1 的成纤维细胞的 C - Jun 磷酸化水平降低，抑制 UV 诱导的细胞死亡，而 JNK2 缺乏细胞对 UV 辐射的敏感性增加，表明 JNK2 可能参与细胞的 UV 辐射防护。p38 途径介导细胞死亡有双重性，因细胞类型或作用物不同，可表现为促进凋亡或防护辐射损伤。实验表明，黑色素瘤细胞对电离辐射的抗性与 p38 及其底物 ATF2 通过抑制核因子 – B(NF – κB) 作用而抑制细胞表面死亡受体 Fas(CD95) 的表达有关。用显性负 p38 或 p38 抑制药 SB203580 处理黑色素瘤细胞，NF – κB 活性、Fas 表达和短波紫外线(UVC)诱导细胞凋亡水平都明显增高。角质形成细胞抗 UV 辐射与 p38 激活以及 p53 蛋白相关，用显性负突变的 p38 或 p53 蛋白处理细胞，UV 辐射诱导细胞凋亡都增加。但在 T_{24} 细胞，抑制 p38 的活性并不影响细胞的辐射抗性。

3. 信号转导通路与肿瘤靶向治疗　法尼基转移酶(farnesyltransferase，FTase)：是蛋白法尼基化后信号转导途径中几个关键蛋白的定位分布和功能发挥所需要的。其中之一是低分子质量的 GT – Pase 家族，也即 ras(K – ras、N – ras 和 H – ras) 家族。Ras 蛋白转导生物信号从细胞表面受体到细胞核，以调控一些重要的生命过程，包括细胞分裂周期、细胞分化和凋亡。在正常情况下，p12ras 蛋白的抑制物能与其结合而处于无活性状态，但当 Ras 基因在致癌物质作用下发生突变时，则 p12ras 结构发生变化，突变的 Ras 蛋白不能水解 GTP，一直保持活化态构象，导致肿瘤细胞增生失控和无限增生。Ras 基因的突变在肿瘤细胞中是十分普遍的，人肿瘤细胞中有 30% 的 Ras 基因发生突变，其表达产物 Ras 蛋白在细胞的增生和恶性转化方面起重要作用。Ras 活化的第一步为法尼基化，即 FTase 将法尼基焦磷酸中的法尼基基团转移到 Ras 蛋白的 CAAX(C：半胱氨酸，A：脂肪族氨基酸，X：任何氨基酸)的半胱氨酸残基上，因此，FTase 是很好的药物作用靶点，对 FTase 的抑制就能阻断 Ras 的活化。由于 Ras 需要法尼基化后才能产生诱发肿瘤的活性，引起了研究者的兴趣，研究发现抑制 Ras 蛋白的功能将有效地抑制癌细胞的信号转导，引起细胞死亡。因此 FTI 作为潜在的抗癌药物成为可能。

除了针对 Ras 蛋白的抑制药，上面的信号转导通路也可以成为阻断肿瘤发生发展的靶点。

二、酶耦联受体介导的信号转导系统

酶耦联受体和 GPCR 一样也是一类跨膜蛋白质，与细胞外信号分子结合的结构域在细胞膜外，细胞内的胞质结构域本身即具有酶活性，或直接与其他酶相关联。已知有 5 种类型酶耦联受体：①受体鸟苷酸环化酶：这类受体与细胞外信号分子结合后，能催化细胞质内 cGMP 的生成，因该跨膜受体的胞质结构域具有鸟苷酸环化酶活性，催化 GTP 生成 cGMP，cGMP 再激活 cGMP 依赖的蛋白激酶(cGMP dependent protein kinase G 激酶)，G 激酶能使靶蛋白上的丝氨酸或苏氨酸残基磷酸化，激活靶蛋白。在此信号转导系统中，cGMP 是细胞内信号分子。与 cAMP 信号不同之处是：在 cAMP 信号途径中联系受体与环化酶的是 G 蛋白，而在 cGMP 信号途径中此联系通过受体本身。但在某些细胞中，如视觉细胞，cGMP 的生成也通过 G 蛋白。通过受体鸟苷酸环化酶途径的细胞外信号还有心钠素等；②受体酪氨酸激酶；③酪氨酸激酶相关受体；④受体酪氨酸磷酸酶；⑤受体丝氨酸/苏氨酸激酶。

受体酪氨酸激酶是第一个被确认具有酪氨酸特异的蛋白激酶活性的受体，是 EG – FR。EGF 受体只有一条肽链，约有 1200 个氨基酸残基组成。当 EGF 与 EGF 受体结合后，受体的细胞质酪氨酸激酶结构域即被激活，激活的酪氨酸激酶能选择性地使受体蛋白本身的酪氨酸残基或其他靶蛋白上的酪氨酸残基磷酸化。现已发现，大多数生长因子和分化因子的受体都属这一类受体，这些受体都可以通过自身磷酸化来启动细胞内信号的级联反应。

JAK 家族有 7 个高度保守结构域(JH)，无跨膜结构域。JH1、JH2 具有催化功能，JH3-7 中最保守的是 JH4，中心的 18 个残基在整个家族成员中均相同，但它们无催化活性，可能在受体与 JAK 耦联过程中发挥作用，C 端有 2 个功能区，即催化功能区和激酶相关功能区，N 端在 JAK 与受体蛋白耦联的过程中发挥调节作用，该家族包括 JAK1、JAK2、JAK3 和 TYK2。信号转导和转录活化蛋白(STAT)最初是作为 γ-IFN 调控下游基因表达的 DNA 结合蛋白而被认识的，是一种与 DNA 结合的独特蛋白家族 E21。该家族包括 STAT1、STAT2、STAT3、STAT4、STAT5a、STAT5b 和 STAT6 7 个成员。

JAK-STAT 信号转导途径是酪氨酸激酶相关受体信号转导系统中一个比较典型的例子。细胞因子受体介导的 JAK-STAT 信号转导途径是目前细胞因子研究领域的热点。该途径广泛参与细胞的增生、分化以及免疫调节等过程，是多种细胞因子和生长因子信号转导的重要途径。在正常细胞中，激活 STAT 是一个瞬时的过程，而在癌症细胞中，STAT 蛋白被持续激活，尤其是 STAT1、STAT2 和 STAT6 的功能主要与生长抑制有关，而 STAT2 和 STAT6 可通过抑制凋亡或诱导细胞增生作用参与肿瘤的发生发展。相对而言，缺乏 STAT 活性作用的正常细胞或肿瘤细胞对药物的耐受能力更强，如使用非常显性 STAT 或反义寡核苷酸，直接干预 STAT 信号时可获得相似的效应，有关 STAT 信号途径的研究为人类肿瘤的干预治疗提供了新的分子靶点。

JAK-STAT 途径信号转导过程大致如下：细胞膜上的细胞因子受体与相应的配体结合后，形成同源或异源二聚体，使胞质内 JAK 处于适当的空间位置而相互磷酸化，活化后的激酶使受体链酪氨酸残基磷酸化，STAT 通过 SH2 结构域将 STAT 补位到受体复合物的酪氨酸磷酸化特异位点，此时 JAK 接近 STAT 并使 STAT 的一个羟基酪氨酸磷酸化，从而激活 STAT，活化后的 STAT 与受体分离，形成二聚体，转位至胞核，与其他转录调节药相互作用，诱导基因的表达，通过胞核内的酪氨酸磷酸酶和(或)通过蛋白质降解，STAT 脱磷酸化，从而终止信号的转导。

EGFR 属于跨膜受体酪氨酸蛋白激酶(TPK)家族，它参与调控细胞代谢、增生、迁移和分化。该受体与相应配体结合成二聚体，激活其固有的酪氨酸激酶活性，磷酸化自身酪氨酸残基，从而活化 EGFR，活化的 EGFR 激活与其相互作用的下游信号转导因子(这些蛋白都具有 SH2 和 PTB 结构域)。EGFR 信号转导和转录活化蛋白 3(EGFR-signal transducer and activator of transcription 3，EGFRSTAT3)信号转导通路是由活化的 EGFR 触发的几个通路之一。EGFR 胞内区的酪氨酸磷酸化后激活 STAT，激活的 STAT 二聚化后移位至细胞核，结合于靶基因启动子的 STAT 反应元件，调节相应基因转录，核内磷酸化的 STAT 在磷蛋白磷酸酶的作用下脱磷酸后，重新返回胞质，信号中止。了解 EGFR-STAT3 转导通路对于理解 EGFR 高表达如何影响肿瘤的生物学变化具有非常重要的意义。

缺乏 TPK 活性的细胞因子和生长因子的受体与相应配体结合后，需借助活化的 JAK 激活 STAT 从而影响基因转录，这一信息传递途径即 JAKS-STAT 信号转导通路。由于 EGFR 具酪氨酸激酶活性，因此其可不依赖 JAK 直接活化 STAT。EGFR C 端区的多个酪氨酸残基参与其对 STAT3 的结合和活化。而且，EGFR 本身还存在一负性调节 STAT 活化的区域，这一区域位于 Tyr1184 和 Glu1172 之间，这种负性调节作用可能是通过募集细胞因子信号传送的沉默子（SOCS）SOCS1 和 SOCS3，从而诱导 EGFR 降解实现的。最近发现 Src 激酶参与 EGFR 对 STAT3 的活化。因此，抑制 Src 活化可能有利于治疗存在活化的 EGFR － STAT3 信号转导途径的肿瘤。

鉴于 EGFR － STAT3 途径在许多肿瘤发生、发展中的作用，可以通过阻断 EGFR － STAT3 通路来治疗肿瘤。阻止 EGFR 行使功能的策略有下调 EGFR 表达，阻止 EGFR 活化和（或）磷酸化，抑制 EGFR 下游信号转导。EGFR 抑制药一般分为 4 类：配体毒性交联剂、单克隆抗体、TKI 和反义技术。EGFR － TKI ZD1839 已进入Ⅲ期临床试验，对参与Ⅰ期临床试验的患者进行连续皮肤活检，初步分析表明，它可以显著降低 EGFR 活化的下游信号转导分子的磷酸化水平，其中包括 STAT3。其他 EGFR － TKI，如 SU5416 和 OSI － 774 也已进入Ⅲ期临床试验，相关的试验结果还未见报道。通过阻止 STAT3 抑制肿瘤生长的途径有：反义寡核苷酸的转染、反义基因疗法、STAT3 负显性结构体的过表达、磷酸酪氨酸肽（phosphotyrosyl peptide）和上游激酶抑制药的引入。已证实 STAT3 特异性阻滞药能使肿瘤细胞株生长抑制和（或）凋亡。

JAKA － STAT 途径在非小细胞肺癌中的作用，受到越来越多的学者重视，这可能成为治疗肺癌的一条新途径，特别是通过阻断 STAT3，在非小细胞肺癌中的活化，而阻止肺癌发生发展。

三、蛋白质酪氨酸激酶与受体酪氨酸激酶信号转导途径

1. 蛋白质酪氨酸激酶信号转导途径　蛋白质酪氨酸激酶（PTK）是一类具有酪氨酸激酶活性的蛋白质，为最常见的细胞生长因子受体，其介导的信号转导与肿瘤的发生密切相关。酪氨酸的磷酸化作用在细胞的生长、增生和分化中具有重要作用，其能催化三磷腺苷上的磷酸基转移到许多重要蛋白质的酪氨酸残基上，使其发生磷酸化，从而激活各种底物酶，并通过一系列反应影响细胞生长、增生和分化。PTK 在细胞内的信号转导通路中占据十分重要的地位，调节着细胞体内生长、分化、死亡等一系列生理或生化过程。已有资料表明，超过 50% 的原癌基因和癌基因产物都具有蛋白酪氨酸激酶活性，它们的异常表达将导致细胞增生调节发生紊乱，进而导致肿瘤发生。此外，酪氨酸激酶的异常表达还与肿瘤的侵袭和转移，肿瘤新生血管的生成，肿瘤的化疗抗性密切相关。

2. 受体酪氨酸激酶信号转导途径　受体酪氨酸激酶（RTK）可将细胞外信号转入细胞内，与配体结合，诱导胞质区自磷酸化、构象变化并可增加酪氨酸激酶活性。RTK 通常是一类具有内源性 PTK 活性的细胞表面受体，它具有一个胞外配体结合区域、一个跨膜区域和一个胞内激酶区域，根据其细胞外配体结合区域结构的不同，分为 4 个不同的亚类。第一亚类为 EGFR 家族，EGFR 酪氨酸激酶是细胞外信号传递到细胞内的重要枢纽，它在信号转导、细胞增生与分化以及各种调节机制中发挥着重要作用；第二亚类为胰岛素受体（INSR）家族，包括胰岛素受体、IGFR 等，是由两个 α 单位和两个 β 单位组成的四聚体，在血细胞肿瘤当中常见此类受体的高度表达；第三亚类为 PDGFR 家族，主要包括 PDGFR － α、PDGFR － β、集落刺激因子 1 受体（CSF － 1R）和干细胞因子受体（stemcell factor receptor，C － kit），这类受体被激活后会导致许多人类疾病的发生；第四

亚类为 FGFR 家族,由 FGFR-1、FGFR-2、FGFR-3 和 FGFR-4 组成,它们可调节多种细胞生长、分化等过程,在血管生成、伤口愈合和肿瘤发生等过程中发挥着重要作用。此外,还有一类比较常见的受体型酪氨酸激酶,即 VEGFR 家族,包括 VEGFR1(Flt-1)、VEGFR2(KDR-Flk-1)和 VEGFR3(Flt-4),这类受体能促进调节血管生成,对血管内皮细胞具有促分裂和趋化作用。其中,研究最多的是 EGFR 家族。

第三节　肿瘤抗原机制

一、肿瘤及肿瘤抗原

1. 肿瘤抗原　是细胞在癌变发生、发展过程中新出现或过度表达的抗原物质的总称。它们大多属于蛋白质、糖蛋白、蛋白多糖或糖脂,通常呈异质性表达。肿瘤抗原是肿瘤免疫学的核心,人类肿瘤抗原的寻找和鉴定不仅有助于阐明肿瘤免疫的分子机制,也是建立新的肿瘤免疫学诊断和防治方法的基础。目前认为机体产生肿瘤抗原的机制主要包括:细胞癌变过程中基因突变或原本不表达的基因被激活合成了新的蛋白质分子;抗原合成环节异常,由于糖基化等原因导致异常细胞蛋白质的特殊降解产物;由于基因突变使正常蛋白质分子构象改变;正常情况下处于隐蔽状态的抗原表位暴露;多种膜蛋白分子,如信号转导分子的异常积聚、外源性基因(如病毒基因)的表达,以及胚胎抗原或分化抗原的表达异常。

2. 肿瘤抗原的特点

(1)免疫源性:肿瘤抗原在本质上是肿瘤细胞在癌变和恶性增生过程中出现的新的抗原性物质。因此,一般来说,肿瘤抗原可被机体的免疫系统识别为"异己",具有免疫源性,可刺激机体产生免疫反应。但由于肿瘤抗原的免疫源性一般较弱,往往不能引起有效的免疫应答。

(2)特异性:抗原的特异性是指某一抗原分子只能诱导相应淋巴细胞发生免疫应答的专一性以及某一抗原分子只能与相应抗体或致敏淋巴细胞特异性结合的专一性。

肿瘤抗原的特异性是指其是否为肿瘤所特有。肿瘤特异性抗原是指其只存在于肿瘤组织中而不存在于正常组织中的抗原。根据其在不同带瘤个体和不同组织学类型肿瘤中的分布差异,可分为3类:①只存在于某一个体的某一肿瘤而不存在于其他个体的同组织学类型肿瘤和正常组织,也不见于同一个体的其他肿瘤,这类肿瘤抗原的研究尚无明显突破;②存在于同一组织学类型不同个体肿瘤中,如黑色素瘤相关排斥抗原,可见于不同个体的恶性黑色素瘤细胞,但是正常黑色素细胞不表达此类抗原;③不同组织学类型的肿瘤所共有,如突变的 Ras 癌基因产物可见于消化道癌、肺癌等肿瘤细胞,而与正常原癌基因 Ras 表达产物在氨基酸顺序等方面有些差异,并能被机体免疫系统所识别。

(3)免疫反应性:肿瘤抗原具有所有抗原的免疫反应特性。根据它们所引发的免疫应答反应过程和产物的不同,分为两类:①细胞毒 T 淋巴细胞的识别抗原:此类抗原能够为 CTL 所识别并刺激产生致敏的细胞毒 T 淋巴细胞,而带有该类抗原的肿瘤细胞可成为 CTL 靶细胞,为 CTL 介导的 MHG – Ⅰ 类分子限制性杀伤作用所杀伤;②B 淋巴细胞(抗体)识别抗原:此类抗原为 B 淋巴细胞所识别并引起抗体,产生针对此类抗原的抗体细胞介导的细胞毒性(CMC)作用和 ADCC 作用杀伤肿瘤细胞,但此种作用相当有限。

3. 肿瘤的抗原分类

(1)癌基因蛋白抗原肽:化学或物理等致癌因素诱发原癌基因的激活和抑癌基因的失活,产生大量的蛋白质产物作为一种新的肿瘤抗原受到人们的关注,这类抗原在细胞内经过一系列加工处理,形成特定的片段,即抗原肽与 MHC – Ⅰ 类分子完全匹配后递呈到细胞表面被相应 T 细胞受体(TCR)识别,组成抗原肽 – MHC – TCR 复合物,从而激活细胞毒性 T 淋巴细胞(CTL)效应。

(2)致瘤病毒基因抗原肽:某些肿瘤是由病毒引起,此类肿瘤抗原由病毒基因编码、又不同于病毒本身,可以具有较强的抗原性。

(3)肿瘤特异性抗原肽:此类抗原肽主要在肿瘤细胞中表达,在正常组织中不表达,如 MAGE、BAGE 和 GAGE 家族基因在除精子外的所有成年正常组织细胞中都处于隐性状态,但在许多人类肿瘤,如黑色素瘤、肺癌、头颈部肿瘤和膀胱癌中可得以表达,黏蛋白基因家族在正常乳腺、小肠、气管和支气管中处于隐性状态,在多种腺癌,如胰腺癌、乳腺癌中则高表达,此类抗原肽呈现出高度肿瘤特异性。

(4)组织特异性分化抗原肽:此类抗原肽主要分布在黑色素瘤中。它们只在黑色素瘤细胞和相应正常的黑色素细胞中表达,在其他组织来源的细胞中均不表达,呈现出组织特异性。酪氨酸(tyrosinase,TYR)是第一个被发现的组织分化基因,该基因编码酪氨酸。目前已发现的三种酪氨酸酶抗原肽序列,分别被各自特异的 HLA 分子递呈。

(5)胚胎抗原肽:胚胎抗原是在胚胎发育阶段由胚胎组织产生的正常成分,在胚胎后期减少,出生后逐渐消失,或仅存留极微量,但当细胞癌变时恶性肿瘤细胞通常停留在细胞发育的某个幼稚阶段,其形态和功能均类似于未分化的胚胎细胞,此类抗原可重新合成,如甲胎蛋白和 CEA。

4. 肿瘤抗原的递呈 机体对肿瘤细胞的免疫排斥作用主要由细胞免疫所介导,能诱导细胞免疫的抗原由 MHC – Ⅰ 类分子所递呈。MHC – Ⅰ 类分子主要递呈 $8 \sim 12$ 个氨基酸大小的内部抗原递呈给 $CD_8{}^+$ 淋巴细胞,它所结合的抗原肽多数来源于肿瘤细胞核或细胞质中的蛋白质,来源于细胞表面的也不少见。MHC 分子所递呈的抗原肽需要由抗原呈递细胞(antigen – presenting cell,APC)加工成可以递呈的小片段,体内最重要的 APC 是树突细胞(dendritic cell,DC)。DC 将肿瘤抗原吞噬后分解加工呈短肽,输送到细胞表面与 MHC – Ⅰ 类分子结合,然后再与 $CD_8{}^+$ 淋巴细胞结合,完成抗原的递呈,引起特异性免疫反应。

二、针对肿瘤抗原的单抗药物靶向治疗肿瘤

动物脾脏中有上百万种不同的 B 淋巴细胞系,具有不同基因的 B 淋巴细胞合成不同的抗体。当机体受不同抗原刺激时,抗原分子上的抗原决定簇分别激活各个具有不同基因型的 B 细胞。被激活的 B 细胞分裂增生形成效应 B 细胞(浆细胞)和记忆 B 细胞,大量的浆细胞克隆合成和分泌大量的抗体分子分布到血液和体液中,引起针对特定抗原的

免疫反应。如果能够选出一个产生一种专一抗体的浆细胞进行培养，就可以得到由单细胞经分裂增生的细胞群，即单克隆。单克隆细胞将合成针对特定抗原决定簇的抗体，称为单克隆抗体。

肿瘤靶向治疗的基本要求是靶向药物在肿瘤部位有相对较高的浓度，停留时间长，对肿瘤靶细胞有较强的杀伤活性，即靶向药物具有在体内分布的特异性与对靶细胞作用的特异性特点。单克隆抗体具有可以高度特异性结合抗原的特点，且作用具有特异性，能够满足抗肿瘤靶向药物治疗的基本要求。因此，研究开发与特定的肿瘤抗原特异性结合的单克隆抗体，就可以达到抑制肿瘤的效果。用于治疗疾病的单克隆抗体制剂统称单抗药物或单克隆抗体治疗。抗肿瘤单抗药物一般包括两类：一类是抗肿瘤抗体，包括抗体及其片段；另一类是抗肿瘤单抗耦联物，或称免疫耦联物。免疫耦联物分子由单抗与耦联物两部分构成。可被耦联物质主要有三类，即放射性核素、化疗药物和生物毒素，与单克隆抗体连接分别构成放射免疫耦联物、化学免疫耦联物和免疫毒素。目前，国际上 FDA 批准上市的治疗性单抗中就有 1/3 用于肿瘤治疗。

1. 抗肿瘤单抗

（1）单抗药物

1）Rituximab：是 1997 年美国 FDA 第一个批准用于肿瘤治疗的单抗药物，是针对 B 细胞 CD20 抗原研制的高纯度的人鼠嵌合型单克隆抗体，部分可变区为鼠源，其他部分和稳定区为人源。CD20 是 B 细胞从前 B 细胞向成熟活化 B 细胞分化过程中表达的表面抗原参与调节 B 细胞的生长和分化，有 90% 以上的 B 细胞非霍奇金淋巴瘤表达 CD20。进入人体后 Rituximab 与 CD20 特异性结合，通过经典的 CMC、ADCC 及抑制细胞增生和直接诱导成熟 B 细胞凋亡杀伤肿瘤细胞，不影响原始 B 细胞。同时，Rituximab 结合 CD20 后，可导致细胞内信号转导严重混乱，从而发挥治疗作用。目前，Rituximab 主要用于治疗复发或难治性低度或滤泡型 CD_{20}^+ B 细胞非霍奇金淋巴瘤。目前已有报道：Rituximab 单药作为一线药物治疗低度恶性 B 淋巴细胞瘤，或与化疗药物联合使用效果显著，是目前国际上临床治疗的首选方案。

2）Trastuzumab：是一种针对 HER-2/neu 原癌基因产物的重组 DNA 人源化 IgG 单克隆抗体，于 1998 年被美国 FDA 批准上市。主要用于治疗 HER-2 过度表达的转移性乳腺癌和 HER-2 过度表达的转移胃或胃食管连接部腺癌，包括单药治疗已接受过 1 个或多个化疗方案的转移性乳腺癌合胃腺癌；与紫杉类药物合用治疗未接受过化疗的转移性乳腺癌。

3）贝伐单抗（Bevacizumab，商品名：阿瓦斯汀，Avastin）：是一种重组的人类单克隆 IgG_1 抗体，通过抑制人类 VEGF 的生物学活性而起作用。阿瓦斯汀可结合 VEGF 并防止其与内皮细胞表面的受体（Flt-1 和 KDR）结合。在体外血管生成模型上，VEGF 与其相应的受体结合可导致内皮细胞增生和新生血管形成。在接种了结肠癌的裸鼠（无胸腺）模型上，使用阿瓦斯汀可减少微血管生成并抑制转移病灶进展。有两个随机的临床研究用于评价阿瓦斯汀联合以氟尿嘧啶为基础的化疗在治疗转移性结直肠癌的疗效和安全性。结果显示接受氟尿嘧啶/LV + 阿瓦斯汀 5mg/kg 治疗组在无进展生存期方面显著好于未接受阿瓦斯汀治疗组。国内外多项临床观察显示该药在结直肠癌、肺癌和乳腺癌的临床应用取得肯定疗效。

(2)单抗药物研究的主要趋向：单克隆抗体药物是现代生物技术重要组成部分，在20世纪80年代后迅猛发展，在临床诊断和治疗中广泛应用。由于鼠源性单克隆抗体在治疗中存在异源性，引起抗体反应而影响了临床疗效，而且可能给患者带来严重后果，因此，20世纪90年代一度受人冷落处于低谷，随着医学科学特别是生物学和免疫学的发展近几年又再度成为生物技术药物领域研究的热点。目前的抗肿瘤单抗药物研究又体现出新的发展趋势和特点。

1)单克隆抗体人源化：研究证明，在临床治疗中使用鼠源性单抗的主要障碍之一是产生 HAMA 反应，为了使单抗药物早日广泛地用于临床治疗，减少 HAMA 反应，应大力研发人源化的单抗。而获得人源化的单抗主要通过基因工程技术制备嵌合抗体或改形抗体，目前在临床应用的抗肿瘤单抗药物 Rituximab 属于嵌合抗体，Trastuzumab 为重组人源化单克隆抗体。2008年2月，我国研制生产的首个人源化单抗药物泰欣生获得国家食品药品监督局(SFDA)批准，正式上市，是我国在单抗药物人源化技术研究的突破。

2)寻找新的分子靶点：单克隆抗体对相应的肿瘤抗原具有高度的特异性，寻找和筛选有效的肿瘤抗原，激活机体的细胞和体液免疫应答，是单抗药物显示靶向性抗肿瘤作用的分子基础。随着肿瘤分子生物学和生物技术发展，寻找更多与肿瘤细胞相关的抗原分子靶点是研制单抗药物一个方面，也是早日攻克肿瘤难题的关键之一。

3)耦联物载体分子小型化：抗肿瘤单抗耦联物分子大，以至于进入机体后难以通过毛细血管内皮层和细胞外间隙到达实体瘤深部的肿瘤细胞，达到有效的治疗效果。而通过酶切方法可得到单抗 F(ab)或 Fab 片段其分子质量仅相当于完整抗体的 2/3 或 1/3 左右，业已证明，Fab 片段更易穿透细胞外间隙到达深部的肿瘤细胞，因此适用于抗肿瘤治疗。裸鼠体内试验证实，由单抗 Fab 片段与绿脓杆菌外毒素片段构成的免疫毒素比由完整单抗构成的免疫毒素有更高的疗效，而且毒性较低。

4)单抗药物的高效化：由于单抗药物实际到达肿瘤细胞的数量有限，为取得良好的治疗效果，单抗药物需要高效化，达到仅有微量单抗药物到达靶部位就可杀伤肿瘤细胞。而高效化单抗药物的获得，需要高效药物与单抗耦联。抗肿瘤抗生素卡奇霉素/刺孢霉素(Calicheamicin)对肿瘤细胞的杀伤活性比阿霉素强 1000 倍。2000 年 FDA 批准用于治疗复发的急性髓性白血病的吉妥珠单抗奥唑米星(Mylotarg)就是重组人源化 IgG4 单克隆抗体(吉妥珠单抗)与卡奇霉素/刺孢霉素(Calicheamicin)的耦联物。

5)具有抗体功能的融合蛋白：利用 DNA 重组技术制备具有抗体功能的融合蛋白是新的发展趋向。融合蛋白一般由抗体的 Fv 部分和活性蛋白部分组成，且免疫源性低、分子质量小。动物实验证明，单抗 Fv 片段与绿脓杆菌外毒素片段(PE40)耦联构成的免疫毒素有显著疗效。将抗 CD22 单抗的 Fv 片段与绿脓杆菌外毒素片段耦联构成的免疫毒素，现已进入 I 期临床研究。

2. 抗肿瘤单抗耦联物　通常将抗体与放射性核素、抗肿瘤药物和生物毒素交联构成的放射免疫耦联物、化学免疫耦联物和免疫毒素用于抗肿瘤治疗称作第一代抗体导向的肿瘤治疗。

(1)抗体与放射性核素耦联：将单克隆抗体与放射性核素进行耦联，利用抗体与肿瘤细胞表面抗原特异性结合的特点，将放射性核素导向肿瘤细胞组织，通过内照射杀伤肿瘤细胞或抑制肿瘤生长，主要用在较弥散分布的实体瘤或已有全身多部位转移的肿瘤。该方法的优点是核素易于和抗体耦联，容易跟踪观察，从而确定其在体内的分布和半衰期，能使周围细胞受到照射，这样即使部分肿瘤细胞不表达抗原、不同单抗结合，仍可被核素射线照射。其中以^{131}I和^{90}Y最为常用。已应用于结肠癌、淋巴瘤和白血病的治疗。

（2）抗体与抗肿瘤药物耦联：单克隆抗体与抗肿瘤药物，如甲氨蝶呤、阿霉素、柔红霉素、丝裂霉素、顺铂、环磷酰胺、紫杉醇，以及长春碱类衍生物等耦联，将药物导向抗原阳性的肿瘤靶细胞，抗肿瘤药物通过抑制细胞DNA或蛋白质合成、干扰破坏细胞核酸或蛋白质功能、抑制细胞有丝分裂等进行有选择性地杀伤肿瘤细胞和抑制肿瘤细胞的增生，应用于肝癌、肺癌和结肠癌等患者。

光敏剂结合单抗耦联物：光动力疗法（PDT）是利用光动力反应进行疾病治疗的一种新技术。生物组织中的光敏物质受到相应波长的光照时，吸收光子能量，由基态变成激发态，激发态的光敏物质极不稳定，迅速经过物理退激或化学退激释放出能量返回基态，其化学退激过程可以生成大量活性氧，活性氧与多种生物大分子相互作用，损伤细胞分子结构和功能，产生治疗作用。光敏剂结合单抗耦联物是第三代光动力治疗药物，肿瘤选择性更高，有极强的聚集性，从癌组织排泄缓慢，而从正常组织迅速排泄，从而进一步提高光动力抗肿瘤效果。

（3）抗体与生物毒素耦联：抗体耦联生物毒素类抗肿瘤药物（免疫毒素）是利用抗体与肿瘤细胞表面抗原特异性结合的特点，将与抗体耦联的生物毒素作用于靶肿瘤细胞，通过改变信号转导或抑制蛋白质合成等途径杀伤肿瘤细胞，抑制肿瘤增生和转移。主要生物毒素有白喉毒素、铜绿假单胞杆菌毒素及蓖麻毒素等。

抗体导向酶耦联利用抗体与肿瘤细胞表面抗原的特异性结合，将前体药物的专一性活化酶与单抗耦联，导向输入到靶细胞部分，再注入前体药物，使其在酶的作用下转化为活性药物，进而杀伤肿瘤细胞。目前这种用作前体药物的抗癌药有苦杏仁苷、氮芥、依托泊苷、阿霉素、丝裂霉素等。而作为活化前体药物的导向酶有碱性磷酸酶、青霉素V或G酰胺酶、羟基酰胺酶、胸腺嘧啶核苷酶、β-葡萄苷酶和Ⅳ型胶原酶等。例如，β-葡萄糖苷酶可使苦杏仁苷转化为氰化物，使细胞呼吸抑制死亡。利用β-葡萄糖苷酶这一催化特性，可将CEA单抗与β-葡萄糖苷酶耦联，研究其对人大肠癌Lovo细胞的体外杀伤作用。结果显示，与对照组相比，抗CEA单抗与β-葡萄糖苷酶耦联物治疗组具有更强的细胞杀伤能力。

三、针对肿瘤抗原的肿瘤疫苗靶向治疗肿瘤

由于肿瘤细胞极大的遗传不稳定性和异质性，在机体环境长时间的免疫选择压力下，启动一系列的免疫逃避机制，包括肿瘤抗原的丢失、MHG-Ⅰ类分子表达下调、抗原加工缺陷、表达干扰细胞毒作用的蛋白酶及表达FasL等，分别针对T细胞对肿瘤的识别阶段和效应阶段，对抗机体的抗肿瘤免疫反应。肿瘤疫苗靶向治疗肿瘤本质上是一种生物治疗手段，将制备的肿瘤疫苗输入人体，利用肿瘤疫苗的肿瘤抗原特异性地激发、增强机体对肿瘤主动免疫排斥反应，主动识别并有效杀死恶性肿瘤细胞，以治疗和预防

肿瘤。

1. 肿瘤疫苗 100 多年前，Caley 用细菌疫苗免疫机体时，观察到肿瘤缩小。此后人们认识到肿瘤可以诱发免疫反应，而机体免疫系统对肿瘤也具有监视作用。肿瘤疫苗的产生正是基于这种认识，运用增强 TSA 的免疫源性的基本方法，诱发机体的抗肿瘤免疫应答，以达到缩小和消除肿瘤的目的。

制备各种肿瘤疫苗是围绕如何增强肿瘤的免疫源性和机体的抗肿瘤免疫应答以及如何打破肿瘤免疫耐受这一核心问题进行的。通过肿瘤疫苗应用，激活和增强机体免疫系统对肿瘤抗原的识别能力，改善免疫微环境，产生特异性抗肿瘤细胞免疫效应，阻止肿瘤进展，最终消除肿瘤。理想的肿瘤疫苗不仅能诱导主动免疫，刺激宿主产生有效的免疫应答，而且还要安全、无毒副反应，能为预防肿瘤复发提供帮助性的长期免疫记忆功能。

2. 肿瘤疫苗的种类

(1)肿瘤细胞疫苗：如德国癌症治疗中心研发的新城鸡瘟病毒(NDV)修饰的自体肿瘤细胞疫苗(NDV - ATV)在多中心、多肿瘤临床治疗中取得良好效果。

(2)多肽疫苗(肿瘤抗原疫苗)：是采用 TAA 和(或)TSA 的特异性表位多肽诱导特异性的细胞毒性 T 淋巴细胞(CTL)免疫应答，且在所有肿瘤治疗性疫苗中，多肽疫苗的特异性最强。最早进入临床 I 期、II 期实验多肽疫苗是用于黑色素瘤的多肽疫苗，总的来说，在接受治疗的患者中 10% ~30% 会有一定的效果。Osio 等用 MAGE - 3 的 HLA - A24 限制性表位多肽体外刺激外周血单核细胞(peripheral blood mononuclear cell, PM-BC)，成功诱导产生了特异性的 CTL。Wang 等用 Melon - A/Mart - I 27 - 35 多肽疫苗治疗 22 例 III 期、IV 期术后的黑色素瘤患者，结果 10 例患者的生存时间延长。同样，Rosen-berg 等在一项研究中证实，用黑色素瘤分化抗原 gp100 的多肽疫苗 + IL - 2 免疫 16 例黑色素瘤患者，其中 6 例(38%)出现肿瘤缩小。

但是，多肽疫苗的缺点是免疫源性弱，单用多肽疫苗免疫患者，多肽在体内易被肽酶降解，所诱导的 CTL 不易突破使肿瘤消退的阈值。因此，应该对表位多肽进行修饰或采用多肽疫苗则可提高其免疫源性，诱导更强的 CTL 活性。

超抗原能够激活全部携带 T 细胞抗原识别受体 Vβ 片段的 T 细胞，激活的 T 细胞克隆数约是普通抗原的 1000 倍，产生强大的杀伤靶细胞的作用，为肿瘤抗原疫苗的研究提供了新思路。

(3)基因疫苗：又称核酸疫苗或 DNA 疫苗，是由将肿瘤特异性抗原基因插入到真核表达质粒构建重组质粒。基因疫苗免疫机体后，抗原基因在受体细胞内表达，经过一定的途径呈递抗原，激活机体免疫系统。寻找肿瘤抗原基因是最重要的第一步。其中特异性是最重要的，只有那些特异性的抗原对基因疫苗研究才具有重要意义。

基因疫苗的优点是：基因疫苗在体内可以不断产生抗原刺激免疫系统，载体质粒本身可作为佐剂，易于诱导 CTL；DNA 接种载体(如质粒)的结构简单，提纯质粒 DNA 的工艺简便，处理步骤简单，不需低温保存，因而生产成本较低，可以大量生产；DNA 分子克隆比较容易，使得 DNA 疫苗能根据需要随时进行更新；DNA 序列编码的仅是单一的一段病毒基因，基因疫苗不与染色体 DNA 整合，基本没有毒性逆转的可能，使用安全。缺点是：目的基因表达水平往往不理想；长期低水平表达抗原可能诱发机体免疫耐受。

（4）肿瘤抗原激发的树突细胞疫苗：树突细胞 DC 是正常人体内存在一种具有强大的递呈抗原功能的细胞（APC），它相当于信使，它能够识别、捕获、加工、递呈抗原，将肿瘤抗原信息传递给免疫系统，帮助肿瘤患者重建免疫监视和杀死癌细胞的功能，由于它不仅对肿瘤有杀伤功能，而且对免疫系统有重建和修复功能。将肿瘤抗原直接导入 DC，使其发挥递呈抗原并激活 T 细胞的功能，成为肿瘤免疫治疗的有效途径。方法有用肿瘤细胞裂解产物、肿瘤抗原蛋白、肿瘤抗原多肽、合成肿瘤抗原肽冲击 DC，或用肿瘤来源的 RNA 冲击 DC，也可以将肿瘤细胞与 DC 细胞进行融合，或用肿瘤抗原病毒载体转染 DC。

研究证明，TAA 多肽刺激或致敏的 DC，在体内能够有效地引发抗肿瘤的免疫应答，抑制荷瘤小鼠的肿瘤生长和转移。Mutl 抗原八肽是小鼠 Lewis 肺癌的 TSA，体外经 Mutl 刺激的 DC 能诱导小鼠对 Lewis 肺癌的免疫排斥反应。目前利用肿瘤抗原多肽刺激的 DC 疫苗已进入临床试验和应用。李明松等联合应用 GM – CSF 及 IL – 4 培养胃癌患者外周血中的 DC，以人胃癌细胞株 SGG – 7901 肿瘤抗原粗提取物刺激 DC。结果发现，此 DC 可诱导对 SGC – 7901 特异的细胞毒性 T 淋巴细胞，从而抑制裸鼠体内 SGC – 7901 移植瘤的发生和生长。用前列腺特异抗原 PSA – 1 和 PSA – 2 刺激的 DC 疫苗治疗前列腺癌患者，在患者体内可检测到特异性抗肿瘤 T 细胞。将 PSA mRNA 转染 DC，免疫治疗转移性前列腺癌，检测了患者外周血 PSA 水平和癌细胞数量，证明疫苗可引起有效的抗原特异性免疫反应，未见明显毒副反应。

制备这种疫苗，需要从患者身上抽血，采集其中的血细胞，并分离出静息的 APC，即 DC，再经过体外的培养、刺激，并导入与细胞因子 GM – CSF 融合的 TSA 前列腺酸性磷酸酶（PAP）。PAP 是一种膜结合蛋白，在大多数前列腺癌组织中都有特异性的大量表达。DC 吸取 PAP – GM – CSF 融合蛋白，在细胞内酶解为肽段，再呈递于 DC 的表面。最后将活化的 DC 回输给患者，可激活各种 T 细胞，从而产生特异性针对大量表达 PAP 的前列腺肿瘤细胞的免疫反应。

（5）抗独特型抗体（抗 – Id）疫苗：应用抗独特型抗体（anti – idiotype，抗 – Id）疫苗激活抗肿瘤免疫是治疗肿瘤的有效途径之一。大量动物研究证实，抗 – Id 疫苗在预防肿瘤生长和抗肿瘤治疗方面非常有效。许多抗 – Id 模拟人特异 TAA，在临床应用获得令人鼓舞的效果。抗 – Id 疫苗基于免疫网络学说，即肿瘤抗原可刺激机体产生相应抗体（Ab1）。Ab1 上的独特型又可刺激机体产生一系列的抗独特型抗体，称为 Ab2。一些 Ab2 分子能有效模拟外源性抗原的三维结构。这些特殊的抗 – Id 叫 Ab2β，可结合到 Ab1 的互补位，引起特异性的免疫应答，与正常抗原引起的应答相似。Ab2 又可诱导产生抗 – 抗独特性抗体 Ab3，从而构成对原始抗原翻译的复杂网络。

其中，抗独特型抗体（Ab2β）因作为肿瘤抗原的"内影像"，具有模拟肿瘤抗原及免疫调节双重作用，可打破机体对肿瘤抗原的免疫耐受状态。而且抗独特型抗体安全、可靠、易于标准化，因而被认为是一种颇有前景肿瘤疫苗。采用抗独特型抗体刺激机体的抗肿瘤免疫应答，已在许多动物试验中得到证实，如卵巢癌、乳腺癌、黑色素瘤、结肠癌、B 细胞淋巴瘤、胰腺癌等。而且，有几种抗独特型抗体已进入临床Ⅱ期、Ⅲ期研究，并对一些晚期肿瘤患者也有疗效。

卵巢癌是妇科恶性肿瘤死亡的主要原因，尽管外科手术和化学治疗已取得一定疗效，但对患者长期生存获益甚少。由于一直尚未发现卵巢癌特异性抗原，故利用 Ab2β 的特异性制备肿瘤疫苗具有十分明显的优势，称为"抗独特型疫苗"。

黑色素瘤细胞表面通常表达神经节苷脂抗原 GD3、GD2 和 GM2。神经节苷脂抗原是糖脂类，由神经酰胺、硅酸和低聚寡糖等组成。BEC2 是模拟 GD3 的鼠抗独特型抗体没能诱导产生抗 GD3 抗体，但单独使用免疫源性弱。BEC2 与 BCG、QS-21 或 KLH 等佐剂联合使用，能提高免疫源性，改善部分患者的症状。神经节苷脂 GD2 可在黑色素瘤细胞中高密度表达。

CEA 是一种 TAA，多数胃肠道腺癌中有表达，是癌症免疫治疗最常用靶标。23 例晚期结直肠癌患者完成了临床Ⅰb 期试验，80% 的患者用模拟 CEA 的抗-Id3H1 治疗时，有特异性抗 CEA 免疫，表明其在 CEA 阳性恶性肿瘤产生特异性 CEA 免疫应答。有资料显示在 80% 结直肠癌细胞中有 gp72 抗原表达。105AD7 是模拟 gp72 抗原的人抗独特型抗体。研究者通过对晚期结直肠癌患者的临床Ⅰ期试验证实，105AD7 无毒性，可刺激辅助 T 细胞和 NK 细胞，诱导肿瘤细胞凋亡。临床Ⅱ期试验证明用 105AD7 免疫晚期结直肠癌患者，对患者的生存期没有影响，原因尚需进一步深入研究。

抗独特型抗体通过调节免疫网络，诱发机体自身特异性抗肿瘤免疫反应，在无法获取 TSA 的情况下抗独特型抗体疫苗不失为一种有效的治疗途径。动物试验和临床试验表明，大多数抗独特型抗体都能诱导出抗肿瘤的特异性细胞和（或）体液免疫反应。但是，目前用抗独特型抗体疫苗治疗肿瘤仍处于研究阶段，临床研究资料有限，但已给患者带来希望，大多数临床资料显示，部分患者的生存期有所延长或肿瘤有消退的趋势。通过人们对抗独特型抗体疫苗的进一步研究和改造，其必将成为一种有效的治疗肿瘤的方法。

（6）根据病毒相关抗原构建的 DNA 疫苗：由病毒引起的肿瘤或与病毒密切相关的肿瘤约占人类肿瘤的 15%，其肿瘤细胞抗原多为该病毒的产物。根据这一特点，构建编码病毒抗原的 DNA 疫苗免疫机体后，其表达的特异性病毒抗原将诱导产生特异性抗体和 CTL 反应，从而杀死肿瘤细胞，使肿瘤退缩。肿瘤 DNA 疫苗的原理就是将编码 TSA 的裸 DNA 分子直接注入机体或者经载体携带后注入机体，肿瘤 DNA 被体内肿瘤细胞或正常细胞识别并摄入，在细胞内表达 TSA，引发机体持久的细胞和体液免疫。肿瘤 DNA 疫苗由质粒 DNA 骨架、抗原 DNA 和真核细胞基因调控序列组成。肿瘤特异性 DNA 分子在体内被肌肉、皮肤、黏膜等易感处的细胞摄取后，表达出抗原蛋白，经加工处理后与 MHC-Ⅰ分子结合呈递于细胞表面，激活 CD_8^+ T 细胞，刺激 CTL 的形成和分化，产生细胞免疫作用；还有一部分抗原蛋白分泌至细胞外，被 APC 吞噬加工后与 MHC-Ⅱ分子共同表达于细胞表面，呈递给 CD_4^+ T 细胞，激活体液免疫应答。例如，猿猴病毒 SV40 是一种多瘤 DNA 病毒，SV40 大 T 抗原是肿瘤的特异性病毒相关抗原，对 SV40 大 T 抗原的特异性免疫可产生抗肿瘤作用。大部分宫颈癌与人乳头状病毒（HPV）有关，因此根据 HPV 不同基因片段设计的 DNA，已用于治疗宫颈癌。

随着对肿瘤免疫机制研究的深入,肿瘤疫苗的有效性在动物实验中取得了令人满意的效果,许多肿瘤疫苗已进入临床研究和临床应用阶段,肿瘤疫苗成为临床预防和治疗肿瘤有效方法的趋势日益明显,但还有以下问题有待解决:①如何进一步利用新的生物技术手段,寻找和筛选有效的肿瘤抗原,激活机体的细胞和体液免疫应答;②如何改善免疫微环境,减少肿瘤对机体免疫反应的抑制,打破机体对肿瘤的免疫耐受逃避机制,从而更有效的行使其免疫监视功能;③使用免疫佐剂、细胞因子及其他有效的方法,增加肿瘤疫苗的免疫源性;④肿瘤疫苗进入机体的有效途径、免疫方法与疗效的评价等,均需要进一步的研究;⑤临床病例的选择,与手术、化疗、放疗等手段的联合应用;⑥疫苗免疫活性和稳定性的维持等。未来的研究方向应着重于解决以上问题,从而更好地提高肿瘤免疫,为肿瘤患者带来更好疗效。

第四节 抗血管生成机制

一、肿瘤组织血管生成的形式及机制

肿瘤组织的血管生成与正常组织的血管生成有许多共同之处,但也有它的特殊性。

缺氧是血管生成的始发因素,这在正常组织和肿瘤组织是相同的。正常组织损伤后所产生的促血管生成因子是正常组织起源的,并且受到严格的调节控制,一旦组织损伤的修复完成,血管生成受控停止,因此正常组织损伤后的血管生成是一个有始有终的过程。肿瘤组织所产生的促血管生成因子主要是肿瘤细胞起源的,其产生量可以随肿瘤的生长而无限增加,所以肿瘤的血管生成是一个肿瘤组织调节有始无终的过程。

另外,正常组织损伤后的血管生成产生形态、结构、表型及功能正常的毛细血管内皮细胞和血管结构,而肿瘤组织的血管生成所形成的血管内皮细胞在形态、基因表达、表型和功能特性方面都不同于正常的血管内皮细胞和血管结构。

因此,研究肿瘤血管生成的细胞和分子机制,发现肿瘤血管生成不同于损伤组织血管生成的特异性,对于建立抗肿瘤血管生成方法具有重要的理论意义和实用价值。

1. 出芽式血管生成(SA) 是指肿瘤血管起源于已存在的内皮细胞,通过出芽的方式形成新的肿瘤性毛细血管。SA是最早被认识的肿瘤血管形成方式,其主要步骤包括血管内皮细胞的增生、迁移及管状血管结构的形成。SA受到多种因子调节,其中VEGF/VEGFR通路是引导宿主血管进入肿瘤的重要信号途径之一,肿瘤细胞也可能参与了该过程。VEGF通过诱导原有的毛细血管扩张和血管通透性增加,导致血浆蛋白外渗并形成临时基质,有利于后期内皮细胞迁移和管腔的形成;VEGF还能诱导内皮细胞增生、金属蛋白酶和血纤维蛋白溶解酶原激活药增加,降解阻碍内皮细胞迁移的ECM。内皮细胞产生、释放的促血管生成素(angiopoietin, Ang)则通过作用于内皮细胞表面的Tie-2受体,来拮抗Ang-1活性和抑制周细胞与内皮细胞之间的相互作用,致使新生毛细血管网的成熟延迟。参与调节 SA 的不同细胞因子之间可以相互影响。例如，bFGF 可以直接结合和活化存在于内皮细胞表面的 bFGF1，并诱导蛋白酶形成以及内皮细胞的迁移和增生。这种作用是否由内皮细胞中 FGF2 诱导的自分泌性 VEGF－A 所介导，目前仍存在争论。

2. 套叠式血管生成（IA）　是通过间质柱状结构插入已有血管的内腔，导致原有血管腔的分割和新生血管的形成。此血管形成方式最初在肺发育中发现，目前证明几乎存在于所有的器官，也存在于组织修复和肿瘤血管形成中。在此过程中，首先是两侧相对的内皮细胞膜发生接触，并在它们接触的边缘处形成内皮间连接；继而接触面的细胞膜变薄，再由细胞质产生的压力将它们打开并分割成两个血管；最后由成纤维细胞和周细胞组成的间充质细胞会形成柱状或杆状的组织结构，填充两个新生血管之间的缺口。IA 形成血管的速度比 SA 更快，而且无须内皮细胞的增生，只需体积变大和变薄，因此大多数肿瘤通过这种方式快速形成血管。IA 发生的分子机制不甚清楚，但是切应力和血流速度增加可能在该过程中发挥重要作用。切应力可以被内皮细胞感知，并在细胞内进行信号转换，引起 TGF－β1、内皮型 NOS 和黏附分子的表达增加。大多数参与内皮－内皮或者内皮－周细胞相互作用的细胞因子都与 IA 有关：在鸡胚尿囊膜中，血小板源生长因子 B 可增强 IA，应用抗血小板源生长因子受体抗体则可以抑制 IA 和周细胞募集；在过度表达 VEGF－A 和 Ang－1 的转基因鼠中，毛细血管丛里也可观察到 IA 的特征性小孔。红细胞生成素也能诱导内皮细胞的增生和迁移，在鸡胚尿囊膜中主要通过 IA 的方式形成血管。

3. 成血管细胞募集　胚胎发育期间，血液血管干细胞是造血细胞和内皮细胞共同的前体。VEGFR2＋血液血管干细胞在获得 CD34、CD133 和 Vecadherin 后，就会产生成血管细胞，后者能够分化为内皮细胞。在成人机体内，成血管细胞起源于骨髓中 VEG-FR1/VEGFR2/AC133/Oct－4/端粒酶的多潜能成体祖细胞（MAPC）。受到 VEGF－A 刺激时，MAPC 在体外分化成内皮细胞。MAPC 还能够产生间充质干细胞，以便将来根据需要分化成壁细胞、脂肪细胞、肌原细胞和骨软骨细胞等。成血管细胞募集是肿瘤组织分泌的促血管生成因子动员骨髓中的循环内皮前体细胞（CEP），并且引导他们到达肿瘤局部直接参与肿瘤血管的形成。CEP cell 的动员与募集主要通过 VEGF－A 和 Ang－1 动力学刺激信号系统完成，两者的不同之处是 Ang－1 的刺激较弱、作用持久。CEP cell 募集有赖于 MMP－9 活化后释放的可溶性 Kit 配体（soluble Kit ligand，sKitL），sKitL 能够促进CEP cell 增生并将其动员到外周循环系统。在肿瘤血管形成过程中，CEP cell 动员的重要性已经在 Id 基因突变鼠中得到证实。在 Id1～Id3 鼠发育过程中，VEGF－A 诱导的CEP cell 增生与动员受到损害，进而表现为血管缺损和肿瘤的生长抑制。研究发现，淋巴瘤经皮下移植后 CEP cell 募集可以达到 90%，而成神经细胞瘤仅为 5%，表明 CEPcell 募集程度如何与肿瘤类型有关。

4. 血管选定　发生在大脑和肺等富含血管组织的肿瘤，可以通过血管选定（VC）的方式形成血管。脑肿瘤早期的血管极为丰富，且与正常大脑血管表型相似。血管被肿瘤细胞围绕且见不到 SA，这就可以解释为什么 MRI 很难检测到早期神经胶质瘤。被包围的内皮细胞合成 Ang－2 及其受体 Tie－2，两者结合后引起壁细胞与内皮细胞结合松散、

Ang-1活性降低和内皮细胞凋亡增加。Ang-2活性增加会导致肿瘤血管数目大大下降和血管直径增大，血管缺乏会导致肿瘤缺氧，缺氧进一步上调肿瘤细胞中的VEGF-A表达。血管生成主要集中在肿瘤的外围，而肿瘤中心只见细胞围绕少数幸存的血管形成伪栅栏袖口。VC与肿瘤的发生部位有关。大鼠乳腺癌细胞只有在注入脑组织时，才通过VC形成血管。Lewis肺癌和黑色素瘤细胞分别转移至肺或脑，因此部分肿瘤血管的形成通过VC方式完成。某些黑色素瘤虽然存在VC，但没有血管长入的证据。肿瘤细胞靠血管获得氧气和营养，并由增生性肿瘤细胞形成伪栅栏袖口结构。构成伪栅栏样袖口结构的肿瘤细胞很难通过经典的抗血管生成分子杀灭，只有作用很强的抗血管生成分子才能杀死形成伪栅栏袖口结构的肿瘤细胞。

5. 镶嵌体血管　肿瘤细胞能够嵌入肿瘤的血管壁，以便活化的自然杀伤细胞穿透并进入肿瘤组织内部。最近，Chang等详细地描述了这种现象，并称之为镶嵌体血管（mosaic blood vessel，MBV）。研究发现，约15%的结肠癌肿瘤血管是由肿瘤细胞以嵌合的模式参与构建而成，这种类型的血管大致占全部肿瘤血管表面积的4%。荧光HA灌注实验表明，镶嵌体血管是具有功能性的脉管系统。镶嵌体血管中的肿瘤细胞能够渗入血管腔，并在毛细血管壁中作短暂停留。FGF2或MMP-2等促血管生长因子可以促进血管基膜降解以及肿瘤细胞的内渗，从而增加镶嵌体血管的数目。

6. 血管生成拟态（VM）　是近十几年来发现的一种全新的肿瘤微循环模式。不同于经典的内皮细胞依赖的肿瘤微血管结构，VM是高侵袭性肿瘤细胞为了满足自身的血供，通过自身变形和细胞外基质重塑而形成的一种类似血管样的通道。迄今为止，在大多数恶性肿瘤中都发现了VM的存在，并且临床研究表明，VM的存在与肿瘤的发生、发展、转移以及远期的不良预后都有着密切的关系。VM的发现丰富了人们对肿瘤微循环的认识，同时也向经典的内皮细胞依赖的肿瘤微循环模式提出了挑战，受到了国内外学者的广泛关注，目前已经成为肿瘤微循环研究的热点。

血管生成拟态的特点可概括如下：①CD34染色阴性，PAS染色阳性；②管道内壁没有血管内皮细胞；③由细胞外基质界定的微循环管道；④VM和肿瘤微血管相通，其内有血液流动供应细胞生长。

研究表明，抗肿瘤血管生成抑制药对VM无明显影响。且最近有研究发现短期的抗血管内皮生长因子治疗，可通过诱导VM结构的形成来促进肿瘤的转移。所以靶向VM的治疗显得至关重要。根据现已发现的机制，考虑到靶向内皮细胞相关基因、肿瘤干细胞、细胞外基质重塑相关分子等目标的治疗，应该会有不错的疗效。研究发现抗MMP及LN-5γ_2链抗体、下调VE-cadherin、抑制侵袭性肿瘤细胞VM相关基因的表达等都可以抑制VM的发生。

目前，已有学者致力于抗VM药物的研发。经过化学修饰的四环素COL-3能够抑制侵袭性细胞的VM的相关基因表达，进而抑制VM的形成，其机制可能与抑制MMP活性有关。沙利度胺可抑制C57小鼠肿瘤的生长，PAS/CD31双染色结果提示肿瘤中血管生成拟态结构被明显抑制，且肿瘤中VEGF、MMP-2和MMP-9等表达明显降低。力达霉素可抑制神经胶质瘤细胞C6和U87中血管生成拟态的形成，但机制不详。

二、肿瘤血管生成的主要信号通路

信号通路是指能将细胞外的分子信号经细胞膜传入细胞内发挥效应的一系列酶促反应通路。这些细胞外的分子信号(称为配体,ligand)包括激素、生长因子、细胞因子、神经递质以及其他小分子化合物等。当配体特异性地结合到细胞膜或细胞内的受体后,在细胞内的信号开始传递。

细胞内多数的生化反应途径都是由一系列结构和功能不同的蛋白质调节组成的,执行着不同的生理生化功能。各个信号通路中上游蛋白对下游蛋白活性的调节(包括激活或抑制作用)主要是通过添加或去除磷酸基团,从而改变下游蛋白的立体构象完成的。所以,构成信号通路的主要成员是蛋白激酶和磷酸酶,它们能够快速改变和恢复下游蛋白的构象。从细胞受体接收外界信号到最后做出综合性应答,不仅是一个信号转导过程,更重要的是将外界信号进行逐步放大的过程。受体蛋白将细胞外信号转变为细胞内信号,经信号级联放大、分散和调节,最终产生一系列综合性的细胞应答,包括下游基因表达的调节、细胞内酶活性的变化、细胞骨架构型和 DNA 合成的改变等。

三、抗血管生成靶向抑制药

肿瘤血管生成是多步骤复杂的过程,各个环节都可能成为抗血管生成的潜在靶点。抗肿瘤血管生成抑制药按照不同的作用机制大体可分为以下 4 类:①血管生长因子途径抑制药;②针对内皮细胞周期的直接抑制药;③干扰内皮细胞黏附的抑制药;④其他途径抑制药,如整合素途径的抑制药。因为肿瘤血管生成主要受多种血管生成因子的调控,许多医药公司也把重点放在了针对这条通路的相关药物开发上。临床试验中,这类药物也最多。有些已批准上市,有些也已经进行到Ⅲ期临床实验。VEGF 是众多血管生成因子中作用最强,专属性最高的细胞因子,因此它成为抗血管生成药物研究的热点之一。

1. 血管生长因子途径抑制药

(1)贝伐单抗(Bevacizumab,Avastin):是重组的人源化单克隆抗体。2004 年 2 月 26 日获得 FDA 的批准,是美国第一个获得批准上市的抑制肿瘤血管生成的药。通过体内、体外检测系统证实 IgG_1 抗体能与人 VEGF 结合并阻断其生物活性。而 Avastin 包含了人源抗体的结构区和可结合 VEGF 的鼠源单抗的互补决定区。Avastin 是通过中国仓鼠卵巢细胞表达系统生产的,分子质量大约为 149 000Da。临床前研究证实鼠源性单抗能够在多种肿瘤模型中抑制肿瘤生长和转移的形成。此外,它能减少肿瘤组织血管密度。研究表明联合化疗药物使用,如伊立替康、紫杉醇、顺铂等,可减少血管密度,增加化疗药物的局部浓度。相比单一用药可进一步缩小肿瘤体积,使患者生存期延长。主要的不良反应有身体虚弱、头痛、恶心等。

(2)抗体 HuMV833:一种人源化的鼠抗 VEGF - A 单克隆抗体,也进入了Ⅱ期临床试验阶段。Fan 等报道用可溶性 VEGF 受体(VEGF Trap),一种有力的 VEGF 阻滞药,阻断 VEGF 的功能,能完全抑制两种模型子宫内膜再生过程中的新生血管形成,但是在预成或新近形成的血管中没有明显作用,表明 VEGF 对于新生血管是必要的,但是对于这种血管床的成熟血管来说是没有作用的。阻断 VEGF 也阻滞月经后子宫内膜和蜕膜故障后的小鼠子宫的上皮再形成，为 VEGF 在子宫内膜具有多重效应提供证据。与贝伐单抗相类似，也是一种鼠抗 VEGF 的人源化单克隆抗体。

（3）VEGF - TrapR1R2：是最具潜力结合 VEGF，具有可溶性的 VEGFR1 衍生物。可溶性的 VEGFR1 由于与 ECM 相互作用，所以药物动力学特征很差。因此 VEGF - TrapR1R2 被设计成人 VEGFR1 和 VEGFR2 细胞外结构域与人免疫球蛋白 Fc 片段相融合的形式，可以最小化的与 ECM 相互作用，又保持着与 VEGF 相结合的潜力。在临床前各种肿瘤模型中，都显示出抗肿瘤的作用，包括卵巢癌、肺癌、肉瘤、黑色素瘤等肿瘤模型。不良反应主要有高血压、蛋白尿和白细胞减少。

（4）IMC - 1C11：是 Imclone Systems 公司开发的一种抗 VEGFR2 的嵌合抗体，它能够特异地与 VEGFR2 细胞外区域相连，阻止 VEGF 激活 VEGFR2，从而有效的抑制新生血管的形成。Posey 应用 IMG - 1C11 进行结直肠癌转移的 I 期临床治疗研究，结果发现 IMG - 1c11 虽无明显的毒副反应，但单纯使用其抗肿瘤疗效并不显著，提示可能需要长期用药或联合其他抗血管药物进行抗肿瘤治疗。IMG - 1C11 是一种针对 VEGFR2 的嵌合型抗体。在临床前实验模型中显示它不仅能够抑制实体瘤生，也能抑制白血病细胞生长。

（5）SU5416/SU6668/SU011248：是一类小分子酪氨酸激酶阻断药，如 PDGFR、C - kit、FGFR 等，使 VEGF 受体和（或）其他生长因子受体在结合细胞外生长因子后，细胞内部分仍不发生磷酸化，结果信号转导不能有效地向细胞内传递。

化合物 SU5416 需静脉注射给药，是第一个被报道针对 VEGF 受体的酪氨酸激酶阻断药。但毒性较大，尤其与其他化疗药物联合使用时，并且由于快速发展的新一代可口服给药的阻断药的出现，使得 SU5416 进一步临床应用的实验被终止。

化合物 SU6668 是一种可口服的广谱的 TKI，能够抑制 VEGFR2、PDGFR - β、FGFR - 1 和 Kit。但药物的使用会导致浆膜炎样的疼痛、疲劳和食欲缺乏，并且确切的临床反应没能观察到，血浆浓度并不稳定，因此这种化合物没能得到进一步的发展。

化合物 SU011248 是一种口服 TKI，可抑制 Flt - 3、Kit、VEGF、PDGF 受体。临床前研究显示了其潜在抑制血液系统肿瘤的活性。临床 II 期实验显示在转移性肾癌患者中有较好的疗效。

（6）PTK787/ZK222584：是由 Novartis 和 Schering AG 合作开发的强效选择性 VEGF 受体 TKI，目前处于 III 期临床，用于前列腺癌、结直肠癌、肾细胞癌、乳腺癌等的治疗。PTK787 耐受性很好，对动物体重和行为没有影响，组织学检验也没有观察到可能的靶器官毒性。所有试验结果都证明 PTK787 是一个强效安全、耐受性好、药代动力学性质优良的小分子 VEGF 受体 TKI，可以长期口服给药。PTK787 是目前临床研究进展最为迅速、安全有效的药物，本项目通过选择合成路线，合成出 PTK787，进行结构确证，并考察其合成工艺，最终使收率达到最佳。

（7）ZD6474 和 AZD2171：这两个化合物都是口服影响 VEGF 通路的 TKI。两者在临床前研究中都显示出确切的抗肿瘤效果，ZD6474（Zactima™）、Vandetanib 是一种口服、小分子 VEGFR2（KDR）、EGFR 和 RET 酪氨酸激酶多靶点抑制药。2006 年 2 月 FDA 批准 ZD6474 为治疗甲状腺癌的快通道药物。临床前和临床研究表明 ZD6474 对甲状腺癌和非小细胞肺癌有较好疗效，且不良反应较少。

（8）核酶：这类药物能够使表达 VEGFR1 或 VEGFR2 的 mRNA 失活，并能在细胞内迅速降解，与其他化疗药物联合应用的临床 Ⅱ 期针对结直肠癌转移的实验也正在进行中。

2. 内皮细胞的直接抑制药

（1）血管生成抑素和内皮细胞抑素：这两者是由 Folkman 实验组发现的内源性内皮细胞抑制药。两者在动物试验中有良好的肿瘤抑制效果。现在已进入临床试验阶段，期待着在人体内使用取得更好地治疗效果。

恩度（Endostar）血管抑制素类新生物制品，首个血管内皮抑制素肺癌新药，具有广谱抗血管生成活性。其作用机制是通过抑制形成血管的内皮细胞迁移而抑制肿瘤新生血管的生成，阻断肿瘤的营养供给，从而抑制肿瘤增生或转移。它能阻断内皮上的 $\alpha_5\beta_1$ 整合蛋白（integrin，它是血管生成中的细胞黏附分子）通过阻断内皮细胞选择素显示其抗血管生成活性；另外也能阻断金属蛋白酶 2、9 和 13 的活性，是多重的血管生成抑制药。体外实验表明，本品对人微血管内皮细胞株 HHEC 的迁移、Tube 形成有抑制作用，并能明显抑制鸡胚尿囊膜血管生成，提示本品具有一定的体外抗血管生成作用。此外，本品对人肺腺癌细胞 SPC2A4 有一定的生长抑制作用。

（2）ABT-50：是衍生于血栓收缩蛋白的一种模拟多肽，因为它更易于合成，并且疗效较好，具有很好的应用前景。虽然确切的治疗机制并不清楚，但观察到它能够通过改变凋亡调控基因 Bax、BCl-2 及 Caspase3 的表达，诱导内皮细胞的凋亡。临床 Ⅰ 期实验显示 ABT-50 的应用是安全的，并且疗效确切。

3. 干扰内皮细胞与胞外基质黏附的抑制药　第三类血管生成抑制药包括干扰内皮细胞与 ECM 黏附的物质。正如 Reijerkerk 等提出的那样，内皮细胞和其他正常细胞在失去与周围环境联系的情况下，将会死亡。内皮细胞通过整合素附着在基膜上，失去这种联系内皮细胞将发生凋亡或死亡。基于这一理论，设计了两种药物 Vitaxin 和 Cilengitde（EMD121974）。

（1）Vitaxin：是一种人源化抗 vitonectin 受体的药物，每周三次或三周一次静脉给药的临床 Ⅰ 期实验并没有显示出毒性反应。本品为以人源性鼠抗，$\alpha_5\beta_3$ 整合素的单克隆抗体。$\alpha_5\beta_3$ 整合素是一种在新生的血管、某些肿瘤的表面以及在许多其他类型的细胞包括巨噬细胞和破骨细胞中表达的蛋白质。临床前研究表明，$\alpha_5\beta_3$ 整合素与一系列疾病过程，如肿瘤细胞的生长和转移、RA 中的骨破坏以及银屑病中的炎症有关。用于治疗前列腺癌和黑色素瘤的临床研究。

（2）Cilengitde：是一种循环中肽段，通过干扰 $\alpha_5\beta_3$ 和 $\alpha_5\beta_5$ 整合素作用而阻止内皮细胞的黏附。临床 Ⅰ 期实验显示出较高的耐受性。整合素受体特异性结合，特别是 Alpha 5 号整合素受体亚基。这些抗体的抗原结合组成的一个已知的鼠抗整合素抗体，以及混合轻链可变序列，重链可变序列变异（FRS）和改性重链恒定序列。

第五节　细胞因子机制

一、细胞因子与肿瘤

近年来,细胞因子的研究又有了长足的发展。在肿瘤研究领域,人们经过不懈的努力通过实验逐渐发现,细胞因子在肿瘤的发生、生长和转移过程中扮演了重要的角色。细胞因子成为肿瘤免疫治疗中,应用范围最为广泛、疗效较为明确的药物,是肿瘤综合治疗中不可或缺的一部分,细胞因子的研究领域成为当前肿瘤免疫研究中最为活跃、内容广泛、争议较多的一个领域。

细胞因子是由机体活化的免疫细胞和相关基质细胞分泌的,具有多种生物学活性的小分子蛋白质。分泌细胞因子的细胞包括淋巴细胞、单核巨噬细胞、成纤维细胞、骨髓造血细胞、内皮细胞以及某些肿瘤细胞。细胞因子通过结合细胞表面的相应受体发挥生物学作用。它们可以参与各种细胞的增生、分化,发挥生物学功能,介导和调节免疫炎症反应,参与细胞凋亡,刺激造血细胞,并可以诱导抗肿瘤免疫。

细胞因子种类繁多,功能各异。根据细胞因子的生物学活性大致可分为6大类:①干扰素(IFN);②白介素(IL);③集落刺激因子(CSF);④生长因子(GF);⑤肿瘤坏死因子;⑥趋化因子(chemokine)。它们不仅可以单独发挥生物学作用,而且不同的细胞因子之间还有相互协同或制约作用。

细胞因子对肿瘤的作用是双重性的。一方面,它具有直接杀伤肿瘤细胞或激活具有抗肿瘤活性的效应细胞及(或)通过细胞因子网络影响其他细胞因子的抗肿瘤活性的作用;另一方面,它具有抗凋亡,促进肿瘤细胞生长、浸润和转移的作用。但不管怎样,越来越多的研究已表明,细胞因子是机体发挥抗肿瘤效应机制的重要组成部分,特别是肿瘤微环境中的细胞因子的种类及浓度在抗肿瘤免疫的诱导、抗肿瘤免疫效应的维持方面起着更为重要的作用。全身或肿瘤局部应用细胞因子制剂、将细胞因子基因导入肿瘤细胞制备"工程化"的瘤苗都是很有发展前途的肿瘤生物疗法。目前 IL-2、INF 等已用于治疗人肿瘤并获得了肯定的疗效。

二、肿瘤免疫中重要的细胞因子及其作用机制

1. 干扰素(IFN)　是最早发现的细胞因子,不同的细胞类型在特殊的活化条件下可以分泌两种不同类型的 IFN: Ⅰ型 IFN 和 Ⅱ型 IFN。Ⅰ型 IFN 包括 IFN-α、IFN-β,新理论认为还存在一种 IFN-ω,其中 IFN-α 根据功能不同,又分为 13 个亚型。IFN-α和 IFN-β 结合相同的受体,物理化学性质和生物学功能相似。IFN-α 仅由淋巴细胞、DC 和单核巨噬细胞产生,IFN-β 由成纤维细胞产生。Ⅰ型 IFN 的受体分布相当广泛,分布于淋巴细胞、单核细胞、巨噬细胞、上皮细胞、肿瘤细胞等。Ⅱ型 IFN 就是指 IFN-γ,是由活化 T 细胞和 NK 细胞产生的,其受体分布在除成熟红细胞之外的几乎所有细胞

表面。

α 干扰素(IFN－α)是最早用于癌症治疗的细胞因子,于 1981 年开始临床试用,1986 年被 FDA 正式批准,对部分肿瘤具有确切的疗效,尤其在肿瘤负荷较小时作用更为明显,其抗肿瘤疗效与肿瘤的类型有关。IFN－α 仅在小鼠和人类恶性肿瘤中具有明确的抗肿瘤活性,已经用于临床癌症治疗,但是其具体的抗癌机制尚未完全阐明。在某些情况下,IFN－α 可能直接发挥抗肿瘤作用,但有时 IFN－α 表现为通过诱导宿主的免疫系统来抑制原发瘤和转移癌,并且有些肿瘤对 IFN－α 治疗十分有效,但有些肿瘤却对 IFN－α 没有反应。目前这些机制仍不十分清楚。

IFN－α 被认为是抗原呈递细胞在接受抗原刺激后分泌的第一个细胞因子。DC 和巨噬细胞分泌 IFN－α,局部产生的 IFN－α 刺激 NK 细胞增生并分泌其他细胞因子,可直接导致肿瘤细胞的破坏,并有利于促进 DC 呈递 TAA。现在有研究证实,Ⅰ型 IFN 是促进 DC 分化和成熟的重要信号之一。IFN－α 对 CD_8^+ T 细胞和 B 细胞介导的获得性免疫也有影响。IFN－α 通过上调 MHC－Ⅰ类分子和 MHC－Ⅱ类分子的表达、促进抗原呈递来增强 CD_8^+ T 细胞的杀瘤作用。抗原特异性 IgG_{2a} 和 CD_4^+ T 细胞在 IFN－α 仅引发的抑制小鼠肿瘤生长的实验中也显现出重要的作用。并且 IFN－α 可以促进记忆 T 细胞在体内的增生和存活,使得抗肿瘤体液免疫和细胞免疫得到全面增强。IFN－α 可能还具有抗增生活性,通过上调肿瘤细胞表面表达 TNF 相关凋亡诱导配体受体(TNF－related apoptosis－inducing ligand receptor, TRAIL－R)和 Fas,使肿瘤细胞凋亡。

IFN－γ 在肿瘤免疫监视过程中有多种作用方式,肿瘤细胞对 IFN－γ 是否敏感决定着 MHC－Ⅰ类和 MHC－Ⅱ类抗原加工呈递的效率及肿瘤特异性 CD_8^+ T 细胞对肿瘤抗原的识别,同时还决定着肿瘤生长过程中抑制血管发生的趋化因子,如 CXCl－9(MIg)、CXCl－10、IFN 诱生蛋白－10(IP－10)的生成能力。IFN－γ 在肿瘤免疫中的生物学作用相当重要,它既可以增强巨噬细胞和 NK 细胞的杀伤能力,又可以促进静止的 CD_4^+ T 细胞向 Th1 细胞进行分化,促进 CD_8^+ CTL 的成熟杀伤活性,还可以促使 B 细胞产生抗体、激活中性粒细胞。

总之,IFN 在人体内可以增强 NK 细胞的细胞毒作用,起到杀伤肿瘤细胞的作用,还具有直接抗细胞增生作用和抗血管生成作用,正因为如此,IFN 已广泛用于肿瘤的治疗中。目前多主张 IFN－α 长期低剂量应用、瘤内或区域内给药,并与放、化疗联合应用。IFN 的长期应用可有效防止乙肝和丙肝肝硬化患者的肝癌发生。主要有效病种:①血液肿瘤:毛细胞白血病、慢性髓性白血病、淋巴细胞性淋巴瘤(低度)、多发性骨髓瘤;②实体瘤:恶性黑色素瘤、肾癌、Kaposi's 肉瘤、内分泌性胰腺肿瘤、类癌。

2. 白介素(IL)　细胞介素的抗肿瘤作用机制主要有:①增强 T 细胞功能:T 细胞是抗肿瘤免疫最重要的效应细胞。IL－1、IL－2、IL－4、IL－5、IL－6、IL－7、IL－9、IL－12 都能直接或间接促进 T 细胞增生活化,诱导 CTL,通过活化的 CTL 或 TH 发挥抗瘤作用,其中 IL－2 是 T 细胞最重要的生长因子。近年来已开始采用 IL－2 基因疗法对黑色素瘤、肾细胞癌以及神经母细胞瘤等肿瘤进行临床治疗;②增强 NK 细胞、LAK 细胞活性:IL－2 能刺激 NK 细胞的增生,增强其抗瘤活性、诱导 CTL 细胞的产生。在体外,IL－2 可诱导 PBMC 或肿瘤浸润淋巴细胞(TIL)成为 LAK 细胞。IL－1 通过提高 NK 细胞对 IL－2

等细胞因子的敏感性增强其杀伤活性,与 IL-2 协同提高 NK 细胞活性;③提高巨噬细胞的抗原递呈能力:IL-1、IL-2 和 IL-4 都能活化、增强单核/巨噬细胞的抗原递呈能力发挥抗肿瘤作用;④促进 B 细胞活化增生、产生抗体:IL-2、IL-4、IL-5、IL-6、IL-7、1L-11 和 1L-12 都能刺激 B 细胞活化增生,产生抗体,通过增强体液免疫发挥抗肿瘤作用。

3. 肿瘤坏死因子 TNF 在体内、外均能杀死某些肿瘤细胞或抑制其增生。TNF 抗肿瘤的作用机制还不十分明确,可能与以下几点有关:①TNF 的细胞毒作用:TNF 介导的细胞毒作用属于配体依赖的受体介导的细胞毒作用,TNF 与肿瘤靶细胞上的 TNF 受体结合后向膜内移动,被靶细胞溶酶体摄取导致溶酶体稳定性降低,酶外泄引起细胞溶解。另一种可能,TNF 与肿瘤靶细胞上相应受体结合后激活磷脂酶 A2,促使靶细胞释放超氧化物酶而引起 DNA 断裂;②TNF 在肿瘤组织直接损伤血管内皮细胞或导致血管功能紊乱,造成肿瘤组织缺血、坏死。实验表明,瘤内注射 TNF 可使人类肿瘤裸鼠移植模型中肿瘤组织发生出血坏死,体积缩小;③TNF 作为重要的免疫调节因子促进 T 细胞及其他杀伤细胞对肿瘤细胞的杀伤。

4. 粒细胞-巨噬细胞集落刺激因子 集落刺激因子(CSF)可选择性刺激造血细胞的增生和分化,在半固体培养基中能形成细胞集落。CSF 的问世推动了肿瘤化疗的进步,近年来 CSF 的基础研究和临床应用成为一个热门的研究课题。GM-CSF 的体内疗效最为确切,能显著促进大剂量放化疗或 BMT 后肿瘤患者的造血恢复。GM-CSF 还是一个具有多种强烈的免疫刺激作用的细胞因子,如促进抗原呈递、促进单核巨噬细胞表达 MHC-II类分子、促进粒细胞和单核细胞合成黏附分子等作用,可以增强中性粒细胞、单核细胞、嗜酸性粒细胞的杀菌、抗寄生虫及抗肿瘤作用。GM-CSF 还能支持淋巴系统内细胞的生长,并能在体外放大 IL-2 诱导的 T 细胞增生作用。用黑色素瘤相关抗原多肽疫苗治疗黑色素瘤患者时,系统性应用 GM-CSF,可以增强 CTL 细胞介导的免疫反应,并使肿瘤消退。GM-CSF 在肿瘤临床上的应用主要是治疗化疗等引起的中性粒细胞减低。但是 GM-CSF 的系统性应用也会造成剂量依赖的毒性反应,如肌肉疼痛、发热等。

目前人们已能通过基因工程方法人工合成各种细胞因子,细胞因子治疗在肿瘤生物治疗中的地位已确定,很多细胞因子在经过了体外实验和临床试验后,已经作为药物应用于临床肿瘤治疗。但是这些治疗用细胞因子制造工艺复杂,并且细胞因子在体内半衰期短,需反复大剂量给药,系统性应用这些蛋白类细胞因子药物常常导致严重的不良反应和毒性作用,限制了细胞因子的广泛应用。人们开始寻找新的应用细胞因子的方法。

GM-CSF 抗肿瘤方面的主要作用是与免疫分子联合使用治疗肿瘤,GM-CSF 基因转入肿瘤细胞和 DC 中分别作为肿瘤疫苗和细胞疫苗发挥抗肿瘤作用。研究者认为,该疫苗能延长抗原加工和递呈的过程,使 CTL 的抗原表位在细胞内直接产生并递呈到细胞表面,通过与 MHC-I类分子结合,诱导免疫应答。B16/DCGM-CSF 杂交瘤细胞疫苗对肿瘤的排斥中起作用,GM-CSF 和 IL-4 的联合细胞疫苗对小鼠大脑肿瘤有治疗作用,部分小鼠被治愈。经组织学检查发现,经过 GM-CSF 和 IL-4 联合细胞疫苗治疗的小鼠可使免疫系统激活,免疫细胞能浸润到肿瘤细胞内并消灭脑内肿瘤细胞。实验结果表明，GM-CSF 和 IL-4 联合疫苗具有特殊抗脑部肿瘤的作用。

肿瘤患者放疗和化疗后的主要不良反应是骨髓抑制。G-CSF 和 GM-CSF 可以辅助恢复血液中粒细胞的数目，而保证在不减少化疗用药剂量的前提下提高疗效，并且可以缩短患者住院时间，减少治疗费用。用环磷酸酰胺做化疗的小鼠，经过 G-CSF 处理 24 小时后骨髓中的造血祖细胞和各种粒细胞的数目比未经 G-CSF 处理的小鼠高 10 倍。以仓鼠做动物模型，在放疗前用 GM-CSF 预处理 24 小时后，可将血液中粒细胞数提高 26 倍。实验表明，在动物模型中，G-CSF 和 GM-CSF 对放疗或化疗后的骨髓抑制具有一定的缓解作用。

G-CSF 和 GM-CSF 虽然都有促进造血细胞的激活和增生的作用，但它们之间不同的是：其一，它们之间具有不同的信号转导途径；其二，两者各自发挥作用的靶细胞的范围也不完全相同；其三，它们行使作用的动力学原理有着明显的不同。在选择使用 G-CSF 或 GM-CSF 时要考虑两者的区别。随着 GM-CSF 和 G-CSF 作用机制的进一步了解以及分子生物学技术的发展，这两种细胞因子将在协同抗肿瘤方面发挥更大的作用。

细胞因子治疗研究正在向几个方向发展：①现有临床方案的改进；②细胞因子结构的改良（分子修饰、提高生物活性、降低毒性）；③细胞因子的联合应用或与化疗联合应用；④应用靶向治疗策略，通过分子生物学技术，制备出肿瘤靶向性细胞因子融合蛋白或采用细胞因子基因治疗等。

第六节　内分泌机制

一、乳腺癌的内分泌治疗机制

乳腺癌具有不同程度的激素依赖性，其中对雌激素的依赖性最大，如果去除其依赖性激素，或者给予激素抑制药，可抑制肿瘤生长，取得治疗效果。内分泌治疗毒副反应一般较轻，缓解期较长。

1971 年第 1 个抗雌激素药物，三苯氧胺(tamoxifen, TAM)，即他莫昔芬的研制成功，为现代乳腺癌的内分泌治疗开辟了道路。发展至今，乳腺癌的内分泌治疗主要采用抗雌激素类、孕激素、促黄体激素释放激素(LHRH)类似物及芳香化酶抑制药等几种药物。

乳腺癌患者是否选择内分泌治疗，要结合患者的年龄、激素受体状况、月经状态及疾病进展速度等因素而定。

1. 首选内分泌治疗的适应证　对年龄 >35 岁，雌激素受体(estrogen receptor, ER)或孕酮受体(progesterone receptor, PR)阳性，绝经后、术后无病生存期(DFS) >2 年、仅有骨和软组织转移或无明显症状的内脏转移，如非弥散性的肺转移和肝转移、肿瘤负荷不大、不危及生命的其他内脏转移的患者应首选内分泌治疗。

2. 雌激素/孕酮受体与内分泌治疗　很多因素会影响乳腺癌内分泌治疗的疗效，如癌组织 ER 和 PR 的状况、肿瘤组织学分类、有无转移、患者年龄及绝经状况等，其中以

ER 最为重要。1967 年 Jensen 等发现人类乳腺癌中含有 ER 并建立了测定肿瘤组织中 ER 的方法，又经过多年的研究才逐步阐明乳腺癌内分泌治疗的机制。内分泌治疗的疗效与受体状态密切相关。ER 与 PR 均阳性者有效率为 60% ~ 70% ，ER 或 PR 单一阳性的有效率为 30% ~ 40% ，两者均阴性的有效率 < 10% 。因此，临床上 ER 测定能指导病例的选择，从而提高疗效。

对所有手术切除的原发性乳腺癌患者均应进行癌组织雌激素和 PR 情况的检测。2000 年美国国立卫生研究院（NIH）和 2001 年 Gallen St 乳腺癌国际会议均建议，对于 ER 和（或）PR 阳性的乳腺癌患者，不论其年龄、月经状况、肿瘤大小及区域淋巴结是否转移，术后都应该接受辅助性内分泌治疗。

3. 乳腺癌内分泌治疗主要用药

（1）抗雌激素类：他莫昔芬（TAM），以他莫昔芬为代表的抗雌激素药物是目前最常用的乳腺癌内分泌治疗药物。他莫昔芬是目前应用最为广泛的内分泌药物，一度是内分泌治疗的金标准。主要用于：①乳腺癌复发转移，对 ER(-)患者可有 50% ~ 60% 疗效，ER(-)者可有 5% ~ 10% 的疗效；②乳腺癌术后辅助治疗，特别是 ER(-)的绝经后患者，疗效优于化疗；③乳腺癌术后，服用 TAM 可降低对侧乳腺癌发生率；④对乳腺癌高风险妇女，服用 TAM 可以预防乳腺癌的发生。EBCTCG 进行的一项荟萃分析囊括了 55 个 TAM 的辅助治疗临床研究，包括 37 000 例患者，结果显示，乳腺癌术后辅助 TAM 治疗可以降低复发风险 26.4% ，降低死亡风险 14.5% ，且服用 5 年的效果优于用药 1 年和 2 年，差异有统计学意义（$P < 0.01$）；TAM 对绝经前后患者都有效，疗效无统计学差异（$P > 0.05$）；NSABPB - 14 临床试验对 2818 例淋巴结(-)、ER(+)的乳腺癌患者使用 5 ~ 10 年 TAM，与无治疗对照组比较，TAM 组 5 年及 10 年 DFS 分别是 82% 及 78% ；总生存率（OS）10 年明显低于 5 年使用 TAM 者。因而国际癌症协会建议对早期乳腺癌 TAM 服用时间为 5 年，但对于淋巴结(-)者的 TAM 使用时间并未明确。ER 阳性和 ER 不明者服用 TAM 均可降低复发和死亡风险，且对侧乳腺癌发生率明显下降。

TAM 的作用原理：TAM 能与癌细胞的 ER 结合，与雌二醇竞争细胞表面的 ER，使乳腺癌细胞停滞于 G_1 期，抑制肿瘤生长。有资料表明，TAM 对乳腺癌软组织转移的有效率为 35% ，骨转移者 25% ，内脏转移者 29% ，但对肝转移者无效。目前一般认为 TAM 的最佳给药时间是连用 5 年。

1986 年该药通过美国 FDA 认证而成为绝经后淋巴结阳性乳腺癌的辅助内分泌治疗药物，1990 年又通过美国 FDA 认证成为绝经前或绝经后淋巴结阴性乳腺癌的辅助内分泌治疗药物。目前他莫昔芬已在临床广泛应用。

1983 年，NATO（Nolvadex Adjuvant Trial Organization）试验首次报道 TAM 辅助治疗能提高患者生存率。该试验中 1100 余例淋巴结阳性或阴性患者在术后随机分为观察组及 TAM 治疗组（每天 20mg，共 2 年），中位随访 66 个月，结果表明，与对照组相比，TAM 能使复发率和死亡率分别降低 36% 与 29% 。EBCTCG（Early Breast Cancer Trialist Collaborative Group）于 1998 年发表的 37 000 例随机临床试验结果证实，口服 TAM 5 年能显著提高患者的 10 年无病生存率（DFS）和总生存率（OS）。对淋巴结阳性和阴性患者，能使绝对复发率和死亡率分别降低 15.2% 与 10.9% 以及 14.9% 与 5.6% ，并能使对侧乳腺癌发生风险降低 50%。

氟维司群（Fulvestrant）是近年来开发的一种新型抗雌激素药物，与 ER 的亲和力明显高于 TAM，与 ER 结合后减少 ER 二聚化的发生以及 ER 从细胞质到细胞核的穿梭，能降低乳腺癌细胞 ER 的水平。此药与 TAM 的主要区别在于它没有类雌激素作用，对 ER 的作用为阻滞，而非竞争性抑制。在 TAM 耐药的乳腺癌模型中，氟维司群亦显示较好的抗瘤活性。

（2）芳香化酶抑制药（aromatase inhibitors，AI）：通过抑制绝经后妇女芳香化酶的活性，阻断雌激素的合成，达到抑制乳腺癌细胞生长。

1）氨鲁米特（aminoglutethimide，AG）：是最传统的芳香化酶抑制药，进一步研究发现 AG 能抑制肾上腺所有类固醇激素合成，起到"药物性肾上腺切除"的作用，对绝经后转移性乳腺癌的有效率为 53%。但由于 AG 非特异性阻断肾上腺功能，导致出现较多的不良反应，如头晕、嗜睡、疲倦、恶心、皮疹等。为此，研究者开发研制了新一代高选择性的芳香化酶抑制药，成为近几年乳腺癌内分泌药物治疗的研究热点。

2）兰他隆（Lentaron）：是第二代选择性芳香化酶抑制药，该药不影响体内 LH、促卵泡激素（follicle stimulating hormone，FSH）和甲状腺刺激素（TSH），所以使用时不需加用氢化可的松。经 386 例患者的Ⅱ型临床研究表明，兰他隆的全身毒性很低，最常见的不良反应是恶心、皮疹、头痛、头晕和嗜睡，按 WHO 标准的划分，大多数为Ⅰ级、Ⅱ级反应，未观察到严重的毒副反应。

3）弗隆（Femara）：第三代芳香化酶抑制药，国际临床显示疗效优于三苯氧胺。绝经后妇女的雌激素主要由肾上腺分泌的雄激素前体雄烯二酮转换而来的，转换的部位在脂肪组织、肝脏、肾脏等处，芳香化酶是这种转化过程的限速酶。芳香化酶抑制药通过抑制芳香化酶的作用而减少雌激素的合成，还通过抑制肿瘤细胞内芳香化酶活性抑制肿瘤细胞的生长。对绝经期后患者能抑制肾上腺皮质产生雌激素而起到治疗作用，故称为"药物性肾上腺切除"。第一代芳香化酶抑制药代表药物是非甾体类的氨鲁米特（Aminoglutethimide）；第二代芳香化酶抑制药包括法倔唑（Fadrozole）和福美坦（Formestane）；目前出现的第三代芳香化酶抑制药包括阿那曲唑（Anastrozole）、来曲唑（Letrozole）以及依西美坦（Exemestane）。

第三代 AI 在转移性乳腺癌的治疗中取得了优于 TAM 的疗效。近年来，新一代芳香化酶抑制药，如阿那曲唑、来曲唑等进入临床试验，试验结果对 TAM 的地位提出了挑战，目前 AI 已成为绝经后乳腺癌的辅助内分泌治疗的首选药物。Edinburgh 研究表明，对绝经后激素受体阳性的乳腺癌患者进行以芳香化酶抑制药为主的内分泌治疗效果比 TAM 好。1998—1999 年 16 个国家的 55 个临床中心协作开展了一项国际性试验，对绝经后，ER 和（或）PR 阳性的乳腺癌患者进行内分泌治疗，比较来曲唑和 TAM 的疗效。研究结果显示，来曲唑和 TAM 组的临床效率分别为 55% 和 36%，保乳手术成功率分别为 45% 和 35%，来曲唑的疗效明显高于 TAM 组。对药物的中位缓解时间分别为 66 天和 70 天，提示来曲唑的起效时间要早于 TAM。目前，越来越多的医生将芳香化酶抑制药用于早期乳腺癌术后的辅助治疗及晚期转移性乳腺癌的治疗。

第 3 代芳香化酶抑制药（AI）的出现使乳腺癌内分泌治疗从 TAM 时代走向 AI 时代，

AI 已经成为绝经后乳腺癌的标准辅助治疗，并已用于绝经后激素受体阳性转移性乳腺癌(MBC)的二线或一线治疗。国际多中心临床研究证明，AI 作为二线药物治疗 TAM 治疗失败后的 MBC，疗效明显优于甲羟孕酮(MPA)，且不良反应较 MPA 明显降低。作为 MBC 内分泌治疗的一线药物，第 3 代 AI 也明显优于 TAM。

(3)促黄体激素释放激素类似物：卵巢产生的雌激素受垂体产生的 FSH 和 LH 调控，后者的产生又受下丘脑的促黄体激素释放激素(LHRH)控制。人工合成的 LHRH 激动药或拮抗药通过与 LH 受体结合，经负反馈作用抑制垂体，从而抑制 FSH 和 LH 的产生，这类产品的优势可用于绝经前妇女，其代表药有诺雷德(Zoladex)。研究结果表明 Zoladex 治疗复发转移性乳腺癌疗效与卵巢切除术相当，患者易于接受，所以绝经前患者可以用 Zoladex 暂时阻断，绝经后加用芳香化酶抑制药。

绝经前妇女下丘脑分泌 LHRH 与垂体细胞膜上相应的受体结合，使垂体释放促性腺激素，从而作用于卵巢并释放雌激素和孕激素。LHRH 类似物(LHRH - A)与脑垂体上 LHRH 受体的结合，导致 LH 分泌的减少，从而减少雌激素的产生，属药物性卵巢去势，可以代替卵巢切除术，并且去势作用是可逆的。常用的药物有戈舍瑞林(Goserelin)、诺雷德(Zoladex)等。其疗效较好且毒性较低，治疗绝经前复发转移性乳腺癌。

(4)孕激素类：甲羟孕酮(medroxy progesterone acetate，MPA)和甲地孕酮(megestrol，MA)这一类孕激素药物，主要通过负反馈作用抑制垂体产生 LH，减少卵巢雌激素的产生，通过抑制促肾上腺皮质激素的分泌，减少肾上腺皮质中雌激素的产生；或者通过与 PR 结合后竞争性抑制雌二醇与 ER 的结合，阻断了雌激素对乳腺癌细胞的作用。亦有细胞毒作用直接抑制癌细胞增生。

孕激素类[甲孕酮(甲羟孕酮)，MGP；甲地孕酮，MA]：可以通过改变体内内分泌环境，通过负反馈作用抑制垂体产生 LH 和促肾上腺皮质激素(ACTH)，还可以通过 PR 作用于细胞。在乳腺癌治疗中大剂量孕激素用于：①复发转移性乳腺癌的解救治疗；②与化疗合用以提高疗效，减轻化疗不良反应；③改善一般状况，治疗恶病质。甲孕酮对治疗复发转移性乳腺癌疗效肯定，当 TAM 治疗失败时改用甲孕酮仍有较高的有效率，对软组织和骨转移者效果较好，对内脏转移者效果较差。ER 和 PR 均(+)者有效率可达 50%，ER(-)者也有 20%～30%的有效率。

4. 转移性乳腺癌的内分泌治疗　复发转移性乳腺癌是临床上比较棘手的问题，目前的治疗以改善患者生活质量、延长生存期为主要目的。复发转移性乳腺癌是否选择内分泌治疗，要考虑患者肿瘤组织的 ER 和 PR 状况、年龄、月经状态以及疾病进展程度。如果患者年龄 >35 岁、术后无病生存期 >2 年、骨和软组织转移、无症状的内脏转移、ER 或 PR 阳性，可首选内分泌治疗。原则上疾病进展迅速的复发转移患者应首选化疗，而进展缓慢的激素依赖性乳腺癌，可以首选内分泌治疗。同时必须根据患者的月经状况选择合适的内分泌药物。绝经前患者可选用戈舍瑞林；绝经后患者选用芳香化酶抑制药，包括阿那曲唑、来曲唑、依西美坦，疗效明显优于 TAM；而对各种年龄的患者均可选用 TAM 和孕激素。

5. 术前新辅助内分泌治疗　可以是绝经后激素受体阳性患者术前治疗的另一选择，尤其是那些不适合化疗的老年患者，可以通过新辅助内分泌治疗缩小肿瘤后，再考虑手术切除。术前内分泌治疗有效的患者,手术后可以采用同样的药物作为术后辅助内分泌治疗。临床资料显示,术前 TAM 治疗可以降低肿瘤的分期,并提高保乳手术的成功率。有关资料表明,第三代芳香化酶抑制药来曲唑对绝经后患者新辅助治疗疗效优于 TAM,提高有效率,增加保乳机会。

早期乳腺癌采用辅助内分泌治疗,无论淋巴结状况如何都会减少疾病的复发率和死亡率。TAM 是早期乳腺癌术后辅助治疗最常用的内分泌治疗药物,对 ER 阳性的患者效果最好,TAM 合适的服药时间为 5 年,绝经前后都可以使用,服用 TAM 能显著降低对侧乳腺癌的发生,ER(+)患者化疗后加 TAM,比单用化疗和单用 TAM 效果都好。最新的资料显示,第三代芳香化酶抑制药在绝经后早期乳腺癌术后辅助治疗中,具有较 TAM 更好地疗效。

6. HER - 2 与乳腺癌内分泌治疗　　HER - 2(C - erbB2)是一种 EGFR,也是一个癌基因,它表达的蛋白质是有酪氨酸激酶活性的细胞表面受体,该受体被激活可刺激细胞的增生生长。HER - 2 状况与乳腺癌患者预后密切相关,是继 ER 之后,乳腺癌的第二个预后因素。该基因表达异常通常预示着患者较差的预后。HER - 2 过度表达通常发生在 20% ~ 30% 的乳腺癌患者中,其中在炎性乳腺癌可高达 60%。研究发现 HER - 2 过度表达或者基因扩增的乳腺癌,通常预示着术后较高的肿瘤复发风险。近几年的研究发现,HER - 2 阳性表达还可作为预测内分泌治疗疗效的指标。HER - 2 过度表达预示着 TAM 治疗疗效较差。临床研究还发现 HER - 2 过度表达者,使用芳香化酶抑制药的疗效要好于 TAM。这可能是因为 TAM 竞争性结合 ER 后形成无活性的二聚体,从而阻断 ER 的活性,而 HER - 2 阳性的乳腺癌细胞中,存在 HER - 2 信号转导通路,该转导通路的产物可使 TAM 和 ER 的无活性二聚体转变为具有活性的二聚体,导致 TAM 治疗失败;然而,芳香化酶抑制药的作用机制是直接抑制雌激素和 ER 的结合,因此疗效不受 HER - 2 的影响。

Trastuzumab 是针对 HER - 2 的单克隆抗体。Trastuzumab 单药治疗对晚期乳腺癌的有效率超过 15%,而疾病好转或稳定的患者达 36%。与紫杉醇类药物联合治疗 HER - 2 阳性的转移性乳腺癌的有效率达 56%。使用 Trastuzumab,可使乳腺癌术后复发风险降低 46% ~ 52%。

综上所述,乳腺癌的内科治疗中,如 ER 阳性,则应该考虑化疗联合内分泌药物治疗;如 HER - 2 阳性,则应该选择化疗联合 Trastuzumab 治疗。

二、前列腺癌的内分泌治疗机制

前列腺是一种雄激素依赖性器官,受持续存在的血睾酮的刺激而生长和维持大小及分泌功能。前列腺癌的发生与睾酮有密切关系,绝大多数前列腺癌细胞生长依赖于雄激素的存在。因此,可以通过降低或拮抗体内雄激素的方法来抑制前列腺癌细胞生长,治疗前列腺癌。

1941 年,芝加哥大学的 Huggins 和 Hodges 等首先提出前列腺癌的内分泌治疗概念。目前,内分泌治疗已成为前列腺癌特别是晚期前列腺癌姑息治疗的主要手段。

在美国,前列腺癌(PCa)的发病率居所有恶性肿瘤第一位,死亡率居第二位,仅次于肺癌。我国 PCa 患者的发病率虽远低于西方国家,但近年来呈显著增长趋势。目前

PCa 已成为泌尿外科的常见病,是威胁老年男性健康的一个重要因素。PCa 是一种雄激素依赖性肿瘤。Huggins 等正是基于这一特点提出了 PCa 的内分泌治疗,即切除睾丸的手术去势或以雌激素拮抗治疗 PCa,后者已很少使用,但去势等内分泌治疗已成为晚期 PCa 的标准治疗方法,也用于早期肿瘤行根治性治疗,如根治性切除术或根治性放疗等的辅助性治疗手段。PCa 的内分泌治疗包括联合内分泌治疗(CAB)、单独去势治疗、新辅助内分泌治疗(NHT)、辅助内分泌治疗(AHT)及间歇内分泌治疗(IHT)等,而 PCa 经内分泌治疗后由激素依赖性转变为非激素依赖性,最终转化为激素不敏感性肿瘤,是 PCa 患者癌特异性死亡的原因。

1. 前列腺癌的内分泌治疗方法　前列腺癌内分泌治疗主要通过以下几种途径,达到降低雄激素水平的目的:①通过抑制垂体促性腺激素的释放,达到抑制睾酮的产生;②双侧睾丸切除,去除睾酮产生的主要源器官;③直接抑制类固醇的合成,减少睾酮的生成;④竞争抑制靶组织中雄激素的作用。具体方法如下。

(1)睾丸切除术:双侧睾丸切除术治疗前列腺癌一直是前列腺癌激素治疗的金标准。睾丸产生的雄激素约占 95%,是血液循环中强效雄激素睾酮的主要来源,而肾上腺主要产生活性较弱的雄烯二酮。切除双侧睾丸,可去除体内绝大多数雄激素,阻断靶器官对激素的依赖,抑制前列腺癌生长,是一种安全有效的治疗方法,一般在术后 12 小时内即可达到去势的水平。但睾丸切除术后可刺激肾上腺皮质网状带增生,使肾上腺雄激素分泌增加。

(2)雌激素:己烯雌酚等雌激素类药物,可以通过对下丘脑 - 垂体 - 性腺轴的反馈作用抑制垂体前叶释放 LH 及抑制睾酮的合成,从而抑制前列腺上皮细胞的过度生长,起到治疗前列腺癌的作用。但由于大剂量雌激素具有心血管毒副反应,因此这种疗法基本上已被临床淘汰。

(3)5α - 还原酶抑制药:通过抑制 5α - 还原酶的活性,阻断了睾酮转化为活性更强的双氢睾酮。常用制剂 5α - 还原酶抑制药有保列治等。Presti 等首次将保列治用于前列腺癌的治疗,发现治疗组的 PSA 水平明显下降,其他指标无显著性差异。

(4)促黄体激素释放激素类似物(LHRH - A):作用机制比较复杂,LHRH - A 开始时促进 LH 和睾酮分泌,直至 LH 耗竭,导致睾酮降到去势水平;长期大剂量使用 LHRH - A 可造成垂体促性腺激素耗竭,使 LHRH 调节功能降低,从而起到选择性药物垂体切除作用;还可以降低靶细胞促性腺素受体的敏感性而产生直接作用。临床上常用的药物是亮丙瑞林、曲普瑞林(达菲林)、戈舍瑞林(诺雷德)。这些药物可以在 4 周内把睾酮降到去势后水平,但是需要注意的是在治疗早期它会使 LH 过多分泌,从而使睾酮水平升高,这样会暂时刺激肿瘤的增长,因此为了阻断受体,在最初治疗时最好和抗雄激素药物联合应用。LHRH 类似物与双侧睾丸切除有相同疗效,但却无导致心血管疾病的危险。据 2003 年全世界范围的调查显示,LHRH - A 的应用使前列腺癌的死亡率下降了 1/3。

(5)抗雄激素:主要包括两大类,一类是孕激素类抗雄激素制剂,如环丙孕酮(cyproterone acetate,CPA)等,作用机制主要为抑制垂体促性腺激素、降低睾酮浓度、竞争前列腺细胞内的雄激素受体,其不良反应类似己烯雌酚;另一类是非甾体类抗雄激素,如康士德、尼鲁米特和氟他胺,本身不具有激素作用,与雄激素竞争雄激素受体并与之结合成受体复合物,阻止雄激素进入细胞和(或)阻止雄激素与细胞核的结合,从而抑制雄激素依赖的肿瘤细胞生长。

(6)促黄体激素释放激素拮抗药:这些药物可通过与促黄体激素释放激素(LHRH)受体结合而发挥抗肿瘤作用。LHRH 拮抗药作用的信号转导途径还不十分清楚,有研究表明它是通过 Ca^{2+} 依赖途径诱导前列腺癌细胞凋亡。临床研究表明,LHRH 拮抗药能够快速降低睾酮水平,并且最初不激活受体,不会引起肿瘤的暂时增长。它的不良反应很小,有报道提到它的不良反应与组胺释放引起的过敏反应有关,所以此种药物可能是治疗前列腺癌的新方法。第一代由 FDA 认可的 LHRH 拮抗药——阿巴瑞克被证明有明显疗效,但这些药物的作用还有待进一步研究。

(7)最大雄激素阻断治疗:是指去势治疗和抗雄激素药物联合。去势后可去除血清中 90% 的睾酮,但另外 10% 肾上腺来源的睾酮依然存在,而 65 岁以上的男性,60% 的睾酮来源于睾丸,另外 40% 来源于肾上腺。最大雄激素阻断治疗就是一方面减少睾酮的产生,同时再阻断来自肾上腺雄激素的作用。目前最大雄激素阻断治疗主要应用于晚期前列腺癌、复发性前列腺癌、根治术前新辅助内分泌治疗及配合放射性治疗的辅助内分泌治疗。研究表明,最大雄激素阻断治疗比单用抗雄激素治疗者疗效提高约 5%。整体生存时间比单用抗雄激素者长半年左右,肿瘤进展时间也相对延长。雄激素阻断治疗的中位缓解期仅有 1~2 年,随后因肿瘤细胞对雄激素不依赖而逐渐丧失疗效。因此,目前有人提出间断性雄激素阻断,当用 LHRH – A 将睾酮降至去势水平、PSA 降到正常水平以下,即停止治疗,根据肿瘤进一步发展情况开始下一个治疗周期,如此反复。这样可以通过延迟雄激素非依赖前列腺癌细胞的进展而延长生存期。

实验和临床证明,在去除雄激素后,部分前列腺癌细胞能在低水平雄激素条件下继续增生,形成激素非依赖性前列腺癌,此时肿瘤对激素疗法再无反应,其机制与雄激素受体的扩增、突变及异常活化有关。目前科学家正在积极地探索其他治疗非激素依赖型前列腺癌的药物。

2. 非激素依赖性前列腺癌(AIPCa)的治疗　晚期 PCa 经内分泌治疗后,所有患者都将由激素依赖性进展成为 AIPCa,这是 PCa 内分泌治疗后的必然结果,也是造成患者死亡的原因。

AIPCa 激素敏感阶段的治疗,即二线内分泌治疗,包括加用或换用抗雄激素制剂、抗雄激素制剂撤退治疗或使用肾上腺来源雄激素的抑制药等。单纯去势治疗失败后加用抗雄激素药物氟他胺或比卡鲁胺等,可使 23%~80% 的患者 PSA 下降 50% 以上。部分患者更换不同的抗雄激素药物也有一定效果,有效反应率为 14%~23%。非甾体类、甾体类及雌激素类等抗雄激素制剂都存在所谓的"撤退"效应。因此停止使用后部分患者可有一定效果,反应率为 20%~30%,持续 3~5 个月。对已更换抗雄激素药物,并行撤退治疗而仍无效的患者,可使用肾上腺雄激素抑制药,这类药物包括氨鲁米特和酮康唑等。上述这些治疗均无效后,可使用皮质激素治疗。

激素不敏感阶段(HRPC)的治疗:目前美国 FDA 已批准可用于 HRPC 治疗的药物包括雌莫司汀、米托蒽醌与甾体类激素联合应用、放射性同位素药物(如[89]锶、[153]钐)及二磷酸盐等。紫杉醇和多西他赛是晚期 PCa 化疗最常用的药物。

总之，内分泌治疗在 PCa 的早期和晚期治疗中均占有重要地位。

三、其他肿瘤的内分泌治疗机制

1. 子宫内膜癌的内分泌治疗　子宫内膜癌可以分为两型，即雌激素依赖性（Ⅰ型）和雌激素非依赖性（Ⅱ型），其中激素依赖性为子宫内膜癌患者的绝大多数，多见于围绝经期妇女，对内分泌治疗反应好。

子宫内膜癌内分泌治疗可以保留年轻患者的卵巢以及生育能力；对晚期或复发患者可以作为一种姑息治疗手段；高分化腺癌患者在手术后进行内分泌治疗，可以减少复发机会，延长生存时间。

子宫内膜癌的内分泌治疗主要应用以下几种方法。

（1）孕激素：是最早发现治疗子宫内膜癌的内分泌药物。Kelly 和 Baker 于 1961 年首次用黄体酮治疗转移性子宫内膜癌，发现肿瘤有消退现象。此后，用孕激素治疗年轻患者子宫内膜癌并保留生育功能的报道逐渐增多。诸多学者的研究表明，孕激素不但对原发灶有抑制作用，对转移灶尤其是肺转移也有较好的疗效。

孕激素对抗子宫内膜增生及癌变的作用机制为：①减少子宫内膜的 ER；②抑制子宫内膜 DNA 合成；③增加雌二醇脱氢酶及异柠檬酸脱氢酶活化，从而增加雌二醇向雌酮等活性较弱的雌激素转化；④孕激素除了对子宫内膜的直接作用外还可作用于垂体，影响垂体的性腺释放激素，使子宫内膜腺体萎缩，长期大量的孕激素应用，使增生的子宫内膜转化为分泌期，使癌变的子宫内膜逆转，从而达到治疗的目的。

用于治疗的内分泌制剂类型较多，包括甲羟孕酮、甲地孕酮、炔诺孕酮等，其中应用最多的为甲羟孕酮及甲地孕酮。

（2）他莫昔芬：多年来 TAM 一直广泛用于辅助治疗乳腺癌，并取得了明显效果。但是，在目前的临床治疗研究中，单独应用他莫昔芬治疗子宫内膜癌并没有显示出很好的治疗作用，其对子宫内膜癌的治疗作用很弱，总缓解率仅为 10%。但是 TAM 可以诱导子宫内膜癌患者的 PR 合成，提高这些患者对孕激素治疗的反应性。所以目前国际上普遍赞同用他莫昔芬与孕激素交替使用，可取得较好疗效。

近年发现，TAM 可刺激子宫内膜增生，甚至导致子宫内膜癌。目前，多数学者倾向于长期（>12 个月）使用 TAM 可能导致内膜癌。因此，Amy 等认为，有必要监测长期用 TAM 者，以便及早发现子宫内膜癌。

（3）促黄体激素释放激素类似物：Irmel 及 Imai 发现在子宫内膜癌中有 LHRH 及其 mRNA 存在，提示在子宫内膜癌局部可能有 LHRH 自分泌系统。因此，研究者推测 LHRH-A 可能通过影响自分泌系统抑制癌细胞的生长。

当持续给予大剂量 LHRH-A 后，体内将产生促性腺功能的抑制效应，FSH、LH 下降，卵巢合成和分泌的激素也下降。1991 年 Gallagher 等首次用 LHRH-A 治疗子宫内膜癌。他们对术后、放疗后及孕激素治疗后复发的 17 例子宫内膜癌患者，用 LHRH-A 治疗 1 个月，其中 6 例取得完全或部分缓解 7~30 个月，表明 LHRH-A 对晚期、复发的子宫内膜癌患者仍有一定疗效，并且 LHRH-A 的不良反应甚小。

适应证：①不宜手术或晚期/复发病例；②要求保留生育能力的早期分化良好患者；③与其他治疗方法联合应用。注意事项：①用于要求保留生育能力的患者时应密切随访；②不良反应虽然较小，但仍应注意警惕血栓栓塞的发生；③用药一般认为不应少于1年；④疗效与药量非正比关系；⑤对于 PR 阴性患者可酌情考虑联合应用他莫昔芬（TAM）10~40mg/d 口服。

内分泌治疗的成功范例，对子宫内膜癌患者，尤其是年轻要求保留生育功能的妇女是一个喜讯。但迄今为止尚缺乏大型的临床报道，对各种药物的治疗指征、疗效、服药时间、剂型及其危险性等都有待进一步验证。

2. 卵巢癌的内分泌治疗　在卵巢癌发病的高危因素中，内分泌因素被视为其中最重要因素。卵巢癌的发生与性腺内分泌失调有着密切的关系。因此，利用性激素间的相互抑制性协调作用及对抗作用治疗与控制卵巢肿瘤是可能的。

目前手术与化疗仍是治疗卵巢癌的主要手段，内分泌治疗方法仅用于某些类型卵巢癌的辅助治疗或对化疗耐药病例的姑息性治疗。临床应用的治疗对象应选择肿瘤细胞 ER 和 PR 阳性者，临床期别早、分化高、手术较彻底但有复发及转移可能者，以及细胞毒药物化疗效果不佳者。有选择地对性激素受体阳性的卵巢癌患者使用大剂量抗雌激素类及孕激素类药物治疗，提高了治疗的临床客观反应率，使卵巢癌的内分泌疗法得到进一步的完善。

卵巢癌内分泌治疗主要有以下几种方法。

（1）他莫昔芬：可竞争性占领 ER 而起抗雌激素作用；可以诱导肿瘤产生 PR，提高孕激素治疗的疗效，可能使细胞增生受抑制而停滞，有利于细胞毒药物作用。有研究显示他莫昔芬在低剂量时对细胞增生和抑制作用较弱，高剂量时不但可抑制卵巢癌细胞增生，且可诱导细胞凋亡。对激素敏感的肿瘤，因 TAM 可提高组织细胞合成 PR 的能力，增强孕激素治疗的敏感性，故临床上常作为一线内分泌药物。

（2）孕激素：药物具有强大的对抗雌激素的作用，抑制雌激素的促癌作用。醋酸甲羟孕酮用于卵巢癌内分泌治疗，时间长，疗效好。其他类似药物还有甲地孕酮和己酸孕酮。

（3）促黄体激素释放激素类似物：垂体促性腺激素控制着卵巢的内分泌活动，利用 LHRH-A 可抑制垂体促性腺激素的分泌，因此也被考虑用于对卵巢癌的激素治疗。

应用激素疗法治疗卵巢癌虽有一定的客观反应，但其疗效尚不能充分肯定，目前仅用于手术后化疗的辅助治疗，以及复发病例、耐药病例的治疗，在许多方面还有待进一步研究探讨。

3. 甲状腺癌的内分泌治疗　不同病理学类型的甲状腺癌在生物学行为、组织学表现及对治疗的反应等方面都有明显差异。乳头状癌和滤泡状癌分化程度好，肿瘤细胞内有 TSH（促甲状腺激素）受体，对垂体分泌的 TSH 有一定依赖性，阻断 TSH 的产生，就有可能抑制乳头状癌和滤泡状癌的生长和发展。髓样癌是发生于甲状腺滤泡旁细胞，它不具有依赖 TSH 的生物学特性；未分化癌虽发生于甲状腺的滤泡细胞，但因其分化程度低，对机体垂体-甲状腺轴系统的依赖性也非常差。故对甲状腺癌的内分泌治疗，主要是针对乳头状癌和滤泡状癌的治疗。TSH 受体表达的高低，是判断甲状腺癌患者预后的重要指标。甲状腺癌的内分泌治疗主要包括以下几个方面。

（1）甲状腺素：甲状腺癌的内分泌治疗主要应用甲状腺素，其作用包括两个方面：

一方面是纠正甲状腺次全切除或全切除术后的甲状腺功能低下(甲状腺素替代治疗);另一方面适量的甲状腺素的摄入,抑制垂体产生 TSH,进而降低血中 TSH 的浓度,就可能抑制乳头状癌和滤泡状癌的生长(TSH 抑制治疗)。常用的甲状腺素有甲状腺素片、左甲状腺素片。

(2)他莫昔芬:雌激素可影响甲状腺生长,主要通过促使垂体释放 TSH 而作用于甲状腺。血雌激素水平升高时,TSH 水平也较高。甲状腺癌组织中有 ER 的存在。有人观察到他莫昔芬可影响甲状腺髓样癌、乳头状癌及滤泡状癌细胞株移植瘤及体外组织培养细胞的生长,具有抗肿瘤细胞增生的作用。应用他莫昔芬对进展期髓样癌进行短期治疗的报道,取得了一定疗效。

(3)TSH 合并 ^{131}I:分化良好的甲状腺癌可在术后 1~3 个月进行,^{131}I 扫描,以便发现残余灶和转移灶,并对其进行治疗。

(4)生长抑素类似物:奥曲肽可抑制乳头状、滤泡状及髓样甲状腺癌生长。

综上所述,肿瘤的内分泌治疗已经成为肿瘤内科一种重要的辅助治疗手段,可以单独应用,也可与化疗联合应用,在某些肿瘤的治疗中疗效肯定。未来内分泌治疗必将继续深入研究内分泌药物的作用机制并预防和逆转耐药;研究内分泌药物之间或内分泌药物与其他抗癌药物的联合使用;继续开发新的内分泌治疗药物并扩大现有的使用范围,如乳腺癌的化学预防、新辅助内分泌治疗等,充分利用发掘激素在肿瘤治疗领域的用途,造福更多的肿瘤患者。

第四章 肿瘤分子靶向治疗分类

第一节 肿瘤靶向治疗器官水平分类

一、氢氦超导手术治疗系统

氢氦超导手术治疗系统(cryocare TM targeted cryoablation therapy，又称氢氦刀)，是一种适应证甚广的消融治疗技术，自 1998 年以来，美国已有 100 多家医院，中国有 80 余家单位装备了氢氦刀设备，它可对多种肿瘤施行精确冷冻切除，并且在肝癌、肺癌、胰腺癌、前列腺癌、肾肿瘤、乳腺癌等治疗领域取得了突破性的进展。手术中冷冻适用于几乎所有实质性肿瘤，与射频等其他消融方法不同，氢氦刀冷冻既能治疗小肿瘤，也能治疗体积较大的(直径 >5cm)、数目较多的肿瘤；由于血管内血流的释热作用，冷冻不易引起大血管损伤，以至于也可以治疗大血管附近的，不能手术切除的肿瘤。据 2007 年 11 月第 14 届世界冷冻治疗大会统计，中国使用美国 cryocare™氢氦刀冷冻治疗的肿瘤例数已达 11 000 例，其中完成 500 例以上的单位有 10 余家，部分医院已经达 4000 例，病种 30 余种，中国是全世界治疗肝癌和肺癌最多的国家。

由于各种靶向消融技术的特点不同，对于具体病例的治疗技术选择可能会有所不同。国内张克勤博士比较了氢氦刀冷冻射频消融(RFA)、微波凝固治疗(MCT)兔 VX2 肝癌的对比研究，三种微创治疗在消融兔 VX2 肝癌中，无论是在消融靶区面积和横径方面、消融靶区肿瘤完全消融率方面，还是在消融靶区肿瘤细胞残留率方面和消融靶区肿瘤细胞完全坏死率方面，氢氦刀冷冻均优于 RFA 和 MCT，而 RFA 和 MCT 效果相当。另外，RFA 和 MCT 的"煮沸效应"造成的肿瘤种植播散是临床无法克服的问题，所有这些方面提示氢氦刀冷冻在治疗兔 VX2 肝癌中的临床疗效可能优于 RFA 和 MCT。

临床治疗证实，氢氦刀局部消融与放疗、化疗、生物治疗、介入治疗等综合治疗相结合，疗效优于单一治疗，1~2 年生存率显著提高，其远期疗效依赖于综合治疗措施的选择。当肿块≥4cm，特别是 >6cm 时治疗效果差，瘤体易复发，甚至增大。因此，治疗前后联合其他治疗方法的综合治疗措施的应用尤为重要。例如，对于肺癌的治疗：氢氦刀联合介入化疗，联合放疗，联合中医药治疗与单纯放疗、化疗、介入栓塞比较，1 年、2 年存活率均有显著提高，取得了比较令人满意的临床疗效，以上结果表明氢氦刀将成为临床治疗肺癌必备的技术。对于靠近纵隔部位的肿瘤，局部氢氦刀完全消融有一定困难，氢氦刀治疗后也可以联合其他局部治疗方法，与放疗结合可以极大地减低放射剂量，联合药物植入和放射粒子植入可以提高疗效和减少植入粒子的剂量，与其他局部治疗和全身治疗技术有效的结合，可改变目前综合治疗的理念，提高远期治疗效果。目前国内氢氦刀的治疗方兴未艾，但缺乏前瞻性、多中心、随机对照的临床试验结果来观察其对治疗肺癌的长期疗效。

近年来，氢氦靶向治疗技术协作组开展了较多的工作，如编写了全球第一个规范化治疗书籍，包括动物和人体实体瘤病灶消融靶区大小，冷冻后的影像学改变。建议其他靶向消融技术可以效仿。

二、射频消融和微波凝固治疗

射频消融(RFA)和微波凝固治疗(MCT)技术均起始于 20 世纪 90 年代初期，1996 年，LeVeen 伞状多电极得到美国 FDA 认证，极大地扩大了 RFA 的应用范围，与其他热消融技术比较，RFA 是迄今世界范围内使用较多的技术，可以检索到的综述文献超过 500 篇。MWA 主要在日本和我国开展，而 RFA 的报道绝大多数来源于欧美国家，就目前而言，可以认为 MWA 和 RFA 技术的治疗效果基本上是相同的。射频电极从最初的单极发展到了多极，以及冷循环射频治疗系统，缺点是一次性毁损灶的范围有限，最大毁损体积直径 3.5cm，对直径 3cm 以上的癌肿易残留病灶。美国 RITA 公司已经开发出针对不同大小肿瘤的系列射频针，直径 3cm 以下的肿瘤可以选择第一代伞状多极针或单极针；直径 3~5cm 的肿瘤应选择二代锚状多极针；直径 5~7cm 的肿瘤应选择最新的第三代集束电极针，并使用特殊注射泵，使热传导更快更均匀，治疗时间大幅缩短，治疗大肿瘤效果更确切，患者更轻松。

目前，一些学者提出了在晚期非小细胞肺癌的治疗中，如何使射频治疗和化疗及局部放疗相结合以提高疗效的问题。对于晚期非小细胞肺癌，尤其是周围性肺癌，先利用射频消融治疗，大面积灭活肿块内癌细胞，减少肿瘤负荷，再用化疗治疗残余的转移癌细胞。对有肺门、纵隔淋巴结或其他转移病灶的患者，可结合化疗进行放疗及其他治疗。这样，肿瘤在得到局部控制的基础上，进一步提高了患者生存质量及生存时间。随着RFA 技术的不断完善，RFA 同介入化疗、立体定向放射治疗、外照射等有机结合，将极大地提高肿瘤的局部控制率，改善生活质量，延长患者的生存期。

三、间质内激光治疗和光动力

激光消融治疗(interstitial laser therapy, ILT)是以光学或接近红外线波长的高能量光束在组织内散射而转变成热，时间通常长于 RFA，可以超过 1 小时。目前国内外生产的激光管消融范围较小，处于临床探索中，并未进入临床使用。现在试验研究复合探针，试图扩大消融范围。

四、高强度聚焦超声

高强度聚焦超声(high-intensity focused ultrasound, HIFU)国内首创，目前有生产厂家 4~5 个，对于探头的设计，频率各有不同。HIFU 可用于很多良性和恶性肿瘤的治疗，如子宫肌瘤、乳腺癌、骨和软组织肿瘤等。近年国内陆续有应用 HIFU 治疗晚期胰腺癌的临床研究报道，显示的疗效主要是止痛和辅助放疗、化疗后肿瘤体积的变化，这可能是超声热疗的效果，并非真正意义上的 HIFU 消融治疗。国内文献表明，HIFU 对于原发性和转移性肝癌等多种实体肿瘤有灭活作用。但目前在 HIFU 治疗肝癌的应用上仍存在诸多限制，如虽然部分超声波可经肋间隙进入肝组织，但肋骨反射使超声波到达靶区的能量大大减少；治疗时间过长使 HIFU 治疗的麻醉环节风险增加；HIFU 治疗导致的皮肤烧伤限制了其治疗剂量的增加；HIFU 治疗在破坏肝癌组织的同时，增加了肝损害的机会。因此，如何提高超声波的生物学效应、减少 HIFU 的治疗时间，成为该治疗成败的关键之一。

五、精确靶向外放射治疗技术

1. X - 刀、γ - 刀、3D - CRT、IMRT　放射治疗技术在 20 世纪末出现了质的飞跃，主要体现在立体定向放射外科(SRS)、立体定向放射治疗(SRT)、三维适形放射治疗(3I - CRT)和调强放射治疗(IMRT)技术的临床应用，使在近一个世纪中一直处于肿瘤治疗辅助地位的放疗手段在肿瘤治疗中的作用和地位发生了根本转变。我国在引进瑞典头部 γ - 刀和欧美 X - 刀以及三维适形放射治疗技术的临床应用过程中，开创了中国模式的头、体 γ(X) - 刀的新局面。这一技术的临床应用较为广泛，取得了较好的效果，受到了国内外同行的高度关注。

X - 刀 20 世纪 90 年代后期在我国应用较为普及，治疗病例较多，但缺少大宗病例的长期临床结果报道，2000 年后随着三维适形放疗、调强放疗等技术的出现，特别是我国全身 γ - 刀的问世，使这一技术在我国的临床应用和发展受到影响，使用的医院和治疗的病例逐渐减少，但是，不容置疑 X 射线立体定向放疗技术作为一种独特的剂量聚焦方式，可获得高度集中的剂量分布，在实质器官局限小肿瘤的治疗上可取得较高的局控率和较低的放射损伤。而且，赛博刀等新型 X - 刀技术的出现将会在肿瘤治疗中发挥重要作用。我国研发的全身 γ - 刀存在的问题是机型多、软硬件开发和资源整合不足，使每一种机型都未能尽善尽美，特别是在剂量评估和剂量验证方面有待进一步完善，而且，在临床应用的规范化方面存在严重不足，使这一技术的全面、健康发展受到极大影响，尽管如此，全身 γ - 刀所独具的剂量聚焦优势已被大量的临床结果证明，因此，加强这一技术的临床规范化应用，开展多中心协作和经验积累以及进一步完善设备，对推动我国放疗设备产业和放射肿瘤专业发展具有重要意义。

2. 影像引导放射治疗技术　影像引导放射治疗(IGRT)即 4D 放射治疗，以及正在研发的生物影像诱导放射治疗等。IGRT 目前在发达国家发展很快，如赛博刀(Cyber knife，射波刀)、螺旋断层放射治疗(tomotherapy)等。

赛博刀是一种新型影像引导下肿瘤精确放射治疗技术，由美国 Stanford 大学医学中心脑外科 John Adler 等与 Accuray 公司合作研发，1994 年投入使用，1997 年 Adler 教授首次介绍其临床应用。它是一种立体定向治疗机，整合了影像引导系统、高准确性机器人跟踪瞄准系统和射线释放照射系统，可完成任何部位病变的治疗。将一个能产生 6mX - X 射线的轻型直线电子加速器安放在一个有 6 个自由度的机械臂上，通过运算 X 射线摄像机及 X 射线影像处理系统所得的低剂量三维影像来追踪靶区位置，执行治疗计划，以准确剂量的放射线来"切除"肿瘤。由于其临床治疗总精度可达亚毫米级别，被认为是目前世界上最为精确的立体定向放射外科/治疗(SRS/SRT)技术之一。与传统的 SRS/SRT

技术比较，赛博刀具有实时影像引导及无框架定位等优势。自1999年、2001年经美国FDA批准用于颅内肿瘤、颅外肿瘤及良性肿瘤的治疗，目前全世界已有超过40 000个患者接受了赛博刀治疗，尤其是在颅内肿瘤、脊柱肿瘤治疗方面赛博刀治疗积累了丰富的经验，但是在体部肿瘤，如肺癌、肝癌、腹腔肿瘤的治疗方面仍停留在小样本、短期随访的研究阶段。随着赛博刀在我国临床应用的逐渐推广及临床治疗病种及病例数的增多，尤其是病情复杂和重症患者治疗的开展，体部实体恶性肿瘤患者行赛博刀治疗前肿瘤靶区金标植入术的并发症需进一步总结，使赛博刀在我国进一步得到规范和合理的应用，使更多的肿瘤患者从中获益。赛博刀比适形、调强、伽玛刀等更具优势，也提供了分次大剂量放疗的可能性，如何选择最佳的分割方式及单次剂量、总剂量，如何评价有效生物剂量等成为研究中亟待解决的问题。在现有的条件下，结合放射生物学、临床医学等的相关知识，优化治疗策略，进行包括放疗增敏、化疗、热疗甚至其他放疗方式在内的综合治疗，尽可能地提高疗效，则是将来的主要研究方向。

螺旋断层放射治疗由美国威斯康星大学麦迪逊分校发明，是影像介导的三维调强放射治疗，它将直线加速器和螺旋整合起来，使治疗计划、患者摆位和治疗过程融为一体，它能够治疗不同的靶区，从立体定向治疗小的肿瘤到全身治疗，均由单一的螺旋射线束完成，通过每次治疗所得的兆伏图像，可以观察到肿瘤剂量分布及在治疗过程中肿瘤的变化，及时调整靶体积的治疗计划。有着常规加速器放疗所无法比拟的优势，为放射治疗医师开辟了一个新的治疗平台，在调强放射治疗发展史上占有重要地位。

六、放射性粒子植入间质内照射治疗

临床应用的放射性粒子主要是^{125}I和^{103}Pd，分别代表着低剂量率和中剂量率辐射，在放射物理和放射生物学上各有特点。植入放射性粒子的过程，要求在影像指导下完成，符合IGRT要求，放射性粒子一次性植入，达到单次剂量治疗的效果。

随着粒子植入治疗计划系统不断提高与完善，剂量学要求逐步明确，植入治疗设备不断改进，20年来放射性粒子临床应用不断拓宽领域，充分说明放射性粒子在临床应用中的作用与地位，美国、德国、日本的放疗专家都承认放射性粒子最好的适应证应当是前列腺癌低危组的病例，其长期疗效与根治手术或外照射相似，但不良反应特别是性功能障碍的发病率较低，治疗时间短，手术方法简便更受患者欢迎。在扩大放射性粒子治疗的适应证方面，放射肿瘤专家与外科专家首先用放射性粒子治疗非小细胞肺癌，我国胸外科专家已经在治疗非小细胞肺癌方面取得相当满意的结果，放射性粒子植入治疗肝癌(原发性肝癌及转移性肝癌)、胰腺癌、软组织肉瘤、骨肿瘤、早期乳腺癌等都在临床试验中得到一定的经验和疗效。国内外近年来通过内镜对空腔脏器肿瘤进行粒子植入的试验，国内进行支架携带或捆绑放射性粒子植入腔道肿瘤(食管、支气管)的试验，都在探索中发展。

放射性粒子的设备已经规范化，其中最主要的是治疗计划系统(TPS)，必须能满足质量验证的要求。放射性粒子植入近距离治疗已经迅速在国内发展，据不完全统计，全国每月销售^{125}I粒子20 000~30 000粒，治疗患者4000~6000例。如此大规模使用的放射治疗方式，必须要有规章制度的指引管理，这项工作应当是迫在眉睫，此外，应该认真交流放射性粒子的临床经验，使放射性粒子的临床使用不仅规范化，而且不断提高疗效，降低毒副反应。

七、血管内介入治疗和局部药物注射治疗

恶性肿瘤的血管介入治疗是在 X 射线设备的监视下，将抗肿瘤药物和（或）栓塞剂经导管注入肿瘤营养动脉，对肿瘤病变进行治疗。近 10 年来，由于导管器械、影像设备的发展，造影剂的不断更新及种类增多，尤其是随着微导管的应用增多，栓塞剂应用经验积累，介入技术不断提高，超选择性肿瘤供血动脉内靶向插管灌注化疗和栓塞治疗成为临床的常规工作。同时，该项技术创伤小，操作简便，因而得到迅速发展，提高了这种治疗方法的有效率，延长了肿瘤患者的生存期。局部药物注射治疗技术，如小肝癌经皮乙醇注射，经皮肝穿刺注射碘化油加化疗药物治疗肝脏肿瘤，复发或残留病灶行无水乙醇、乙酸、热盐水注射都在临床常规开展，费用低廉，效果显著。

近年来，经导管或经皮穿刺瘤内注射基因治疗成为肿瘤研究的热点，有些研究已经进入动物实验阶段。例如，经肝动脉给予内皮抑素基因治疗肝癌；腺病毒介导的抗 K-ras 核糖体激酶可抑制胰腺癌细胞的生长并诱导其凋亡；单纯疱疹病毒胸腺嘧啶核苷激酶（HSV-TK）介导的基因治疗在动物模型中已初步获得成功；药敏基因，凋亡调节基因，如 BCl-2、Bax、Survivin 及一些抑制肿瘤内血管生成的基因等均在广泛研究中。重组人 p53 腺病毒基因药物经皮瘤内注射已经进入临床使用。由于基因治疗肿瘤比较局限，到目前为止只有肝癌、胰腺癌、肺癌、神经胶质瘤、大肠癌、喉癌等几种肿瘤可以采用介入导向的基因治疗，介入导向的基因治疗已在某些肿瘤的治疗中显示了很好的疗效，减少了不良反应，给人们带来极大的益处，可以相信，随着研究的深入，介入导向的基因治疗将会在肿瘤治疗中发挥更大的作用，会有越来越多的肿瘤被根治。

第二节　肿瘤靶向治疗分子水平分类

一、概述

近年来，肿瘤靶向治疗的进展随着分子生物学技术的发展和对发病机制从细胞、分子水平的进一步认识已经进入了一个全新的时代。这些领域的进展很快，在临床取得了很好的效果。虽然分子靶向治疗的药物较多，但缺乏统一的分类。

二、分子分类

笔者根据靶向治疗药物的性质和特点的不同，将主要分子靶向治疗的药物分为两类，单克隆抗体和小分子化合物，单抗类分子靶向药物常用的有：Herceptin（赫赛汀，Trastuzumab）、Mabthera 美罗华（Rituximab）、IMG-C225（Cetuximab，Erbitux）和 Bevacizumab（Avastin）等；小分子化合物常用的有：Glivec（STI571 格列卫）、Iressa（ZD1839 Gefitinib）和 OSI-774（Tarceva erlotinib R1415 CP358774 NSC718718）等。

1. 单抗类分子靶向药物

（1）Herceptin：是一种针对 HER－2/neu 原癌基因产物的人/鼠嵌合单抗，能特异地作用于 HER－2 受体过度表达的乳腺癌细胞。1998 年被美国 FDA 批准上市，与紫杉醇联用，可作为 HER－2/neu 过度表达或不适合采取蒽环类药物治疗的晚期乳腺癌的一线治疗方案。单药可作为紫杉醇、蒽环类药物及激素治疗失败的晚期乳腺癌的三线治疗方案。无论是联合用药或是单药，均取得了明显疗效。有一组临床试验表明，Herceptin 单药治疗 HER－2/neu（＋＋）或（＋＋＋）的晚期乳腺癌，有效率为 24%；在中国进行的 Herceptin 单药治疗 HER－2/neu（＋＋）或（＋＋＋）的晚期乳腺癌的Ⅱ期临床试验结果显示：有效率为 25.8%；与单纯化疗比较，Herceptin 与阿霉素、环磷酰胺或紫杉醇联合治疗转移性乳腺癌明显提高疗效。并且生活质量明显提高，Herceptin 与诺维苯、泰索帝的联合应用于晚期乳腺癌也取得较好的疗效。Herceptin 联合内分泌治疗用于 HER－2/neu（＋＋）或（＋＋＋）的晚期乳腺癌的临床试验也正在进行之中；有许多临床试验报道了采用 Herceptin 和化疗药包括 Paclitaxel、Gemcitabine、CBP 和 DDP 等用于治疗乳腺癌之外的其他恶性肿瘤，如肺癌、膀胱癌和食管癌等，初步结果均显示联合用药安全可靠，临床疗效尚在观察之中。Herceptin 主要的毒副反应是输液反应和有一定的心脏毒性，因此，不提倡与蒽环类药物同时应用。

（2）Rituximab：是一种针对 CD20 的人/鼠嵌合单抗，是近年来治疗低度恶性淋巴瘤的最重要进展。对反复化疗后仍复发的低度恶性 B 细胞淋巴瘤，有研究报道，Rituximab 单药作为一线治疗低度恶性 B 细胞淋巴瘤，有效和稳定者维持治疗 6 个月，6 周时评价有效率 47%，6 个月后评价总有效率为 73%，其中 37% 为 CR。无进展缓解期可达 34 个月，且患者极易耐受。Rituximab 与 CHOP 方案联用治疗低度恶性 B 细胞淋巴瘤，总有效率达 95%，其中 CR 为 55%。PCR 显示，此联合方案可清除 BCl－2 阳性细胞；另有研究表明，联合 Rituximab 和氟达拉滨，有效率可达 93%，其中 CR 为 80%，此方案同伴可清除 BCl－2 阳性细胞。另有研究联合 Rituximab 和白介素（inter leukin－2，IL－2）治疗滤泡型非霍奇金淋巴瘤也取得满意疗效，有效率达 55%，患者容易耐受。

（3）IMC－C225：是目前临床上最为先进的抗 EGFR 人/鼠嵌合单克隆抗体，临床Ⅱ期试验研究显示：IMC－C225 单药或联合化疗是治疗转移或复发的头颈部肿瘤患者的有效方案。

（4）Bevacizumab：为新型的抗 VEGFR 的人源化单克隆抗体，有望成为结直肠癌的一线治疗方案，目前正在进行治疗非小细胞肺癌、结直肠癌和乳腺癌的Ⅲ期临床试验研究，治疗其他实体瘤的Ⅱ期临床试验研究也在进行之中。采用 Bevacizumab 联合伊利替康作为晚期结直肠癌的一线治疗已取得肯定疗效；采用 Bevacizumab 单药治疗晚期乳腺癌的一项临床试验结果显示：有效率 9.3%，稳定率 16%，10mg/kg 的剂量，患者容易耐受。

2. 小分子化合物类分子靶向治疗新药

（1）Glivec（STI571 imatinib 格列卫）：是一种能抑制酪氨酸激酶第 571 号信号转导的抑制药，属小分子化合物，2001 年 ASCO（美国临床肿瘤年会）的重要新闻，是针对肿瘤信号转导的分子靶向治疗的范例。bcr－abl 引起的酪氨酸激酶（tyrosme kinase，TK）是慢性髓性白血病(CML)发病机制中的重要环节,而 Glivec 能特异地与 bcr - abl 基因的 ATP 位点结合,抑制该酶的活性,阻断肿瘤细胞信号转导,选择性抑制肿瘤生长,而不影响正常细胞的功能。在临床 I 期研究中,300 ~ 1000mg/d 的剂量组,54 例既往干扰素(interferon,IFN)治疗失败的慢性髓性白血病慢性期患者均获血液学缓解,有效率达 100%,98% 达 CR,其中 53% 是细胞遗传学缓解。随后的 II 期临床研究显示,在慢性髓性白血病的细胞危象期也有 59% 的有效率,且毒副反应轻微。对 Ph 阳性的急性淋巴母细胞白血病(ALL)缓解率也高达 70%,其中 CR 55%。鉴于该药的高效低毒,美国 FDA 受理申报材料后仅用 9 周的时间就批准该药上市。

Glivec 还显示对胃肠道恶性基质细胞瘤(GIST)患者的疾病控制率达 80% ~ 90%;Stroobants S 采用正电子激发计算机断层扫描技术(PET)评价 13 例 Glive 治疗 GIST 的疗效达 100%,11 例 CR,2 例 PR。另外,除了其抑制酪氨酸激酶受体的作用外,Glive 可能对由(5、12)染色体异位与 Tel - PDGFR 融合而引起的白血病也有效。对化疗和放疗高度拮抗的恶性胶质瘤(最常见的脑肿瘤)可能有效,Glivec 已经被证明对注入裸鼠脑内的恶性胶质瘤细胞有抑制生长的作用,提示这种药物可能有治疗一些目前不能治愈的疾病的作用。在 38 届 ASCO 会议上,有采用 Glivec 治疗小细胞肺癌的临床试验报道,提示患者容易耐受,但具体疗效尚待进一步研究。

(2)Iressa:是一种口服 EGFR - TK 拮抗药,属小分子化合物,2003 年 5 月 5 日被美国 FDA 批准单药用于经含铂类或泰索帝方案化疗失败的晚期非小细胞肺癌。EGFR 高表达的肿瘤细胞侵袭性强、易转移、疗效差,患者预后不好。EGFR 的表达与肿瘤细胞的酪氨酸激酶活性有关,EGFR 过表达的肿瘤细胞接受细胞生长信号,激活细胞内某些基因表达,加速细胞分化,释放更多的血管生成因子和促转移因子。抑制 EGFR 的过度表达可以抑制肿瘤细胞的生长。目前 Iressa 主要用于治疗非小细胞肺癌,对乳腺癌、前列腺癌及头颈部肿瘤等均证实有效。采用单药 Iressa 治疗 142 例经含铂类或泰索帝方案化疗失败的晚期非小细胞肺癌的临床 II 期试验结果显示:采用 250mg/d 剂量组的有效率为(CR + PR)14%(9/66),采用 500mg/d 剂量组的有效率为(CR + PR)8%(6/76),女性和未吸烟者有更好的疗效,采用 ZD1839 联合化疗,对化疗没有益处,因此,不提倡化疗与 ZD1839 联用;另有研究报道单药治疗化疗失败的晚期非小细胞肺癌可取得 53%(CR + PR + SD)的疾病控制率;采用 ZD1839 治疗非小细胞肺癌和其他实体瘤,还可提高患者的生活质量;ZD1839 对放疗在治疗非小细胞肺癌、头颈部肿瘤及其他实体瘤方面有增敏效应;采用 Iressa 用于晚期头颈部鳞癌的临床 II 期试验报道结果显示:有效率(CR + PR)达 10.6%,疾病控制率(CR + PR + SD)为 53%,中位生存期 8.1 个月。Iressa 用于结直肠癌的治疗研究也显示出一定的疗效。Iressa 的主要毒副反应为消化道反应和痤疮样皮疹,患者均容易耐受。

(3)OSI - 774:也是一种 EGFR - TK 拮抗药,属小分子化合物,2002 年 9 月,美国 FDA 批准其作为标准方案治疗无效的晚期非小细胞肺癌的二线或三线治疗方案。一项 OSI - 774 单药治疗复治的晚期非小细胞肺癌的 II 期临床试验研究结果显示:有效率 12.3%,稳定率 38.6%;另有一项 OSI - 774 单药治疗细支气管肺泡癌的 II 期临床试验研究结果显示:有效率 26%;OSI - 774 头颈部肿瘤和卵巢癌也有效;联合化疗治疗胰腺癌的Ⅲ期临床试验研究也在进行之中；多项联合化疗药物的临床试验研究也在进行之中，主要的联用药物有紫杉醇D、健择＋顺铂、卡铂＋紫杉醇。在欧洲，进行了OSI－774联合健择＋顺铂治疗非小细胞肺癌的Ⅲ期临床试验研究；在美国，也进行了OSI－774联合紫杉醇＋卡铂治疗非小细胞肺癌的Ⅲ期临床试验研究；联合化疗治疗胰腺癌的Ⅲ期临床试验研究也在进行之中。OSI－774用于结直肠癌的治疗研究也显示出一定的疗效。

（4）其他的小分子化合物靶向治疗药物：包括：CI－1033，一种不可逆的erb TKI；PKI166和GW572016，均可同时抑制EGFR和HER－2的双功能TKI；SCH66336，一种蛋白激酶C（protein kinasec，PKC）抑制药；LY317615，一种PKCb抑制药；TNP－470，一种血管内皮抑素；SU6668，SU11248、PTK787/ZK222584和ZD6474，均为VEGFR抑制药；SCH66336和R115777，均为法尼醇蛋白转移酶抑制药，可特异抑制多药耐药蛋白1和蛋白2，其中R115777联合化疗药物伊利替康治疗晚期肿瘤的Ⅰ期临床试验已取得肯定疗效。

三、机制分类

根据肿瘤分子靶向药物按照作用机制不同可分为以下几类：①信号转导阻滞；②抑制血管新生、抗转移；③细胞周期调节；④基因治疗；⑤免疫、疫苗疗法等。一些分子靶向药物在相应的肿瘤治疗中已经展现出值得期待的疗效，现将介绍近年来多种新型的肿瘤分子靶向治疗药物的原理及其临床研究进展。

1. 细胞信号转导　信号（包括激素、生长因子及细胞因子）与细胞表面或细胞膜中的受体结合，细胞遂接受分子信号，该信号再通过细胞膜经一系列步骤传递给细胞内分子，后者再活化转录因子。这一系列的信号活动被称为信号转导通路。很多细胞外信号通过诱导细胞内信号转导通路而调控细胞活动，这些通路最终会聚于一种蛋白激酶上，常常涉及受体蛋白的磷酸化，后者再磷酸化其他细胞蛋白，化学信号通过数种蛋白磷酸化最终影响转录因子，使细胞内的转录因子活化或失活。所有受体一般都有两个主要部分：①配基结合区（ligand－binding domain）：它确保配基的特异性；②效应区（effector domain）：它在配基结合受体后启动，产生生物反应。活化了的受体再与其他细胞成分发生作用，以完成信号转导过程。受体激酶就是一组膜结合蛋白（受体蛋白），它有磷酸化能力，可使其他蛋白磷酸化。例如，蛋白质酪氨酸激酶（protein tyrosine kinase，PTK）与细胞外配基（ligand）结合后，在膜内二聚化，从而使激酶磷酸化，后者再使其他蛋白磷酸化从而启动信号转导通路，影响转录的变化。

信号转导（signal transduction）对多细胞机体的细胞生长、分化及各种细胞功能的协调是必需的。从理论上说，影响信号转导通路的任一环节都有可能开发出新抗肿瘤药，如抑制生长因子受体结合、抑制蛋白丝氨酸/苏氨酸激酶、抑制酪氨酸激酶等。近年来针对信号转导、生长因子及其受体正在研发几种新型药物，并且已经有了重要的成果。

2. 人体表皮生长因子受体家族

（1）概述：近年来，多种人体表皮生长因子受体（human epidermal growth factor receptor，HER/erbB）家族特异性的靶向药物已经进入临床，用于治疗非小细胞肺癌、乳腺癌等恶性实质性肿瘤，并引起了国内外肿瘤界的普遍关注。已知HER家族共有4个成员，分别是HER－1（EGFR/erbB1）、HER－2（neu/erbB2）、HER－3（erbB3）和HER－4 (erbB4)，它们具有高度同源性以及相似的结构——能与特异性的配体结合的细胞外部分、跨膜部分、能将信号转导至下游的细胞内酪氨酸激酶部分，但在能结合的配体及酪氨酸激酶活性上有所差异，HER－1/EGFR 的配体包括表皮生长因子(epidermal growth factor，EGF)、α 转化生长因子(transforming growth factor－α，TGF－α)、两性调节素(amphiregulin)、β－细胞素(betacelluin)、表皮调节素(epiregulin)、结合肝素的 EGF 样生长因子(heparin－binding EGF－like growth factor)等；HER－3/erbB3、HER－4/erbB4 的配体包括神经调节素(neuregulin)、heregulin、betacelluin 等；HER－2/neu 则尚没有已知的配体。HER 家族成员通过与特定的配体结合可形成同源或异源二聚体，在 ATP 存在的条件下通过细胞内片段的酪氨酸残基的磷酸化，核向转导增生信号，不同的配体与不同的受体结合，其信号转导通路会有明显差异，借此形成 HER 受体生物学功能的多样化。

HER 活化的主要生物学效应是刺激细胞增生和分化，当细胞恶变时 HER 或其配体过表达，从而通过自分泌或旁分泌方式刺激细胞形成失控性增生，并且启动多种蛋白水解酶和促血管生成因子(如 VEGF)的表达，从而加速癌细胞转移。一般来说，HER 过表达的肿瘤患者通常预后较差。

(2)Trastuzumab：HER－2/neu/erbB2 是一个 185kDa 的跨膜受体，在许多表皮肿瘤，如乳腺癌、卵巢癌、前列腺癌、非小细胞肺癌、鼻咽癌等中过度表达，25%～30% 的原发性乳腺癌有 HER－2/neu 基因的过度表达。研究表明，p185 HER－2 糖蛋白增多，酪氨酸激酶活性增高使肿瘤细胞 DNA 合成增加，癌细胞生长加快，转移能力增强，并对化疗及内分泌治疗耐药。有研究显示，HER－2 过表达是独立的乳腺癌预后不良因素。

Herceptin 是一种重组 DNA 衍生的人源化单克隆抗体嵌合抗 p185 HER－2 抗体，可特异性结合 p185 HER－2。临床前研究显示 Herceptin 抗肿瘤机制为：①下调细胞表面的 HER－2/neu 蛋白；②减少 VEGF 的产生；③介导对过度表达 HER－2/neu 的肿瘤细胞的 ADCC 作用；④抑制 HER－2/neu 蛋白与受体酪氨酸激酶(receptor tyrosine kinase，RTK)超家族的其他成员发生交联形成异质二聚体；⑤减弱细胞生长信号的传递；⑥通过诱导 P27kipi 和 RB 相关蛋白 P130 而大量减少 S 期细胞数目；⑦增强化疗所致细胞毒性。

由于 Herceptin 治疗是以 HER－2 为靶点的靶向性治疗，因此只有 HER－2 过表达的患者应用该药才可能有效。目前，检测 HER－2 过度表达的方法主要有检测 HER－2 基因扩增的荧光原位杂交法(FISH)或检测 HER－2 蛋白表达的免疫组化法(IHC)。欧盟药品管理局批准应用 Herceptin 治疗的要求是 IHC 方法检测 HER－2 至少为(＋＋)，而美国 FDA 要求 IHC 方法检测 HER－2 为(＋＋＋)。

Herceptin 单药疗效与化疗药物相近，但并无化疗药物常见的脱发、黏膜炎、血液学毒性等不良反应，具有较好的耐受性。Herceptin 的常见不良反应是与药物输注相关的寒战(25%～36%)、发热(22%～38%)、疼痛(18%～48%)、乏力(23%～46%)、恶心(14%～36%)等，多在首次用药后发生，给予对乙酰氨基酚、苯海拉明或哌替啶即可缓解，或在首次给药前预防性给予地塞米松、异丙嗪，再次给药后不良反应发生率大大降低。Herceptin 联合化疗后化疗的轻中度不良反应有所加重，较严重的是心功能不全，多见于与蒽环类药物联合应用时，因此不建议 Herceptin 联合蒽环类药物化疗，也不推荐用于因晚期肿瘤并发症所致静息时呼吸困难患者。

（3）Iressa（gefitinib ZD1839）：EGFR 是一种跨膜糖蛋白，在所有表皮来源性正常组织的细胞中均有表达，大约 1/3 的人体肿瘤过度表达 EGFR，尤其是头颈部鳞状细胞癌（80%～100%）、结肠癌（25%～77%）、胰腺癌（30%～95%）、非小细胞肺癌（40%～80%）、肾癌（50%～90%）和乳腺癌（14%～91%）等。EGF、TGF–α 等多种配体可与 EGFR 胞外部分结合，将有丝分裂信号向胞内传递，从而调控细胞周期，调节细胞正常与分化，促进损伤修复，EGFR 还可活化其下游的血管内皮生长因子受体，促进实体瘤微血管网形成，因此 EGFR 在肿瘤细胞的发生发展、分化、修复及转移中发挥重要的作用。

以 EGFR 作为治疗靶点的研究很多，其中以其单克隆抗体及 TKI 最为成功，前者如下文将要介绍的 C225 等，后者为小分子化学制剂，作用于 EGFR 细胞内部分，可封闭 EGFR 酪氨酸激酶 ATP 结合位点从而达到特异性抑制 EGFR 的目的，如 Iressa 及 Tarceva 等。

Iressa 是一种可口服的 EGFR 酪氨酸激酶小分子抑制药，1994 年发现 ZD1839 分子，后续的研究发现 ZD1839 分子可以抑制非小细胞肺癌和其他肿瘤，如结直肠癌、头颈部癌、前列腺癌、乳腺癌细胞的生长及存活，其可能的机制包括：①竞争 EGFR–TK 催化区域上 Mg–ATP 结合位点，阻断其信号传递；②抑制有丝分裂原活化蛋白激酶的活化，促进细胞凋亡；③抑制肿瘤血管生成。Iressa 已于 2002 年 7 月 5 日经日本厚生省批准用于治疗晚期非小细胞肺癌，2003 年 5 月 5 日被美国 FDA 批准作为非小细胞肺癌的三线治疗药物，其推荐剂量为 250mg，口服，每天 1 次。值得提出的是，美国 FDA 这一决定是在 Iressa 刚完成 Ⅱ 期临床试验，Ⅲ 期临床试验尚未完成的情况下批准的。2003 年中国抗癌协会肺癌专业委员会对不能手术的非小细胞肺癌的治疗指引中提出：Iressa 推荐用于治疗局部晚期或远处转移的非小细胞肺癌含铂类方案及 docetaxel 化疗失败的患者。

Ⅰ 期临床试验证实口服剂量 ≥100mg/d 时血药浓度已超过其在体外抑制肿瘤生长的 IC90；最常见不良反应为皮疹（65%）、腹泻（58%）、恶心（35%）、呕吐（34%）、乏力（31%），不良反应均较轻微，绝大多数为 Ⅰ/Ⅱ 级不良反应，且停药后即终止。Iressa 的 Ⅱ 期临床试验：IDEAL1 和 IDEAL2 在 2003 年全面完成，这是两个多中心的、双盲、随机、对照试验，IDEAL1 入组了全世界多个国家的 210 名曾经接受过 1 个或 2 个方案，其中至少 1 个含铂方案化疗的进展期非小细胞肺癌患者，IDEAL2 入组了美国 221 名至少接受过 2 个周期化疗的 Ⅲ 期或 Ⅳ 期非小细胞肺癌患者，所有入组患者被随机分成 2 组，分别接受 500mg 每天 1 次及 250mg 每天 1 次的口服 Iressa，治疗直至病情进展或发生不可耐受毒副反应，结果显示，IDEAL1 中 250mg 组与 500mg 组的有效率分别为 18.4% 及 19.0%，其中需要注意的是，两组中日本人的有效率分别为 27.5% 及 27.5%，而非日本人的有效率分别为 9.6% 及 11.1%，中位生存期分别为 7.6 个月及 8.0 个月，一年生存率分别为 35% 及 30%；IDEAL2 中 250mg 组与 500mg 组的有效率分别为 11.8% 及 8.8%，中位生存期分别为 6.5 个月及 5.9 个月，一年生存率分别为 29% 及 24%；正是这两个 Ⅱ 期临床试验的结果促使美国 FDA 在 Iressa 的 Ⅲ 期临床试验尚未完成的时候就迅速批准了 Iressa 用于非小细胞肺癌的三线治疗药物。

Iressa 的全球的 EAP（expanded access program）项目是向再没有其他治疗方法的癌症

患者提供慈善用药，大部分的 EAP 患者为以前化疗失败的晚期非小细胞肺癌，小部分为由并发症或 PS 差的没有化疗过的患者，全世界约有超过 44 000 例患者通过 EAP 接受 gefitinib 250mg，每天 1 次治疗，其中中国超过 800 例。

Ⅰ/Ⅱ期临床的良好表现使两项其与化疗药物联用的多中心、随机、双盲对照的Ⅲ期临床试验：INTACT1 及 INTACT2 迅速进行，但结果令人失望。INTACT1 中，1093 名无法手术切除的Ⅲ期或Ⅳ期非小细胞肺癌分别接受 GP 方案（健择＋顺铂）化疗、GP ＋ Iressa 250mg 及 GP ＋ Iressa 500mg 三组，结果 3 组患者的有效率分别为 44.8%、50.3% 和 49.7%，中位生存期分别为 10.9 个月、9.9 个月和 9.9 个月，1 年生存率分别为 45%、43% 和 41%。INTACT2 中，1037 名进展期非小细胞肺癌的患者分别接受 TC 方案（紫杉醇＋卡铂），结果 3 组患者的有效率分别为 30%、30.4% 和 28.7%，中位生存期分别为 9.9 个月、9.8 个月和 8.7 个月，1 年生存率为 42%、41% 和 37%。两项Ⅲ期临床试验的结果显示，Iressa 与化疗药物连用，其效果并不优于化疗，不良反应亦无增加，有研究分析这是由于 Iressa 的作用被化疗药物所掩盖所致。

AstraZeneca 公司于 2004 年 12 月 17 日宣布了肺癌 ISEL 的初步分析结果，结果未能显示 Iressa 与安慰剂相比能够延长化疗耐药患者生存期。ISEL 试验研究在晚期非小细胞肺癌经过一个化疗方案失败后以吉非替尼口服 250mg/d 作为单药治疗的疗效。研究选择二线和三线化疗的患者各 50%，共有约 1700 例患者入组。在所有患者中，Iressa 组与安慰剂组中位生存期分别为 5.6 个月：5.1 个月（HR 0.89，$P = 0.11$）；在腺癌患者中，中位生存期分别为 6.3 个月：5.4 个月（HR 0.83，$P = 0.07$）。虽然研究显示在肿瘤的缩小及缓解率方面 Iressa 具有优势，但并未能转化为有统计学差异的生存期延长。

尽管上述两项大型临床试验的结果令人失望，然而，Iressa 的确在临床上给一些患者带来了益处，另有多项关于 Iressa 的临床试验正在进行中并且显示了一定的应用价值。Cufer 等比较了 Iressa 与多西他赛分别用于Ⅲ～Ⅳ期非小细胞肺癌二线治疗的结果，结果显示两组的总有效率分别为 15.2% 与 12.7%，临床获益率分别为 82.6% 与 63.6%，而且 Iressa 组的毒副反应较小。Argiris 等尝试将 Iressa 用于无法进行或拒绝进行化疗的复发或转移性非小细胞肺癌患者，PR：18%，SD：23%，中位生存时间为 12.6 个月，1 年生存率为 52%。其中 7 名患者在使用 Iressa 后在接受 GC 方案化疗，又取得了 1 例 PR，3 例 SD 的结果。显示了 Iressa 用于一线治疗以及将靶向治疗与化疗续贯使用的可行性。

除了非小细胞肺癌外，多种实体瘤均有 EGFR 的高表达，这就提示了 Iressa 是否可用于其他实体瘤的治疗，2005 年的 ASCO 年会上发表了多项 Iressa 联合用药治疗其他实体瘤的报道。例如，Iressa 联合 FOLFOX－6 方案治疗 EGFR 阳性的进展期结直肠癌，39 名可评价的患者中，PR：74.4%，SD：23.1%，显示了挑选 EGFR 阳性患者使用 Iressa 可能获得更理想的效果，样本量较小但结果令人鼓舞。此外，还有 Iressa 联合卡培他滨或联合 FOLFIRI 方案二线和三线治疗结直肠癌、联合多西他赛及顺铂治疗转移性或复发头颈部鳞癌、联合多西他赛一线治疗转移性乳腺癌等。

综上所述，Iressa 用于治疗非小细胞肺癌具有起效快（77% 的患者在 1 个月内见效）、效果客观可视（80% 的患者可见肿瘤缩小）、患者可选择性高、疗效持续等特点。EGFR 突变的患者最适合 Iressa 治疗，而腺癌尤其是细支气管肺泡癌、女性、非吸烟者、日本人、病情发展缓慢者的 EGFR 突变率明显较高。最后需要指出的是：酪氨酸激酶信号转导系统是一个复杂系统，多靶点的靶向药物联合应用是有较大希望的研究方向。

（4）Tarceva（erlotinib OSI-774）：是一种新型的低分子质量的奎哪唑啉（Quinazolin）类化食物，是另一种可口服的 EGFR-TKI，可与 ATP 竞争性结合 EGFR 的胞内部分，抑制 TPK 的活性和磷酸化；Tarceva 还可诱导细胞周期抑制蛋白 P27 的表达，使癌细胞阻滞于 G_1 期，体外实验观察到用药后可诱导癌细胞凋亡的发生。2004 年 11 月 18 日美国 FDA 正式批准其上市用于治疗至少接受过一种化疗方案失败的局部进展期或转移性非小细胞肺癌。

Tarceva 在单药或联合化疗及其他抗肿瘤药物治疗的研究也是从治疗非小细胞肺癌开始的。一项 Ⅱ 期临床试验中，Tarceva 单药口服推荐剂量 150mg/d 治疗 57 名以铂类药物为基础化疗失败的 Ⅲ/Ⅳ 期 HER-1/EGFR 阳性非小细胞肺癌患者。结果获得 CR：4%，PR：9%；SD：39%，中位生存期为 8.4 个月，1 年存活率为 40%。治疗后伴随肿瘤相关症状得到改善，疲乏、呼吸困难和咳嗽发生率分别从治疗前的 67%、61% 和 60% 分别降至 49%、37% 和 39%。治疗后生存期明显延长。2004 年 ASCO 年会上公布的 Tarceva 治疗晚期非小细胞肺癌的 Ⅰ 期临床试验 BR.21 的最终阶段的数据表明：已接受化疗失败的 731 例 Ⅲ/Ⅳ 期非小细胞肺癌患者随机接受 Tarceva 或安慰剂治疗，与安慰剂组患者 4.7 个月的中位生存期相比，Tarceva 组患者中位生存期位 6.7 个月，改善了 42.5%，具有统计学差异，两组的一年生存率分别为 22% 和 31%，改善程度达到 41%。2005 年 ASCO 年会的报道进一步研究了 BR.21 试验中 Tarceva 对于患者肿瘤相关症状的改善情况：咳嗽、呼吸困难与疼痛的改善率分别达到了 44%、34% 和 30%，均具有显著统计学差异。与先前上市的同一类型药物 Iressa 相比，Tarceva 不仅能够获得类似的有效率，而且能够明显延长患者的生存期，因而有望挑战 Iressa 目前在同一领域的领先优势。

临床前研究已经证实 Tarceva 与细胞毒药物或者抗血管生成药物联合应用具有协同作用。但是 2003 年年底结束的两项大型的 Ⅲ 期临床试验：TALENT 试验与 TRIBUTE 试验的结果表明：Tarceva 与其他化疗药物联合作为一线药物治疗 Ⅲ B/Ⅳ 期非小细胞肺癌，相对于化疗并不能增加有效率，也没有能够延长生存期，这一令人失望的结论与 Iressa 的 INTACT1 和 INTACT2 试验的结论是一致的。

Tarceva 用于治疗其他一些实体瘤，如乳腺、卵巢、头颈部肿瘤，胰腺癌上也已显示出令人鼓舞的作用。一项 Ⅲ 期临床试验中，569 名既往未接受过化疗的晚期胰腺癌患者在接受了 7~8 周吉西他滨治疗后随机接受吉西他滨联合 Tarceva 或者单药吉西他滨治疗，结果显示：加用 Tarceva 可明显延长生存期（$P = 0.025$），临床获益率分别为 57% 与 49%，一年生存率分别为 24% 与 17%。另一项 Ⅱ 期临床试验则选择了 30 名经含吉西他滨方案治疗失败的转移性胰腺癌患者，接受 Tarceva 联合卡培他滨方案治疗，结果获得了 PR：11%，SD：57%，显示了 Tarceva 二线治疗胰腺癌的可行性。在 Soulieres 等的研究中，115 名复发或转移性头颈部鳞癌的患者接受了原始剂量为 150mg/d 的 Tarceva 治疗，结果取得了 PR：4.3%，SD：38.3%，中位生存期为 6 个月。

分析 Tarceva 的临床资料可以发现，Tarceva 也仅对某一部分患者有效，而且往往是高效，这一特点与 Iressa 是类似的，因而寻找有效的疗效预测手段的研究也正在进行中。

Clark 等研究了 BR. 21 试验中 EGFR 的表达或者即往吸烟史对疗效的影响，所有入组的患者中，Tarceva 组对比对照组的死亡风险为 0. 74($P = 0. 02$)，非吸烟者与吸烟者的死亡风险分别为 0. 42 与 0. 87，EGFR 阳性与 EGFR 阴性患者的死亡风险分别为 0. 65 与 0. 93，结果表明，非吸烟或者 EGFR 阳性患者有可能获得更好地疗效。

与 Iressa 类似，Tarceva 的毒副反应主要是皮疹（67%）、腹泻（56%）、皮肤干燥（35%）、瘙痒（35%）、疲劳（28%）、恶心（25%），大多数为轻中度，有趣的是，主要不良反应皮疹的发生率和生存期相关，因而另一项关于剂量 - 皮疹 - 生存率的试验已在进行中。

（5）Erbitux（IMC - cetuximab）：是一种免疫球蛋白 IgG_1 人源化嵌合抗 EGFR 的单克隆抗体，可以高效结合于 EGFR 的细胞外段，有效阻断配体与 EGFR 的结合，抑制受体磷酸化。而在生物体内 C225 抗肿瘤的机制为：①调节细胞周期，导致细胞停留在 G_1 期；②通过下调 VEGF 等相关因子抑制血管生成及转移；③通过打破凋亡促进因子 Bax 与凋亡抑制因子（BCl - 2）基因的平衡表达从而促进细胞凋亡；④增强化疗作用；⑤增强放疗作用。研制中的抗 EGFR 单抗还包括 ABX - EGF、ICR62、EMD55900、EMD72000。

2004 年 2 月 12 日，美国 FDA 批准 Erbitux 联合依立替康（Irinotecan CPT - 11）用于经依立替康为基础化疗仍无法控制病情的转移性直肠癌患者，或者用于单一用药治疗对依立替康为基础化疗耐受的转移性直肠癌患者。其推荐给药方案为首次剂量 $400mg/m^2$，静脉滴注 2 小时，维持量每周 $250mg/m^2$，静脉滴注 1 小时。

Erbitux 联合化疗药物，如泰索帝、顺铂、长春瑞滨等，或者联合放疗治疗其他实体瘤，包括肺癌、头颈部肿瘤、肾细胞癌的研究也在进行中，在一项随机化 II 期临床试验中，Rosell 等将 62 例既往未接受化疗的 IIIB/IV 期 EGFR(+)的非小细胞肺癌患者分为两组，分别给予 NP 方案（顺铂 + 长春瑞滨）化疗及 NP 方案联合 Erbitux 治疗，结果显示化疗组与联合组的有效率分别为 32% 及 59%，具有显著性差异。

与其他分子靶向药物类似，寻找能够预测 Erbitux 疗效的标志物的研究也正在进行中。Pippas 等研究了结直肠癌中 EGFR 表达与 Erbitux 疗效间的关系，结果显示 EGFR(+)、EGFR(+ +)与 EGFR(+ + +)患者的中位生存期分别为 6. 6 个月、6. 1 个月与 7. 9 个月，有所差别但并无统计学差异。Mirtsching 等的分析结果表明，接受 Erbitux 治疗的结直肠癌中，已有 1 ~ 2 处转移患者与有 3 ~ 4 处转移患者的中位生存期分别为 165 天与 115 天（ $P = 0. 004$ ），更有意思的是治疗后不出现皮疹的患者与出现皮疹的患者的中位生存期分别为 46 天与 168 天（PGO < 0. 0001），具有显著差异。而 Vallbohmer 等则发现一些参与 EGFR 信号转导通路的物质，如 CCND1、COX - 2、EGFR、IL - 8、VEGF 均与 Erbitux 的疗效有一定相关性。

Erbitux 无论单用还是与放化疗联合应用都耐受良好，不良反应轻微且易于控制，常见的有皮疹（30%）、麻木（18%）、发热（16%）、恶心（16%），过敏反应也较常见，多发生在首次用药时，使用抗组胺药或缓慢注射均可缓解。

3. bcr - abl 酪氨酸激酶抑制药

（1）慢性髓性白血病与费城染色体：慢性髓性白血病大约占所有类型白血病的 20%，骨髓移植及 α - INF 是常规的治疗方案。90% 以上的慢性髓性白血病、5% 的儿童急性淋巴细胞白血病、20%的成人急性淋巴细胞白血病及2%的急性髓性白血病患者的白血病细胞中均可检测到费城染色体(Ph⁺)，即9号染色体长臂上的原癌基因C-abl易位至22号染色体长臂的断裂点集中区bcr时t(9:22)(q34:q11)，形成bcr-abl融合基因，编码p210、p190、p230三种蛋白质，增强酪氨酸激酶活性而导致粒细胞的转化和增生，在白血病尤其是慢性髓性白血病的发病中起着关键作用。

(2) Glivec(Gleevec imatinib mesylate ST1571)：是基于上述研究结果并通过计算机辅助设计由人工合成的TKI，可选择性抑制bcr-abl、C-kit和PDGFR等酪氨酸激酶或底物蛋白的酪氨酸磷酸化而使其灭活；其中C-kit激酶是干细胞因子(SCF)受体，在70%的小细胞肺癌和胃肠道基质瘤(gastrointestinal stromal tumor, GIST)患者体内表达，血小板源性生长因子及其酪氨酸激酶受体可在包括乳腺癌、胰腺癌等多种实体瘤中表达，且已有文献报道Glivec对这些肿瘤均具有一定抑制作用。此外，Glivec还可选择性抑制bcr-abl阳性细胞生长并诱导bcr-abl阳性细胞凋亡和分化；与IFN联合用药具协同效应，与柔红霉素、阿糖胞苷、长春新碱、高三尖杉脂碱、依托泊苷及多柔比星联合用药则出现累加作用，但与米托蒽醌联用时则产生拮抗效应。

由于Glivec的Ⅰ/Ⅱ期临床试验结果已经充分显示了该药的有效性及安全性，故美国FDA破例在Ⅲ期临床试验进行的同时于2001年5月批准其用于慢性髓性白血病加速期、急变期和慢性期IFN耐药的患者，推荐剂量为：慢性髓性白血病慢性期为400mg/d，加速期或急变期为600mg/d，病情发展时可分别增加至600mg/d及800mg/d，2002年2月美国FDA又批准了该药的第二个适应证——不能手术的胃肠道基质瘤，推荐剂量为400mg/d或600mg/d。我国也于2002年4月以"格列卫"之名批准该药上市。

Glivec治疗慢性髓性白血病具有较好疗效，但易复发并产生耐药性，其可能的机制为：①bcr-abl过度表达超出了药物能够抑制的有效范围；②bcr-abl发生了点突变，结果阻碍了Glivec与bcr-abl的结合；③体内α₁酸糖蛋白能够结合并抑制Glivec。Hehlmann等研究了对于慢性髓性白血病的包含Glivec的综合治疗，他们的方案包括Glivec联合IFN、Glivec联合阿糖胞苷以及IFN治疗失败后单独应用Glive或大剂量Glivec(800mg)，治疗12个月后，在222名可评价患者中，64%获得细胞学缓解，其中53%完全缓解，182名接受定量PCR检测的患者中有58名达到分子学缓解。

GIST是胃肠道最常见的间质细胞肿瘤，恶性的胃肠道基质肿瘤对化疗不敏感、对放疗抵抗，手术是唯一的治疗手段，但是对于转移性肿瘤效果也不佳。Glivec可以抑制kit激酶进而阻止肿瘤发展，最终可能控制GIST。一项Ⅱ期研究中147名进展期GIST患者接受Glivec 400~600mg/d治疗，总有效率53.7%，均为PR，另有27.9%病情稳定，中位有效时间>24周。另一项EROTC的Ⅲ期临床试验中，298名GIST患者接受Glivec 400mg/d治疗，317名GIST患者接受Glivec 800mg/d治疗，结果两组的有效率分别为50.3%及51.1%，12个月无病进展生存率分别为67%及74%。Bauer等使用Glivec治疗了90例转移性GIST患者，其中12例经治疗后重新获得了手术切除的机会。最近，还有学者的研究证实，经Glivec治疗后的GIST、患者血液中Kit及VEGF水平明显下降，而Kit配体(stem cell factor, SCF)则明显上升；经PET、CT和MRI复查后可见大多数肿瘤明显缩小。

综合各项试验,大多数患者的不良反应,表现为水肿(71%~87%)、恶心(50%~59%)、疲劳(30%~77%)、腹泻(39%~55%)、皮疹(24%~45%)和贫血(12%~80%),但均为轻至中度,高剂量(800mg)或年龄>65岁患者常发生不同程度体液潴留,加速期及急变期患者可出现血小板减少症或中性粒细胞减少症,严重的不良反应要停药或减药。

4. 血管内皮生长因子抑制药

(1)概述:人体大部分肿瘤的生长和转移都依赖于病理条件下的血管生成,因此,抑制肿瘤介导的血管生成为肿瘤治疗提供了一个非细胞毒性的新途径。血管生成是一个受众多正性或负性调节因子调节的复杂生理过程,在这些调节因子中,VEGF是目前已知作用最强、专属性最高的促血管生成因子。目前靶向VEGF及其受体的抑制药很多,研究较多的是VEGF单克隆抗体及VEGF受体TKI,前者如Avastin,后者属于小分子抑制药,具有口服易吸收、剂量小、可长期用药等优点,包括SU5416、SU6668、ZD4190、ZD6474、PTK787等均已进入临床试验。

(2)Avastin(bevacizuma rhuMAb-VEGF):是第一个人源化的抗VEGF单抗,能够结合并阻断VEGF的作用,从而发挥抗肿瘤活性,已于2004年2月26日经美国FDA批准与标准的IFL方案(依立替康+氟尿嘧啶+四氢叶酸)联合用于转移性结肠癌的一线治疗,其推荐剂量为5mg/kg,目前的研究多倾向于使用10mg/kg,静脉注射,每2周1次,直至病情发生进展。

早期的Ⅰ期临床试验证实了Avastin具有临床抗肿瘤活性且无论单用或联用细胞毒药物不良反应均可耐受,因而以大肠癌为主的多项Ⅱ/Ⅲ期临床试验同时展开。2003年结束的一项随机、对照Ⅱ期临床试验中,104名未经治疗的转移性结直肠癌患者随机接受FL方案(氟尿嘧啶+四氢叶酸)、FL+Avastin 5mg/kg、FL+Avastin 10mg/kg三种方案中的一种治疗。结果显示三组的有效率分别为17%、40%及24%,生存期分别为13.8个月、21.5个月和13.8个月。后续的Ⅲ期临床试验则比较了IFL方案单用或联用Avastin 5mg/kg一线治疗813名转移性结直肠癌患者,化疗组与联合组的有效率分别为34.8%与44.8%(P=0.004),中位生存时间分别为15.6个月与20.3个月,联合组的有效率与中位生存时间与经典的FOLFOX方案均相当(45%,19.5个月),高血压是联合组最常见的不良反应,但可控制。最近的关于生活质量影响的回顾性分析则显示,当Avastin与IFL方案联合应用的时候可以显著延长生存期及无进展生存时间而不影响生活质量,而Avastin与FL方案联合应用的时候在延长无进展生存时间的同时也可明显延长生存质量恶化时间(time to deterioration in QOL,TDQ),2005年的AS-CO会议上报道了Avastin联合FOLFOX-4化疗方案治疗大肠癌的Ⅲ期临床研究E3200的进一步结果,829名既往接受过含氟尿嘧啶类药物或含依立替康方案治疗后的进展期结直肠癌患者随机接受Avastin单药(10mg/kg),FOLFOX-4方案或者Avastin联合FOLFOX-4方案治疗,结果显示三组的中位无进展生存时间分别为3.5个月、5.5个月和7.4个月,三组的中位生存期分别为10.2个月、10.7个月和12.5个月。单独应用Avastin与单独应用FOLFOX-4方案并无显著差异,而联合用药组在中位无进展生存时间及中位生存期方面均较单独用药组有显著优势。

Avastin 治疗其他部位肿瘤的临床试验也均获得了不错的结论。一项多中心、随机、对照Ⅱ期临床试验中，99 名复发的或进展期非小细胞肺癌患者分别接受 TC 方案（紫杉醇 + 卡铂）、TC + Avastin 7.5mg/kg，TC + Avastin 15mg/kg 方案治疗，结果显示：化疗组与高剂量组的有效率分别为 18.8% 与 31.5%，中位生存时间分别为 14.9 个月与 17.7 个月，均具有显著性差异。另一项公开的、随机、对照Ⅲ期临床试验中，462 名曾接受过蒽环类药物或紫杉类药物治疗的转移性乳腺癌患者分别接受卡培他滨单药治疗或卡培他滨 + Avastin 15mg/kg，3 周 1 次方案治疗，结果单药组和联合组的客观有效率分别为 19.8% 与 9.1%，中位无进展生存期分别为 4.9 个月与 4.2 个月。2004 年的 ASCO 年会上又公布了 1 项Ⅱ期临床试验的最新结果，Avastin 联合吉西他滨治疗胰腺癌，PD：21%（9/42），SD：45%（19/42），其中出现 1 例胃肠道出血，1 例肠穿孔。尚在进行中的 Avastin 联合 IFN 治疗转移性肾细胞癌的Ⅲ期临床试验的早期报告也得到了比较理想的结果。

Avastin 与其他抗血管生成治疗或其他分子靶向药物的联合应用也已获得了一定进展。VEGF 是目前已知的血管生成过程中最重要的生长因子，Avastin 的抗血管生成作用也已得到证实，临床前研究已经证实了 Avastin 与小剂量、长疗程的抗血管生成化疗（metronomic chemotherapy）相联合具有协同作用。Garcia 等使用 Avastin 联合口服环磷酰胺 50mg/d 治疗经铂类以及紫杉醇治疗失败的复发卵巢癌患者，29 名患者取得了 PR：21%，SD：59% 的结果，对比文献报道，这是一个令人鼓舞的初步结果。Avastin 联合其他分子靶向药物，如 Tarceva、Glivec 和 Letrozole 的研究也已在进行中。

血栓形成是使用 Avastin 后最严重的不良反应，曾有患者因此致命，其他的毒副反应还包括高血压、蛋白尿、鼻出血等。Friberg 等对经 Avastin 联合吉西他滨治疗后的胰腺癌的回顾性分析结果显示，治疗早期出现的高血压与提高的总生存期呈明显相关性，可作为经 Avastin 治疗后药效学预见性标志物。

5. 多靶点叶酸拮抗药 Alimta（pemetrexed）　2004 年 2 月 5 日，美国 FDA 批准多靶点叶酸拮抗药 Alimta 与顺铂联合用于不能手术的恶性胸膜间皮瘤的一线治疗。这是继 20 世纪 40 年代晚期二氢叶酸还原酶抑制药（dihydrofolate reductase inhibitor，DHFRI）氨蝶呤、甲氨蝶呤之后第 1 个再通过美国 FDA 批准用于恶性肿瘤治疗的抗叶酸药。Alimta 是一种"多靶点"叶酸拮抗药，可以抑制叶酸合成通路上的多种关键酶，从而阻断肿瘤 DNA 复制、细胞分别所需的酶，抑制了肿瘤的生长。其主要作用是抑制胸苷酸合成酶（thymidylate synthase，TS），其次还可抑制苷氨酰胺核糖核苷酸转甲酰酶（glycinamide ribonucleotide transformylase，GARFT），此外还可抑制二氢叶酸还原酶（DHFR），但其抑制该酶的活性仅是 DHFR 的竞争性拮抗药甲氨蝶呤的千分之一。

在迄今最大的恶性胸膜间皮瘤Ⅲ期临床试验中，共入组来自 19 个国家的 448 名无法手术的患者，分别接受单药顺铂或顺铂联合 Alimta 500mg/m^2，滴注 10 分钟以上，每 3 周 1 次方案治疗，结果显示：顺铂组与联合组的有效率分别为：16.7% 与 41.3%（$P <$ 0.0001），中位生存期分别为：9.3 个月与 12.1 个月（$P = 0.020$），联合化疗组的另一项研究表明，辅以叶酸与维生素 B_{12} 可以明显减少毒副反应。另一项关于恶性胸膜间皮瘤的Ⅱ期临床试验也证实：加用维生素组可以延长中位生存期（8.0 个月：13.0 个月）；增加可完成的治疗周期数（2 周期：6 周期）；减少毒副反应，联合治疗组的主要毒副反应

为：白细胞减少症（23.4%）、中性粒细胞减少症（18.8%）、乏力以及发热（6.3%）。Alimta 联合卡铂或者联合吉西他滨治疗恶性胸膜间皮瘤的Ⅱ期临床研究也已完成并获得了比较理想的结果。

另一项非常重要的将 Alimta 用于非小细胞肺癌二线治疗的Ⅲ期临床试验于 2004 年结束。571 名曾经接受过化疗后进展的非小细胞肺癌患者分别接受泰索帝或 Alimta 二线治疗，泰索帝组辅以地塞米松，Alimta 组则辅以地塞米松、叶酸及维生素 B_{12}。结果显示，泰索帝组与 Alimta 组的有效率分别为 8.8%：9.1%，中位生存期分别为 7.9 个月：8.3 个月，均没有显著性差异，但毒副反应比较 Alimta 明显较泰索帝为轻，分别是：中性粒细胞减少症（40.2%：5.3%，$P < 0.001$）；发热（12.7%：1.9%，$P < 0.001$）；粒细胞集落刺激因子支持需要（19.2%：2.6%，$P < 0.001$）；脱发（37.7%：6.4%，$P < 0.001$）。很明显，作为非小细胞肺癌的二线治疗方案，Alimta 的疗效与泰索帝相当，但毒副反应更轻。

Alimta 联合化疗的研究也已在进行中，Adjei 等与 McCleod 等分别在 2004 年及 2005 年的 ASCO 会议上报道了 Alimta 联合吉西他滨治疗有胸腔积液的ⅢB 期或Ⅳ期非小细胞肺癌患者，并且取得了相似的结果，有效率大约为 31%。

6. 单克隆抗体

（1）概述：单克隆抗体是单一的 B 淋巴细胞克隆产生的针对一个抗原决定簇的单一、特异、均质的抗体。早期使用的单抗为鼠单抗，具有很多缺点：用于人体后会产生 HAMA；人体免疫细胞 Fc 段结合鼠抗体 Fc 段能力较差；在人体内的半衰期很短。最近几年利用基因工程技术对鼠源性单抗进行人源化改造的研究取得了突破性进展，目前在全球范围内掀起了单抗研发的第二轮高潮，经美国 FDA 或各国相关机构批准上市的或正在申请的具有抗肿瘤作用的单抗类药物已有十余种。上文提及的 Herceptin、IMC－C225、Avastin 均是单抗制剂。

基于抗体的疗法其关键是选择合适的靶抗原，理想的单抗靶抗原应由肿瘤细胞而非正常细胞选择性表达或高表达。单抗药物对肿瘤尤其是血液系统恶性肿瘤的治疗已经产生了深远的影响，其主要优点是具有出色的靶向性，即这种治疗药物只在病灶处聚集起作用，而不在人体内广泛弥散分布，因而可达到降低药物剂量，减少毒副反应的目的。临床研究证明，单抗作为单独治疗药物治疗恶性肿瘤是有效的，并且在大多数情况下与常规化疗药物、放疗、免疫调节药物甚至其他单抗药物联合应用时具有协同作用。

目前临床用于治疗恶性肿瘤的单抗按其作用机制主要可分成两大类：①非结合性单抗：这一类单抗可以直接启动生长抑制信号或诱导凋亡，或者间接激活宿主防御机制发挥抗肿瘤作用；②耦联抗体：即单抗不具有诱导或激活作用，而仅作为其他活性药物的肿瘤组织靶向定位载体。这一类又可再分成三小类：单抗－细胞毒药物耦联物，由单抗将药物运送至肿瘤组织，降低了细胞毒药物常规治疗时的全身毒性反应，如 2000 年上市的由重组人源化小鼠抗 CD33 单抗与细胞毒药物 calicheamicin 连接的 gemtuzumab ozogamicin 可用于急性髓细胞性白血病的治疗；单抗－放射性同位素耦联物，通过单抗定位将致死量的放射性物质运送到肿瘤组织杀伤靶细胞，如 2002 年初上市的由 ^{90}Y 标记的放射性鼠源性抗 CD20 单抗 ibritumomab tiuxetan 可用于治疗 Rituximab 以及其他药物治疗无效的非霍奇金淋巴瘤；单抗－药物代谢酶耦联物，通过单抗的靶向定位，使前体药物在局部代谢活化而发挥抗肿瘤作用,如用人源化抗癌胚抗原(carcino embry onic antigen, CEA)F(ab')2抗体与细菌酶——羧肽酶 G_2 连接治疗实体瘤的研究正在进行中。

(2)Mabthera(Rituxan Rituximab):Rituximab 是人源化抗 CD20 单抗,CD20 表达于前 B 细胞到活化了的 B 细胞阶段,但干细胞和浆细胞阶段并无表达,与细胞生长和分化有关,90%以上的非霍奇金淋巴瘤中均有 CD20 的表达。Rituximab 的作用机制为:①AD-CC;②诱导补体介导的溶细胞作用(CDC);③抗体介导的肿瘤细胞凋亡;④使化疗耐受性淋巴瘤细胞重新敏感化。

Mabthera 标准给药方案为 $375mg/m^2$,静脉注射,每周 1 次,连续 4 周。主要用于复发或难治性低度恶性和滤泡型 B 细胞淋巴瘤,在一项多中心的Ⅱ期临床试验中,31 个中心的 166 名复发或难治性低度恶性和滤泡型 B 细胞淋巴瘤患者入组,Mabthera 单药有效率为 48%,包括 CR:6%和 PR:42%,中位有效时间(DR)为 11.8 个月;对其他淋巴瘤包括套细胞淋巴瘤(mantlecell lymphoma, MCL)、免疫细胞瘤(immunocytoma, IMC)及小 B 细胞淋巴瘤(small B - cell lymphocytic lymphoma, SLL)的有效率分别为 38%、28%及 14%,其中 CR 均为 MCL 患者。

Rituximab 单药治疗低度恶性或滤泡型淋巴瘤有效且耐受性好,但大部分患者易复发,提高其疗效的努力包括重复应用该抗体或联合应用化疗或 IFN - α、粒细胞集落刺激因子(granulocyte colony - stimulating factor, GCSF)等。一项多中心Ⅱ期临床试验中,标准 4 周方案间隔 6 个月重复给药总有效率可从 47%上升至 73%,其中 CR:37%。另一项Ⅱ期临床试验中,联合应用 CHOP 化疗 6 周方案与 Rituximab 4 周方案治疗滤泡型淋巴瘤,化疗后 PR 的患者中 71%再经 Rituximab 治疗后达到 CR,83%的患者随访 9~40(中位 24.3)个月后病情仍维持缓解。

Rituximab 的主要毒副反应是与输液反应相关,包括寒战、发烧、恶心、乏力、头痛、咽喉肿胀感等,往往发生在首次输注开始后 30 分钟至 2 小时,暂停或减慢输注可缓解。推荐首次滴入剂量速度为 50mg/h,随后每分钟增加 50mg/h,最大可达 400mg/h,滴注前 30~60 分钟可给予止痛药和抗过敏药。

7. 环加氧酶 -2 抑制药

(1)概述:有研究表明,长期使用非固醇类抗感染药(nonsteroidal anti - inflammatory drug, NSAID)的患者患结肠癌的概率较低。NSAID 主要通过抑制环加氧酶(cyclooxygen-ase, COX)发挥抗感染作用,COX 是炎症过程中一个重要的诱导酶,能诱导前列腺素生成。COX 包括两种同工酶,COX -1 定位于内质网,在大多数正常细胞中都呈稳定的表达;COX -2 定位核膜及内质网,仅在细胞受到刺激时迅速从头合成,参与炎症过程及肿瘤的发生发展。除结肠癌外,COX -2 在多种肿瘤包括乳腺癌、前列腺癌、肺癌、胰腺癌等均有过度表达,其对肿瘤发生发展作用机制可能包括:①通过合成前列腺素影响细胞的生长增生与分化;②抑制细胞凋亡;③使肿瘤细胞侵袭能力增强;④促进肿瘤血管生成;⑤诱导炎症反应抑制机体的免疫反应。相比于传统的 NSAID,特异性的 COX -2 抑制药仅对 COX -2 有作用,而对行使正常生理功能的 COX -1 没有抑制作用从而增加了特异性并减少了毒副反应。目前研究较多的 COX -2 抑制药包括塞来昔布(Celecoxib)、吡罗昔康(Piroxicam、Feldene)、芬布芬(Fenbufen)、美舒宁(Mesulid)、罗非昔布(Rofecoxib)、NS-398、SC-58125等。

(2)Celecoxib(SC-58635):是第一个用于临床的特异性COX-2抑制药,除了具有抗感染、刺激免疫反应、导致细胞分化、改变细胞黏附功能的作用外,还具有抑制细胞增生、抑制血管增生、促进细胞凋亡的作用。需要注意的是,并非所有的COX-2抑制药都具有抑制肿瘤生长的作用。1999年,美国FDA批准Celecoxib用于关节炎及骨关节病的治疗,次年又批准其用于治疗家族性腺瘤样息肉,推荐剂量为400mg/d。近年来,塞来昔布治疗各种恶性肿瘤的基础和临床研究报道不断涌现,涉及癌症部位几乎包括躯体的所有系统,涉及基础和临床试验的有:胰腺癌、前列腺癌、肺癌、乳腺癌、结肠癌、子宫颈癌等,且都取得了比较理想的结果。

8. 法尼基转移酶抑制药

(1)概述:约30%的人类肿瘤与Ras基因突变有关,包括90%的胰腺癌、50%的结肠癌、40%的肺癌及膀胱癌。Ras蛋白定位于细胞膜内侧,接受来自细胞外生长因子、细胞因子及激素等信号,在细胞内信号转导中发挥重要作用,其作用类似于开关,切换于非活性的GDP结合型与活性的GTP结合型,活化的Ras-GTP蛋白可促进细胞增生。Ras蛋白需要经过一系列的加工修饰才能定位于细胞膜内侧,其中法尼基化是第一步也是其中最重要的一步,法尼基转移酶抑制药(farnesyl transferase inhibitor, FTI)干扰Ras蛋白的法尼基化修饰,可使Ras基因激活的肿瘤生长受到抑制,且对正常细胞无明显毒性。目前已进入临床试验的FTI有R115777(Zarnestra)、SCH-66336(Sarasar)、BMS-214662、L-778和L-123。

(2)Zarnestra(R115777 Tipifarnib):R115777是一种可口服的FTI,能够特异性阻断生长因子依赖性的细胞信号转导途径蛋白的法尼基化。已进行的临床试验的适应证包括急性白血病、结肠癌、前列腺癌、非小细胞肺癌、胰腺癌等。多项Ⅰ期临床结果显示剂量300mg/d可达有效浓度,1200mg每天2次时可见明显中枢神经毒性包括共济失调及失语,其他不良反应还包括恶心、疲劳、骨髓抑制及感觉异常。一项Ⅱ期临床试验比较了R115777两种给药方案:300mg或400mg每天2次,连续给药(CD)及300mg每天2次给药21天间隔7天(ID)对76名进展期乳腺癌患者疗效及不良作用,结果显示CD组PR及SD分别为10%及15%,ID组为14%及9%;CD组及ID组出现嗜中性粒细胞减少症分别为43%及14%,血小板减少症26%及3%;神经毒性37%及3%。此外还有关于使用R115777治疗非小细胞肺癌、胰腺癌、骨髓瘤等的报道。

9. 蛋白酶小体抑制药

(1)概述:蛋白酶小体是一个大型的蛋白质复合体,存在于所有真核细胞的细胞质及细胞核中,在细胞内蛋白质降解途径中起主要作用,其中最重要的作用是通过降解细胞内的调节蛋白或其抑制蛋白而调控细胞内调节信号,如细胞周期及细胞凋亡。蛋白酶小体抑制药(proteasome inhibitor)能够阻断蛋白酶小体的降解作用,使细胞内多种调节蛋白持续稳定表达,破坏细胞周期,最终促使细胞凋亡。研究表明,蛋白酶小体对肿瘤细胞的作用较正常细胞大很多,除了增生活跃细胞对蛋白酶小体引起的凋亡更敏感的因素外,正常细胞的细胞周期检查点机制也对细胞稳定起了关键作用。此外喜树碱结合的拓扑异构酶Ⅰ也是蛋白酶小体的底物,抑制了蛋白酶小体可使该复合物稳定,而加强其效果。

（2）Velcade（bortezomib PS–341）：是 Millennium 公司生产的蛋白酶小体抑制药，最近已被美国 FDA 批准用于治疗复发的或顽固的多发性骨髓瘤。在 Velcade 治疗复发的顽固的骨髓瘤的Ⅱ期临床试验 SUMMIT 中，202 名患者接受了 Velcade $1.3mg/m^2$，每周 2 次，连续 2 周后间隔 1 周，连续治疗 8 周期，未达最佳疗效的患者于 Velcade 用药前及用药后 1 天分别给予地塞米松 20mg 口服。结果总有效率 35%，中位生存期 16 个月，患者输血次数减少，肾功能不全患者病情得到稳定和改善，毒副反应包括血小板减少症、疲劳、周围神经毒性及嗜中性粒细胞减少症。名为 APEX 的针对复发的顽固的骨髓瘤的Ⅲ期临床试验及治疗转移性结直肠癌和晚期非小细胞肺癌的Ⅱ期临床试验已在进行中。

10. 基质金属蛋白酶抑制药

（1）概述：基质金属蛋白酶 MMP 是细胞外降解基质的一大类酶系，包括至少 16 种含有锌和钙的蛋白分解酶，在胞外基质（ECM）的生理过程中维持适当的组织功能和体内平衡。在癌症的病理过程中，特异性 MMP 被用来促使 ECM 解构，从而促使肿瘤的生长、组织浸润、转移和血管生成。各种肿瘤中广泛存在 MMP–2 和 MMP–9 的过度表达，包括乳腺癌、结肠癌、胃癌、头颈部癌、前列腺癌和肺癌等。

（2）MMP 抑制药：Batimastat 是第一代 MMP 抑制药，主要缺点是口服生物利用度；Marimastat（BB–2516）属于广谱型可口服第二代 MMP 抑制药，Ⅱ期临床试验观察了晚期胰腺癌的疗效，剂量为 5~75mg，长期口服安全，21% 的患者存活超过 1 年，常见剂量依赖性毒副反应为骨骼肌肉疼痛，停药后消失，Ⅲ期临床试验用于超过 400 例晚期胰腺癌，可延长患者生存期，疗效与健择相当；prinomastat（AG3340）是一种对 MMP–2、MMP–3、MMP–9、MMP–14 有选择性作用的 MMP 抑制药，从而降低了不良反应，目前正在进行Ⅲ期临床试验，单独用药或与紫杉醇/卡铂合用治疗非小细胞肺癌，与米托蒽醌/泼尼松合用治疗晚期激素不敏感性前列腺癌；BAY–129566 因发现较严重的不良反应而终止了试验；其他进入临床试验的 MMP 抑制药包括 metastat（COL–3）、neovastat（AE941）、BMS–275291 等。

由于对恶性肿瘤的细胞生物学及遗传学的更深入了解，越来越多的抗肿瘤作用靶点被发现并研制了相关靶向药物，除了上文提及的药物外，还有一些药物也在研究中，包括 PKC 抑制药 Affinitac（LY–900 003 ISIS3521）、视黄酸（RAR、RXR）类似物 Targretin（Bexarotene LGD1069）、凋亡受体肿瘤坏死因子相关凋亡诱导配体（tumor necrosis factor–related apoptosis–inducing ligand，TRAIL）（Apo–2）、BCl–2 反义寡聚脱氧核苷酸 Genasense（Oblimersen G–3139）、谷胱甘肽类似物 TLK286、内源性抗血管生成因子 Endostatin、端粒酶抑制药、针对 DNA 修复机制的药物、细胞周期依赖性激酶抑制药、MARK 激酶抑制药以及基因疗法、免疫疫苗疗法等。

新型的靶向抗肿瘤药物已经显示出了良好的抗肿瘤作用，但毕竟使用时间尚短，且大多为非细胞毒性药物，目前大多数仍只作为二线或三线用药，相关的临床试验仍在进行完善中。也正因为如此，靶向药物与细胞毒药物联合应用可能发挥更好的效果，相关的研究也将是今后研究的重点。同时，分子靶向药物的毒副反应通常较少，且可间接抑制肿瘤的增生、进展，长期维持与宿主的共存状态，在生存期的延长和改善生活质量方面，对于高龄、基础疾病较多、身体状况较差的肿瘤患者来说临床意义深远。

这些以新的概念为基础的分子靶向药物能否顺利进入临床应用，主要需要解决两个方面问题：首先，作为靶分子对癌细胞的增生、浸润、转移具有怎样的重要性，以及对癌细胞的选择性作用如何；其次，为最大限度地发挥分子靶向药物的特性，给药程序的选择也是很重要的。

即往化疗药物一部分也存在靶向性，但缺乏对肿瘤的特异性，对分子靶向药物作用机制的进一步研究在一定程度上改变了人们对肿瘤的认识，以往被看作相同的癌症类型事实上可能是互相不同的分子疾病，因而在原有分类基础上，我们还可以进一步依照其分子水平的特性再分成各亚型，分别给予不同的处理方案。最近基因遗传组学指导下的个体化疗已经成为肿瘤研究的热点和新方向，分子靶向药物的这方面研究也已经取得了不少进展。这方面的研究也将解答为什么一部分患者对分子靶向药物有效而且疗效很好，而这些研究结果也将对临床使用分子靶向药物起到更准确的指导作用。

第五章　肿瘤分子靶向治疗的策略

第一节　肿瘤信号转导通路抑制药的治疗策略

一、概述

人们对肿瘤学和肿瘤病灶部位分子水平研究的深入及许多新的治疗靶点的发现，为新型抗肿瘤药的开发提供了可能。随着对肿瘤细胞信号转导途径研究的不断深入，新型抗肿瘤信号转导途径靶向药物的设计与研究越来越受到关注。

MAPK 是一组被不同的细胞外刺激（如生长因子、细胞因子、激素、药物及细胞应激等）激活的丝氨酸－苏氨酸蛋白激酶。MAPK 通路的基本组成是一种从酵母到人类都保守的 MAPK 激酶，激酶（MAPKKK）、MAPK 激酶（MAPKK）及 MAPK 三级激酶模式。在真核细胞中，已确定出胞外信号调节激酶（ex－tracellular signal－regulatedprotein kinase，Erk）、p38、C－Jun N 端激酶（C－jun N－terminal kinase，JNK）和 Erk5/BMK1（big MAP kinase）4 个 MAPK 亚族。MAPK 通路与细胞的增生和凋亡密切相关，对肿瘤的生长增生起至关重要的作用。MAPK 通路在大肠癌等多种恶性肿瘤中过度激活，以信号转导途径为靶点来阻断增生信号的传递，为肿瘤的个体化治疗带来新的希望。

二、Raf－Mek－Erk 通路

Raf－Mek－Erk 通路，即 Erk1/2 通路，是 MAPK 通路中最早被发现的最经典的一个亚族。它在细胞的分裂、存活、迁移以及肿瘤侵袭能力方面有重要的调节作用，主要参与各种生长因子、细胞因子、丝裂原以及激素受体活化后的信号转导，参与多种肿瘤细胞的生存和增生。Erk1/2 通路的 MAPKKK，即 Raf 激酶，是 40～75kDa 的 Ser/Thr 蛋白激酶，有 Raf－1（C－Raf）、A－Raf 和 B－Raf 3 个同型异构体，其分布具有组织特异性，A－Raf 和 B－Raf 主要分布于泌尿生殖和神经组织，而 Raf－1 则广泛表达于各种组织中。Raf 激酶特异性地磷酸化并激活 MAPKK（Mek1/2），Mek1 和 Mek2 蛋白分子质量分别为 44kDa 和 45kDa，属于少有的双重特异性蛋白激酶（dualspecificity protein kinase），既为 Tyr 蛋白激酶，又为 Ser/Thr 蛋白激酶。Mek1/2 激活 Erk1 和 Erk2 MAPKs。Erk1/2 一旦被活化，然后，通过核转录因子的磷酸化作用来调节基因表达，细胞膜、细胞核、细胞骨架及内膜系统的多种功能都受其影响。

Raf激酶的上游激活分子是Ras小GTP酶，两者常以复合物形式存在，Ras催化胞质中的Raf激酶重新定位于细胞膜内侧，Raf激酶一旦与胞膜的脂质层结合即暴露出其功能区，进一步被EGFR或Src等分子激活。EGFR在包括大肠癌在内的多种肿瘤中高表达，而Ras和B-Raf在结肠癌、胰腺癌等多种肿瘤中发生突变，最终导致Erk通路在肿瘤组织中持续激活。由此可见，以Erk通路为靶点，阻断其激活，对于大肠癌、胰腺癌等多种肿瘤具有治疗价值。

三、Raf-Mek-Erk 通路抑制药

Raf-Mek-Erk通路抑制药主要是针对Raf和Mek激酶，还没有关于Erk1和Erk2激酶抑制药的研究。Raf激酶抑制药应用最成功的应该是Sorafenib(索拉非尼，商品名Nexavar，又称BAY 43-9006)。Sorafenib由拜耳(Bayer)/Onyx药业公司研制，2005年12月经美国FDA批准作为治疗晚期肾癌的一线药物上市。Sorafenib是双芳香基脲复合物，与ATP竞争目标激酶的ATP结合位点，最初被作为Raf-1的抑制药，随后的分析研究发现它还可以抑制野生型和突变型的B-Raf。进一步研究发现，Sorafenib还可抑制VEGFR2、VEGFR3、PDGFR-b、Flt-3、C-kit及成纤维细胞生长因子受体1(fibroblast growth factor receptor 1, FGFR-1)等受体酪氨酸激酶的活性。因此，Sorafenib具有多激酶抑制作用，发挥多重的抗肿瘤作用，既可阻断由Erk通路介导的肿瘤细胞的增生作用，又可通过抑制VEGFR而抑制新生血管的形成。临床试验表明Sorafenib对人体是安全的，治疗的耐受性良好，主要有皮疹、疲劳、腹泻、恶心等常见的不良反应。

目前，Sorafenib用于大肠癌的治疗已经进行了体外实验和I期临床试验，结果显示用于治疗进展期和难治性大肠癌患者，效果良好。Sorafenib可以恢复Pantumumab和Cetuximab对B-Raf基因突变的大肠癌患者治疗的敏感性。其他针对Raf激酶的抑制药有RAF265PLX4032等，目前正进行I期临床试验，Mek1和Mek2在序列上同源。Mek的抑制药通常同时靶向这两个分子。最早发现的小分子抑制药是U0126和PD98059，因为缺乏用于人体的药理学特征，它们只能用于实验室的学术研究。但是，基于它们的研究成果，抑制双特异性Mek激酶成为癌症治疗的引人注目的靶点。PD325901和ADZ6244是目前正在对结肠癌、胰腺癌、乳腺癌等多种实体瘤进行II期临床试验的Mek抑制药。与大多数激酶抑制药不同，此类抑制药不与ATP竞争目标激酶的ATP结合位点，也不影响Erk激酶的结合位点，它们是空间构象抑制药，修饰改变Mek的三维结构，使得Mek不能被上游激酶磷酸化，而且抑制磷酸基转移到Erk激酶的活性位点。此类抑制药的结合部位在其他激酶上没有同源序列，因此，抑制作用的特异性强。临床试验表明，受试者对ADZ6244的耐受性良好，不良反应主要有皮疹、恶心、呕吐和四肢水肿等。

四、RasGTP 蛋白及其抑制药

Ras蛋白是小G蛋白家族中的重要成员，包括3个主要类型:N-Ras、H-Ras和K-Ras。Ras蛋白具有GTP酶活性，在正常细胞中，Ras以非活化状态(GDP结合型)存在，当受到外源信号刺激，Ras发生磷酸化并促使GDP变为GTP，构象改变而成为活化的GTP结合型，而活化的GTP-Ras激活下游信号蛋白分子，直到被解离。Ras基因突变在癌症中相当普遍，其突变频率因肿瘤细胞类型而异，发生突变的Ras基因编码突变型Ras蛋

白。突变型 Ras 蛋白一般发生在鸟苷酸的结合部位，可降低 GTP - Ras 上 GTP 的水解速度，使 Ras 不受外源信号分子的影响而牢固结合 GTP，始终保持活化状态，并持续激活下游的信号通路。因此，Ras 蛋白成为肿瘤生物治疗的有效靶点之一。以 Ras 蛋白为靶点的抑制药通常是通过影响该蛋白的翻译后修饰实现的。

Ras 蛋白在细胞质内合成，翻译后与类脂结合并转移到质膜，定位到细胞膜的内表面，参与跨膜信号的传递。Ras 蛋白有一个特殊的氨基酸结构域，即 C 端 CAAX(C：半胱氨酸，A：脂肪族氨基酸，X：末端氨基酸)序列。其膜定位必须经过异戊烯化，法尼基转移酶(farnesy ltransferase，FTase)催化一个法尼基添加到 Ras 羧基端。因此 FTase 成为开发新型抗癌药物的一个主要靶点，目前，FTI、R115777(Zarnestra)、SCH66336(Sarasar)、L2778123、BM S2214662 和 AZD3409 6 种新药进入了临床试验。尽管 FTI 对血液系统恶性肿瘤能起到治疗作用，但是进一步的研究表明，当 FTase 被抑制后，突变型 K - Ras 和 N - Ras 可通过香叶基香叶酯转移酶 Ⅰ (ger - geranyl transferase Ⅰ，GGTase Ⅰ)实现 Ras 蛋白羧基端的异戊烯化。这使研究者对 FTI 抑制 Ras 蛋白(除 H - Ras)的膜定位有效性产生了疑问，但是，临床试验显示 FTI 对癌症的治疗还是有一定的作用。同时，这也提醒研究者把 GGTase Ⅰ 和 Ras 蛋白膜定位后续过程中所需的酶 Rce - 1 和 IC - MT 作为潜在的新靶点。

五、表皮生长因子受体及其抑制药

表皮生长因子受体(EGFR)是由 1186 个氨基酸残基构成，分子质量为 170kDa 的一种跨膜糖蛋白。EGFR 分为胞外区、跨膜区和胞内区三部分。EGFR 稳定地表达于许多上皮、间质以及神经源性组织。大肠癌、胰腺癌和肺癌等实体瘤中存在 EGFR 的高表达。TGF - α 和表皮生长因子等生长因子是 EGFR 的配体。这些配体与 EGFR 结合导致 EGFR 二聚化，活化受体胞内酪氨酸蛋白激酶，使 C 端特异的酪氨酸残基磷酸化，为细胞内信号转导分子提供结合位点，从而启动 Ras - Erk、PI3K 及 JAK/STAT 等多条信号转导途径，促进肿瘤细胞的生长增生和血管生成、增加肿瘤细胞的侵袭力以及抑制肿瘤细胞的凋亡等。激活的 Ras - Erk 通路的一个重要的功能是促进 TGF - α 的转录表达，增多的 TGF - α 进一步与 EGFR 结合，促进 EGFR 及其下游信号通路的持续激活。这种正反馈的自分泌环在多种肿瘤细胞中存在。EGFR 的这些特点使其成为具有良好前景的肿瘤诊断和治疗的靶点。

目前用于 EGFR 靶向性治疗肿瘤的药物主要分为两类：EGFR 单克隆抗体和小分子化合物酪氨酸激酶拮抗药。酪氨酸激酶拮抗药主要为小分子喹啉类化合物，能够竞争性抑制 ATP 与 EGFR 胞内酪氨酸激酶结构域的结合，进而影响酪氨酸残基磷酸化，抑制 EGFR 下游的信号转导。EGFR 单克隆抗体是与内源性配体竞争结合 EGFR，通过抑制酪氨酸激酶的激活、促进 EGFR 内化等作用产生抗肿瘤效应。由于两类药物的作用机制不同，联用可起到协同的抗肿瘤效应。研究较明确的酪氨酸激酶拮抗药有 Gefitinib 和 Erlotinib，它们已经被批准用于治疗非小细胞肺癌，而 Erlotinib 正在进行用于大肠癌治疗的Ⅲ期临床试验。目前，有两种 EGFR 单抗被美国 FDA 批准用于大肠癌的临床治疗。西妥昔单抗(Cetuximab)是第一个(2004 年 2 月)美国 FDA 批准上市的一种人鼠嵌合性 IgG₁ 型抗 EGFR 单抗，它与伊立替康联合治疗 EGFR 阳性或对伊立替康耐药的转移性结直肠癌具有良好的疗效。皮肤毒性是 Cetuximab 最常见的不良反应，包括痤疮样红疹、皮肤干燥龟裂和一些皮肤炎症，过敏反应是其最严重的不良反应。帕尼单抗（Pnitumumab）是第2个于 2006 年 9 月被美国 FDA 批准临床应用的抗 EGFR 单抗，作为一种完全人源化单抗，比西妥昔单抗免疫源性低，治疗前不需预处理，同时帕尼单抗作为一种 IgG₂ 型单抗，缺乏抗体依赖细胞介导的细胞毒性（ADCC）作用杀伤肿瘤细胞的机制。最常见的不良反应是皮疹、腹痛、腹泻及疲劳等。细胞中的信号通路错综复杂，以 MAPK 通路分子为靶向的药物同样存在耐药性，单靶点或单因素的药物很难满足治疗的需求。因此，以信号通路分子为靶向的生物治疗仍处于初级阶段。但是，随着对肿瘤发病机制的深入研究，认识和了解一些新的基因和靶点，开发更多疗效可靠的新型抗癌药物，为肿瘤的治疗带来新的希望。

第二节　抑制肿瘤血管及新生血管生成的治疗策略

一、概述

随着分子肿瘤学的发展以及人们对肿瘤本质认识的逐步深入，以肿瘤血管为靶点的治疗策略是众多学者关注的焦点。肿瘤血管的分子靶向治疗是以肿瘤血管系统为靶点，选择性地作用在肿瘤新生血管上及肿瘤血管，在分子水平发挥抗肿瘤作用，而对正常组织的不良反应极小，成为目前探索肿瘤治疗新的热点领域。1971 年 Folkman 首先提出抗血管生成可作为肿瘤治疗的一个途径，这种以肿瘤血管为靶点的治疗策略 – 瘤血管靶向治疗（vasculartargeting therapy）日益受到重视。

二、肿瘤新生血管生成机制及抑制药

血管生成是指源于已存在的毛细血管和毛细血管后微静脉的新的毛细血管性血管的生长，是机体生殖、发育以及伤口修复的基础。正常血管生成过程中，促进因子与抑制因子处于一种动态的平衡之中，从而使得正常组织既不会出现血管的过度增生，也不会因血管发育不良而导致缺血和坏死。当这种平衡被打破之后，就会产生病态的血管，病态血管的生成会导致一些肿瘤或者非肿瘤的疾病。

1971 年，Folkman 提出，在肿瘤的生长和转移过程中，血管起到了重要的作用，抑制肿瘤血管生成，阻断肿瘤的营养供应，就达到了控制肿瘤生长和转移的目的，这对于实体肿瘤的治疗具有重大意义。这种治疗方法被称为"抗肿瘤血管生成疗法"，该方法开启了血管生成抑制药作为抗肿瘤药物的新篇章。

1996 年，Folkman 等又提出了血管调控平衡学说，该学说指出在血管的生成过程中要受到促血管生成因子，如血管内皮生长因子等，和血管生长抑制因子，如血管抑素、内皮抑素等的调节作用，当两类因子平衡之后血管正常生长。但肿瘤细胞能诱导一系列基因表型变化，打破原有两类因子的平衡，诱导血管的生成，而应用肿瘤血管生长因子的拮抗药或血管生长抑制因子及其类似物能使该平衡转向抑制肿瘤血管生长,从而达到抗肿瘤效果,该观点为新生血管抑制药作为抗肿瘤药物提供了可靠的理论依据。

肿瘤血管生成抑制策略就是一种以阻止和减少肿瘤组织血管生成为目的治疗方法。血管生成是肿瘤生长的关键,实体瘤的进行性生长依赖于其诱导产生的血管网的建立。血管生成还确保了肿瘤代谢的进行,对肿瘤增生必不可少,肿瘤需要功能性的血管网络提供氧气、养料并清除代谢产物。肿瘤除了通过与宿主血管融合而获得部分血管外,还必须通过形成新生血管网构建自己的血管系统,这样才能持续地生长和发展。如果没有血管系统提供氧气和养料,实体瘤的增长不会超过 $1mm^3$。当肿瘤体积 $>2mm^3$ 时,肿瘤血管化开始形成,肿瘤增生进入血管期,肿瘤体积迅速成倍增大。而新生的血管不成熟,管壁薄弱,基膜不完整,因此穿透性较高,为肿瘤细胞提供了转移通道。研究表明,肿瘤内微血管密度(MVD)与肿瘤的恶性表型密切相关,肿瘤 MVD 与其恶性度、术后复发转移率等呈正相关,与生存率和生存时间呈负相关。VEGF 可直接作用于血管内皮细胞,刺激其发生有丝分裂,从而促进新生血管的生长。VEGF 是内皮细胞的特异性生长因子,并且是特异和关键的血管生成刺激因子,几乎参与了生理性和病理性血管形成的每一步,可以直接作用于血管内皮细胞,从而促进新生血管的生长,结直肠癌、乳腺癌、肺癌等恶性肿瘤细胞均有自分泌 VEGF 的功能,发生游走转移的肿瘤细胞在局部可以释放 VEGF 刺激局部血管的形成。VEGF 及其受体在多种肿瘤中表达,而在肿瘤血管生成活跃组织以外较少表达。因此,VEGF 被视为抑制血管形成的最重要的靶向分子之一。

迄今,抗 VEGF 单克隆抗体贝伐单抗和 VEGFR 的 TKI 索拉非尼和苏尼替尼已被美国 FDA 批准上市。但是,最新研究也显示在某些肿瘤类型中,靶向作用于 VEGF 通路的各种抗血管生成治疗可能引起转移的增多。利用包裹阿霉素的 VEGF - 脂质体于体外靶向杀伤肿瘤血管内皮细胞,证明 VEGF - 脂质体可特异性的识别肿瘤血管内皮细胞,并作为良好载体将阿霉素带入细胞,实现其杀伤作用,减少对生理性血管的影响。

目前一些血管生成抑制药特别是针对 VEGF 及其受体的各类抑制药,已被证明具有良好的抗肿瘤效应。相对于传统的化疗药物,不引起耐药性是抗血管生成治疗的最大优点。但使用 VEGF 抑制药最令人担心的是 VEGF 的生理性和保护性功能也可能被抑制,从而产生远期毒性。因而寻找高度特异性的抗 VEGF 抑制药,从而避免对生理性血管生成的影响、加强抗肿瘤活性,是十分必要的。随着对 VEGF 抑制药及其他血管生成抑制药的不断研究,抗血管生成必将为肿瘤治疗带来新的希望。Notch-1 的小分子干扰 RNA (siRNA),是近年发展起来的一种新的基因工程技术。Trastuzumab TKI 与 Notch-1 的 siRNA 联用可比其单用更好地抑制肿瘤细胞的增生,可以有效逆转许多肿瘤细胞对 Trastuzumab 的耐药性,并能完全抑制 Trastuzumab 敏感和不敏感型 BT474 乳腺癌细胞的增生。碱性成纤维细胞生长因子(bFGF)作为 FGF 家族中的一员,不仅直接促进肿瘤细胞的增生,还参与肿瘤新生血管的形成,在肿瘤的发生发展中可能起重要作用。bFGF 和 VEGF 具有协同作用,bFGF 可以使内皮细胞的凋亡抑制因子表达快速上升。bFGF 可通过激活 PI3K/Akt 途径上调 Survivin 的表达,有报道称,Survivin 与 bFGF 在肺癌、口腔鳞癌等的表达呈正相关,Survivin 和 bFGF 的协同作用是肺癌进展和转移的重要环节,与肺癌的不良生物学行为和不良预后相关。在诸多的抗肿瘤血管生成因子中,研究较多且疗效较好的主要有：抗 VEGF 抗体、血管抑素、内皮抑素和血管内皮生长抑制药（VEGI）等，然而，这些抑制因子多数仍仅能阻止或减缓肿瘤血管进一步生长。

与传统的以肿瘤细胞为靶点的治疗方法（化疗，放疗）相比，肿瘤血管靶向治疗以肿瘤血管为靶点具有的很多的优势：①不受肿瘤细胞异质性的影响，可广泛用于大部分实体瘤和白血病的治疗；②选择作用于增生的肿瘤血管内皮细胞，毒性较低；③与需要渗透至肿瘤内部发挥作用的药物相比药物易于通过血流作用于血管内皮细胞；④血管内皮细胞突变率低，不易产生抗药性。

血管生成抑制药有不少问题有待解决，如由于其不是直接作用于肿瘤细胞，因此药用周期要更长一些，药物的高效低毒就显得尤其的重要，然而我们是无法预期药物长期使用会有什么毒性的。同时血管生成抑制药没有高度的选择性，它同样也能抑制正常血管的生成，所以其对女性生殖系统的生理过程以及伤口愈合等方面有不良反应。

抗血管生成药物是肿瘤治疗的一个重要组成部分，其中还有很多热点、焦点、难点处于探索求解之中，未来将出现更多的研究和讨论，使抗血管生成药物在肿瘤治疗中的应用更趋成熟与完善。

三、血管阻断作用特点及血管阻断制剂

肿瘤血管阻断制剂（vascular – disrupting agent，VDA）是一种可以快速且选择性地引起肿瘤即存血管损伤的药物。与抗血管新生制剂旨在阻止血管出芽增生生成新生血管这一链式反应过程不同的是，VDA 作用机制是破坏实体瘤血管内皮细胞导致肿瘤细胞缺乏养料和氧气而死亡，引起肿瘤内大部分已构建成熟的血管和芽生毛细血管的阻塞，迅速导致肿瘤的大面积坏死。抗血管新生制剂旨在抑制肿瘤新生血管新生的过程，抗血管新生剂抑制肿瘤新生血管的形成，应用于处于早期阶段的肿瘤或无症状的转移瘤的预防，因此对已形成的血管影响比较小。而 VDA 则是通过快速而有选择地损坏或阻塞已构建完成的肿瘤血管，使肿瘤血供受阻从而引起肿瘤坏死，对于治疗体积较大的肿瘤有显著的疗效。后者能间接的杀死已对传统抗肿瘤增生的放化疗方法产生抵抗的肿瘤细胞。耶鲁大学的 Hu 和 Garen 等研究出一种以组织因子（tissue factor，TF）为靶点的免疫结合物（immunoconjugate），可以选择性破坏已形成的肿瘤血管而不损害正常血管。TF 是血液凝固的生理性始动因子，是一跨膜糖蛋白，广泛存在于血管外膜层和某些组织血管外细胞，它的配体是血浆Ⅶ因子，正常时两者保持分离状态，当组织受损伤时，TF 被释放，并与Ⅶ因子、钙离子结合形成复合物，从而激活外源性凝血系统，以促使血凝块形成。研究表明，正常生理状态下，TF 在细胞表面处于非激活状态，在正常血管内皮细胞上，血液中血小板及单核细胞不表达 TF，活化 TF 的浓度可能在 20fmol/L 以下。在炎症、肿瘤、缺氧等病理状态下，诸多活性物质，如组胺、TNF – α、C 反应蛋白质（C – reactive protein，CRP）等均可诱导血管内皮细胞表达 TF。选择性促进肿瘤血管内血栓形成而诱发肿瘤梗死坏死是一种很有前景的抗肿瘤策略。以截短型组织因子（truncated tissue factor，tTF）作为效应因子，结合肿瘤血管靶向载体实现选择性诱发肿瘤组织血管栓塞，阻断肿瘤血管血流供应导致肿瘤坏死，开创了肿瘤血管靶向治疗新方法。研究证明仅含有 TF 胞外区的 tTF，仍保留与凝血因子Ⅶ（anti – hemo – philic factorⅦ，FⅦ）或 FⅦa 结合并激活 FX 和 FIX 的活性，并且游离的 tTF 对 FX 的激活能力要比完整的跨膜 TF 低 5 个数量

级，这是因为 TF－FⅦa 复合物在带负电荷的磷脂膜表面能更有效地结合并激活 FX 和 FIX，构建载体－tTF 的融合蛋白，通过载体部分识别肿瘤血管标志物，将 tTF 选择性靶向于肿瘤组织血管，并起到 TF 膜结合区的作用，当正确靶向结合后，开始凝血而阻断肿瘤内血液流通，肿瘤开始坏死。但仅是 tTF 与 FⅦ 的结合并不能有效激活 FX，有学者将特异性结合肿瘤血管内皮细胞膜标志物－整合素受体 $\alpha_v\beta_3$ 的小肽 RGD－4C 作为 tTF 的特异性载体，利用基因工程技术成功获得 RGD/tTF/pET22（＋）重组子，并在 E. coli BL21（DE3）中高效表达，得到的融合蛋白 RGD/tTF 能特异性结合于肿瘤血管内皮细胞整合素受体 $\alpha_v\beta_3$，且保留有 TF 活化 FX 引起血液凝固的特性。Yan 等利用基因工程技术成功构建表达了 3 个串联 RGD－4C 与 tTF 的新型融合蛋白（RGD）3/tTF，并证明其可以有效增加 TF 融合蛋白载体组分 RGD 与受体 $\alpha_v\beta_3$ 的结合能力，利用间接 ELISA 分析（RGD）3/tTF 与 $\alpha_v\beta_3$ 的特异结合能力，发现（RGD）3/tTF 与 $\alpha_v\beta_3$ 的特异结合能力比 RGD3/tTF 提高了 32%。新型融合蛋白（RGD）3/tTF 已在 E. coli 系统成功表达，表达蛋白保持 tTF 的活性并显示比 RGD/tTF 更高的与 $\alpha_v\beta_3$ 的结合能力，表明改善 TF 融合蛋白的定位与富集速度，能更有效地诱发肿瘤组织血管栓塞。（RGD）3/tTF 融合蛋白特异性结合整合素 $\alpha_v\beta_3$ 的能力明显升高。（RGD）3/tTF 融合蛋白带有 3 个二硫键和 3 个 RGD 多肽，保留了 TF 凝血活性的同时，提高了与整合素 $\alpha_v\beta_3$ 特异性结合。有学者证明（RGD）3/tTF 融合蛋白通过配体 RGD 特异性结合 $\alpha_v\beta_3$ 的途径选择性地结合到结肠癌裸鼠模型肿瘤血管，不会被肝脏等正常组织吸附，而且（RGD）3/tTF 融合蛋白选择性结合结肠癌肿瘤血管的能力高于 RGD/tTF 融合蛋白。（RGD）3/tTF 融合蛋白在保留 TF 凝血活性的同时能够高效、特异地结合 $\alpha_v\beta_3$，选择性地结合到结肠癌肿瘤血管。学者证明当（RGD）3/tTF 融合蛋白的载体结合于细胞膜后，tTF 激活 FX 诱导肿瘤组织血管形成血栓，而治疗剂量的游离 tTF 融合蛋白对正常组织血管的凝血功能影响甚微，由于肿瘤组织中单一靶点数量的有限性及其表达的异质性，结合单一位点的载体介导的肿瘤血管靶向治疗效果并不理想，可以考虑多靶点联合治疗来克服这一缺点，以实现多靶点联合治疗。有学者更以嵌合性肿瘤细胞核单克隆抗体－3（chTNT－3）作为 tTF 的特异性载体，得到融合蛋白 chTNT－3/tTF，chTNT－3 是小鼠的 Fv 基因与人 IgG(1)Fc 基因的嵌合重组产物，人源部分占 70%，鼠源部分占 30%。将 chTNT－3/tTF 与融合蛋白 RGD3/tTF 以及两者联合治疗 BALB/c 小鼠，chTNT－3/tTF 的抑瘤率比 RGD3/tTF 的要高，而两者联合治疗的抑瘤率比两者分别作用都要高。

探讨抗肿瘤血管的靶向治疗策略是医学研究的前沿课题，人们一直致力于寻找选择性作用于肿瘤而非正常组织的抗肿瘤策略。一个理想的靶向肿瘤的治疗策略应该是：能特异性靶向肿瘤组织，不影响正常组织及正常细胞；既能杀灭肿瘤细胞，也能杀灭肿瘤干细胞；能进入肿瘤组织内部，无免疫障碍。虽然目前大多均处于临床前阶段，但随着人们对肿瘤的基因及其功能认识的不断深入，相信在不久的将来，有可能研究出更多新的靶向更精确、疗效更确切的肿瘤治疗方案。此外，由于作用机制不同，靶向治疗与细胞毒治疗的联合治疗可能发挥更好的效果，相信在今后肿瘤血管的靶向治疗必将作为治疗肿瘤的一种重要的手段。

第三节 单克隆抗体治疗肿瘤策略

一、概述

1975 年 Kohler 和 Milstein 在《Nature》杂志上发表了"分泌预定特异性抗体融合细胞的持续培养"这一划时代意义的著名论文,他们成功地将骨髓瘤细胞和产生抗体的 B 淋巴细胞融合为杂交瘤细胞,这种合成的杂交瘤细胞稳定、有致瘤性、能产生抗体,其分泌的抗体是由识别一种抗原决定簇的细胞克隆所产生的均一性抗体,故称之为单克隆抗体。单抗从此进入了生物制药的研究范围,在免疫和抗体技术的研究中开辟了一个新时代。尤其是近几年来由于基因工程抗体技术、鼠抗体人源化改造技术及人源性抗体制备技术的出现的迅速发展,为抗体治疗肿瘤带来了新的希望。

目前,获得美国食品与药品管理局(FDA)批准应用于抗肿瘤的单克隆抗药物有 10 余种,占已批准抗体药物中的 42.5%。单抗靶向药物是利用单抗体对肿瘤表面相关抗原或特定受体特异性识别。从而把药物直接导向肿瘤细胞,提高药物的疗效,降低药物对循环系统及其他部位的毒性。抗肿瘤抗体药物一般包括两类:一类是抗肿瘤抗体,这些抗体所针对的靶点通常为肿瘤细胞表面的肿瘤相关抗原或特定的受体;另一类是抗肿瘤体耦联物(ADC),或称免疫耦联物,免疫耦联物由抗体与抗肿瘤物质(放射性核素、毒素和药物)两部分构成,其中与放射性核素连接者称放射免疫耦联物,与毒素连接者称免疫毒素,与药物连接者称化学免疫耦联物。此外,酶结合抗体耦联物、光敏剂结合抗体耦联物也已进入肿瘤治疗的研究范畴。

二、作用机制

目前,单抗的作用机制并不十分明确,通过研究,目前认为有阻断作用、信号转导作用以及靶向作用 3 种作用机制。

1. 阻断作用   现用于临床的大部分未耦联单抗主要用于自身免疫和免疫抑制,是通过阻断和调节作用完成的。几乎在所有的单抗应用中,通常都是通过阻断免疫系统的一种重要的胞质或受体配体相互作用而实现的。另一种相类似的阻断活性可能存在于单抗的抗病毒感染中,通过阻断和抵消病原体的进入和扩散表现出对机体的防御功能,短期给予单抗后可取得长期疗效。

2. 信号转导作用   许多抗癌单抗是通过恢复效应因子,直接启动信号机制而获得细胞毒效应的。在抗 - Id 的临床试验中,BCR 与抗体的交联导致正常细胞和肿瘤细胞的生长受抑制和凋亡。对 Trastuzumab 而言,单抗结合可诱导一系列在肿瘤生长控制中起作用的信号传递,该抗原是生长因子受体家族的一个成员,能提供重要的有丝分裂信号,其单抗似乎能阻断与促进肿瘤生长有关的重要的配体 - 受体相互作用。

3. 靶向作用   单抗靶向肿瘤细胞的首要目的是产生肿瘤特异性反应物,然后由免疫系统中的活化因子将其消灭,如早期抗 - Id 单抗在淋巴瘤中的应用。但现在对体内的抗体－效应因子作用机制发挥程度还不清楚，也不清楚能否作用于大量肿瘤细胞，如在补体介导的细胞毒中已证实，由宿主细胞表达的调节蛋白能保护正常组织和肿瘤组织免受抗体攻击。同样，自然杀伤细胞具有广泛的调节受体，如与其配体－主要组织相容性复合体（major histocompatibility complex，MHC）型结合，可不与细胞毒作用。在人的异种移植实验中证实，分别用 Rituximab 和 Trastuzumab 治疗淋巴瘤和乳腺癌时，结晶片段（Fc）受体活性的丧失将导致疗效下降。

同时，单克隆抗体体积小能更有效地透入肿瘤；分子小、消除快、累积毒性小；所携带的弹头脱离后，可较快被清除；循环中免疫靶向结合物对靶细胞的竞争作用小；半衰期短；穿透性好；能穿过血脑屏障，因而还可以作为新一代靶向载体。与化学药物、毒素、放射性核素、生物因子、基因、分化诱导剂、光敏剂、酶等物质构成单克隆抗体靶向药物，把杀伤肿瘤细胞的活性物质特异的输送到肿瘤部位，利用单抗对肿瘤表面相关抗原或特定的受体特异性识别，从而把药物直接导向肿瘤细胞，提高药物疗效，降低药物对循环系统及其他部位的毒性。

三、单克隆抗体治疗策略

1. 作用于细胞膜分化相关抗原的抗肿瘤单克隆抗体　细胞膜分化相关抗原（CD20、CD22、CD33、CD52、CD117 等）是前 B 细胞向成熟淋巴细胞分化过程中表达的，与细胞的生长和分化有关。

（1）利妥昔单抗（Rituximab）：CD20 是一种磷酸化蛋白质分子，为 B 淋巴细胞表面特有的分化抗原，推测其可能参与 B 细胞的增生、分化、信号转导和钙离子的跨膜传递。它表达于90%以上的 B 淋巴瘤细胞和正常 B 淋巴细胞，而在造血干细胞、原始 B 淋巴细胞、正常血细胞以及其他组织上不表达。CD20 分子具有不易脱落、与抗体结合后不内化、在人体血清中无游离形式存在等特征，因此作为治疗 B 细胞淋巴瘤的理想作用靶点受到了人们的关注。

Rituximab（Rituxan，Mabthem）是一种针对 CD20 的人鼠嵌合型单克隆抗体，进入人体后可与 CD20 特异性结合导致 B 细胞溶解，从而抑制 B 细胞增生，诱导成熟 B 细胞凋亡，但不影响原始 B 细胞。它能通过介导抗体依赖的细胞毒性（ADCC）、补体依赖的细胞毒性（CDC）作用和抗体与 CD20 分子结合引起的直接效应，抑制细胞生长、改变细胞周期及以凋亡等方式杀死淋巴瘤细胞。1997 年，FDA 批准利妥昔单抗用于治疗 CD20 阳性的惰性及侵袭性 B 细胞非霍奇金淋巴瘤，是第一个被 FDA 批准用于临床治疗的单抗。

（2）奥伐木单抗（Ofatumumab）：它是新一代且唯一一种全人源抗 CD20 的单克隆抗体。与利妥昔单抗相似，它能够与正常和恶性 B 淋巴细胞表面的 CD20 结合，其 Fab 段与 CD20 分子结合，Fc 段通过调节免疫因子的功能而导致体外 B 细胞裂解。体外试验表明 B 细胞裂解机制可能包括补体依赖抗体细胞毒性、抗体依赖以及细胞介导的细胞毒性，同时 Ofatumumab 又具有更高的激活补体级联反应和杀死瘤 B 细胞的能力。

2009 年，Ofatumumab 先后被美国及欧洲批准治疗对氟达拉滨和阿仑单抗耐药的复发/难治的慢性淋巴细胞白血病（CLL）。2010 年 1 月 19 日，欧洲医药管理局也批准 Ofatumumab 在欧盟国家有条件地销售和使用。常见不良反应为中性粒细胞减少、呼吸困难、发热和感染。临床试验表明 Ofatumumab 还在非霍奇金淋巴瘤、关节炎、多发性硬化症以及其他疾病中有潜在疗效。

(3)奥妥珠单抗(Obinutuzumab):它是首个糖基化的Ⅱ型人源化抗CD20单克隆抗体,Obinutuzumab的Fab段结合至CD20,该单克隆抗体通过免疫效应细胞介导B细胞溶解,激活补体级联反应,和(或)直接地激活细胞内死亡信号通路(DCD)。其中,免疫效应细胞机制包括抗体-依赖细胞毒性(ADCC)和抗体-依赖细胞吞噬作用(ADCP),该作用均需Obinutuzumab的Fc段与自然杀伤细胞、巨噬细胞和单核细胞上的FcγRⅢS受体相结合。Obinutuzumab与利妥昔单抗等Ⅰ型抗体相比,其CDC作用较低,ADCC作用较高,DCD作用较强,治疗CLL时生存期上更优。与非糖基化的抗体相比,Obinutuzumab的Fc糖基化,从而海藻糖残基消失,进而增加抗体与自然杀伤细胞等免疫细胞上的FcγRⅢS受体亲和力,增强了ADCC的作用,使治疗活性得以提高。2013年11月1日,Obinutuzumab获FDA批准,联合苯丁酸氮芥(Chlorambucil)化疗,用于既往未经治疗的CLL患者。为获得我国国家食品药品监督管理总局审批,Obinutuzumab拟在中国开展Ⅰ~Ⅲ期临床研究,主要用于治疗复发、难治的弥散大B细胞淋巴瘤、滤泡性淋巴瘤和CLL。目前已有实验进入第Ⅲ期。主要不良反应有输注反应、中性粒细胞减少、血小板减少、贫血、发热、咳嗽和肌肉骨骼疾病。

(4)狄诺单抗(Denosumab):RANK即核因子KappaB受体活化因子(receptor activator of nuclear factor-kappaB,RANK),其配体也称为骨保护素(osteoprotegerin)配体,是破骨细胞引起骨再吸收(骨破坏)的关键递质,在骨质疏松症、类风湿性关节炎等多种骨病中均有过量产生。Denosumab(Xgeva)是一种核因子-κB受体激活物配体(RANKL)抑制药,是一种全人源化的结合、中和RANKL的单克隆抗体IgG₂,高黏附性特异性结合RANKL,不与其他的肿瘤坏死因子(TNF)配体结合。Denosumab与RANKL结合后,阻碍其与RANK在破骨细胞前体细胞和成熟细胞表面的结合,进而抑制破骨细胞分化、激活和存活,为多发性骨髓瘤、溶骨性骨疾病以及乳腺癌骨转移、前列腺癌骨转移患者提供了快速持续的骨转换抑制;对RANK/RANKL的抑制,也可能杀灭骨巨细胞瘤中破骨细胞样巨细胞和相关单核细胞。

美国于2010年、欧盟于2011年先后批准Denosumab用于预防成年人实体肿瘤的骨骼并发症。2012年10月24日,英国国家卫生与临床规范研究院颁布了狄诺单抗用于预防成年人实体肿瘤骨转移骨骼相关事件指南。常见不良反应:①实体肿瘤骨转移:最常见疲乏、低磷血症和恶心;②骨巨细胞瘤:最常见关节痛、头痛、恶心、背痛、疲乏和肢体疼痛。

(5)布妥昔单抗凡酯(Brentuximab Vedotin):它是一种ADC,由对人CD30具有特异性的嵌合IgG₁抗体Cac10和能引起微管损伤的分子甲基Auristatine E(MMAE)通过一种蛋白酶敏感的可降解连接桥链以共价键耦联而成。Brentuximab Vedotin在血液中可稳定存在,在被CD30阳性肿瘤细胞内化后,可释放出MMAF;而MMAF可通过抑制微管蛋白的聚合作用阻碍细胞分裂。

美国FDA于2011年8月19日批准Seattle Genetics公司的抗CD30 ADC Brentuximab Vedotin用于治疗自身干细胞移植失败或两次既往化疗失败且不能接受自体干细胞移植的霍奇金淋巴瘤(HL)以及一次既往化疗失败的全身间变性淋巴瘤(ALCL),这是自1977年来首个被 FDA 批准用于治疗该病的药物，也是首个专门适用于治疗 ALCL 的新药。Brentuximab Vedotin 最常见不良反应包括中性粒细胞减少、周围感觉神经病变、疲乏、恶心、贫血、上呼吸道感染、腹泻、发热、皮疹、血小板减少、咳嗽和呕吐。

（6）伊匹单抗（Ipilimumab）：细胞毒性 T 淋巴细胞相关蛋白 4（CTLA－4）为 CD_4^+ 和 CD_8^+ T 淋巴细胞上的免疫球蛋白超家族成员，其为共刺激分子，与 CD28 分子结构具有 76% 的同源性，两者可竞争性结合 B7－1（CD80）与 B7－2（CD86）复合物。CDL－4 与 B7 复合物相互作用后，可抑制 T 细胞激活、干扰 IL－2 的分泌及 IL－2 受体的表达、影响细胞周期进展。

Ipilimumab（Yervoy）是由活化的 T 细胞和抑制调节性 T 细胞表达的抗 CTLA－4 的全人源单克隆 IgG_1 κ 抗体，是一种新型的 T 细胞增强药和免疫系统激活药。其主要作用机制如下：①通过受体与 CTLA－4 相互作用，阻断 CTLA－4 与 B7 结合，阻止抑制信号的产生，去除 CTLA－4 的免疫抑制效应，打破免疫系统对自身组织的外周免疫耐受；②促进 T 细胞的活化，上调免疫系统针对肿瘤细胞的监控活性，增强特异性抗肿瘤免疫反应。Ipilimumab 已深入研究于不同类型的肿瘤，如黑色素瘤、前列腺癌、肺癌、转移性肾癌、淋巴瘤、胰腺癌和膀胱癌等。大量文献表明，Ipilimumab 主要用于黑色素瘤患者的研究。

2011 年 3 月 25 日，美国 FDA 批准百时美施贵宝公司推出的 Ipilimumab 用于治疗晚期黑色素瘤，这是 FDA 批准的首个能延长晚期黑色素瘤患者生命的药物。Ipilimumab 最常见的不良反应是疲乏、腹泻、瘙痒、皮疹和结肠炎。

（7）纳武单抗（Nivolumab）：PD－1 是属于 CD28 超家族的免疫调节受体，其表达于活化 T 细胞、耗竭 T 细胞、活化 B 细胞、自然杀伤细胞、树突状细胞及活化的单核细胞中，其免疫抑制作用与 CTLA－4 类似，主要参与调控 T 细胞的功能。它有两个主要的配体，PD－L1（B7－H1）和 PD－L2（B7－DC），均属于共刺激分子 B7 家族。

Nivolumab（Opdivo）是针对 PD－1 的全人 IgG4 抗体。它能够抑制 PD－1 与程序性死亡配体 1（PD－L1/B7－H1）和程序性死亡配体 2（PD－L2/B7－DC）的结合，使 T 细胞恢复抗肿瘤免疫应答。

2014 年 7 月初，百时美施贵宝公司的 PD－1 抑制药 Nivolumab 率先在日本获批，用于治疗无法手术切除的黑色素瘤，成为全球首个批准上市的抗 PD－1 药物。2014 年 12 月 22 日美国 FDA 也批准百时美施贵宝公司的 Nivolumab 注射液上市，主要用于经易普利单抗（BRAF－V600 突变阳性者还经 BRAF 抑制药治疗）治疗后疾病进展的不可切除或转移性黑色素瘤患者。在 2015 版美国国立综合癌症网络（NCCN）指南中还推荐 Nivolumab 作为为数不多的肺鳞癌靶向治疗药物。

Nivolumab 常见的毒副反应是皮疹、瘙痒、咳嗽、上呼吸道感染、水肿等。最严重的不良反应是重症免疫介导的毒性，涉及肺脏、结肠、肝脏、肾脏和激素分泌腺体等健康器官。

（8）派姆单抗（Pembrolizumab）：MK3475 是一种高度选择性拮抗 PD－1 的人源性 IgG_4 同型性抗体，可与程序性死亡因子（PD－1）的受体结合，阻断其与其配体 PD－L1、PD－L2 的相互作用，解除经 PD－1 通路介导的免疫反应（包括抗肿瘤免疫反应）抑制。

在同源小鼠模型中,阻断 PD - 1 活性可减缓肿瘤生长。Pembrolizumab 是 FDA 批准的首种 PD - 1 阻滞药。普通患者一般需先使用免疫治疗药物 Ipilimumab 进行治疗,然后再使用 Pembrolizumab。但对于肿瘤发生 BRAF - V600 基因突变的黑色素瘤患者,应先使用 Ipilimumab 和一种 BRAF 抑制药治疗后,才能使用 Pembrolizumab。美国 FDA 基于肿瘤缓解率和反应的耐久性通过了此药的加速审批程序,同时默克公司要进行验证性临床试验,因为在生存期或疾病相关症状方面的改善尚未确定。常见的不良反应有疲劳、咳嗽、恶心、皮肤发痒、皮疹、食欲缺乏、便秘、关节痛和腹泻。

2. 作用于表皮生长因子受体的抗肿瘤单克隆抗体 表皮生长因子受体(EG - FR)属受体型酪氨酸激酶,包括 erbB1(EGFR, HER - 1)、erbB2(HER - 2/neu)、erbB3(HER - 3)和 erbB4(HER - 4)等 4 个成员。约 1/3 的上皮性肿瘤中存在 EGFR 的过度表达。EGFR 的表达与细胞恶变、肿瘤的增生、转移和血管形成等相关,EGFR 的高表达往往提示肿瘤患者愈后较差。因此,EGFR 及其信号传递过程可以作为抗肿瘤治疗的靶点。

(1)曲妥珠单抗(Trastuzumab):HER - 2 是表皮生长因子受体家族(EGFR)的一个成员,是具有酪氨酸激酶活性的跨膜蛋白质。HER - 2/neu 基因的扩增或过表达见于 20% ~ 30% 的乳腺癌患者,在侵袭性类型乳腺癌的发生发展中起着重要的作用,是乳腺癌预后不良的一个指标。近年来,针对 HER - 2/neu 蛋白的单克隆抗体类药物的临床应用已经使乳腺癌患者的生活质量和存活率大为改进和提高。Trastuzumab(Herceptin)即为一种针对 HER - 2/neu 的重组人源化 IgG 单克隆抗体,能与 HER - 2/neu 受体结合,干扰其自身磷酸化,抑制信号传导,从而抑制肿瘤生长。1998 年就经 FDA 批准用于治疗 HER - 2/neu 过表达并对蒽环类抗生素等耐药的转移性乳腺癌(MBC)的治疗,2002 年在我国上市。2006 年又被批准其用于术后早期乳腺癌的治疗,2010 年补充其用于转移性胃癌和食管胃交界癌的治疗。

(2)曲妥珠单抗依酯(Trastuzumab emtansine, T - DM1, Kadcyla):是 HER - 2 靶向抗体与药物的共轭复合物,该药由人源化的抗 HER - 2 IgG₁ 曲妥珠单抗与 DM1(一种美坦新衍生物,微管抑制药)通过稳定的一硫醚连接子(MMC)共价连接,Emtansine 是指 MCC - DM1 复合物。T - DM1 不仅能与 HER - 2 受体 IV 区结合,还能调节受体介导的内化和随后的溶酶体降解,导致微管释放包含 DM - 1 细胞毒性的代谢产物。DM - 1 具有高活性抗有丝分裂,与微管蛋白结合中断细胞的微管网络,造成细胞周期阻滞和细胞凋亡,而在解离前 T - DM1 无活性,因此避免了传统化疗药物对正常组织的损伤作用。另外,体外研究显示,与曲妥珠单抗相似,T - DM1 能抑制 HER - 2 过度表达的人乳腺癌的 HER - 2 受体发信号,调节抗体依赖的细胞介导的细胞毒性作用,并抑制 HER - 2 细胞外域泄出。

2013 年 2 月 22 日 T - DM1 由美国 FDA 批准上市,用于治疗 HER - 2 阳性同时对曲妥珠单抗和紫杉醇有抗药性的晚期或转移性乳腺癌患者。T - DM1 作为第一个治疗实体瘤的 ADCs,改变了 ADCs 只能治疗血液系统疾病的观点。

T - DM1 的常见不良反应(≥1%):中性粒细胞减少、血小板减少、白细胞减少、疲乏、转氨酶升高及发热,严重不良反应为血小板减少症和背部疼痛。

3. 作用于血管内皮细胞生长因子的抗肿瘤单克隆抗体 目前认为血管的生成在肿

瘤的发生发展过程中起着关键作用，如果没有血管为肿瘤细胞提供氧和营养物质，肿瘤细胞就会因缺乏营养而死亡，而且新生血管还提供肿瘤细胞通过血管系统向远处转移的途径。新生血管生成的整个过程都受血管生成因子和血管生成抑制因子的严密调控。目前认为 VEGF 及 VEGFR 是作用最强、特异性最高的关键调控因子，在血管的生成过程中，血管内皮细胞生长因子（VEGF）与其受体（VEGFR1 和 VEGFR2）结合激活酪氨酸激酶受体，从而诱导血管生成。研究表明，VEGF 与其受体在肿瘤中均存在过表达。因此，阻断 VEGF 功能和以 VEGFR 为靶点的抗肿瘤血管生成为抗肿瘤的新策略，是近几年研究的热点。

（1）贝伐单抗（Bevacizumab）：是由罗氏公司研发的一种单克隆抗体。于 2001 年 3 月获得了 FDA 批准在美国上市，是目前世界上第一个被批准用于抑制血管生长的单克隆抗体药物。它是一种重组的人源化单克隆抗体，其作用机制为：以 VEGF 为靶点，与内源性的 VEGF 竞争性结合 VEGFR，抑制内皮细胞的有丝分裂，减少新生血管的形成，从而阻断肿瘤生长所需的血液、氧气和其他营养供应，限制肿瘤的生长，发挥抗肿瘤作用。至今，美国 FDA 已经批准贝伐单抗用于转移性结直肠癌的一、二线治疗以及转移性乳腺癌、晚期非小细胞肺癌、转移性肾细胞癌的一线治疗。除此之外，贝伐单抗在肝癌、胃癌、食管癌等其他恶性肿瘤的应用也取得令人鼓舞的结果。2014 年 8 月 14 日 FDA 批准罗氏下属的基因技术公司研发的贝伐单抗的扩大使用适应证，用于顽固型、复发型、侵犯型和后期转移的子宫颈癌。疲劳、食欲缺乏、血栓栓塞、高血糖、低镁血症、尿路感染、头痛和体重减轻是常见不良反应。另外，胃肠道穿孔和异常胃肠道和引导瘘管也有出现。

（2）雷莫芦单抗（Ramucirumab）：是一种全人源化 IgG$_1$ 型单克隆抗体，是一种 VEGFR2 拮抗药，靶向结合于 VEGFR2 的胞外域，阻断血管内皮生长因子配体的相互作用，并抑制受体激活，从而阻断肿瘤血管供应。目前，Ramucirumab 作为单一药物用于胃癌二线治疗已获得 FDA 快速通道审评资格。2014 年 4 月 21 日，该药获得 FDA 批准用于晚期胃癌或者食管胃结合部腺癌。雷莫芦单抗的扩大临床适应证还可用于进展型发生转移的非小细胞肺癌。而在肝癌治疗研究中有关雷莫芦单抗的 II 期临床试验也令人鼓舞，总生存期达 12.0 个月；雷莫芦单抗在肝癌一线治疗的良好效果也促进其在二线治疗的探究。与 Ramucirumab 相关的不良反应主要与抗血管生成有关，例如，胃肠道出血、鼻出血、高血压、蛋白尿，以及非常少见的胃肠穿孔、动静脉血栓和心力衰竭等。

单克隆抗体具有灵敏度高、特异性强、高效、低毒等特点，临床治疗效果十分突出，但也伴随着不良反应。由于其制作工艺和靶点非特异性分布，从而存在着过敏、心脏毒性和皮疹等不良反应。另外，长期用药给机体带来的影响也不容忽视，如利妥昔单抗可导致 B 淋巴细胞功能低下，甚至影响体液免疫功能，并且目前单克隆抗体抗肿瘤药的分子量较大，不易进入实体瘤内部从而会影响疗效。因此，扩大单克隆抗体抗肿瘤药的临床适应证，以及解决应用中出现的新问题，已成为目前应用和研究的热点。

第四节　肿瘤基因治疗的治疗策略

一、概述

基因治疗是随着 20 世纪 70—80 年代 DNA 重组技术、基因克隆技术等的成熟而发展起来的最具革命性的医疗技术之一，它是以改变人的遗传物质为基础的生物医学治疗手段，在重大疾病的治疗方面显示出了独特的优势。经过近 40 年的发展，基因治疗已经由最初用于单基因遗传性疾病的治疗扩大到恶性肿瘤、感染性疾病、心血管疾病、自身免疫性疾病、代谢性疾病等重大疾病的治疗。截止到 2014 年 7 月，全球共批准 2076 项基因治疗方案进入临床试验阶段，其中针对各种恶性肿瘤的基因治疗临床试验方案占了总数的 2/3。2004 年，全球第一个上市的基因治疗药物也是针对肿瘤治疗的，显示出肿瘤基因治疗是当前基因治疗最活跃、最重要的研究领域之一。

肿瘤基因治疗的原理是将目的基因用基因转移技术导入靶细胞，使其表达此基因而获得特定的功能，继而执行或介导对肿瘤的杀伤和抑制作用，从而达到治疗之目的。基因治疗涉及目的基因、载体及受体细胞 3 个方面。有效的基因治疗依赖于外源基因在载体靶向的特定靶细胞中高效而稳定的表达。带有目的基因的载体如何到达靶细胞是肿瘤基因治疗的关键。只有提高基因转导的靶向性，才能实现治疗的针对性和安全性，目前国际上解决基因的靶向转移及表达有三种策略：①以基因工程手段改造基因载体，如改造反转录病毒包装细胞中的原病毒 env 序列，使所包装的重组病毒特异地识别位于靶细胞表面的抗原决定簇或受体；②在体内基因传递系统中共价连接抗瘤抗体和肿瘤细胞特异受体的配基，使基因在类似"生物导弹"作用下被送到肿瘤细胞表面；③应用肿瘤细胞特异蛋白"管家基因"的基因表面调控元件，在转录水平调控靶细胞中目的基因的特异表达。

二、病毒介导的靶向基因转移

目前绝大多数的基因治疗所用载体是病毒载体，这主要是由于重组病毒具有天然的侵袭细胞和整合于宿主细胞的能力。利用病毒靶细胞的组织特异性或者在病毒载体表面携带靶向性分子，均可实现治疗基因的靶向性转移。病毒载体的转移系统一般需要：①病毒载体——蛋白质基因，以外源治疗基因替代，保留了包装序列 ψ 和两端的 LTR 调节序列；②辅助病毒——含有病毒结构的蛋白质基因，无包装序列；③包装细胞——用病毒载体和辅助病毒共转染包装细胞，病毒载体在细胞中被包装成病毒颗粒，收集假病毒颗粒，用其感染其他细胞可以把外源治疗基因转移到其他细胞。

1. 腺病毒载体　腺病毒(adenovirus, Ad)是无包膜的线性双链 DNA 病毒，分子质量为 20~25MDa，约 36kb。腺病毒与柯萨奇病毒共用一种分子质量为 46kDa 的糖蛋白受体——柯萨奇腺病毒受体(coxsackie - adenovirus receptor, CAR)。CAR 蛋白贯通细胞膜，除了 B 亚群，其他亚群的腺病毒都以 CAR 为其细胞受体。腺病毒与 CAR 的结合可能是基因转移的限速步骤，缺乏CAR的靶组织难以感染。肿瘤细胞的CAR非常易变，其表达水平可能与肿瘤的恶性程度呈负相关，或者在细胞或组织水平定位异常，导致对Ad5感染的抵抗。为了克服CAR缺乏，多种方法被用来改变腺病毒的趋向性，以提高其对肿瘤细胞的感染率。

（1）腺病毒载体的特性及存在的问题：腺病毒载体是目前基因治疗研究和临床试验中研究最多、应用最广的转基因载体。腺病毒载体具有能感染非分裂细胞、宿主范围广、感染效率高、可插入外源基因片段大、可介导外源基因短时程高水平表达、不整合：人宿主基因组、能进行原位感染、可经口服、喷雾、气管内滴注等途径治疗等优点，因而日益受到重视。其中最为常用的是Ad2与Ad5腺病毒载体。截至2006年10月在基因治疗的临床试验方案中腺病毒载体的使用比例提升到26%，已经超过反转录病毒载体（24%），在所有基因治疗的方案中，肿瘤基因治疗占总数的67%，案例总数达到797个。然而由于肿瘤细胞表面的受体稀少或者表达水平下调，从而导致腺病毒载体很难特异性地（尤其是用于系统给药治疗时）感染靶细胞。因此，研究开发特异性地针对肿瘤细胞而不损伤正常细胞的高效特异的靶向性腺病毒载体才能更有效地解决问题。

（2）腺病毒载体的靶向性改造：目标是消除Ad对于正常上皮细胞的广泛靶向性和（或）提高腺病毒对CAR缺乏的肿瘤细胞的感染能力。使腺病毒改变靶向性与细胞表面非CAR受体结合的策略主要有两种：一种为基于双向结合的方法，即应用双特异性分子阻止腺病毒与CAR结合，而使其与新的受体结合；另一种为腺病毒遗传学改建，即在腺病毒衣壳上直接进行改造，是稳定并可遗传的，在生产和临床应用方面更直接。

1）利用双特异连接物使腺病毒载体具有靶向性：通过一个双特异中间体分子来介导病毒对靶细胞的感染，双特异分子起到桥梁的作用，它的一端能够与腺病毒的衣壳蛋白结合，另一端能与细胞表面特异性受体结合，从而将腺病毒牵引到靶细胞表面。结合病毒纤维蛋白端的可以是抗体、CAR的胞外部分或者其他对纤毛小节有高度亲和力的多肽。与靶细胞表面结合的可以是抗体、抗体的一部分或者是能和受体结合的多肽和小分子复合物。这种双特异性中间体分子可以是通过化学交联方法得到的复合体分子或者是通过基因工程方法得到的双特异性重组融合蛋白。

肿瘤细胞高表达的受体或肿瘤血管生成区域上调的细胞表面抗原或受体可以作为肿瘤靶向导入的目标。一类是叶酸受体在多种肿瘤细胞（包括卵巢癌、肺癌、乳腺癌）表面过度表达，利用抗knob结构域抗体的Fab片段与叶酸耦联组成的连接体，靶向于高表达叶酸受体的肿瘤细胞。另一类在人类肿瘤细胞中表达增高的受体家族是EGFR，可利用由抗knob结构域单克隆抗体与抗EGFR单克隆抗体耦联形成的双特异性抗体来介导肿瘤细胞的靶向性导入。由于蛋白A能和任何抗体的Fc片段高亲和性接合，因此这种靶向改造策略可以很方便的应用于其他很多目标细胞。

此外，还有应用多聚体介导的配体耦联腺病毒。例如，应用PEG连接特异性配体与腺病毒载体，还有应用双特异多肽等作为接头分子使腺病毒与靶细胞特异结合。

2）通过对病毒衣壳的改造实现靶向性：应用双特异分子来改变腺病毒的靶向性使转导系统变得复杂，这在临床试验中可能是不利的一面。而且，这些分子最终与每个病毒结合的数量也是不定的。因此通过基因工程方法直接对腺病毒颗粒自身基因进行改造，使其成为靶向复合体的一部分，成为更有前途的研究内容。①将新的导向分子引入腺病毒衣壳纤毛蛋白中：wickham 等通过向纤维蛋白 knob 结构域的羧基端添加含多聚赖氨酸残基的肝素/类肝素硫酸盐结合区来改变腺病毒载体的靶向性。体内外试验表明，向羧基端添加 RGD 基序和多聚赖氨酸已经取得显著效果，与未修饰的载体相比，转移效率提高了 10～300 倍。然而，大肽段的添加势必会导致腺病毒的包装困难，如改建后的腺病毒纤维蛋白不能三聚化，这将会影响到腺病毒的功能；②用新的基因替换纤维蛋白 knob 结构域基因：通过向纤维蛋白添加不同的靶向配体来提高腺病毒的转导效率，这往往与实际效果不一致，因为 knob 结构域仍然能够与 CAR 结合。目前，腺病毒纤维 knob 结构域的 CAR 结合氨基酸序列已被确定，通过删除与 CAR 结合的必需基因序列代之以新的基因，能够使其不依赖 CAR 而与新的靶向受体结合。体外实验表明，这种改建后的腺病毒选择性地感染整合素表达的细胞系。

现在使用的腺病毒载体大部分为 c 亚群血清 2 型和 5 型，而它们的基因转移效率很大程度上由 CAR 的表达水平决定。应用其他亚型的腺病毒纤维蛋白取代 2 型或 5 型腺病毒的相应结构，会得到 CAR 非依赖性新型腺病毒。Takayama 等构建了骨架为 Ad5 而纤毛为 Ad3 的载体 Ad5/3，该载体丧失了 CAR 依赖性而与 Ad3 受体结合。由此而得到的腺病毒 Ad5/3 不依赖 CAR 介导，对低 CAR 表达的肿瘤细胞的感染率有所提高。

3）腺病毒其他衣壳蛋白的靶向性改造：可以通过对腺病毒衣壳的其他部位，如五邻体、六邻体及 PIx 进行改建，改变其靶向性。五邻体被认为是介导腺病毒感染的第二步，五邻体的 RGD 基序的突变将导致病毒复制的延迟，在某些细胞，如巨噬细胞的整合素与五邻体蛋白中的 RGD 作用可直接介导腺病毒与细胞的结合，可以应用特异性多肽替代五邻体蛋白的野生型 RGD 模序，使腺病毒具有新的靶向。六邻体壳蛋白对于病毒进入细胞并无直接的关联，然而 Vigne 等对六邻体壳蛋白进行修饰后，发现修饰后的病毒在体外对于人血管平滑肌细胞基因转入有明显的提高，通过重组纤毛的竞争试验进一步证明：六邻体壳蛋白改造病毒是一种额外的非纤毛小节依赖的侵入途径。

（3）联合应用：为了使腺病毒介导的基因在杀伤肿瘤的同时尽量减少对其他组织和周围正常细胞的伤害，把各种靶向策略结合起来，遗传修饰与化学修饰病毒衣壳的靶向转导和靶向转录联合应用将能更有效、更灵活的使载体直达目标组织而降低对正常组织的损害，这是实现肿瘤靶向性基因治疗的又一途径。

2. 反转录病毒载体　反转录病毒（retrovirus，RV）的毒粒由类脂包膜和核衣壳组成，反转录病毒属于正链 RNA 病毒，特点是具有二倍体基因（有两个相同的正链单股 RNA 分子）及反转录的复制过程，可通过其特有的 DNA 中间型将其基因组整合到感染细胞的 DNA 上。反转录病毒载体的基本成分包括：①必需的病毒基因组分：如 LTRS、病毒的包装识别信号、翻译所需的剪接识别位点及 polyA 等；②高效的治疗基因：如抑癌基因、自杀基因等；③标记基因：用于筛选；④其他质粒必要成分。反转录病毒载体构建的原理是病毒的长末端重复序列（LTR）除了可对插入的外源基因进行转录，还能介导经反转录产生的双链 DNA 拷贝对宿主染色体的整合，因此可先在体外克隆化的反转录病毒双链 DNA 原病毒的基础上构建重组质粒，保留两端 LTR 及包装信号，切除野生型的 gag、pol 和 enu 结构基因，换为标记基因以及可供外源基因插入的多酶切点。这种质粒可在大肠杆菌内扩增，然后转染小鼠细胞。但转染小鼠细胞产生的反转录载体 RNA 是缺陷性的，它必须在辅助病毒存在的条件下才能复制。

（1）反转录病毒载体的特性及存在的问题：反转录病毒载体的特征为：①只转染处于分裂状态的细胞，这对治疗生长较快的肿瘤十分有利；②对宿主毒性小；③基因组能稳定地整合入宿主细胞染色体内，使外源基因长期稳定表达；④宿主细胞类型广泛；⑤基因转移效率高；⑥可容纳 7~8kb 的外源基因片段。用反转录病毒感染从机体分离出的肿瘤培养细胞，然后再将这种肿瘤细胞植入机体内是目前应用最广泛的肿瘤治疗方案。其不足之处是：①只适于分裂期细胞；②插入外源基因较小，难以满足较大基因的转移；③随机整合可能导致靶细胞基因突变，存在通过同源重组产生具有复制能力的新病毒的可能，可能与人体内病毒发生重组；④病毒滴度是限制临床应用的一个主要方面。

（2）反转录病毒载体肿瘤基因治疗的靶向性：反转录病毒载体的主要局限性在于特异性低、滴度不易浓缩提高等。近年来，研究者力求通过新型靶向性载体及包装细胞的设计来克服其缺陷。在靶向性载体方面，包括：①采用带有组织特异性内部启动子，如甲胎蛋白启动子、CEA 启动子及酪氨酸激酶启动子等构建靶向型反转录病毒载体；②利用反式激活因子调节 TJrrR 启动子；③反转录病毒的宿主范围主要由其外壳包膜蛋白 env 和宿主细胞表面的一个或多个特异的蛋白受体间相互作用决定，因此，可通过修饰 env 基因或 env 蛋白来改变其感染谱。用能识别肿瘤细胞受体的配体或抗肿瘤特异性抗原（tumor - specific antigen, TSA）的抗体基因取代 env 基因部分序列，使病毒表达能特异性识别肿瘤细胞的外壳蛋白，从而将目的基因靶向性地导入肿瘤细胞。Khare 等用抗人 CEA 单链抗体的基因与 env 重组，使反转录病毒把一氧化氮合酶（nitric oxide synthase, NOS）"自杀基因"靶向导入 CEA 阳性的肿瘤细胞，并合成 NOS 使其自杀身亡，而对非靶细胞则无损伤。Somia 等在反转录病毒载体包膜上表达融合的低密度脂蛋白受体（low density lipoprotein receptor, LDL - R）单链抗体，成功地将半乳糖苷酶基因靶向导入 LDL - R 阳性细胞；④利用双特异分子桥，这种分子桥既可与病毒颗粒相结合，也可与特异性的细胞表面受体结合，将靶细胞表面特异性抗体和病毒外壳蛋白的抗体耦联，指导病毒感染特异性的靶细胞，从而达到靶向基因转移的目的。例如，将转铁蛋白的抗体与反转录病毒外壳蛋白抗体耦联成双特异性抗体，能使反转录病毒载体靶向转染人肝癌细胞。

3. 腺伴随病毒载体　腺伴随病毒（AAV）属微小病毒科，其病毒基因组为线性单链、DNA，两端各有一结构完全相同的反向末端重复序列（IFR），ITR 包含 AAV 病毒复制、整合、拯救和包装所必需的全部顺式作用元件。最近研究表明，ITR 还具有比较弱的促进 mRNA 转录的活性。两端的 ITR 之间为两个可读框，含 Rep 基因与 Cap 基因，分别编码与 AAV 复制相关的 Rep 蛋白和包装成完整病毒所需的衣壳蛋白（Cap 蛋白）。AAV 属于依赖性病毒，不能独立存在，需在辅助病毒，如腺病毒、单纯疱疹病毒（HSV）、疫苗和乳头瘤病毒等存在条件下，才能在感染的宿主细胞中复制，产生新的病毒颗粒。

（1）腺伴随病毒载体的特性及存在的问题：用外源基因及其调控序列取代 AAV 的结构基因，保留其两端 145bp 的 ITR，可构建成治疗用重组 AAV 载体。随着研究的进展和深入，AAV 目前在基因治疗研究中逐渐受到重视，因为它具备如下特性：①虽然其人群感染率高（80%~90%），但无致病性，且免疫反应轻微；②点特异性整合，并能以较稳定的形式存在。AAV 是唯一一种以点特异性方式整合在人 19 号染色体上的真核病毒，机制尚不清楚，可能与 ITR 和 rep 蛋白的作用相关；③宿主范围广泛，包括分裂期和非分裂期(如神经元细胞、肌细胞、造血干细胞等)细胞；④携带的外源基因长期持续稳定表达，并可调控。在重组 AAV 载体中，其整个编码序列被外源基因所取代，只留下 ITR，因此转染宿主细胞后，仅有外源基因表达，而不存在野生型病毒基因的表达；⑤具有较好的热稳定性和抗酸碱性(pH 3.0～9.0)以及抗有机溶剂处理的特点，便于储存。但 AAV 载体也有一些局限性，如病毒小；最大插入序列仅 4.5kb；复制基因 rep 缺失的 AAV 与野生型 AAV 相比，载体整合效率较低、特异性较差。

(2)腺伴随病毒载体的靶向性：各种血清型 AAV 载体之间的主要区别是衣壳蛋白不同，为了充分挖掘 AAV 载体在基因治疗应用中的潜力，确定 AAV 不同血清型衣壳结构域的性质是目前令人感兴趣的研究课题。如果将这些区域互相交换，将设计出新的 AAV 载体，新的血清型载体将在不同的组织表现出新的转导模式和新的靶向性。在人的 AAV 中，目前研究最多的是 AAV2，而且也是唯一已经用于基因治疗中临床试验的血清型。AAV2 进入细胞的过程是由基础受体(硫酸肝素蛋白多糖受体)和辅助受体(包括 I 型 FGFR 和整合素 $\alpha v \beta_5$)介导产生，AAV2 载体对多种组织细胞，如表面具有硫酸肝素蛋白多糖受体的肌肉、视网膜、肝脏、神经元细胞等均具有较好的转导效率。一般来讲，至少有两种策略来获得 AAV2 的感染靶向性：一是间接靶向性，通过共轭分子(如糖苷分子或双特异性抗体)使病毒载体和靶细胞相互作用，即病毒表面特异性的物质和细胞表面特定的分子相互作用，从而达到靶向性的目的；二是通过基因工程技术在病毒衣壳直接插入配体，使其特异性的靶向细胞表面相关受体，以达到靶向性的目的。

1)通过双特异性抗体实现重组 AAV 的靶向性感染：Bartlett 等首先利用双特异性抗体构建靶向性 AAV2 载体系统，间接地使病毒载体和靶细胞相互作用。这种抗体通常由针对 $\alpha_{2b}\beta_3$ 整合素的单克隆抗体的 Fab 段和 AAV2 衣壳抗体化学铰链而成。$\alpha_{2b}\beta_3$ 整合素的主要配体是纤维蛋白素原。AAV2 靶向这个整合素后，经受体介导的胞吞而摄入细胞。用该靶向性载体转染不能被野生型 AAV2 感染的 M07e 和 DAMI 细胞，能将转染效率提高 70 倍以上。相反，转导靶向受体阴性的细胞，转导效率下降了 90%，而这些减少可能与空间位阻和其他的一些机制有关。

2)通过在 VP 蛋白 N 端插入单链抗体或受体特异性配体实现靶向性：感染 VP1、VP2 和 VP3 是由病毒 Cap 基因编码的结构蛋白。Wu 等将 HA 表位 YPVDPDYA 分别插入 VP1、VP2、VP3 的 N 端和 CapORF 的 C 端，发现在 VP1、VP3 的 N 端和 CapORF 的 C 端插入该表位或其他表位可导致检测不到病毒颗粒或者病毒滴度下降 2～3 个数量级，仅在 VP2 的 N 端插入是可行的；在 VP2 的 N 端插入不同的肽段都是可行的，并能实现靶向性，尽管效率较低。

3)通过在 AAV2 衣壳基因上插入编码配体的序列实现靶向性感染：Girod 等首先成功地证明衣壳蛋白基因修饰能改变 AAV2 的靶向性。通过对 AAV2 和狗细小病毒(CPV)衣壳蛋白氨基酸序列对比，发现了 6 个暴露于衣壳表面的位点，氨基酸位置分别是 261、381、447、534、573、587。这些位点允许插入配体而不影响病毒的生命周期，它们将编码 14 个氨基酸序列的基因插入衣壳基因内。这个 14 肽包含有层粘连蛋白的 RGD 基序，该 RGD 基序靶向几种细胞整合素受体。将这 6 个位点分别插入上述 14 肽基因，在电镜下可观察到完整的衣壳结构，且在细胞结合实验中，插入突变的 447 和 587 后能结合小鼠黑素瘤细胞（B16F10）和大鼠 swannonma 细胞（RN22）。而野生型 AAV2 并不感染 B16F10 细胞和 RN22 细胞，而在 587 位点也能成功的插入一个内皮特异性多肽，这样衣壳经修饰的 AAV2 就可以感染人脐静脉血管内皮细胞（human umbilical vein endothelial cell，HUVEC）和人隐静脉内皮细胞（human saphenous vein endothelial cell，HSVEC）。相对于野生型 AAV2，研究发现该突变体感染不依赖硫酸乙酰肝素糖蛋白（heparan sulfate proteoglycan，HSPG）。此外，该突变体在接下来的细胞内途径也可能和野生型 AAV2 不相同。目前的研究表明 AAV2 衣壳 GH 环顶端的 587 位点有产生细胞特异性 AAV2 载体的潜在价值。

4. 单纯疱疹病毒载体　单纯疱疹病毒（HSV）属于 α 疱疹病毒科，包括 HSV – 1 和 HSV – 2 两型。用作基因治疗载体的主要是 HSV – 1 型病毒。HSV – 1 型病毒颗粒的最外层是脂双层包膜，膜上镶嵌有 10 种病毒特异的糖蛋白；中间为矩阵样的称为壳皮的蛋白质基质层；然后是典型的单纯疱疹病毒科的二十面体壳体；核心是螺旋形的双链 DNA。在 HSV – 1 的 84 个基因中约有 1/5 编码外层的脂质包膜和糖蛋白，其中包膜糖蛋白参与了病毒的吸附、与细胞受体的结合、病毒 – 细胞的融合以及病毒颗粒的释放。因此，包膜糖蛋白是 HSV 感染细胞的关键，HSV – 1 主要感染上皮细胞和神经细胞，感染神经细胞后常呈潜伏状态。

（1）单纯疱疹病毒载体的特性：HSV – 1 属于人嗜神经病毒，具有高度的易感性，且免疫源性低，负载容量大（40 ~ 45kb），不与宿主细胞发生整合，其宿主细胞广泛，能感染分裂期或非分裂期细胞，可在神经细胞间顺行或逆行传播，也可跨轴突传播，感染细胞后呈潜伏状态，这使得外源基因能在宿主神经元长期稳定表达。复制缺陷 HSV – 1 载体在细胞内会进入类似潜伏相的状态，其主要的不同是病毒不能被再次激活，这就使外源基因能在细胞中呈现安全、慢性地表达。容易获得高滴度、高纯度的重组复制缺陷 HSV – 1 病毒，没有野生型重组子的污染。HSV 基因组已知的 84 个基因中有一半是非必需基因，允许被删除，插入包括内含子及调节序列的多基因或大基因。因此，HSV 载体对外源基因的承载量大，可容纳长至 30kb 的外源基因。而且，删除某些特殊的非必需基因还可能限制病毒仅能在某类细胞中复制。

（2）单纯疱疹病毒载体的靶向性研究：单纯疱疹病毒（HSV）的靶向性在于其嗜神经性，可在神经元细胞内建立潜伏感染，基于此原因，研究人员致力于将 HSV – 1 改造成可定向导入神经系统的载体。Ree RC 等构建了非感染性单环 HSV（DISC – HSV）作为肿瘤免疫治疗的载体，这种 HSV 能携带细胞因子基因感染大部分细胞，并最快可在感染后 72 小时表达目的基因，他们所构建的载体 DISC – HSV – Mgm – CSF 应用于动物肿瘤模型可引起大部分的肿瘤消退。在靶向性溶瘤的问题上，Chung SM 等成功构建了重组 HSV – R7020，它对肝癌细胞有选择性破坏效应，当 R7020 应用于肝癌细胞 Hep3B 时，可在其中产生较高的滴度，并介导肿瘤细胞的消退，而当其应用于动物或健康成人时不会引发任何不良反应。

5. 牛痘病毒载体　牛痘病毒（vaccinia virus，VV）属于痘病毒科，是目前已知唯一可在光学显微镜下看到的病毒，也是结构最为复杂的病毒之一。VV 颗粒外有脂质包膜，病毒核心是 186bp 的线性双链 DNA 分子。基因组有可供外源基因插入的较多非必需基团，它容量大，并且可在同一非必需基因或不同非必需基因插入多个外源基因。外源基因的表达处于 VV 启动子及特定的反式调节因子调控下，因此并不影响病毒复制。这些特点为构建重组 VV 载体，以表达一种或多种外源蛋白提供了分子生物学基础。自 1982 年以来，Paotetti 研究组将外源基因插入 VV 的 TK 基因区，成功地构建了能表达外源基因的重组痘苗病毒(recombinant vaccinia vims, rVV)，VV 作为载体在疫苗研制、基因治疗、生物活性多肽生产及凋亡研究等方面已取得重要进展。

(1)VV 载体的特性：VV 载体有诸多优点：①宿主范围广：易于培养，它几乎能感染所有哺乳动物细胞，并表达外源蛋白；②安全：由于病毒在胞质内繁殖，DNA 不会整合入宿主细胞基因组，病毒在短期内可被清除，不必担心由于外源蛋白的过度表达可能导致的不良影响，尤其是致癌的可能性；③容纳外源基因的能力强：可插入 25～30kb 外源基因而不影响其自身遗传稳定性；④高效表达：产物近乎天然构型，可糖基化，并具分泌功能，病毒可培养到很高的滴度；⑤对肿瘤细胞具有一定的溶细胞作用：制备痘苗时不需灭活，可在 24～48 小时制成痘苗；⑥能以较强的免疫源性呈递抗原：将宿主自身的MHC 分子及所表达的抗原一同表达于细胞表面，有利于细胞免疫的诱导，可激发体内针对感染性疾病及肿瘤的免疫反应，主要用于免疫基因治疗；⑦rVV 的构建相对简便：主要包括体外载体构建和体内病毒重组。

VV 载体尚存在以下不足：①VV 基因组虽然存在大量非必需基因，但其酶切位点多、复杂，不便于体外操作，因此，外源基因不能直接插入；②rVV 的构建常采用同源重组；③病毒的强复制能力可能对处于免疫抑制状态的患者有害，偶尔也可在健康个体致病。

(2)VV 载体的靶向基因转移：利用编码不同肿瘤关联抗原(tumor‐associated antigen, TAA)，癌基因及其他抗原的 rVV 作为免疫原，可有效地进行肿瘤特异性主动免疫治疗。人类 CEA 在许多肿瘤中均有表达，如非小细胞肺癌、肝癌、胃癌及胰腺癌等。但由于它的免疫源性很弱，不能激活机体体液和细胞免疫系统，使 CEA 分泌型肿瘤逃避免疫系统的杀伤。因此，利用表达 CEA 的 rVV 制备痘苗，有可能使机体产生对多种肿瘤抵抗的能力。通过对 rVV 的体内动力学研究发现，TK‐rVV 可能具有部分选择性感染肿瘤组织的特点，使目的基因能较好地在肿瘤局部表达，这对肿瘤的基因治疗至关重要。

6. 慢病毒载体　慢病毒包括多种灵长类慢病毒和非灵长类慢病毒。其中灵长类慢病毒有 1 型人体免疫缺陷病毒(human immunodeficiency virus type 1, HIV‐1)、HIV‐2、猴免疫缺陷病毒(STV)；非灵长类慢病毒有马传染性贫血病毒(EIAV)、牛免疫缺陷性病毒(RIV)等。慢病毒载体中最为人们熟悉的是以 HIV‐1 为基础发展起来的基因治疗载体。

(1)慢病毒载体的特性：HIV 载体是由三种质粒组成的表达系统，即包装质粒、异源包膜蛋白表达质粒、转移载体，它构建自 HIV 原病毒，并利用它的不同成分来构建插入适当外源基因的复制缺陷病毒，同时，此系统避免了在产毒细胞中重组产生野病毒的可能。HIV 载体具有可感染分裂细胞和非分裂细胞、感染谱广、转移基因片段容量较大、目的基因表达时间长、不易诱发宿主免疫反应等优点，成为目前转导效率较高、较有前途的病毒载体。

（2）慢病毒载体的靶向性：人们在造血干细胞的基因治疗模型中证实，慢病毒载体能够将目的基因转移到靶细胞中，并能在其中长期表达。为扩大 HIV 载体的感染靶谱，在载体构建中人们往往以感染靶谱较广的 RNA 病毒的 env 基因替换 HIV 载体的 env 基因，从而扩大了载体的应用范围。因此，可通过修饰 env 基因或 env 蛋白来改变其感染谱。用能识别肿瘤细胞受体的配体或抗 TSA 的抗体基因取代 env 基因部分序列，可使病毒表达能特异性识别肿瘤细胞的外壳蛋白，从而将目的基因靶向性地导入肿瘤细胞；或者通过共轭分子使病毒载体和靶细胞相互作用，即病毒表面特异性的和细胞表面特定的分子相互作用，从而达到靶向性的目的。

7. 嵌合病毒载体　近几年刚发展起来的嵌合（杂合）病毒载体研究是基因治疗载体研究的一个重要方面，并已取得一系列重大成果。这种方法是通过分子生物学技术把两种或两种以上的病毒载体结构组合起来，从而得到一种取长补短的新型嵌合病毒载体。例如，HSV/AAV 嵌合载体既有 HSV 能够进入并定位于细胞核的特点，又有 AAV 能够扩增外源基因并将其整合到人类非分裂染色体特定位置的优点，既克服了前者不兼容外源启动子的弱点，又避免了后者包装效率低的不足；腺病毒/AAV 嵌合体既具有腺病毒感染效率高、制备容易的特点，又可在 REP 基因短期表达的帮助下像 AAV 一样发挥定点整合的作用，但目前尚无实验证明可长期表达外源基因。此外，HSV/EBV 病毒嵌合载体和腺病毒/反转录病毒嵌合体目前也已制备成功。

三、受体/配体或抗原/抗体介导的靶向基因转移

利用细胞表面受体/配体或抗原/抗体介导的基因转移研究是近年来非病毒载体研究的热点之一，也是实现靶向性基因转移与表达的一种基因转移策略，许多肿瘤细胞表面都特异性地表达（TSA）或过表达某种受体或抗原（TAA），如果使目的基因或携带有目的基因的载体与相应的配体或抗体相耦联，利用受体/配体或抗原/抗体相互作用的特异性及其受体介导的内吞作用，就可以把目的基因特异性地导入到靶细胞中。这种基因转移的策略统称受体介导的基因转移，其基本思路是构建一个可溶性分子复合物载体系统，包括两个连接功能区：一个是 DNA 结合区，用以运载 DNA，常用脂质体、多聚赖氨酸等；另一个是配体区，其与细胞表面受体结合，通过受体介导途径，将目的基因转移至靶细胞内，常用配体有单克隆抗体、转铁蛋白、表皮生长因子等。这种 DNA - 载体 - 配体复合物可通过选择不同配体来实现对不同细胞的靶向性，用此技术研究人员已能将多种外源基因选择性导入靶细胞中。与常规的病毒载体相比，它是一种安全、特异并可实现直接靶向转移基因的方法，具有很大的应用可行性，因而成为非病毒载体研究的一个重点发展方向。

1. 受体介导的内吞作用　是细胞正常的生理过程，是一种选择性浓缩机制，真核细胞通过此过程从外环境中获取各种不同的分子时，既可保证细胞大量地摄入特定的大分子，同时又避免了吸入细胞外大量的液体。低密脂蛋白、运铁蛋白、生长因子、胰岛素等蛋白类激素、糖蛋白等，都是通过受体介导的内吞作用进行的。配体与其靶细胞特异的膜表面受体结合，并富集在靶细胞膜特定区域，受体同配体结合后启动内吞作用结合部

位的细胞膜内陷增厚，形成衣被小凹，该区域向细胞质内陷形成胞内体，在酸性(pH 5 ～ 5.5)胞内体中受体与配体分离，受体返回细胞膜表面，而内化的配体大部分进入溶酶体被降解，或由此释放入胞液。

由于 DNA 不是天然的配体，因此要将受体介导的内吞作用应用于基因转移，就必须要将 DNA 与特定的配体耦联，才能被有效内吞。配体与目的基因的耦联一般通过阳离子聚合物来实现的，最常用的是多聚赖氨酸。配体与这些多聚阳离子的连接，是通过与化学物质共价结合，然后再与含目的基因的质粒以适当的比例在室温下混合。带负电荷的质粒 DNA 与带正电荷的阳离子聚合物形成牢固、稳定的非共价性结合，这种结合方式决定了质粒 DNA 的表达不受任何影响。与多聚阳离子结合后的 DNA 压缩折叠成致密的杆状或球状，外围覆盖着多聚阳离子和配体分子，这种配体 - 阳离子聚合物 - DNA 复合物呈可溶性，直径约 100nm，通过受体介导的内吞作用进入细胞内形成囊泡状的胞内体。胞内体膜破裂后一部分 DNA 被溶酶体酶降解，另一部分进入细胞核内进行基因表达。也有研究将配体嵌入包裹目的基因的磷脂双层中，或将目的基因与含配体的融合蛋白连接进行受体介导的靶向性基因转移。所以，只要选择到靶细胞特异受体结合并内化的配体(靶配体)，就能实现各类组织、细胞靶向性的基因转移。

2. 介导基因转移的常见的受体/配体对 受体介导的基因转移目前已发展了多种受体、配体系统，常用的受体/配体对包括无唾液酸糖蛋白受体(asialoglycoprotein receptor, ASGP - R)、转铁蛋白受体、EGFR、叶酸受体和整联蛋白受体及其配体或单克隆抗体。

(1)无唾液酸糖蛋白受体(ASGP - R)介导的基因转移：ASGP - R 又称半乳糖受体，其介导的基因转移是目前使用最为成熟的受体介导基因转移系统。ASGP - R 是肝细胞表面独有的受体，它能与末端为半乳糖基的蛋白或多肽发生特异性结合。1987 年，研究者首次成功利用 ASGP - R 介导，将 HBV 病毒的反义 DNA 转移进体外培养已感染 HBV 病毒的人肝癌 HepG$_2$ 细胞，使 HBV 病毒的复制受到明显的抑制，24 小时后 HBV 表面抗原及 HBV 的 DNA 均较无配体对照组下降约 80%，而且 6 天内无明显上升。他们还将细菌的氯霉素乙酰基转移酶基因(CAT)与去唾液酸糖蛋白复合物通过静脉注射到小鼠体内，10 分钟后将动物处死，发现 P 标记的 DNA 有 85% 分布在肝脏，5% 分布在血液中，并在肝组织检测到酶活性；而单独注射 CAT 的对照组仅 17% 分布在肝脏，46% 分布在血液中，肝组织中未检测到酶活性。以此受体介导 LDL - R 转入缺乏此基因的家兔体内，也可使高脂血症获得短暂的治疗效果。这些说明 ASGP - R 介导的基因转移具有很高的效率和靶向性。

(2)转铁蛋白受体(transferrin receptor, Tfn)介导的基因转移：转铁蛋白受体在肿瘤细胞表面有大量的表达(15 万 ～ 100 万位点/细胞)，正常组织中不表达或者甚少表达，是一种肿瘤细胞相关表面抗原。人转铁蛋白受体为 II 型膜蛋白，通过结合和内化，将血浆中的转铁蛋白摄入细胞。由于快速生长对铁的需求量增加，肿瘤细胞往往都过度表达转铁蛋白受体。研究表明在乳腺癌、黑素瘤、肝癌、白血病等恶性肿瘤细胞中有大量转铁蛋白受体的表达，转铁蛋白受体可以作为肿瘤基因治疗中的靶分子，因此将转铁蛋白构建成载体可用于肿瘤的靶向基因治疗。但是，配体 - DNA 复合物进入细胞后，外源 DNA 极易被溶酶体酶降解而使外源 DNA 的表达效率相对较低。为了提高外源 DNA 的表达效率,一些研究者将复制缺陷的腺病毒与目的基因 - 配体复合物连接,利用腺病毒衣壳蛋白的膜不稳定作用,可使基因的转染效率提高至近 100%。

(3)表皮生长因子受体(EGFR)介导的基因转移:针对 EGF 的单抗或重组 EGF 与多聚赖氨酸的耦联物均能与 DNA 分子通过静电结合,形成能为 EGF 识别并内在化的载体 - DNA 复合物,将外源基因导入 EGF 高表达的细胞中。研究结果发现,在 40% ~ 70% 的胶质瘤中有 EGF 受体基因的扩增和过度表达,Liu 等组建了含有 16 个氨基酸配体的 GE7 基因导入系统,以肝癌荷瘤小鼠为动物模型,采用组合基因疗法,分别以人细胞周期蛋白依赖性激酶抑制药基因和小鼠细胞因子基因 - 粒细胞 - 巨噬细胞集落刺激因子(granulocyte/macrophage - CSF, GM - CSF)与 GE7 系统构成 GE7/DNA 复合物,全身给药,靶向 EGF 受体进行体内基因治疗。结果显示,组合基因疗法可显著抑制皮下移植的肝恶性肿瘤 Hepa 细胞和显著提高荷瘤小鼠的生存率,同时增强自然杀伤细胞(NK)和细胞毒性 T 淋巴细胞(CTL)的杀伤活性,表明 GE7 基因导入系统可有效传递治疗基因至 EGF 受体高度表达的癌细胞(特别是肝癌细胞),可作为一种高效的靶向性非病毒基因转移系统。

(4)抗体介导的基因转移:为了获得 DNA 与特异性细胞的靶向结合,早期的研究是将不同的质粒 DNA 与各种单克隆抗体结合,在体内外转染小鼠淋巴细胞实验中,证明有一定的效果。Durrbach 等用高度特异性的 G250 单克隆抗体与 DNA 的结合物转染肾癌细胞也取得了较好的内化效果,还发现外源 DNA 从胞内体中逃逸是其转入细胞核所必需的。为了进一步提高 DNA 进入细胞核的能力,在引入靶向抗体的同时,可以将质粒 DNA 与组蛋白 H1 非共价连接,组蛋白 H1 可以降低核酸酶对 DNA 的降解作用,这样使质粒 DNA 更容易进入静止期细胞的细胞核。此外再将一种能使胞内体膜不稳定的膜去稳定性多肽 - 两性分子肽连接后,则有利于 DNA 从胞内体逃逸而进入细胞质。研究证明,这种新型基因载体不仅能在体外特异性地转染靶细胞,而且在体内经静脉注射后能在肾癌细胞中有效表达。

3. 受体介导基因转移的影响因素和提高效率的策略　受体介导的基因转移效率受多种因素影响,包括:DNA/配体 - 阳离子多聚物复合物的稳定性,靶细胞膜表面特异受体的表达状况、受体与 DNA 复合物的相互作用及受体对复合物的内吞,靶细胞内质粒 DNA 由胞内体到胞质的转位、溶酶体降解,以及外源基因的转录、翻译水平等。业已证明:进入靶细胞核的质粒 DNA 大多数不整合以游离基因形式存在,靶细胞溶酶体对质粒 DNA 的降解,都会降低其表达水平。

(1)首先必须制备适宜的转染复合物:可溶、稳定、大小和形状合适的转染复合物才能达到高效的基因转移的目的。影响转染复合物形成的因素主要有以下几个。

1)离子强度:DNA/配体 - 阳离子多聚物靠静电作用结合,两者相互作用就与溶液的离子强度有关。DNA 复合物中的阳离子多聚物除浓缩 DNA 的作用外,当复合物中 DNA 的负电荷完全被阳离子多聚物的正电荷中和时,可形成紧密的超环结构,并获得最大基因转移效率。质粒 DNA 被阳离子多聚物充分浓缩成紧密的结构,是有效地经受体介导内吞途径转移基因的重要因素。DNA 复合一般在 0.15mmol/L 的氯化钠溶液浓度下,按比例混合 DNA 与配体 - 阳离子多聚物,或对混合液进行 2.0 ~ 0.15mmol/L 的氯化钠溶液浓度的阶段透析。

2）DNA 分子质量的大小及碱基组成：研究表明，DNA 分子质量在 >9kb 时，载体 DNA 复合物才具有良好的稳定性，这可能涉及多聚阳离子所带电荷的多少及其与 DNA 的交互作用。富含 GC 的 DNA 与多聚阳离子结合时更易形成不溶性复合物。单链 DNA 与多聚阳离子结合比双链 DNA 更稳定，转染效率更高。

3）DNA/配体复合物的大小：大颗粒虽然易于胞吞，但在体内通过血管内皮等天然屏障时受到限制，太小则难以沉积在细胞表面并与受体结合。载体/DNA 复合物的大小可能影响其转运能力，故对载体及 DNA 的大小亦提出了一定的要求。

4）靶向载体中配体的数目：配体数目越多，靶向载体识别及结合受体的能力越强，但过多的配体则可能因其空间位阻效应干扰载体与 DNA 的结合而导致载体/DNA 复合物不稳定。Dizhe 等在半乳糖 – 多聚赖氨酸载体的研究中指出，当半乳糖基分子质量为多聚赖氨酸分子质量的 12% ~14% 时，载体对 CAT 基因的转运效果最佳。高特异性的易内吞的新型配体 – 受体是提高基因转移效率的方法之一。

（2）选择合适的阳离子多聚物：各类阳离子多聚物作为 DNA 结合试剂，不受其分子质量、结构的影响，在适当条件下均能将 DNA 浓缩为相似的超环结构。多聚赖氨酸（poly – l – lysine，PLL）是使用最广泛的阳离子多聚物。鱼精蛋白与 PLL 相似，也是常用于与 DNA 结合的试剂。阳离子脂质体、组蛋白和非组蛋白等也能有效地结合和压缩 DNA。Belloeq 等还利用环糊精聚合物来构建转铁蛋白受体介导的基因转移体系。近年来，人们发现聚乙烯亚胺（PEI）是一种更为有效的与 DNA 结合的阳离子聚合物。其优点表现在：①PEI 与 DNA 形成的复合物不易聚集成较大的结构，且更为稳定；②PEI 在生理 pH 下仅部分胺基质子化，在胞内体、溶酶体酸性囊泡中有"质子海绵"的作用，因此本身具有胞内体裂解特性。在无氯喹及腺病毒等试剂存在的情况下，DNA/Tf – PEI 的体外细胞基因转移效率比 DNA/Tf – PEI 高 1000 ~10 000 倍，且 DNA/Tf – PEI 的基因转移效率不受氯喹及腺病毒的影响。

（3）内吞质粒 DNA 释放入胞质的比率：促进胞内体裂解、提高内吞 DNA 释放入细胞质的比率、减少溶酶体降解，这是提高受体介导基因转移效率的关键。人们对如何逃逸溶酶体酶降解进行了许多研究，也获得了一些较为有效的解决方法。

1）弱碱性溶酶体向性试剂：氯喹可提高受体介导的基因转移效率，这可能是由于非质子化的氯喹进入溶酶体后，在酸性条件下被质子化，不能自由返回细胞质，使溶酶体的渗透压升高；另外，氯喹呈碱性，在靶细胞胞内体、溶酶体等酸性囊泡中的积累，能提高溶酶体内的 pH（溶酶体内 pH 为 4.8，而细胞质内外 pH 为 7.4），抑制了 DNA 的降解，从而提高了外源基因的表达。研究表明：酸性囊泡中氯喹的积累，有助于质粒 DNA 与半乳糖 – PLL 分离，而与氯喹形成复合物，阻止质粒 DNA 的降解。Sun 等在尿激酶受体介导的转染体系中加入氯喹后，目的基因的转染效率提高了近 10 倍。

2）利用病毒的胞内体裂解作用：这是提高受体介导的基因转移效率最有效的方法。某些病毒，如腺病毒，能通过受体介导的内吞作用进入细胞，在胞内体的酸性环境中，诱导其暴露衣壳蛋白的疏水区域，导致胞内体的完整性被破坏，避免溶酶体的降解。在转染体系中加入灭活的腺病毒，当配体/DNA 复合物与灭活的病毒被内吞形成同一内吞小体，病毒可使内吞小体破裂，载体/DNA 复合物逃逸进入细胞质。Curial 以复制缺陷腺病毒与 DNA/配体 - PLL 复合物共转染细胞，基因转移效率可提高 1000 ~ 2000 倍。Har-bottle 等在受体介导转染体系中加入灭活的腺病毒，发现转染效率的提高与腺病毒的滴度有关，最高可达 12 倍。将灭活的腺病毒与多聚赖氨酸共价连接，形成 Ad - PLL - 配体 PLL 复合物，也可显著改善基因转移。

3）流感病毒血凝素（hemagglutinin，HA）：是流感病毒的外膜蛋白，HA 单体由 HA1 和 HA2 两个亚基通过二硫键连接而成，HA2 亚基在酸性条件下构象改变，暴露于 HA 蛋白分子表面，可与内吞小体融合并引起内吞小体的膜裂解，使配体/DNA 复合物逃逸到细胞质内。Wagner 等用流感病毒膜中血凝素 HA2 亚单位替代腺病毒的胞内体裂解作用，可提高基因转移效率，但不如腺病毒有效。目前尚无理想的腺病毒替代试剂。

4）其他：近年来发现短杆菌肽 S、阳离子脂质体、双亲性凝胶剂、细菌溶菌素、白喉毒素及假单胞菌毒素 A 的跨膜区域、组氨酸、鼻病毒相关区域的合成肽均有抑制溶酶体酶及提高受体介导基因转染效率的作用。核酸酶抑制药也可以提高基因转移效率。在细胞亚结构中，只有溶酶体中含有核酸酶。使用脱氧核糖核酸酶抑制药可以阻止核酸外切酶对质粒 DNA 的降解。DMI - 2 是链球菌聚酮化合物的代谢产物，可以抑制核酸酶的活性。但目前有关核酸酶抑制药应用于受体介导基因转移系统的研究很少。

受体介导的基因转移系统（非病毒载体）是近年发展较快的新型载体系统，与目前应用于基因治疗的其他基因转移系统相比具有诸多优势：①具有细胞特异的靶向性；②DNA 不整合到宿主细胞染色体，不需要靶细胞处于分裂期；③易操作，具有能大量合成的潜能；④对转移的外源基因大小及类型无限制，可以携带多种基因；⑤可根据需要选择配体，构建对不同细胞具有特异靶向性的基因转移系统；⑥不含有病毒成分，无潜在的毒副反应。尽管如此，受体介导的基因转移系统要成为临床上基因治疗有效的载体，尚需要进一步提高基因转移载体在体内的表达效率。经静脉注射到体内的受体介导转染复合物会很快被补体系统清除，而且转染复合物颗粒较大，难于通过各种生理屏障到达靶器官。因此，转染复合物必须进一步改造，使其大小适宜并且不被机体的免疫系统识别。近年来，人们致力于制备更小的转染复合物，用小分子合成肽取代多聚赖氨酸，同时缩短配体的氨基酸序列（几个到十几个氨基酸残基的含 RGD 的寡肽），组成 K16 - RGD 肽，靶向于整合素的受体介导基因转移系统，这种相对小的复合物可以避免大分子配体 - DNA 激活补体的固有缺点。

目前，如何提高受体介导的基因转移系统对外源基因的转移和表达，尤其是在特定组织中的特异性表达效率以及延长基因的表达时间是目前亟待解决的问题。外源基因组织特异性表达和基因表达的可调控性研究将是受体介导的基因转移技术研究的重要发展方向。尽管受体介导的基因转移还存在诸多不足，但可以预见，随着更多的理想的目的基因及特异性受体的发现以及体内外基因转移技术的改进，将受体介导的基因转移应用于基因治疗将呈现出良好的前景。

四、纳米材料介导的靶向基因转移

纳米技术是指在纳米尺度空间内操纵原子和分子，对材料进行加工制造具有特定功能的产品或对物质及其结构进行研究，掌握其原子和分子运动规律和特性的一门综合性的技术学科。纳米技术对医学领域的不断渗透，使之对肿瘤的治疗也产生了深远的影响。纳米粒子由于粒径很小，具有表面效应和体积效应，即大量的自由表面，使得纳米粒子上的官能团和选择性吸附能力变大，达到吸附平衡的时间大大缩短，粒子的胶体稳定性显著提高。近年来采用高分子材料制备的纳米载药系统的研究越来越受到人们的关注。纳米载体是指由纳米生物材料制备的纳米级大小的药物载体，具有生物兼容性、可生物降解、药物缓释和药物靶向传递等良好的特性。正因为如此，药物纳米载体开始向基因治疗渗透，它们能够携带大量 DNA 分子、低毒安全且适合特殊治疗目的、容易大批量生产、费用低廉，成为基因治疗研究的新热点之一，显示出巨大的发展潜力。

1. 纳米载体的特点

（1）可靠的生物安全性：纳米载体是应用具生物兼容性、可生物降解的纳米生物材料制备的纳米粒，基本无毒性、无免疫源性、体内可以代谢降解且生物安全性好。纳米脂质体主要由磷脂及胆固醇合成，磷脂和胆固醇本身是细胞膜的主要成分，由于其自身的仿生物膜的特点，可以通过其与细胞膜的融合或胞吞作用将目的基因导入细胞。高分子纳米材料，如聚乳酸（PLA）、聚丙交酯－乙交酯（PLGA）、壳聚糖等作为基因治疗载体目前已受到广泛的关注。用这些纳米生物材料制备而成的纳米级的基因治疗载体具有良好的生物兼容性和生物降解性，目前已被美国 FDA 批准可以作为临床药用的辅助材料，作为化疗和基因药物载体展现了良好的临床应用前景。

（2）保护核苷酸，防止其被核酸酶降解：裸 DNA、寡核苷酸在体内可被核酸酶迅速降解。而纳米脂质体和纳米粒可以通过表面电荷吸附作用，将核酸分子包裹在脂质体或纳米粒中。通过纳米载体的负载，无论是吸附在表面，还是包埋在载体中都显著提高了核酸分子对核酸酶的抵抗性，在基因传递过程中起到保护核酸分子的作用。

（3）有效提高细胞转染效率：非病毒载体的最大缺点是低转染效率，细胞主要是通过胞吞作用将负载外源基因的载体主动摄入细胞内。大量研究表明，细胞对载体的摄取效率有明显的尺寸依赖性。纳米级的基因治疗载体显著提高了细胞的摄取及目的基因的表达水平。载体通过胞吞进入细胞后，如何实现溶酶体的逃避以及细胞核内的定位也是提高基因治疗效率的关键问题。一些纳米材料制备的载体，如加入聚赖氨酸的脂质体、PLGA 纳米粒等在内吞溶酶体内酸性的环境中，可以干扰溶酶体膜的完整性，逃避核酸酶降解，以利于其进入胞核，表达负载的基因。

（4）基因传递具有缓释、控释性：载体在体内的循环时间受载体粒径大小的影响。传统的脂质体与微球载体经静脉注射后，大部分被机体网状内皮系统（RES）迅速摄取，限制其靶向其他部位。纳米脂质体与纳米粒在体内的循环时间可明显延长。纳米脂质体的表面修饰了亲水性材料，如 PEG，能在载体表面形成水化层，降低调理素作用，减少肝脏巨噬细胞的吞噬作用，使其兼有长循环性和立体稳定性的特性。纳米粒载体由可降解的高分子材料合成，不同的纳米材料有不同的降解速率。组织细胞摄取了纳米粒后，通过高分子材料的逐渐降解，释放出所负载的核酸分子。根据所选用的材料在体内的水解速度不同，可实现所负载核酸分子的可控性、缓慢性释放，如 PLGA 纳米粒载体可通过逐渐水解使目的基因缓慢释放达 1 个月之久。

（5）靶向性输送核苷酸并起到定位作用：要想有效提高基因传递的特异性，降低基因治疗的不良反应，必须加强基因治疗的靶向性。纳米基因载体靶向性可分为主动靶向性和被动靶向性。由于肿瘤、炎性病变部位组织毛细血管通透性明显高于正常的毛细血管通透性，纳米基因载体可选择性地在病变部位渗漏，实现被动靶向基因传递；或者利用药物载体的 pH、热敏及磁性等特点，在外部环境（如外加磁场）作用下对病变组织实行靶向治疗，但这种靶向治疗的特异性不强。纳米基因载体的表面积大，可在其表面耦联靶细胞特异的配体或抗体，利用特异抗原、细胞膜表面受体或特定基因片段的专一性作用，与靶细胞表面的识别受体发生特异性结合，从而实现基因的主动靶向转运。主动靶向载体大大提高了基因传递的特异性，并加强了靶细胞对目的基因的摄取。还可将特异的细胞器定位信号，如细胞核定位信号连接在纳米粒表面，增加纳米粒对细胞核的靶向性，这对于提高携带质粒 DNA 纳米粒的基因转染效率意义重大。

2. 常见纳米基因载体及其靶向性研究进展

（1）纳米脂质体：是结构最简单的纳米载体，也是最早研制出的纳米载体，直到现在，脂质体还在不断地更新改进，并应用到越来越多的疾病治疗之中，纳米脂质体是由脂质体构建的囊泡或囊膜载体。纳米脂质体制备方法主要有薄膜蒸发法、逆相蒸发法、薄膜超声分散法等。根据载体所带电荷分为阳离子脂质体、中性脂质体和阴离子脂质体。阳离子脂质体是非病毒载体中研究和应用最多的载体之一。阳离子脂质体具有四大优点：①可防止核酸降解：阳离子脂质体本身带有正电荷，可以与带有负电荷的质粒 DNA 通过静电作用紧密结合，形成脂质体与 DNA 的复合物，可保护 DNA 不受 DNA 酶降解；②无毒、无免疫源性、具有生物惰性、可生物降解；③易于制备、使用方便、可将大的 DNA 片段转移到体内；④基因转染率高、100% 的离体细胞可以瞬间表达外源基因。

阳离子脂质体进入体循环后主要被 RES 中的白细胞、单核细胞以及巨噬细胞吞噬，而 RES 主要包括肝、脾和骨髓。载药的纳米粒进入血管后，靶向作用于 RES，降低了其对其他组织细胞的基因转染效率，限制了其在体内的应用。减少 RES 对纳米粒的吞噬。延长体内循环时间的方法主要集中在以下三个方面：①直接降低 RES 的摄取活性；②对脂质体进行修饰或者减小其粒径有利于在体内逃避单核巨噬细胞吞噬系统的捕捉吞噬，实现靶向性、智能化的基因传递。粒径为 100nm 左右的纳米脂质体以亲水性聚合物对其表面加以修饰，赋予脂质体表面以亲水性。经表面修饰后可降低调理素对脂质体的亲和性，减少肝脏巨噬细胞对载药脂质体的吞噬，提高基因传递的靶向性，并阻碍蛋白质成分与磷脂等的结合，从而延长脂质体在体内循环中停留的时间，提高转染效率，故称其为长循环脂质体或隐形脂质体；又因其具有空间稳定的特征，称之为立体稳定脂质体。所谓立体或空间稳定，是指聚合物分子的三维结构对化学反应产生部分或全部的阻碍作用，使反应速率明显降低，此为立体位阻效应；③体外磁性导向，通过制备含磁性物质的纳米脂质体载体，并外加磁场达到靶向给药的目的。

（2）纳米粒（nanoparticles，NP）：载体是一类固态胶体粒子，包括纳米囊和纳米球两类。由天然或人工高分子材料合成。这些高分子材料通常具有良好的生物兼容性：可生物降解、无免疫源性。聚合物微粒经过结构重排，尺寸减小到纳米量级后，分子特性发生了很大改变，表现为表面效应和体积效应：超细微粒的表面积、表面能以及表面张力随粒径变小而大大增加，表面原子周围缺少相邻的原子而具有不饱和性质，易与其他原子结合而稳定下来，因而化学活性较高；微粒因包含的原子数减少而使带电能级间隔加大，物质的一些特性因电能级间隔的不连续发生异常。这两种效应反映在纳米粒上，具体表现为：随表面积的急剧增大，粒子上的官能团密度变大，选择性吸附能力增强，到达吸附平衡的时间缩短以及粒子的胶体稳定性显著提高。

NP 的制备方法主要有界面聚合法、乳化聚合法、超声乳化法、溶剂挥发法等。可通过选择不同的制备材料制成天然 NP、聚合物 NP、固体脂质 NP 等，也可对 NP 进行表面修饰得到免疫及长循环 NP 等，还可运用磁性制剂的原理制备磁性 NP，以完善 NP 的各项性能，使其更好地发挥作用。常用的合成纳米粒的材料有 PIJA、PLGA、壳聚糖、聚氰基丙烯酸乙酯等，这些材料可制备成带正电荷的纳米粒吸附核酸或经物理包埋将核酸浓缩包裹在纳米粒内。纳米粒易于被组织细胞摄取，主要经胞吞作用进入细胞，并通过高分子材料的降解逐渐释放出核酸，从而利用高分子材料的特性实现了基因转移的可控性、缓释性。

纳米生物技术基因治疗载体系统所具有的诸多优点，为实现基因治疗中目的基因的靶向性、智能化传递以及高效、可控表达提供了崭新的技术平台，具有良好的应用前景。随着对纳米基因载体的细胞摄取、内质网逃避和核内定位进行的深入研究，必将进一步扩展纳米基因载体在基因治疗中的应用。随着纳米生物技术的深入发展，新型、安全、高效、可控的靶向纳米基因载体的开发，将大大提高基因治疗的疗效，使纳米生物技术基因载体在基因治疗中发挥越来越重要的作用。

五、肿瘤基因治疗面临的挑战和展望

经过近 40 年的发展，基因治疗相关技术趋于成熟，若干关键技术获得突破。因此，未来几年将是全球基因治疗产品上市的重点时期，但基因治疗应用于恶性肿瘤等重大疾病的治疗还面临一些挑战，展望未来基因治疗的热点和亟待解决的科学问题主要有以下几个方面。

1. 基因的体内递送问题　是肿瘤基因治疗研发的热点和重要的科学问题，而如何将基因安全、高效地导入到肿瘤治疗部位是基因治疗的重要挑战。目前主要的基因导入系统有病毒载体和非病毒载体系统，病毒载体系统包括反转录病毒、腺病毒、腺病毒相关病毒（AAV）、单纯疱疹病毒（HSV）、痘病毒、慢病毒等，非病毒载体包括质粒 DNA、阳离子脂质体、PEI、纳米胶束等。目前大多数的肿瘤基因治疗缺乏靶向性，只能将表达载体导入到体表的肿瘤部位，使得治疗只能局限于一些头颈部肿瘤。即使有部分全身给药的基因治疗方案进入了临床试验，但由于缺乏肿瘤的靶向性或存在安全性等问题，使得基因难以安全、高效地靶向导入到肿瘤部位，最终导致疗效不理想，甚至会产生很大的毒性作用。

为了提高基因的靶向导入效率，科学家对基因治疗载体和基因导入系统进行了各种靶向性改造。肿瘤基因治疗产品的全身系统给药一直是科学家的梦想，2011 年，Nature 杂志上报道了世界首次通过静脉注射重组痘病毒 JX - 594，实现了癌症患者的靶向基因治疗。JX - 594 是一种病毒的 TK 基因失活并能表达 GM - GSF 的重组痘病毒，研究人员对该病毒进行了靶向改造，使它只能在肿瘤部位复制和裂解肿瘤细胞。临床试验发现，静脉注射 JX - 594 后的 8～10 天，87% 的患者体内发现了 JX - 594 病毒只在肿瘤中复制的证据，而正常组织并没有发现病毒复制，患者对各剂量的该病毒耐受良好。该研究首次实现了人体内静脉注射重组病毒并使其在肿瘤组织中持续和有选择性地复制,相对于直接瘤内注射而言,静脉注射可针对全身的肿瘤进行治疗,这也是肿瘤基因治疗的重大技术突破。此外,运用特定的基因表达调控元件或借助于体内外的理化诱导因素,使目的基因特异地在效应细胞中表达,也是基因治疗靶向性改造的方法之一。美国 Calydon 公司用两个前列腺特异性抗原(PSA)启动子/增强子分别控制复制型腺病毒的 E1A 和 E1B 区,构建了复制型腺病毒基因治疗产品 CV787,它可靶向治疗前列腺癌,Ⅰ 期临床试验显示出了安全、有效的应用前景。我国研制的工程化溶瘤腺病毒 KH901,就使用 hTERT 启动子控制该溶瘤腺病毒,能选择性地在肿瘤细胞中复制并靶向溶瘤,目前该产品已完成了 Ⅱ 期临床试验。

2. 基因治疗的安全性问题 安全性问题一直是基因治疗的热点问题。1999 年,美国宾夕法尼亚州一位 18 岁的鸟氨酸转甲酰酶缺乏症患者死于基因治疗,原因主要是治疗对象选择有误及用药剂量过大,而这些都是可以避免的,但这个事件致使当时很多基因治疗方案推迟实施。1999 年,法国巴黎内克尔儿童医院利用基因治疗使数名患有 SCID - X1 病的婴儿恢复了正常的免疫功能,但 9 名实施基因治疗的男婴中有 1 名因患白血病死去,其他幸存的 8 名患者中也先后有 3 人患有白血病,再次引起人们对反转录病毒安全性问题的担忧,目前反转录使用越来越少,更多的基因治疗方案使用安全性更好地腺病毒、腺相关病毒等,而我国目前所有处于临床试验阶段的基因治疗产品都没有使用反转录病毒。为了提高基因治疗的安全性,各国科学家和临床医生除了不断地改进技术和优化临床试验方案外,2012 年 11 月,美国 FDA 颁布了最新的《细胞与基因治疗产品临床前评估指南》,该指南特别重视细胞治疗和基因治疗产品的临床前安全性评价,对临床前安全性评价所使用的实验动物、试验方案、检测指标、动物体内的毒性反应、药代及毒代动力学、临床前报告等都做了详细规定,希望在动物水平上能够尽可能地暴露基因治疗产品的毒性,这将这有助于在临床试验中更为安全。

3. 新的技术用于肿瘤的基因治疗 随着现代生物技术的不断发展,一些新的技术应用到了基因治疗研究中。基因治疗理想的情况是能在原位修复病变的基因,目前较成熟的技术是同源重组,但其复杂的操作体系以及极低的修复效率限制了在基因治疗中的应用。寡核苷酸介导的原位修复同样效率较低,但操作相对简单,如果未来能够提高修复效率那它的应用前景会很好。定点整合起源于生物系统的共生或寄生关系,这种长期进化所建立的关系直接决定了定点整合对宿主基因组的破坏性较小。因此,使用天然或改建的定点整合系统进行基因治疗是未来重要的研究方向。

近年,CRISPR/Cas9、TALEN 等靶向基因敲除技术可以快速、高效地编辑基因组中特定靶点的遗传信息,在重大疾病治疗领域显示出了非常好的应用前景。特别是 CRISPR/Cas9 技术在疾病中的应用前景最受科学家及医药公司的关注,诺华等大型制药公司和一些风险投资公司都非常看好这一新兴领域,投入巨资,希望尽快将 CRISPR/Cas9 技术用于临床治疗,预计将给重大疾病的基因治疗带来革命性的变化。

RNA 干扰和 microRNA 等新型的靶向基因沉默技术在重大疾病的治疗方面也显示了非常好的应用前景,被广泛用于基因功能研究、药物靶点筛选与鉴定、药物开发等领域。全球已经有 20 多个针对恶性肿瘤、遗传性疾病、病毒感染性疾病等的 RNA 干扰治疗药物进入临床试验阶段，显示出了很好的应用前景。由于单个 microRNA 可能调控数百个靶基因的表达，因而在恶性肿瘤、心血管疾病等复杂疾病的治疗方面更有优势，未来将靶向传递载体、靶向调控元件与 microRNA 技术结合，有望对复杂疾病进行靶向基因治疗。

4. 肿瘤基因治疗与其他治疗方法进行联合治疗　基因治疗与化疗、放疗、免疫治疗、干细胞治疗等联合治疗也是未来肿瘤治疗的重要发展方向。有报道利用基因指导的酶前体药物治疗肿瘤获得成功，这一方法是将携带有能将无毒性的前体药物转变为有细胞毒性的药物的酶所编码的基因导入肿瘤细胞，在酶的作用下会启动肿瘤内前体药物的毒性反应，从而杀死肿瘤细胞。此外，酶前体药物疗法还有"旁观者效应"，可放大化疗的疗效。还有研究报道，通过基因治疗技术敲除肿瘤内多药耐药相关基因 MDR1 的表达，可以有效地减轻结肠癌患者对于紫杉烷等化疗药物的耐药性。我国自主研发的重组人内皮抑素腺病毒注射液（E10A）与化疗药物"紫杉醇 + 顺铂"联合后，Ⅱ期临床试验结果表明，E10A 联合化疗后综合疗效优于单纯化疗组，也可显著延长晚期、复发和（或）转移的头颈部鳞癌患者的疾病无进展生存期。在基因治疗与免疫治疗联合方面，Amgen 公司的溶瘤病毒基因治疗产品 T－VEC 已完成了全部临床试验，2015 年很有可能被美国 FDA 批准上市，用于黑色素瘤的治疗。但在黑色素瘤的Ⅲ期临床研究中发现，单用该疗法尽管缩小了肿瘤体积并触发了系统性的抗肿瘤免疫反应，但未能显著改善患者总的生存期。为了进一步提高 T－VEC 的疗效，Amgen 与默沙东达成合作，计划启动 T－VEC 与 PD－1 抗体联合治疗转移性黑色素瘤的Ⅰ期临床试验，将基因治疗联合免疫检查点抑制药的抗癌鸡尾酒疗法可能是未来肿瘤治疗的重要发展方向。2015 年年初，英国医学研究委员会宣布英国将开展首项肺癌的干细胞与基因联合治疗的临床试验。

5. 基因检测技术与基因治疗相结合　随着基因检测技术、大规模基因测序技术、生物信息学技术、大数据挖掘技术等的不断进步，利用基因检测技术可以更全面、准确地描述恶性肿瘤等多基因突变的复杂性疾病的突变基因、基因突变的位点、基因拷贝数的变化以及疾病相关的信号通路上重要基因的变化等情况。因此，将基因检测技术与基因治疗相结合，可为科学家和临床医生设计更合理的基因治疗临床方案提供更准确的信息，更有利于开展肿瘤的"个体化治疗"和"精准医疗"，将推动传统疾病治疗模式的变革。

近年来，多项基因治疗关键技术在国际上取得了重大突破，世界上首个基因治疗产品也率先上市用于恶性肿瘤的治疗，越来越多的肿瘤基因治疗技术和产品受到国际大型制药公司的青睐，相信随着基因治疗靶向技术、基因治疗产品规模化生产及质控技术、基因治疗产品临床前评价及临床试验等关键技术的突破，以及基因编辑技术、RNA 干扰与 microRNA 技术等前沿技术不断应用于基因治疗，未来几年将会是全球肿瘤基因治疗技术突破和产品上市的重点时期，将为恶性肿瘤的临床治疗提供新的选择。

第五节　肿瘤免疫调节治疗策略

随着现代分子生物学、分子遗传学及免疫学的迅速发展，人们对免疫系统的作用机制、肿瘤抗原及其相关基因、机体抗肿瘤效应、肿瘤逃逸机制等有了更深入的认识。在掌握了大量的事实证据后，人们对免疫系统能够识别并清除肿瘤已深信不疑，并做了许多应用免疫治疗方法促使肿瘤消退的尝试，取得了一些令人鼓舞的结果。但免疫系统功能是由极其复杂精确的调节网络所控制的，其中任何一个环节发生异常都会使免疫调节失去平衡而影响免疫功能的发挥。因此，通过调节免疫系统促进使肿瘤消退的方法已经成为现代免疫治疗的研究热点之一。

一、现有免疫调节方法

1. 针对肿瘤细胞表达的抗原不能有效激活免疫系统而采取的策略　肿瘤细胞表达的特异性抗原免疫源性弱或者肿瘤细胞 MHC－Ⅰ类分子表达异常，不能形成抗原肽－MHC－Ⅰ类分子复合物；或者表面黏附分子缺失；这些原因往往不能引起机体有效免疫应答。应用不同形式的抗原肽负载成分都可以成为采取的策略。可以在体外大量培养负载有肿瘤抗原肽的 DC 细胞回输体内，发挥 DC 细胞对肿瘤抗原肽的递呈能力。效应性 CD_8^+ 淋巴细胞的有效激活需要早期抗原的集中刺激，所以大量回输可有效调动起机体的免疫应答能力。DC 细胞可以从自体采集，也可从异体采集，但异体情况的应用需要考虑不同个体间 HLA 的相容性。有关 DC 负载肿瘤抗原的治疗方法已经进入了临床Ⅰ期、Ⅱ期研究，并取得了一些可喜的疗效。也可以将合成的抗原肽－HLA 结合复合物或是装载于病毒载体内表达特异性抗原的 DNA 序列，通过各种有效方法转载到 DC 细胞内再导入机体内，达到 DC 细胞递呈肿瘤抗原的目的。此外，装载过程中考虑到 DC 细胞表面的 Fc 受体而采用抗原－抗体复合物的形式更有效地进行。

当然，也可以不经过 DC 细胞，将能够表达肿瘤抗原或抗原类似物的 DNA 序列，装载到病毒等载体后直接导入体内。一些协同刺激分子也可以采用相似的策略装载到载体中导入体内，增强机体的免疫应答。在体外实验中，分化的 DC 细胞可释放出起源于细胞内涵体的外来体，具有纳米尺寸，并包含有能够刺激机体免疫系统应答的抗原－抗体复合物、协同刺激分子等，可以从培养 DC 细胞的培养液中分离得到。这种外来体的应用正处在实验研究阶段。但也有报道称这种外来体会引起效应 T 细胞的凋亡。如何合理有效地应用外来体还有待于进一步研究。

B7－H1 是最近被确定的协同刺激分子 B7 家族成员之一，其受体 PD－1 是细胞表面的一种糖蛋白，在人类上皮肿瘤组织中高度表达，尤其是肿瘤组织中骨髓来源的 DC 细胞表面。B7－H1 与相应受体结合能上调 IL－10，下调 IL－12 表达。IL－12 对于建立肿瘤特异性免疫反应和形成 Th1 极化状态至关重要。IL－10 能阻止肿瘤特异性免疫反应。因此阻断 B7 - H1 信号通路有助于肿瘤抗原特异性 T 淋巴细胞的产生。

2. 针对肿瘤患者体内一些细胞因子类物质失衡采取的策略 肿瘤患者体内细胞因子成分往往失衡,或是由于肿瘤组织刺激机体产生细胞因子异常的表达,或是肿瘤组织本身表达出一些异常的细胞因子。具有抗肿瘤效应的因子包括 IL - 2、IFN、IL - 12、GM - CSF 和 TNF 等,临床上应用这些细胞因子增强免疫系统的反应性,其中 IL - 2 最早被批准用于肾癌的临床治疗。

长久以来,作用于细胞因子受体的小分子抑制物并没有取得满意的治疗效果,但研究表明其下游信号传导通路却是很好的靶点。具有免疫抑制作用的信号因子,如 IL - 10、IL - 4、IL - 13、CSF1 和 IL - 16 等的信号传导都需通过 Janus 激酶(JAK) - STAT 通路。IL - 23 是最近发现的在肿瘤细胞中高表达的因子,它能促进炎症反应,并能减少 CTL 的浸润反应。它的信号传导也需要通过 JAK - STAT 通路。所以,这一通路上的诸多位点可能成为良好的治疗靶点。然而,也应该注意到一些起免疫增强作用的细胞因子传导信号同样通过 JAK - STAT 通路,如 IL - 2、IL - 12、IL - 7、IL - 15 和 IFN - γ,所以为了维持有效的免疫反应,又不会阻止抗原特异性 T 淋巴细胞扩增,JAK - STAT 通路的小分子抑制物需要精确的给药时间点。尽管有这些考虑,许多有关的 STAT3 蛋白的研究正在进行中。小分子抑制物 JSI - 124 能够选择性抑制 JAK2 和 STAT3 的激活,研究显示能有效抑制肿瘤生长和维持肿瘤特异性 T 细胞反应。

3. 过继转移免疫活性细胞 用于临床应用的过继转移免疫活性细胞有淋巴因子杀伤细胞(LAK),肿瘤浸润的淋巴细胞(TIL),OKT3 - LAK 细胞——即用固化的抗 CD3 抗体(OKT3)刺激的 PBL 或 TIL,细胞因子诱导的杀伤细胞(CIK),识别 MHC - Ⅰ 类肿瘤抗原的 CD_8^+ CTL 细胞。这方面的临床应用也正在开展中。

4. 佐剂类物质应用 常见的佐剂有 BCC、CpG - ODN、热休克蛋白(HSP)等。其中 BCG 和 CpG - ODN 来源于细菌,作为一种"危险信号",能刺激 DC 细胞活化,诱导 IL - 12 产生,并上调 MHC - Ⅰ、MHC - Ⅱ、CD80 和 CD86,增强机体的免疫应答。CpG - ODN 可通过多种途径发挥抗肿瘤作用,包括作为单独治疗药、免疫佐剂或(和)与其他免疫疗法联合用,也可以与放疗、化疗以及外科手术联合应用。CpG - ODN 的抗肿瘤活性已经在动物模型中得到证明,目前正以 CpG - ODN 的这一特性为基础开发新型的抗肿瘤药物,已经有几种 CpG - ODN 新药进入临床试验阶段,为肿瘤患者的治疗提供新的途径。热休克蛋白是一类在机体受到不同应激时表达上调的蛋白质。它们作为分子伴侣,在蛋白质或多肽从细胞质到内质网移动过程中起重要作用,因此有助于 MHC - Ⅰ 类分子与解微球蛋白或抗原肽的组装,更好地激活免疫反应。

5. 针对免疫抑制反应采取的策略 抗体在抗肿瘤免疫上的应用是多方面的。经 FDA 批准上市的抗人 CD20 单抗(利妥昔单抗,爱必妥)和与 HER - 2/neu 位点结合的单抗(曲妥珠单抗,赫赛汀)作用机制都是与相应抗原结合,可以作为桥梁发挥 ADCC 和补体依赖性细胞毒作用,又可以封闭此位点使相应的配体不能与之结合。

肿瘤细胞中某些 IDO、ARG、COX - 2 等酶表达水平升高,相应底物的分解代谢水平增强,这样的环境不利于特异性 T 细胞的活化,而利于肿瘤细胞建立免疫耐受的状态。有关 IDO 对应的小分子抑制物已有大量文献报道。最近发现靶向抑制 GCN2 激酶(真核转录起始因子 2α 激酶 4，EIF2AK4）可能会直接抑制 IDO 的替代反应，因为研究结果显示，IDO 介导的 T 细胞抑制是通过 GCN2 激酶途径的激活发挥作用的。抑制 GCN2 激酶可以使 CTL 和 TGF－β 依赖性外周调节性 T 细胞的 TCR 的 CD3ζ 链表达下调。目前已知的 ARG 靶向抑制物有 BEC、ARH 以及能够同时抑制 ARG 和诱导型氧化亚氮合成酶（iNO5）的 CX－4016。前两者正处于试验性研究阶段，而后者已进入针对心血管系统疾病和直肠癌的临床 Ⅱ 期阶段。这种药物有很好的耐受性，并且临床前实验显示能够增强化疗和以免疫治疗为基础的治疗方法的疗效。选择性 COX－2 抑制药塞来西布、罗非西布和其他化疗药物联合应用，治疗非小细胞性肺癌、胰腺癌、乳腺癌和结直肠癌的试验已经进入临床 Ⅱ 期，尽管机制尚不太清楚，但确实能取得比单用化疗药物进行治疗更好地临床受益。

针对 TGF－β 能够抑制免疫系统促进肿瘤生长的作用，它的相应抑制物正在研究中，包括一些反义寡核苷酸、单克隆抗体和一些小分子 TGF－β 受体 1 激酶抑制药。AP－12009 是针对 TGF－β 的反义寡核苷酸，在临床 Ⅰ 期、Ⅱ 期治疗神经胶质瘤的试验中显示出较好的耐受性，患者生存时间明显延长。

细胞毒性 T 淋巴细胞抗原 4（CTLA－4）是适应性免疫应答反向调控的关键因子之一，在维持外周免疫耐受和修整紧急出现的 T 细胞反应中起核心作用。CTLA－4 是多种肿瘤特异性靶抗原结合的位点，可引起免疫抑制反应。因此，已开发出一些针对 CTLA－4 的抗体作为抗肿瘤治疗的药物，应用于治疗黑色素瘤、卵巢癌、肾癌等多种肿瘤的临床试验中。

二、免疫调节药与抗肿瘤化疗药物的区别与联系

一般的化疗药物是针对细胞分裂周期进行控制或细胞毒性的，因此对于正常处于分裂期的细胞也有抑制作用，药物的毒副反应较大，限制了疗效的发挥。免疫反应调节药是一类免疫增强药，与化疗药物同时应用时，能够调节机体的免疫功能，恢复受抑制的机体免疫功能，从而加强和巩固化疗效果。相比化疗药物，毒副反应小，并且有望从根本上调整修复机体的免疫调节功能。

传统上认为化疗药物对机体的免疫系统具有抑制作用，但事实上，研究发现这些药物也有扩大免疫反应的作用。并且化疗药物调节免疫反应的能力依赖于药物剂量的不同。例如，高剂量的环磷酰胺在通过骨髓转移治疗某些疾病中有广泛应用，但在低剂量时，却显示出抗肿瘤的免疫增效反应。可见在应用化疗药物的同时联合应用生物反应调节药，不仅可减少化疗药物给药剂量，而且可能会调动起化疗药物本身的免疫增效反应。

机体免疫系统各组分之间相互作用，免疫系统与机体的其他系统也相互作用，如神经内分泌系统，处于复杂的调控之中。当肿瘤发生时，免疫系统的平衡被破坏，免疫应答能力受到影响，与其他系统间的平衡也会受到不同程度的影响。免疫调节药使用目的就是使肿瘤患者失去平衡的机体免疫状态恢复正常，以达到治疗肿瘤的目的。机体本身具有自我调节的功能，在免疫应答的整个过程中控制免疫细胞的活化或抑制，免疫细胞与免疫分子之间的协同或拮抗，以及免疫系统和其他系统之间的相互协调的作用，使免疫应答维持在适宜的强度和时限，以保证机体免疫功能的稳定。但当肿瘤发生发展时，免疫系统往往不能处在自我调控的范围之内，此时我们期望应用免疫调节药激活免疫系统对肿瘤细胞的识别和攻击，使免疫应答恢复到能够自我调控的范围之内。不可否认肿瘤患者体内两种免疫机制都在发挥作用，即发挥免疫效应的相关因素缺失或不充分和免疫系统处于耐受状态。因此，增强免疫反应和阻止免疫耐受反应的免疫调节药同时应用以及将免疫调节治疗方法与传统化疗方法联合应用，期待取得更好地疗效。但免疫系统毕竟是由众多的复杂因素组成的网络，也许几种免疫调节药的应用并不能彻底改变肿瘤患者体内的免疫状态。不过应该考虑到每一个肿瘤患者体内免疫状态的不同，也许免疫系统网络中的某一部分在肿瘤发生中发挥了关键性的作用。因此，有针对性的调节这一部分的免疫功能，或许会很有用。并且关键点的调节很可能会牵涉到整个免疫网络向着正常方向的恢复和重新建立。这就需要对免疫调控网络进一步研究阐明机制，并且需要不断地发展和尝试不同免疫调节药在抗肿瘤免疫应答中的作用。

第六节　肿瘤细胞因子治疗策略

利用外源性细胞因子为人体进行系统性输注，在临床实践中发现存在着这样或那样的不足，近年来关于细胞因子的抗肿瘤治疗研究热点已逐步转向细胞因子的靶向治疗。靶向性应用细胞因子的目的是使细胞因子能够在肿瘤局部微环境中聚集，让细胞因子发挥最大的抗肿瘤效应，而将其对机体的毒副反应减到最低。细胞因子的靶向治疗能够更加有选择性地杀伤肿瘤细胞，使得应用细胞因子安全性和有效性大幅度提高。

细胞因子的分子靶向治疗策略主要有两种：重组细胞因子融合蛋白治疗和基因治疗。

一、重组细胞因子融合蛋白治疗

随着基因工程方法和表达系统的不断发展进步，使得重组细胞因子融合蛋白成为细胞因子靶向治疗的又一手段。这一类融合蛋白包括了以下几种：①细胞因子与毒素的融合蛋白；②细胞因子与抗体的融合蛋白；③细胞因子与细胞因子的融合蛋白。

这些融合蛋白有的是利用 TAA – 抗体结合能力，将细胞因子导向特定部位，发挥细胞因子的治疗作用；有的是发挥细胞因子与其受体结合的导向作用，将免疫毒素等带到肿瘤部位，利用毒素的毒性作用消灭肿瘤。这些细胞因子融合蛋白活性好、靶向性强、毒副反应小，是细胞因子靶向治疗的重要组成部分。

1. 细胞因子与毒素的融合蛋白　是免疫毒素的一种。免疫毒素是由靶向结合部分和蛋白毒素部分组成的融合蛋白也就是经过人为改造，用靶向结合部分取代毒素分子的识别区域，赋予毒素蛋白靶向杀伤能力。而细胞因子与毒素的融合蛋白则是以细胞因子取代毒素分子的识别区域，使毒素蛋白能选择性地杀伤含有相应细胞因子受体的恶性肿瘤。所使用的毒素多数是以变构、缺失或突变后重塑的绿脓杆菌外毒素 A（PEA）和白喉毒素(DT)为基础的细菌外毒素蛋白。

这种融合蛋白所携带的毒素分子具有巨大的杀伤力,一个分子即可杀死一个肿瘤细胞,因此肿瘤细胞膜表面只要存在少数靶分子,就可成为被有效攻击的目标。动物体内的实验结果令人兴奋,许多免疫毒素在治疗肿瘤移植荷鼠时可使肿瘤完全消失,完全缓解率高达100%。体外及动物实验的巨大成功极大地促进了重组细胞因子－毒素融合蛋白的临床应用。目前进入人体试验的免疫毒素很多,但进展不一。

该导向杀伤策略具有特异性强,杀伤力高,稳定性好,作用时间长和毒副反应小等特点。

恶性血液病细胞异常高表达 IL－2R,近年来研究者们提出了利用工 IL－2 与其受体的特异性结合,靶向性传递重组 IL－2 毒素融合蛋白,以达到特异性杀伤高表达 IL－2R 恶性血液病细胞的新策略。

PE40、PE38KDEL 是变构的绿脓杆菌外毒素,DAB389 是变构的白喉毒素,变构后的毒素只保留了膜转位区和 ADP 核糖基化活性区,而丧失了与特异性受体结合的能力。当这些变构的毒素与 IL－2 制成融合蛋白后,可通过 IL－2 与 IL－2R 的特异结合,选择性地杀伤表面富含 IL－2R 的靶细胞。

美国 Pasten 和 Murphy 研究小组率先开拓性地构建成功数种以绿脓杆菌和白喉杆菌外毒素为主体的重组 IL－2 毒素融合蛋白,并证明它们能在体内外高度特异性地杀伤高表达 IL－2R 的血液系统肿瘤细胞,而对正常组织或细胞无明显的毒副反应。

DAB(389)IL－2(白介素融合毒素,ONTAK)是一种 IL－2 和白喉毒素重组的融合蛋白,可以靶向结合到表面有 IL－2R 的肿瘤细胞上。在Ⅰ期临床试验中,共有 73 例皮肤 T 细胞淋巴瘤(CTCL)、非霍奇金淋巴瘤(NHL)或霍奇金淋巴瘤(HD)患者接受了 ONTAK 的治疗。CTCL 患者中有 5 例出现 CR,8 例出现 PR;NHL 患者中有 1 例 CR 和 2 例 PR;HD 患者无效。平均反应时间为 2 个月,反应时间从 2 个月持续到 39 个月余。Ⅲ期临床试验中,71 例 CTCL 患者使用 ONTAK 治疗,剂量有两种[9mg/(kg·d)与 18mg/(kg·d)],每 3 周连续给药 5 天,共持续 8 个疗程。30 例患者得到了客观缓解。因其在造血系统肿瘤治疗取得了突出效果。

细胞因子免疫毒素在实体瘤的治疗中也有功效。IL－4R 在人的多种实体瘤细胞中都有过表达如肾癌、胶质瘤、卡波西肉瘤和头颈部鳞癌等。

也有研究发现,IL－6R 在多发性骨髓瘤、浆细胞瘤、卡波西肉瘤、肝癌细胞及某些白血病细胞中高表达。

重组细胞因子－毒素融合蛋白不但能增强靶向杀伤的特异性,还能克服目前已知的各种肿瘤耐药机制。因此这种靶向杀伤肿瘤的策略还有着更深、更广的应用前景。

2. 细胞因子与抗体的融合蛋白　随着现代基因工程和表达系统的发展,使得具有肿瘤特异性的抗体和免疫刺激性的细胞因子的融合技术得到很快的发展,如 IL－2、GM－CSF、IL－12,这些抗体和细胞因子的融合体,具有抗体的靶向功能,同时具有细胞因子的活性。这项方法主要是使得细胞因子能够聚集在肿瘤的微环境中,提高直接破坏肿瘤的效果,也可以提高宿主的免疫性,以此来抑制肿瘤。细胞因子与抗体融合蛋白分别保留着抗体和细胞因子的各自功能,因此可以作用于治疗范围更广泛的肿瘤。细胞因子与抗体的融合蛋白比使用同等剂量单独作用的抗体或者细胞因子有着更强的抗肿瘤活性。在有些例子中发现，细胞因子与抗体的融合蛋白的活性足以直接消除肿瘤，这也提示我们，这些独体的融合蛋白可能对人类肿瘤治疗也有一定的效果。一些细胞因子与抗体的融合蛋白已经进入早期的临床评价。

3. 细胞因子与细胞因子的融合蛋白　机体很多功能是由多种细胞因子发挥协调作用完成的，两种细胞因子协同作用可以取长补短，也可以兼两者之长，实现功能优化，使某些活性显著提高。这就是细胞因子与细胞因子制成融合蛋白的理论基础。

IL - 2 和 IL - 6 在细胞水平有较好的协同作用。Rock 等构建了 IL - 2 和 IL - 6 融合蛋白，体外实验表明，这种融合蛋白既可诱导 T 细胞、B 细胞表达 IL - 2 受体和 IL - 6 受体，又可以促进和稳定 T 细胞和 B 细胞之间的相互作用。

Curtis BM 将人 GM - CSF 与人 IL - 3 制成融合蛋白 PIXY321、PIXY321 可以和表达 GM - CSF 受体和(或)IL - 3 受体的细胞结合，实验发现这种融合蛋白的造血调控作用比 GM - CSF 和 1L - 3 强 20 倍且经过临床试用确实具有显著促进中性粒细胞和血小板恢复的作用，可用于化疗后和骨髓移植患者的血常规恢复。

二、细胞因子的基因治疗

细胞因子是一类由活化的免疫细胞或间质细胞所合成、分泌的能作用于本身或其他细胞，具有介导和调节免疫炎症反应等生物学活性的小分子多肽类物质，多为糖蛋白。白介素2(IL - 2)、干扰素(IFN)等细胞因子很早就被发现，并应用于肿瘤治疗相关研究，也获得一些成果。但是，一些严重的毒副反应影响了它的临床应用。细胞因子基因治疗是应用分子生物学方法，将与免疫有关的细胞因子编码基因转导入肿瘤或其他免疫效应细胞，使其在机体表达分泌细胞因子或利用其基因增强肿瘤细胞的免疫源性和(或)机体的免疫系统功能，进而发挥抗肿瘤作用。比单纯给予外源性细胞因子治疗的毒副反应小，而且表达持久，浓度高，能更好地达到治疗肿瘤的目的。

1. 细胞因子基因治疗的基本方法

(1)细胞因子基因导入免疫效应细胞：将细胞因子基因导入肿瘤浸润淋巴细胞(TILS)或肿瘤特异性杀伤细胞[如淋巴因子激活的杀伤细胞(LAK 细胞)、细胞毒性 T 淋巴细胞(CTL)、巨噬细胞等]，再将这些转基因免疫活性细胞回输入荷瘤宿主，就能选择性聚集在肿瘤组织中，产生细胞因子，提高局部细胞因子水平，使转基因免疫活性细胞发挥较强的抗肿瘤效应。该方法实为一种过继性细胞免疫治疗方法。现已开展了将肿瘤坏死因子(TNF)、IL、IFN 等基因导入 TIL 的研究，其中 TNF 基因导入 TIL 的研究比较深入，且已在临床应用，取得了一定疗效。但是整体效果欠佳，肿瘤局部 TNF 分泌不如预期高，而且其体内的肿瘤靶细胞的特异性一直存在争议。有研究发现，将 IL - 12 基因导入自然杀伤细胞(NK 细胞)，在大剂量应用顺铂化疗的同时，可以减轻 NK 细胞减少的程度，这样不仅增加了化疗的效果，而且还提高了机体对肿瘤的免疫反应，具有一定的临床应用前景。

(2)细胞因子基因直接体内注射：向肌内、瘤体内或腹腔内直接注射携带细胞因子基因的质粒或裸基因，携带细胞因子基因的腺病毒或痘苗病毒等。这种方法可以使细胞因子基因直接到达肿瘤内部或肿瘤周围，作用效果直接，相对廉价，容易制造，目前研究比较普遍。许多研究证实，这种方法可以使目的基因在体内得到有效表达，并且产生肿瘤治疗作用。

（3）细胞因子基因导入肿瘤细胞：机体抗肿瘤的免疫必须依赖于肿瘤细胞的抗原被机体免疫系统识别方能激活。人类肿瘤免疫源性弱，且抗原呈递中存在多个环节缺陷。如主要组织相容复合体（MHC）类分子低表达或不表达、B7 等共刺激分子缺乏等，使肿瘤逃避机体免疫。肿瘤细胞包括了全部肿瘤抗原成分，是一种有效的载体细胞。将细胞因子基因导入肿瘤细胞属于肿瘤疫苗疗法，是目前研究的热点之一。这种方法制备肿瘤细胞疫苗，可增强肿瘤细胞抗原性和机体对肿瘤抗原的识别和呈递能力，增强机体抗肿瘤免疫。

一般采用的方法是，在体外将编码细胞因子的基因导入肿瘤细胞，经 γ 射线等处理使失去致癌性，而保存分泌细胞因子能力，通过细胞因子生物学活性，诱导 CTL、巨噬细胞和 NK 细胞的活性及抗体产生，增强抗肿瘤免疫。从肿瘤细胞的来源来看，既可以是自体肿瘤细胞，也可以是异体肿瘤细胞系。自体肿瘤细胞疫苗具有与患者的人类白细胞抗原（HLA）最匹配、所表达的抗原相同等优势，但却常常无法得到足够的肿瘤细胞数目以免疫患者。而异体肿瘤细胞系虽在患者体内可诱导强的抗 HLA 免疫应答，但来源丰富，易获得足够量的细胞数目，目前已有多个肿瘤细胞系应用于临床。

（4）细胞因子基因导入非肿瘤的载体细胞：非肿瘤的载体细胞常有树突状细胞、成纤维细胞或间充质干细胞等。树突状细胞（DC）是体内最强的抗原递呈细胞（APC），具有很强的捕获和加工抗原的能力，而且含有高水平的 MHC 分子、共刺激分子和黏附分子等。将细胞因子基因导入树突状细胞制备成 DC 疫苗诱导抗肿瘤免疫引起人们极大的关注，近年来国内外的研究也较多。有研究表明，通过腺病毒载体进行小鼠 IL-12 基因转导同源 DC 后，可以增强 DC 的免疫功能，使固有免疫细胞和获得性免疫细胞都活化。

成纤维细胞易于获取和体外培养，生命周期较长，适于基因转移，移植后可在体内长期存活，且分泌细胞因子稳定，临床应用安全可靠。

间充质干细胞是干细胞的一种，具有其他细胞无可比拟的优势，比如它的弱免疫源性，自我更新能力，多向分化增生的潜能。近年还发现其易于外源基因的转染和表达，因而被认为是很好的基因载体。随着间充质干细胞分离纯化技术、体外培养技术以及移植技术日趋成熟，为间充质干细胞在肿瘤基因治疗中的应用提供了技术保证。

2. 细胞因子基因治疗的问题和展望

（1）载体的选择：肿瘤基因治疗的可行性主要取决于基因转导技术，而其中转导效率和靶向性治疗尤为关键。载体的选择是细胞因子基因治疗的前提和基础。载体可分为两类：病毒性载体和非病毒性载体，各有其优缺点。病毒性载体能够自然转染细胞并把外源的遗传物质转入宿主细胞。用于基因治疗的病毒须经过实验室改良以除去它的病原性，同时保留它的高基因转染性。然而病毒载体可能存在的插入突变、严重的免疫反应等潜在的安全性问题，以及有限的携带遗传物质能力等缺点，使其广泛运用于临床受到极大限制。非病毒载体大多制作简单，免疫反应低，不易与宿主基因组整合，可重复应用，克隆能力不受限，其独具的优点正吸引越来越多的研究注意。

无论是选择哪种载体，提高载体的靶向性和转染效率，解决外源基因在体内的表达调控和有效性才是关键。近年来，有研究者将细胞因子基因治疗与病毒治疗的各自优势相结合进行肿瘤的靶向－病毒治疗。其基本方法是：将有抗癌作用的细胞因子基因插入肿瘤特异性增生病毒(也称溶瘤病毒)的载体中特异性导向肿瘤。用相应的抗体或配体对非病毒载体的表面进行化学修饰，利用受体－配体或抗原－抗体相互作用的特异性，可把目的基因特异性地转导入靶细胞中，实现载体的主动靶向。或者借助超声、磁性、pH等物理手段和载体本身的理化性质，将携带目的基因的载体特异性地导入靶组织或细胞中，电离辐射和热休克技术应用成为热点。总之，只有构建安全、靶向、高效、可控的载体才能使细胞因子基因治疗在内的肿瘤免疫基因治疗更上一层楼。

(2)单基因治疗到多基因联合：随着基因治疗的研究深入，越来越多的研究开始从单基因治疗进入多基因联合治疗。由于联合基因的目的不同，主要分为两类。

1)与靶向基因联合：组织特异性的基因启动子因为具有只有和靶细胞中存在特异的反式作用因子结合后才能激活外源基因的转录的特点，所以与此类基因联合可以很好地提高治疗的靶向性。目前常用的肿瘤基因启动子有甲胎蛋白启动子、前列腺特异抗原启动子、酪氨酸启动子及癌胚抗原启动子等。

2)协同作用基因联合：由于肿瘤细胞抗原性弱，抗原呈递多个环节的缺陷，单一基因导入，难以达到抗肿瘤目的，往往需多基因联合治疗。联合基因治疗，已成为肿瘤基因治疗的研究热点和发展方向。由于 T 细胞的激活需要双信号，一类是特异的抗原提呈信号，另一类是非特异性的，协同作用的共刺激信号，共刺激分子研究最多的是 B7，主要存在于抗原呈递细胞，也表达于 T 淋巴细胞，MHC－Ⅰ和 MHC－Ⅱ途径都需 B7 共刺激。有研究表明，IL－12 和 B7－1 基因联合修饰的肿瘤细胞可以刺激机体 CTL 增生、成熟，增强 CTL 对肿瘤细胞的识别和杀伤活性，两者具有明显的协同作用，IL－12 和 B7－1 基因联合修饰的肿瘤细胞免疫动物对模型动物生存期的延长具有显著意义。

(3)与其他治疗方式的联合：细胞因子基因治疗只是肿瘤治疗的一种方法，与其他方法联合应用是否可以增加治疗肿瘤的作用？目前已经有很多研究涉及这个问题。有学者应用 TNF－α 基因治疗联合放疗治疗大鼠皮下 C6 胶质瘤，Ad－rbTNF/Radiation 组与其他组大鼠相比，在接受 5 天的治疗之后，肿瘤明显缩小并且有丝分裂细胞最少，体内免疫机制上调，效应细胞的免疫活性明显增强，较单独使用放疗或 TNF－α 基因治疗效果好，而且联合治疗并未导致明显系统毒性。

细胞因子基因治疗是一种新兴的而且极具前景的肿瘤治疗方式。随着人们对于肿瘤内因的关注和基因工程技术、细胞分子生物技术的日趋成熟，可以预料，传统的治疗方式如手术、化疗、放疗联合细胞因子单基因或多基因治疗将是肿瘤治疗的有效措施。

细胞因子靶向治疗在体外实验和动物模型中取得了令人满意的结果，并展现了良好的应用前景，部分已进入临床试验阶段，但距大规模临床应用尚远，这主要因为：①融合蛋白的制备及基因治疗的实施都涉及复杂而先进的技术，尚待广泛推广；②如何控制外源性基因稳定、安全又有效地进行表达，对基因转染细胞分泌细胞因子进行调控，还要进行深入的研究；③细胞因子的作用具有双重性，如某些细胞因子既能杀伤肿瘤，又能促进肿瘤生长，况且有些细胞因子的功能还不清楚，细胞因子联合应用的作用机制也未完全明了，因此临床应用必须谨慎。但我们可以相信，随着免疫学理论的不断发展，人们对细胞因子的认识将不断深入。随着分子生物学技术的不断进步，细胞因子在肿瘤免疫治疗领域的应用也必将不断拓展，细胞因子治疗与其他治疗方法的综合运用，将使肿瘤患者看到新的希望。

第七节　肿瘤内分泌治疗策略

一些肿瘤在癌变过程中部分或全部保留了激素受体，其生长和分裂受激素环境的影响，这类肿瘤称为激素依赖性肿瘤。如果能够去除激素依赖性，或者给予激素抑制药，就可抑制肿瘤生长，取得治疗效果，这就是内分泌治疗。内分泌治疗运用的是激素药物，通过与其受体特异性结合发挥作用而产生生物学效应。因此，也可以归为靶向治疗的范畴。

对于乳腺癌、卵巢癌、前列腺癌、甲状腺癌等恶性肿瘤，内分泌药物治疗已成为常用的治疗手段。肿瘤的内分泌治疗具有使用方便、不良反应轻微、疗效持久等优点，对于激素受体阳性患者的治疗效果不逊于化疗。

肿瘤的内分泌治疗可以追溯到 19 世纪末，1896 年 Beatson 首先报道 3 例绝经前晚期乳腺癌，在切除双侧卵巢后 2 例肿瘤明显缩小。1941 年，Huggins 和 Hodges 通过切除睾丸对前列腺癌的治疗取得良好效果。

最近几十年来，肿瘤内分泌治疗的研究十分活跃，激素治疗机制的深入研究，特别是激素受体的发现，使内分泌治疗可以准确地选择有效病例；新的激素药物及治疗方法的引入，使内分泌治疗的毒性大大减少；内分泌及化疗药物的联合应用明显地改善了反应率及生存期。目前，内分泌治疗法已经成为肿瘤治疗的重要手段。

一、乳腺癌的内分泌治疗机制

来自中国医学论坛网数据报道，2012 年全球新增约 1410 万例癌症患者，癌症死亡人数达 820 万。同年，全球范围内有 170 万名女性被诊断出患有乳腺癌，另有约 52.2 万名患者死亡；自 2008 年以来，乳腺癌的发病率增加了 20% 以上，病死率增加了 14%，严重威胁着女性身体健康。

乳腺癌是激素依赖性肿瘤，雌激素的长期刺激对乳腺癌的发生具有重要作用。早期的内分泌治疗局限于外科手术切除或放射破坏内分泌器官（卵巢、肾上腺、垂体），随着对乳腺癌细胞内雌激素受体（ER）复合物机制的深入研究，各类内分泌药物的出现推动了内分泌治疗的发展。同时，大量循证医学证据的出现有利于指导临床医生合理选择病例并且规范化治疗，使更多的乳腺癌患者获益。

乳腺癌患者是否选择内分泌治疗，要结合患者的年龄、激素受体状况、月经状态及疾病进展速度等因素而定。

1. 首选内分泌治疗的适应证　研究显示，ER 和孕激素受体（PR）均阳性的乳腺癌术后患者内分泌治疗有效率为70%~80%；而ER和PR均阴性的患者内分泌治疗有效率不足10%，说明内分泌治疗疗效与ER和PR状况密切相关。人类表皮生长因子受体-2（HER-2）阳性是内分泌治疗相对抵抗的标志。美国国立癌症研究所（NCI）建议对ER和（或）PR阳性的乳腺癌患者，不论年龄、月经状况、肿瘤大小以及区域淋巴结是否转移，术后都应接受辅助内分泌治疗；但年龄<35岁，肿瘤直径<1cm且分化好，腋窝淋巴结阴性的患者除外。当ER或PR阳性时根据患者是否绝经选择合适的药物。

2. 内分泌治疗生物学机制　乳腺的正常生长以及发育有赖于体内多种激素的协调作用，雌激素是直接刺激乳腺生长、发育的最重要的激素，孕激素通常是在雌激素作用的基础上产生效应。目前，内分泌治疗乳腺癌的作用机制尚不清楚，可能存在的机制有两个：一是通过应用某些药物竞争性抑制或阻断雌、孕激素与其受体结合；二是通过切断或减少雌激素的来源，从而改变激素依赖型乳腺癌生长所需的内分泌环境，促进或抑制某些肿瘤细胞凋亡及分裂增生。此外，肿瘤细胞对雌、孕激素的超敏直接决定了内分泌治疗的疗效。因此，监测肿瘤细胞内ER、PR水平，有助于判断其预后。

3. 内分泌治疗方法　当前国内外内分泌治疗乳腺癌通常采用的手段主要包括：卵巢功能抑制，抗雌激素药物，孕激素、雄激素、芳香化酶抑制药。

（1）卵巢功能抑制

1）手术去势：循环雌激素大约90%的来自卵巢，由垂体-下丘脑轴调节其水平。因此，卵巢切除是绝经前女性最有效的降低雌激素的方法。1896年苏格兰外科医师Beatso首次报道6例行双侧卵巢切除术的绝经前、转移性的晚期卵巢癌患者，术后生存期4年，从而开创内分泌治疗新纪元。此后陆续有学者报道手术切除双侧卵巢治疗乳腺癌，彻底阻断雌激素的来源，减少了卵巢癌的风险，疗效被肯定。但手术创伤大，雌激素不可逆恢复，后期并发症多，如骨质疏松症、增加心血管疾病的发病风险、永久丧失性生育能力等，年轻患者慎重采取此方法。

2）放疗去势：是通过照射卵巢使卵巢失去功能而达到去势的治疗方法，临床较容易实施，且费用较低，疗效与放射剂量及患者的年龄等因素有关。缺点：定位不准确，起效慢，一般需要8~10周，不能完全去势，可造成邻近器官放射性损伤，已不推荐应用。

3）药物去势：我国有60%~70%乳腺癌患者处于绝经前期，其中约60%的患者ER阳性，且绝经前晚期乳腺癌的预后较差。药物性卵巢去势（促黄体激素释放激素类似物，LHRH），如诺雷得、曲普瑞林、戈舍瑞林和亮丙瑞林，克服了手术及放疗去势的缺点，相较手术及化疗而言，疗效好，毒副反应小，停药后卵巢功能即可恢复，易为年轻患者所接受，尤其对于希望保留生育功能的患者，但其也有一定局限性，如最佳的给药疗程尚未确立，现认为2年左右。戈舍瑞林是目前LHRH中研究较多，最为成熟的一种，长期使用可起到药物去势的作用，其疗效等同于手术或放疗去势，可作为疾病再次进展的患者，或激素受体阳性，年龄<40岁的绝经前晚期乳腺癌患者的标准内分泌治疗方法。戈舍瑞林联合TAM比单用LHRH-A能延长肿瘤进展时间。有研究结果显示，戈舍瑞林联合阿那曲唑解救治疗绝经前转移性乳腺癌患者临床获益率为52.3%，中位PFS 8.3个月。戈舍瑞林联合阿那曲唑对绝经前晚期乳腺癌的疗效肯定，是乳腺癌内分泌治疗的一种有效方案；对于激素依赖型绝经前乳腺癌患者，可以推荐作为一线治疗方案。

(2)抗雌激素药物：自1973年首次应用抗雌激素制剂治疗乳腺癌以来，40多年来取得了辉煌成绩，现已成为ER受体阳性的标准治疗药物。其代表品种为三苯氧胺(TAM)、托瑞米芬(TOR)、雷洛昔芬(RAL)、氟维司群等4种抗雌激素类新药。

1)三苯氧胺：又称他莫昔芬，为化学合成的非甾体抗雌激素类抗癌药，1971年首次应用于临床，1978年被美国FDA批准，因疗效肯定、经济，尽管有新药不断问世，但已被NCCN指南推荐并肯定、唯一用于绝经前乳腺癌患者辅助性内分泌治疗的药物。2009年在St. Gallen会议上指出：对于绝经前ER阳性的乳腺癌患者，TAM或TAM加卵巢抑制是乳腺癌内分泌治疗的金标准。2013年7月，美国临床肿瘤学会(ASCO)最新临床实践指南指出：TAM(20mg/d，口服5年)应该被认为是绝经前后妇女低浸润性、ER阳性乳腺癌风险的选择。据2013年10月"第12届全国乳腺癌会议暨第8届上海国际乳腺癌论坛(SIBCS)乳腺癌内分泌治疗高峰论坛"专家共识意见：MA.17后续强化辅助治疗研究显示，TAM 10年治疗与5年相比，可增加疗效，该结果已被NCCN指南纳入。对长期服用TAM者，警惕子宫内膜癌潜在危险性，每年定期子宫超声检查或内膜活检。

2)托瑞米芬：又名法乐通，选择性ER调节药(SERM)，是继TAM后由芬兰Farmos公司1979年研制研究开发的新一代用于治疗乳腺癌抗雌激素抗肿瘤药物，作用机制类似TAM，疗效与TAM相近或略高。有研究指出，TOR治疗年轻绝经前LuminaⅠ型可手术乳腺癌疗效和TAM相似，安全性好。但仍需要更大规模的研究进一步来证实。此外，该药由于不良反应小，可以替代不能耐受TAM的早、晚期乳腺癌患者的内分泌辅助治疗，还能用于术后复发和转移性乳腺癌的治疗，具有潜在安全性等优点。

3)雷洛昔芬：自1980年中期发现TAM具有致子宫内膜癌可能的缺陷，于是人们将焦点转移到了第二代SERM类药物，RAL因对骨及心血管系统、血脂代谢具有雌激素样保护作用及良好的组织选择性，属于选择性ER抑制药，但对乳腺和子宫具有抗雌激素作用，且对生殖系统组织影响小，故不增加乳腺癌发生危险性。近来报道，对曾经做过子宫切除手术的患者，特别是存在高风险的女性，通过使用RAL或TAM进行预防性治疗，可以从中获得最大的受益和最小的伤害，但RAL与TAM一样，亦均存在血栓栓塞事件的发生，与TAM相比，RAL略轻。最近，ASCO更新药物预防乳腺癌的指南，绝经后妇女，浸润性、ER阳性乳腺癌患者，建议RAL(30mg/d，口服5年)。

4)氟维司群：又名芙仕得，为竞争性的ER拮抗药，主要用于已接受抗雌激素药物(如TAM)但病情仍趋恶化的绝经后妇女，或第三代芳香化酶抑制药(AI)耐药的后续治疗。

(3)孕激素：临床常用药物主要有甲羟孕酮、甲地孕酮，通常应用于：①复发转移乳腺癌的解救治疗；②与化疗合用以提高疗效，减轻化疗不良反应；③改善一般状况，治疗恶病质。目前，甲孕酮对治疗复发转移乳腺癌疗效肯定，当TAM治疗失败后改用甲孕酮仍有较高的有效率，对软组织和骨转移者效果较好，对内脏转移者效果较差。在标准内分泌治疗失败后，孕激素类药物可作为好的治疗选择。有研究显示，对标准药物治疗失败的晚期乳腺癌患者，孕激素类药物是可选择的治疗手段。

(4)雄激素：代表药物为氟他胺，为非甾体类雄激素药物拮抗药，其代谢产物小羟基氟他胺可以在靶组织内阻断二氢睾丸素(雄激素的活性形式)与雄激素受体结合，抑制靶组织摄取睾丸素,从而发挥抗雄激素作用。主要用于前列腺癌或良性前列腺肥大。文献报道,氟他胺对三阴乳腺癌有抑制作用,但具体机制不清。罗湘等通过体外实验证实,氟他胺能抑制三阴性乳腺癌 HCC 1937 细胞增生并诱导凋亡,且作用效果随着氟他胺浓度的增加和作用时间的延长而逐渐增强,分子机制可能是通过上调 Caspase3 和下调 NF – κB 蛋白表达实现的。这为三阴性乳腺癌提供了理论依据及治疗手段,亦为抗肿瘤作用机制提供了新的研究方向。

(5)芳香化酶抑制药:芳香化酶是存在于周围脂肪组织和乳腺癌细胞中的一种酶,是唯一使雄激素前体转化为雌酮和雌二醇的酶,AI 可通过抑制绝经后妇女芳香化酶的活性,阻断雌激素的合成达到抑制乳腺癌细胞生长。第 1、第 2 代 AI 药物不良反应大,疗效不确切,已较少使用。第 3 代 AI 药物,对于内分泌敏感的早期绝经后乳腺癌患者的术后辅助治疗,AI 总体疗效优于 TAM。代表药物:弗隆(来曲唑);阿那曲唑(瑞宁得)、依西美坦等。

1)弗隆:又名来曲唑,非甾体类药物,通过与亚铁血红素中的铁原子结合,和内源性底物竞争芳香化酶的活性位点,从而可逆抑制酶的活性。临床显示该药总体疗效优于TAM。来自"第 12 届全国乳腺癌会议暨第 8 届上海国际乳腺癌论坛(SIBCS)乳腺癌内分泌治疗高峰论坛"专家共识指出:来曲唑是迄今唯一在乳腺癌辅助内分泌治疗临床试验中经意向治疗(ITT)分析具有明确总生存(OS)获益的 AI。BIG 1 – 98 试验提示,不同序贯治疗的疗效均不优于来曲唑单药,复合风险模型评估显示:高危患者起始治疗首选来曲唑,且获益明显。期待更多的研究能为进一步优化来曲唑等 AI 的治疗策略提供依据。

2)依西美坦:又名阿诺新,甾体类药物,为一种不可逆性甾体芳香酶灭活剂,与芳香化酶内源性底物雄烯二酮和睾酮结构相似,为芳香酶的伪底物,可通过不可逆地与该酶的活性位点结合而使其失活,从而明显降低绝经妇女血液循环中的雌激素水平,但对肾上腺中皮质类固醇和醛固醇的生物合成无明显影响。最近,ASCO 发布药物预防乳腺癌的更新指南指出,该药可降低绝经后妇女雌激素量及 ER 阳性乳腺癌术后复发风险。虽 FDA 还没有批准其预防乳腺癌的适应证,但本次推荐是基于一项临床试验的结果,随访 3 年发现,相比于安慰剂,依西美坦可降低总体和 ER 阳性浸润性乳腺癌发病率70%,与王佳玉等报道一致。为此,依西美坦(25mg/d,口服 5 年)应该被认为是绝经后妇女减低浸润性、ER 阳性乳腺癌风险的另一种选择。也有研究通过对 45 例 ER 和(或)PR 阳性的老年乳腺癌患者进行依西美坦干预证实了对 ER 和(或)PR 阳性的老年乳腺癌患者,采用依西美坦新辅助内分泌治疗是安全、有效的方法。

4. 临床药物选择 乳腺癌系激素依赖性肿瘤,而 ER 和(或)PR 阳性是临床应用内分泌治疗的重要指标。绝经前后乳腺癌患者是否选择内分泌治疗,采用何种药物,需结合患者的年龄、内分泌环境、月经状态及疾病进展速度等生理差别。2013 年 4 月上海举行"乳腺癌内分泌治疗高峰论坛"专家共识指出绝经前:①激素受体阳性的乳腺癌患者首先 TAM;②年龄(<40 岁),结合肿瘤复发风险因素,充分尊重患者的意愿,可以在 TAM基础上加用卵巢功能抑制;③对于绝经前晚期乳腺癌的患者,可以选择卵巢功能抑制 +AI,一般选择 2 年。绝经后:①受体阳性乳腺癌患者首选 AI,时间 5 年。AI 辅助治疗 5 年后继续用药缺乏足够的证据,临床实践中选择继续使用内分泌治疗应谨慎,需综合考虑

患者的复发风险，并充分尊重患者意愿选择后续治疗；②绝经后 TAM 辅助治疗后复发转移 ER(＋)、HER-2(－)患者，首选 AI；③辅助非甾体类 AI 治疗后复发转移 ER(＋)/HER-2(－)患者，首选氟维司群，考虑到经费承担因素，也可以选择甾体类 AI 和 TAM；④非甾体类 AI 治疗失败晚期患者可以选择甾体类 AI 联合依维莫司，但考虑到目前依维莫司在中国批准的适应证及其药物毒性，临床上不作为常规推荐。

乳腺癌内分泌治疗历经了卵巢功能抑制、抗雌激素、孕激素、雄激素、芳香化酶抑制药等一系列的发展过程，给广大乳腺癌患者带了曙光，提高了患者无病生存期，但也存在诸多局限性，如 TAM 耐药及不良反应显著等。相信这些问题的解决，内分泌治疗将代替化疗，成为乳腺癌患者首选治疗。随着转化医学不断革新及深入，新的内分泌药物将层出不穷，使针对内分泌治疗的靶向药物更加精彩纷呈，从而不断提高恶性肿瘤患者的疗效。

二、前列腺癌的内分泌治疗机制

前列腺癌(PCa)是男性泌尿生殖系肿瘤中最为重要的一种，是人类特有的疾病，内源性糖皮质激素水平在前列腺癌的发生发展中发挥重要作用，内分泌疗法一直是临床治疗前列腺癌的研究重点，其可能诱发的激素抵抗型前列腺癌也是临床面临的一大屏障。

前列腺癌多发生于60岁以上的老年人，在我国远较欧美国家少见。美国报道前列腺癌的死亡率占恶性肿瘤死亡率的第二位，在我国前列腺癌的发生率只占恶性肿瘤的0.3%左右。

前列腺癌是一个最重要的男性泌尿生殖肿瘤，其他哺乳动物自发倾向是极其罕见的。在欧洲和美国前列腺癌是男性癌症死亡的主要原因之一。据统计，前列腺癌的发病率在北欧国家中仅次于肺癌，是癌症死亡的第二大原因，在男性发病年龄在50～60岁年龄组的潜伏性前列腺癌的死亡率为10%，其他原因的男性常规尸检，70～79岁年龄组为30%，发病率显示呈正相关。

1. 内分泌治疗的机制　前列腺癌的发病机制至今不完全明确。睾酮在前列腺组织中经 5α-还原酶作用转化为双氢睾酮，后者可促进正常前列腺组织和前列腺癌细胞的生长。95%的睾酮由睾丸 Leydig 细胞产生，5%的睾酮由肾上腺皮质的束状带和网状带产生。65岁以上男性60%的雄性激素来源于睾丸，40%来源于肾上腺。雄激素的生成及作用主要经过下丘脑、腺垂体、睾丸(或肾上腺)和前列腺癌细胞4个阶段，在其任意水平阻断雄激素的生成及作用途径，即可达到内分泌治疗的目的。就治疗途径而言，前列腺癌的内分泌治疗主要为两类，即抑制睾酮分泌、阻断雄激素与受体结合。

2. 内分泌治疗基本途径

(1)去势治疗：其目的是减少或消除人体内雄激素的分泌，从而抑制前列腺癌细胞的增长。一般认为，血清睾酮降低到治疗前基线值的5%～15%即可达到去势水平。去势疗法包括手术去势和药物去势。

手术去势是去势治疗的标准之一，手术操作简单。由于手术去势的主要缺点在于对患者造成负面的心理影响，因此随着等效的药物去势的出现，其应用范围越来越小。但是，由于睾丸切除可以在最短的时间内使睾酮达到去势水平，因此对骨转移病灶导致急性脊髓压迫的患者，可以作为应急治疗，从而尽快缓解症状。

药物去势是指在不切除睾丸的前提下，通过使用药物使睾酮浓度达到去势水平，从而抑制前列腺癌细胞的增长。可选药物包括雌激素及其类似物、促性腺激素释放激素（LHRH）类似物（LHRH－A）以及 LHRH 拮抗药，三者在治疗效果方面无显著差异，不良反应差异大。

雌激素类药物去势与手术相比，其所造成的心理负担小，与 LHRH－A 类药物相比费用低廉，但口服雌激素类药物有严重的心血管不良反应。LHRH－A 类药物去势与手术去势相比，该类药物有可逆性，当停止治疗后，通常 6~9 个月后，低血清睾酮所致的症状就会缓解。相对于双侧睾丸切除术，很多患者在心理上更易接受这种去势手段。LHRH 拮抗药是目前较新的 PCa 内分泌治疗药物，Ⅲ期临床研究结果显示其临床疗效与联合雄激素阻断（CAB）疗效相同。但随着使用时间的延长，该药物出现过敏反应的概率增加，目前主要是在有症状的转移性前列腺癌患者中使用。美国国家综合癌症网（NC-CN）、欧洲泌尿外科学会（EAU）和中国泌尿外科学会（CUA）制订的《前列腺癌诊治指南》中都推荐将口服己烯雌酚作为二线内分泌治疗用药。NCCN 2010 版指南推荐将 LHRH－A 类药物去势与手术去势都作为晚期激素敏感性 PCa 的标准一线内分泌治疗方案。EAU 2010 版和 CAU 2009 版把 LHRH－A 类药物去势作为晚期激素敏感性 PCa 的标准一线内分泌治疗方案。

（2）抗雄激素单药治疗：抗雄激素类药物能与前列腺癌细胞核内的雄激素受体结合，启动细胞凋亡、抑制细胞增生。根据化学结构的不同，可以分为甾类与非甾类两种。

1）甾类抗雄激素：以醋酸环丙孕酮（CPA）为代表。甾体类抗雄激素能阻断雄激素受体，还有抑制垂体分泌促性腺激素及肾上腺分泌雄激素的作用。此外，高浓度 CPA 兼具细胞毒性作用。CPA 具有性趣降低、勃起功能障碍的不良反应，少数患者出现乳房胀痛、心血管毒性及肝脏损害。

2）非甾类抗雄激素：常用的有尼鲁米特、氟他胺及比卡鲁胺。这类药物作用机制单一，仅仅是与雄激素受体结合，因此又称为纯抗雄激素。纯抗雄激素能够与垂体雄激素受体结合，从而干扰了睾酮的副反馈调节作用，最终导致部分用药患者血清睾酮浓度的升高。由于纯抗雄激素不降低睾酮，因此具有对性功能无明显影响的优点，也不会产生去势治疗中的体能下降及骨质疏松等不良反应。单一的非甾体抗雄激素治疗是一个有吸引力的去势治疗方法。根据它们各自具有的其他毒性作用，目前认为比卡鲁胺的安全性和耐受性最佳。

（3）其他内分泌治疗药物：其他前列腺癌的内分泌药物包括：①5a－还原酶抑制：如非那雄胺；②细胞色素 P_{450} 依赖抑制药：如酮康唑、螺内酯等；③糖皮质激素。上述药物缺乏大样本随机临床试验的证据，故尚无法评估其临床疗效。同时因其大多有某些严重并发症，往往限制其临床使用。在二线治疗时，才选择性使用上述药物。

3. 临床常用治疗策略

（1）CAB：又称最大限度雄激素阻断（MAB），即同时去除或阻断睾丸来源和肾上腺来源的雄激素的治疗方法。常用的方法为去势加抗雄激素药物。MAB 是否较单一去势治疗更有效存在较大争议。就根据目前的研究结果，CAB 虽然可以轻度提高前列腺癌患者总生存期（OS），但治疗费用明显增加，不良反应发生率高，显著影响患者的生活质量，并没有取得超过单一去势治疗明显的益处。因此，NCCN 2010 版指南中将 CAB 作为备选治疗方案，推荐在患者去势治疗后血睾酮没有明显下降时可考虑采用 CAB。

（2）新辅助内分泌治疗和辅助内分泌治疗：新辅助内分泌治疗（NHT）是指根治性前列腺切除术前或根治性放疗前，对前列腺癌患者进行一定时间的内分泌治疗。辅助内分泌治疗（AHT）是指前列腺癌根治性切除术后或根治性放疗后，辅以内分泌治疗。

1）根治术前新辅助治疗：由于部分患者的临床分期可能被低估，使得手术切除前列腺肿瘤切缘阳性率增高，术后复发率增高，而实际的治愈率比预期的低。故希望根治术前应用内分泌治疗减小肿瘤体积、降低临床分期、进而延长生存率，同时，将根治术的适应证扩大至 T_3 期。目前看来 NHT 可减小肿瘤体积、降低临床分期及手术切缘阳性率，并减少淋巴结转移，但未见 OS 增加。NCCN 2010 年修订版不推荐根治性前列腺切除术前予以新辅助内分泌治疗。目前 EAU 2011 版和 CUA 2009 版指南尚未否定术前新辅助治疗。

2）根治术后辅助内分泌治疗：根治性前列腺切除术后，针对特定患者进行内分泌治疗，以期延缓根治性前列腺切除术后高危患者的局部复发和远处转移。适用于根治术后病理切缘阳性、术后组织学检查证实淋巴结转移或术后组织学检查证实为局限性晚期患者，但能否提高患者的生存率尚无一致结论。有一项随访 11.9 年的研究表明，淋巴结阳性的患者术后予以内分泌治疗，可明显提高其总生存率。有研究证实比卡鲁胺加标准治疗可显著延长局部进展期患者的无进展生存期（PFS）和 OS。而另一项研究并没有发现加了比卡鲁胺有生存受益。

3）放射治疗的辅助内分泌治疗：放射治疗联合内分泌治疗效果目前较明确。放射治疗前进行内分泌治疗可通过缩小肿瘤体积减小放射剂量，从而降低放射治疗的不良反应；同期内分泌治疗与放射治疗协同，可诱导肿瘤细胞凋亡；作为放射治疗后的辅助治疗能消除微小病灶。在有选择的患者放射治疗前、同时或放射治疗后予以内分泌治疗均能延长生存。目前多个指南均推荐在高风险的临床局限期和局部晚期的患者放射治疗前、同时或放射治疗后予以内分泌治疗。目前对于局部晚期极高危前列腺癌患者辅助内分泌治疗时间有延长，由相对较短的 4~6 个月延长至 2~3 年。但对于新辅助分泌时间是短期（4~6 个月）还是长期（2~3 年）好，目前还无定论，需要临床试验来验证。目前的临床试验也多采用 CAB，但 CAB 是否合适更为无结论。

（3）间歇性内分泌治疗与持续性内分泌治疗：间歇性内分泌治疗（IHT）指前列腺癌患者进行内分泌治疗直至睾酮下降至去势水平，PSA 下降到正常水平以下，维持数月后停止治疗，根据肿瘤进一步发展情况，做下一周期治疗。这一概念于 20 世纪 90 年代首次提出，认为允许雄激素定期刺激前列腺干细胞，使之向雄激素依赖性细胞分化，延长肿瘤细胞对雄激素的敏感性。这一假设首先在动物实验中得到了证实。有研究表明放射治疗后生化复发的患者接受 IHT 仍可保持较高的反应率。近期的一个针对局部晚期或转移性前列腺癌患者Ⅲ期临床试验证实 IHT 和持续性内分泌治疗（CHT）生存无显著差异，但耐受性和生活质量 IHT 组更好。一个对 IHT 近 10 年的Ⅱ/Ⅲ期临床试验系统文献分析也证实了这个观点。国内有研究认为间歇性内分泌治疗可能更适合Ⅲ期以内的患者。IHT 目前被广泛使用，可以降低不良反应而且相对于 CHT 并没改变生存，但是其长期有效性还没得到证实，目前还在进行两者对比的临床试验。这一方案的提出为前列腺癌内分泌治疗指明了较好的方向，但仍存在以下争议：①IHT 与 CHT 相比是否可延长患者的生存期；②高危的前列腺癌患者在治疗的间歇期病灶是否会进展；③间歇治疗后重新开始治疗的标准不统一，是否仅仅用 PSA 就能评价肿瘤状态和进展。

（4）早期内分泌治疗和延迟内分泌治疗：长期以来，进展期前列腺癌内分泌治疗的最佳时机一直是个备受争议的问题。早期内分泌治疗和延迟内分泌治疗并没有明确定义。早期内分泌治疗有过度治疗引发一系列并发症并增加医疗费用的问题，而延迟内分泌治疗则有延误最佳治疗时机的担忧。早期内分泌治疗可推迟出现症状和转移，但是否延长生存并不明确。欧洲癌症研究组针对 234 例经局部淋巴结清扫证实有淋巴结转移的前列腺癌患者，比较早期内分泌治疗与延迟内分泌治疗的疗效，并没发现早期治疗有优势。因为内分泌治疗的最佳时机并不清楚，治疗应该个体化考虑。NCCN 2010 版指南推荐：已有症状或转移的患者应该立即开始内分泌治疗；PSA > 50ng/ml 或 PSA 短期内出现 2 倍及以上增高患者可以早期内分泌治疗；有长期生存预期的患者也可以早期内分泌治疗。

4. 雄激素非依赖性前列腺癌和激素难治性前列腺癌治疗　大多数前列腺癌在初诊时，肿瘤已经局部晚期或有远处转移，临床治愈已几乎不可能。约 90% 的患者在内分泌治疗初期有效，但并非治愈，肿瘤最终将演变为激素抵抗，导致病情恶化。这一临床难题已困扰了人们多年，至今尚无法有效解决，也是 PCa 死亡率居高不下的主要原因。内分泌治疗对前列腺癌的控制时间平均为 14～30 个月，此后雄激素去除疗法已不能控制肿瘤，称为雄激素非依赖性前列腺癌（AIPC），这一时期部分患者二线激素治疗仍有一定效果，但之后患者对激素治疗再无反应，即激素难治性前列腺癌（HRPC）。HRPC 患者生存期平均仅为 12 个月。HRPC 的发生是一个复杂的过程，其机制尚未完全明确。

AIPC 治疗：①继续雄激素抑制治疗：采用药物去势的患者若血睾酮未达去势水平，则应行手术去势或雌激素治疗；②二线内分泌治疗：包括未使用过的抗雄激素药物、细胞色素 P_{450} 依赖抑制药、5a－还原酶抑制药和糖皮质激素等，因各类内分泌治疗药物作用途径不同，故初始内分泌治疗失败的患者仍可使用其他种类的内分泌药物治疗。HR-PC 的治疗以多西紫杉醇为主的化学疗法方案为一线治疗。近年来前列腺癌的免疫治疗和靶向治疗取得较大的进展，部分治疗还延长了患者的生存时间，为 HRPC 的治疗提供了新的希望。

PCa 的内分泌治疗已经有了半个多世纪的历史，目前已发展成为中期及晚期前列腺癌的主要治疗手段之一。目前仍有许多存在争议的地方，如不同治疗的疗效、适用范围、合理治疗的时间等，仍需要大量的研究进一步论证。

三、其他肿瘤的内分泌治疗机制

1. 子宫内膜癌的内分泌治疗　子宫内膜癌有两种发病类型，一种是雌激素依赖型，另一种是非雌激素依赖型，前者占绝大多数。孕激素拮抗雌激素的作用在子宫内膜增生的治疗中发挥了重要作用，内分泌治疗主要用于雌激素受体、孕激素受体阳性及晚期和复发患者。所用药物主要包括孕激素、选择性雌激素受体调节药、促性腺激素释放激素激动药、芳香化酶抑制药、达那唑、米非司酮等，其中孕激素作为首选，以高效、大剂

量、长期应用为宜，至少应用 12 周才可判定其疗效，如醋酸甲羟孕酮（MPA）200~
500mg/d 口服、醋酸甲地孕酮（MA）160~320mg/d 口服、己酸孕酮 1~3g/d 肌内注射。
国内有学者对不同方式治疗的子宫内膜癌患者 435 例进行分析，其中无辅助治疗组 96 例，
复发 9 例，复发率 9.4%；孕激素组 77 例，复发 3 例，复发率 3.9%，认为孕激素具有辅
助治疗子宫内膜癌的作用。近年来有研究宫内放置孕酮或左炔诺孕酮缓释系统，可使子
宫内膜局部组织中孕酮或左炔诺孕酮浓度远高于血药浓度，大大减轻了孕激素的全身不
良反应。GnRH-a 通过 ER 和 PR 非依赖途径治疗子宫内膜癌较为安全，但不适用于晚
期癌和复发癌，可试行孕激素合用三苯氧胺，克服单独持续使用孕激素造成的受体敏感
性下调。有文献报道达那唑、溴隐亭以及雌激素受体拮抗药对晚期或复发内膜癌有一定
疗效。

2. 卵巢癌的内分泌治疗 卵巢癌发病的高危因素中，内分泌因素被视为卵巢癌发
病的最重要因素。由于激素疗法的毒副反应较低，且具有一定的疗效，特别是对于晚期
或复发的颗粒细胞卵巢癌患者，激素治疗都是一个比较好的替代疗法，因而受到临床的
关注。研究表明，妇女口服避孕药以及处于妊娠及哺乳期，可以降低促性腺激素水平，
从而降低卵巢癌的发生风险。

不排卵和激素刺激是两个备受争议的上皮性卵巢癌（EOC）的病因假设。EOC 和妊娠
次数之间的风险、使用口服避孕药的时间与母乳喂养持续时间呈现负相关性。体内外实
验均表明，促性腺激素可以刺激卵巢癌的生长，但还不知道促性腺激素是否会促进卵巢
癌。促卵泡素（FSH）和黄体生成素（LH）受体被配体结合测定并由在卵巢表面上皮反转
录聚合酶链反应和恶性卵巢上皮性组织中检测到。这类癌症的主要病因可能是在绝经前
一段时间发生的。虽然激素替代疗法（HRT）能降低 FSH 和 LH 的浓度，但不能降低 EOC
的发病率。卵巢癌内分泌治疗主要有以下几种方法。

（1）他莫昔芬：可竞争性占领 ER 而起抗雌激素作用；可以诱导肿瘤产生 PR，提高
孕激素治疗的疗效，可能使细胞增生受抑制而停滞，有利于细胞毒药物作用。有研究显
示他莫昔芬在低剂量时对细胞增生和抑制作用较弱，高剂量时不但可抑制卵巢癌细胞增
生，且可诱导细胞凋亡。对激素敏感的肿瘤，因 TAM 可提高组织细胞合成 PR 的能力，
增强孕激素治疗的敏感性，故临床上常作为一线内分泌药物。

（2）孕激素：药物具有强大的对抗雌激素的作用，抑制雌激素的促癌作用。醋酸甲
羟孕酮用于卵巢癌内分泌治疗，时间长，疗效好。其他类似药物还有甲地孕酮和己酸
孕酮。

（3）促黄体激素释放激素类似物：垂体促性腺激素控制着卵巢的内分泌活动，利用
LHRH-A 可抑制垂体促性腺激素的分泌，因此也被考虑用于对卵巢癌的激素治疗。

应用激素疗法治疗卵巢癌虽有一定的客观反应，但其疗效尚不能充分肯定，目前仅
用于手术后化疗的辅助治疗，以及复发病例、耐药病例的治疗，在许多方面还有待进一
步研究探讨。

3. 甲状腺癌的内分泌治疗 内分泌治疗目的是：①替代：在甲状腺切除术后补充甲
状腺素，防止出现术后甲状腺功能低下；②抑制：通过负反馈调节机制降低 TSH 水平，
防止甲状腺癌复发或转移，可降低约 40% 的复发率。甲状腺癌的内分泌治疗主要包括以

下几个方面。

(1)甲状腺素:甲状腺癌的内分泌治疗主要应用甲状腺素,其作用包括两个方面:一方面是纠正甲状腺次全切除或全切除术后的甲状腺功能低下(甲状腺素替代治疗);另一方面适量的甲状腺素的摄入,抑制垂体产生 TSH,进而降低血中 TSH 的浓度,就可能抑制乳头状癌和滤泡状癌的生长(TSH 抑制治疗)。常用的甲状腺素有甲状腺素片、左甲状腺素片。

(2)他莫昔芬:雌激素可影响甲状腺生长,主要通过促使垂体释放 TSH 而作用于甲状腺。血雌激素水平升高时,TSH 水平也较高。甲状腺癌组织中有 ER 的存在。有人观察到他莫昔芬可影响甲状腺髓样癌、乳头状癌及滤泡状癌细胞株移植瘤及体外组织培养细胞的生长,具有抗肿瘤细胞增生的作用。应用他莫昔芬对进展期髓样癌进行短期治疗的报道,取得了一定疗效。

(3)TSH 合并[131]I:分化良好的甲状腺癌可在术后 1～3 个月进行,[131]I 扫描,以便发现残余灶和转移灶,并对其进行治疗。

(4)生长抑素类似物:奥曲肽可抑制乳头状、滤泡状及髓样甲状腺癌生长。

第八节　肿瘤免疫治疗策略

一、PD-1/PD-L1 信号通路及其在肿瘤中的应用

程序性死亡受体 -1(programmed death -1, PD -1)是 T 细胞上的一种跨膜受体,最早是在凋亡的 T 细胞杂交瘤中利用消减法得到的。因其参与细胞凋亡,故被命名。PD -1 能够与配体 PD -L1、PD -L2 相互作用,抑制 T 细胞增生。PD -L1、PD -L2 主要表达于抗原递呈细胞(如 DC 细胞、巨噬细)上。在正常机体中,PD -1 作为一种 T 细胞增生的负调节分子,对维持机体的免疫耐受有重要作用;而在肿瘤和病毒感染时,细胞 PD -L1 和 PD -L2 表达上调,与 T 细胞表面的 PD -1 受体相互作用,能够抑制 T 细胞的活化、增生及对肿瘤的杀伤,使其功能发生紊乱和枯竭。针对 PD -1 的单克隆抗体能够阻断 PD -1 与配体的结合,而抗 PD -L1 的单克隆抗体可阻断 PD -L1 与 PD -1、CD80 的相互作用,从而恢复 T 细胞功能。目前,已有多株 PD -1 和 PD -L1 的抗体进入临床试验用于多种肿瘤的治疗。这里仅介绍 PD -1/PD -L1 信号通路及其抗体在肿瘤中的应用。

1. PD -1 及其配体　PD -1 是一种免疫共抑制分子,属于 CD28 家族成员,由 268 个氨基酸组成的 I 型跨膜蛋白,定位于 PDCD1 基因上,它的结构主要包括胞外免疫球蛋白可变区(IgV)样结构域、疏水的跨膜区以及胞内区。胞内区包括 C 端和 N 端氨基酸残基,含有 2 个独立的磷酸化作用位点,分别为免疫受体酪氨酸抑制基序(ITIM)和免疫受体酪氨酸转换基序(ITSM)。PD -1 主要表达在 T 细胞、B 细胞、NK 细胞及多种肿瘤细胞的膜表面。

PD-1 有 2 个配体,即 PD-L1 和 PD-L2,是属于 B7 家族的跨膜分子,基因都定位于人染色体 9p24.2。PD-L1 是由 290 个氨基酸亚基组成的跨膜蛋白,胞外段为两个免疫球蛋白恒定区(IgC)和 IgV 样结构域,主要表达于成熟的 CD_4^+ T 细胞、CD_8^+ T 细胞、单核细胞、巨噬细胞、B 细胞、树突状细胞等造血细胞,以及一些非造血细胞,如内皮细胞、胰岛细胞、肥大细胞等的膜表面。而且在多种肿瘤细胞均高表达 PD-L1 分子;PD-L2 是由 274 个氨基酸残基组成的跨膜蛋白,与 PD-L1 有很高的相似性,但两者也具有一定的差异。如 PD-L2 的体内组织分布具有局限性,只在巨噬细胞、树突状细胞和一些 B 细胞亚类的膜表面表达。此外,PD-L2 在 IL-4 和 IL-13 的作用下表达上调,但 PD-L1 却在 IL-2 和 IFN-γ 作用下表达上调。而且,两种配体与 PD-1 结合的亲和力也有差异(PD-L2 是 PD-L1 的 3 倍)。

2. PD-1/PD-L1 信号通路与 T 细胞免疫 在机体的免疫应答过程中,T 细胞充当了适应性免疫的发生中心。抗原入侵机体后,T 细胞的激活需要至少需要 2 个以上的信号:第 2 个信号来自于抗原递呈细胞(APC)上主要组织相容复合体(MHC)所递呈的抗原肽与 T 细胞受体(CTCR/CD3)的相互识别,此信号具有抗原特异性;第 2 个信号是由 APC 上的配体与 T 细胞上的共受体相互作用提供。共受体包括两种类型,即激活共受体和抑制共受体,因此第 2 个信号决定了 T 细胞的未来,即被抗原激活从而转为效应细胞,还是被抑制转为无反应细胞或凋亡。T 细胞的激活能够上调分泌多种细胞因子,如 IL-1、IL-2、IL-6、IL-8、IL-10、IL-13、IL-17、TNF-α 和 IFN-γ 等。

T 细胞在静息状态下低表达 PD-1,而 T 细胞的激活引起 PD-1 的表达上调。PD-1 作为一种抑制共受体,与 PD-L1 相互作用后能够抑制 T 细胞的活性,使细胞阻滞在 G_0/G_1 期,从而抑制 T 细胞的增生,阻碍其分化为浆细胞,并诱导 T 细胞的凋亡。当抗原进入机体,APC 上的 MHC 分子递呈的抗原肽与 T 细胞受体(TCR)结合,同时 B7 分子与 CD28 协同作用传递信号,从而激活 T 细胞,使其分化增生为效应 T 细胞,发挥免疫杀伤作用。在 T 细胞的活化过程中会分泌 IFN-γ 分子,上调 DC 细胞上的 PD-L1 的表达,同时,T 细胞的激活能够诱导 PD-1 的表达,DC 细胞上的 PD-L1 与 T 细胞上的 PD-1 结合会产生抑制信号,使 T 细胞增生受到抑制从而功能受损,避免了 T 细胞的无限增生,使其维持动态平衡。这种 T 细胞的负反馈调节作用对抗原的清除以及维持机体的平衡至关重要。

在一些慢性传染性疾病患者,如人类免疫缺陷病毒(HIV)、乙型肝炎病毒(HBV)、丙型肝炎病毒(HCV)等感染者中,病毒入侵细胞后会诱导细胞表面高表达 PD-L1,引起 T 细胞凋亡来逃避机体对它们的清除。例如,在 HBV 患者中,外周血 T 细胞中 PD-1、PD-L1 表达较正常人明显升高,这种抑制性受体主要表达在那些能够识别 I 型 HBV 表位的 CD_8^+ T 细胞表面,HCV 也是通过类似的机制来逃避机体对它们的免疫识别和清除的。

系统性红斑狼疮患者的 CD_4^+ 细胞 PD-1 的表达也明显上调,而且与 CD_3^+ 细胞 IFN-γ 的表达呈正相关,表明可能存在某种负反馈机制通过 PD-1/PD-L1 信号通路来下调这种促炎症免疫。此外,在肿瘤患者中,癌细胞高表达 PD-L1,从而造成肿瘤细胞的免疫逃逸,PD-1/PD-L1 信号通路与肿瘤的发展有着密切的关系。

3. PD-1/PD-L1信号通路与肿瘤 在肿瘤患者体内，PD-L1的高表达能够增强肿瘤的转移能力、导致患者死亡率上升，因此可以作为患者愈后的标志。研究发现，多种肿瘤细胞高表达PD-L1，如黑素瘤、非小细胞肺癌、卵巢癌、肾细胞癌等。肿瘤细胞在多种细胞因子的作用下高表达PD-L1，这一现象与肿瘤的免疫逃逸相关；但是在离体环境中，肿瘤细胞的PD-L1表达相对较低，提示PD-L1的表达与其所处的微环境密切相关；此外，肿瘤部位浸润性CD_8^+T细胞也受到肿瘤微环境的影响，PD-1的表达比外周血中的T细胞要高，与肿瘤细胞表面的PD-L1作用，抑制T细胞的活化与增生，使得T细胞丧失对肿瘤细胞的杀伤作用，引起免疫逃逸。因此，有针对性地阻断PD-1/PD-L1信号通路，能够增强T细胞对肿瘤细胞的杀伤。

Christian等研究显示，晚期卵巢癌患者外周血和腹腔积液中PD-1+T细胞在外周血单个核细胞（PBMC）中的比例明显高于正常人，单核细胞中PD-L1的表达也明显提高。PD-L1在多种卵巢癌细胞中表达，如SMOV3、SMOV1、CaOV3、OVCAR3和OVCAR5。研究发现，用抗CD3/28抗体刺激带羧基荧光素二醋酸盐琥珀酰亚胺酯（CFSE）标记的T细胞，与OVCAR3细胞共培养，结果显示，OVCAR3细胞能够明显抑制T细胞的增生，而同时加入抗IL-10或者抗PD-L1的抗体后，这种抑制均能够被逆转，T细胞恢复增生能力。Thompson等利用免疫组化分析了196例患者的新鲜癌组织冷冻切片，结果证明癌细胞（>10%）和浸润性淋巴细胞（>50%）均高表达PD-L1，而且PD-L1的表达与患者的肿瘤转移及死亡明显相关。在乳腺癌中，PD-L1的表达与激素受体抑制和淋巴细胞浸润相关，三阴性的基底细胞样乳腺癌能够明显的检测到PD-L1/2的表达，基底细胞样乳腺癌在IFN-γ的刺激下，癌细胞的PD-L1/2的mRNA水平和蛋白水平明显升高。

PD-L1在白血病T细胞免疫中起了重要的作用，几乎在所有的白血病细胞株中均可检测到PD-L1；PD-L1在急性粒细胞白血病（AML）静息的白血病细胞中过表达，逃避机体的识别，阻碍了特异性CTL的杀伤作用。Berthon等在研究了79例AML患者后发现，18%的患者高表达PD-L1，1/3的病例可检测到Toll样受体（TLR）2、4、9。研究发现，PD-L1通过IFN-γ和TLR配体途径保护肿瘤母细胞逃避CTL杀伤，此作用可被甲基乙基酮抑制药阻滞，提示其可能成为免疫治疗的新靶标。Chen等研究了PD-L1在急性白血病肿瘤细胞和肿瘤微环境中APC上的表达，结果发现，复发患者PD-L1的表达明显高于非复发患者，免疫治疗后PD-L1表达升高。PD-L1阴性患者免疫治疗效果好于阳性患者，可作为急性单核细胞白血病患者独立的预后指标。在血管免疫母T细胞淋巴瘤（AITL）中，PD-1特异性表达于滤泡辅助性T细胞中，而其他T细胞不表达，因此可作为生发中心T细胞的免疫标志。肿瘤相关的滤泡树突状细胞表达PD-L1，PD-1/PD-L1通路的激活可下调T细胞的功能，减低细胞因子产生，对T细胞淋巴瘤的形成和转化有很大影响。AITL中PD-1的表达提示肿瘤细胞源于滤泡性T细胞或生发中心相关的T细胞，可作为靶向治疗的新方向。Andorsky等在研究了110例淋巴瘤患者和34株非霍奇金淋巴瘤（NHL）肿瘤细胞系后，认为PD-L1广泛表达于淋巴瘤患者，而在B-NHL中却不常见，它局限于非生发中心起源的DLBCL中（占原发DLBCL的24%）。再生障碍性贫血（AA）是多种原因引起的骨髓造血功能衰竭性的疾病，与T细胞免疫功能异常密切相关。活化的 T 细胞分泌多种造血负性调控因子在 AA 的发病中起着关键作用。造血干细胞移植及强化免疫抑制治疗的应用使约 70% 患者得到治愈，但是仍有部分患者无法奏效。有研究者用流式细胞术检测了 24 例从患者外周血单个核细胞及 T 细胞膜表面的 PD - 1，结果均无表达，推测可能是 AA 患者的 T 细胞膜上 PD - 1 因某种机制从活化 T 细胞膜上脱落到血清中形成可溶性 sPD - 1，致使 PD - 1 缺失而无法对 T 细胞进行负调控作用，使活化 T 细胞处于一种无控制状态，导致活化 T 细胞凋亡减少，最终导致骨髓造血衰竭。

目前针对 PD - 1、PD - L1 的相关抗体已经入了临床试验阶段，并获得了一定的进展。

4. 抗 PD - 1/PD - L1 抗体　PD - 1/PD - L1 信号通路与肿瘤和病毒的免疫逃逸密切相关，是免疫治疗肿瘤和慢性传染病的重要新靶点。利用抗 PD - 1、PD - L1 的单克隆抗体阻断 PD - 1/PD - L1 信号通路，恢复 T 细胞的免疫杀伤功能，能够发挥良好的治疗效果，具有良好的应用前景。目前已经有数个抗 PD - 1/PD - L1 单抗进入了临床试验，其中美国施贵宝公司(BMS)开发的 nivolumab 进展最快。

nivolumab(Opdivo)是一株全人源抗 PD - 1 的 IgG4 类单克隆抗体，能够高亲和力地结合 PD - 1，阻断 PD - 1 与其配体 PD - L1、PD - L2 的结合。在 I 期临床试验中，纳入了肾癌(n = 3)、黑素瘤(n = 10)、非小细胞肺癌(n = 122)、前列腺癌(n = 17)、结直肠癌(n = 19)等合计 296 例实体瘤患者，分别给予 nivolumab 0.1mg/kg、0.3mg/kg、1.0mg/kg、3.0mg/kg 和 10.0mg/kg 进行治疗，结果显示并没有达到最大耐受剂量，14% 的患者出现不良反应，表明抗体的耐受性良好；抗体治疗在 31% 的黑素瘤和 29% 肾癌患者中显示有效，而且在起效的患者中，65% 具有持续的反应。

pembrolizumab/lambrolizumab 是一株高亲和力抗 PD - 1 人源化 IgG(kappa)单抗，已经在 135 例晚期黑素瘤患者中完成了临床 I 期安全性和疗效评价，常见的不良反应为乏力、皮疹、瘙痒和腹泻等，大多数不良反应为较低等级。其中 52 名患者给予 2 周 1 次的最大剂量(10.0mg/kg)，38%(44/117)的患者有效，81% 的患者在治疗 11 个月后仍有反应，135 例患者的中位无进展生存率延长了 7 个月。

pidilizumab 是一株人源化抗 PD - 1 单抗，能够阻断 PD - 1/PD - L1 信号通路。在 17 例恶性血液病患者中开展的 I 期临床试验表明，33% 的患者有良好的临床表现，其中 1 名患者的无进展生存期长达 68 周；在对 66 例弥漫性 B 细胞淋巴瘤患者进行的治疗中，毒性轻微，首次治疗 16 个月后的无进展生存率为 27%，其中 35 例有可测量病灶转移后，用此药治疗后的总有效率为 51%。

以上数据表明，抗 PD - 1/PD - L1 的单克隆抗体具有良好的抗肿瘤效应。抗 PD - 1/PD - L1 的抗体相对安全，不过由潜在的免疫反应引起的药物不良反应也有发生，其中常见的一种不良反应是局部性肺炎。由于肿瘤部位高表达 PD - L1 的抗原递呈细胞同样也在正常肺组织分布，提示局部性肺炎可能是由抗 PD - 1 抗体引起的。

PD - 1/PD - L1 信号通路作为调节 T 细胞分化增生的重要抑制信号通路，不仅在维持自身免疫耐受中发挥着至关重要的作用，而且在肿瘤的免疫逃逸、慢性传染病的发展过程中扮演着重要的角色。阻断 PD - 1/PD - L1 信号通路为肿瘤、慢性传染病、自身免疫病等疾病的治疗提供了新的选择。在研的 PD-1/PD-L1 单克隆抗体药物在抗肿瘤临床试验中已表现出了良好的疗效和相对较低的不良反应。随着 PD-1/PD-L1 信号通路的研究日益深入,靶向此通路的药物(如治疗性抗体等)必将在相关疾病的治疗中发挥越来越重要的作用。

5. 目前已上市的 PD-1/PD-L1 抗体　目前,美国食品药品监督管理局已批准了5个 PD-1/PD-L1 抗体药物上市。

FDA(美国食品药品监督管理局)批准了第5款 PD-1 抗体类药物——Imfinzi;同一月,FDA 又批准首款不依据肿瘤来源,而是依据生物标志物进行区分的广谱抗肿瘤疗法——PD-1 抗体 Keytruda。到目前为止,美国 FDA 批准上市的 PD-1/PD-L1 抗体药物已达5个(重点,Keytruda 是广谱类抗肿瘤药)。

除前面提及的两个之外,还有百时美施贵宝的 PD-1 抗体 Opdivo、罗氏的 PD-L1 抗体 Tecentriq、辉瑞默克联合开发的 PD-1 抗体 Bavencio。

以上五种药,Keytruda 和 Opdivo 均于 2018 年在我国大陆上市。

PD-1/PD-L1 是人体免疫系统的重要组成部分——T 细胞上的一个药物靶点,针对这一靶点设计的药物可以激活 T 细胞对肿瘤细胞的免疫作用,从而唤醒患者自身的抗肿瘤效应。

肿瘤免疫治疗是通过激活人体自身被肿瘤抑制的免疫细胞来消灭肿瘤细胞。在我们人体的免疫系统中,有一种重要的免疫细胞叫作 T 细胞,在外界有害物质侵入人体时,T 细胞通常会诱发免疫反应,从而消灭异物。

但是,为了避免 T 细胞在不必要的时候被频繁激活,它自身有着复杂的调节机制,在 T 细胞的表面上存在着两类蛋白:一类在受到刺激后会引起免疫反应;而另一类在受到刺激后会抑制免疫反应。这两种机制共同作用,相互调节,维持着人体免疫系统的平衡。

然而肿瘤细胞会打破这种平衡,它们的表面有一种结构,可以与 T 细胞表面抑制免疫反应的蛋白相结合,从而抑制 T 细胞正常的杀灭有害物质的功能,逃过人体的免疫系统。肿瘤细胞的这种特性叫作肿瘤的免疫逃逸。

在免疫疗法领域,中美还是存在巨大差距,中国和美国药物临床试验登记与信息公示平台数据显示:2016 年中国正在进行的肺癌免疫药临床试验有 135 例,2016 年在美国进行的肺癌免疫药临床试验是中国 10 多倍,有 1996 例。单是关于 PD-1/PD-L1 的肺癌免疫药物,美国目前开展的临床试验就有数十种。下面我们盘点一下目前上市的 5 种新药:

(1)Keytruda:2014 年,FDA 批准默沙东的 Keytruda 用于治疗不可切除或转移的黑色素瘤,是 FDA 批准的首个 PD-1 抑制药。2015 年被批准用于晚期黑色素瘤的一线治疗。2016 年被批准用于一线治疗治疗 PD-L1 高表达的(≥50%)晚期非小细胞肺癌(NSCLC)患者。

2017 年 5 月,FDA 批准了关于 Keytruda 增加新适应证的补充申请,用于治疗携带一种特定基因特征的任何实体瘤。成为首款不依据肿瘤来源,而是依据生物标志物进行区分的抗肿瘤疗法。近日《科学》杂志也发表了一重要文章,进一步证实 Keytruda 作为"广谱抗癌药"的实力。

Keytruda 很多人都称之为"那种吉米·卡特(Jimmy Carter)的药"——前总统卡特使用这种药,配合外科手术和放射疗法,目前没有出现复发迹象,尽管黑色素瘤已经扩散到他的肝部和脑部。

FDA 药物评价和研究中心血液学和肿瘤药物办公室主任、肿瘤创新中心主任 Richard Pazdur 博士表示:"这是抗癌史上一个重要的首次。到目前为止,FDA 一直依据癌症的发病部位批准治疗方法,如肺癌、乳腺癌。现在,我们第一次基于肿瘤生物标志物而不是肿瘤原始位置批准了一个新药。"

(2)Opdivo:2014 年百时美施贵宝的 Opdivo(Nivolumab)在日本被批准用于不可切除的黑色素瘤患者,在 2014 年底被 FDA 提前 3 个多月加速批准用于晚期黑色素瘤患者。2015 年 FDA 扩大其适应证,用于治疗晚期肾细胞癌患者。2016 年 11 月被批准治疗头颈部鳞状细胞癌(SCCHN)患者。

(3)Tecenttrip:罗氏的 Tecentrip(Atezolizumab)于 2016 年 5 月获批用于尿路上皮癌(膀胱癌),是第一个上市的 PD - L1 抑制药。2016 年 10 月被批准用于治疗靶向药、化疗失败的非小细胞肺癌患者。Tecentriq 此前获得 FDA 突破性药物、加速审批、优先审批等多重地位。

(4)Bavencio:2017 年 3 月,辉瑞(Pfizer)和德国默克(Merck Drugs & Biotechnology)生产的 Bavencio(avelumab)20mg/ml 注射液以优先审评的方式获得 FDA 加速批准上市,用于治疗 12 岁以上青少年及成人转移性默克尔细胞癌(Merkel Cell Carcinoma)患者。Bavencio 获得过 FDA 授予的突破性药物资格,是全球第 4 个上市的 PD - 1/PD - L1 类药物,也是第一个获批治疗转移性默克尔细胞癌的 PD - L1 单抗。

(5)Imfinzi:2017 年 5 月 1 日,FDA 加速批准了英国和瑞士阿斯利康生产的 Imfinzi(Durvalumab),用于治疗在含铂化疗期间或之后或在含铂新辅助或辅助化疗 12 个月之内病情恶化的局部晚期或转移性尿路上皮癌。Imfinzi 是第 5 个上市的 PD - L1 的阻断抗体类药物。

此次批准是基于一项临床研究的有效结果。该研究纳入了在含铂化疗之后病情恶化的局部晚期或转移性尿路上皮癌患者。结果显示,Durvalumab 治疗的客观有效率为17%。中位有效持续时间尚未达到,有效持续时间从 0.9 个多月至 19.9 个多月。Durvalumab 治疗的客观有效率在 PD - L1 高表达的患者为 26.3%,在 PD - L1 低或无表达的患者为 4.1%。

6. 重组人源化抗 PD - 1 单克隆抗体注射液和注射用 SHR - 1210　目前在国内已有3 家企业分别获得了重组人源化抗 PD - 1 单克隆抗体注射液的临床批件,目前均已上市。其中,重组人源化抗 PD - 1 单克隆抗体注射液治疗晚期实体瘤临床研究已试验完成,主要终点指标及评价时间为确定重组人源化抗 PD - 1 单克隆抗体(JS001)在经治的晚期或复发性实体瘤受试者中的安全性、耐受性和剂量限制性毒性(DLT),给药后 28 天,安全性指标。次要终点指标及评价时间:①评价 JS001 在中国受试者中的免疫原性,给药后每 14 天,有效性指标;②初步评价 JS001 在中国受试者中的抗肿瘤活性,给药后每 42 天,有效性指标;③初步探索 JS001 在中国受试者中的药代动力学(PK),给药后每 14 天,安全性指标。

7. 已经在研的有关 PD-1 和 PD-L1 的临床试验

(1)进口药物在国内的临床试验情况(表5-1)

表5-1 进口药物在国内的临床试验情况

序号	药物名称	商品名	生产商	适应证	试验分期	登记号	试验状态
1	Pembrolizumab 注射液（曾用名：MK-3475 注射液）	Keytruda	默沙东	晚期食管癌	Ⅲ	CTR 20160588	进行中，招募中
2	Pembrolizumab 注射液	Keytruda	默沙东	黑色素瘤	Ⅰb	CTR 20160320	进行中，招募完成
3	MK-3475 注射液	Keytruda	默沙东	非小细胞肺癌	Ⅲ	CTR 20160205	进行中，招募中
4	MK-3475 注射液	Keytruda	默沙东	非小细胞肺癌	Ⅰ	CTR 20160103	已完成
5	MK-3475 注射液	Keytruda	默沙东	非小细胞肺癌	Ⅲ	CTR 20160097	进行中，招募完成
6	Nivolumab 注射液	Opdivo	百时美施贵宝	晚期肝细胞癌	Ⅲ	CTR 20160605	进行中，招募完成
7	Nivolumab 注射液	Opdivo	百时美施贵宝	局限期或广泛期小细胞肺癌	Ⅲ	CTR 20160578	进行中，招募完成
8	MPDL3280A 注射液	Tecentriq	罗氏	局部晚期或转移性实体瘤	Ⅰ	CTR 20160381	进行中，招募中
9	MEDI4736		阿斯利康	晚期非小细胞肺癌	Ⅲ	CTR 20170012	进行中，招募中
10	Pembrolizumab 注射液（曾用名：MK-3475 注射液）	Keytruda	默沙东	胃癌	Ⅲ	CTR 20160587	主动暂停
11	Pembrolizumab 注射液	Keytruda	默沙东	转移性鳞状非小细胞肺癌	Ⅲ	CTR 20170044	进行中，招募中
12	Pembrolizumab 注射液（曾用名：MK-3475 注射液）	Keytruda	默沙东	晚期肝细胞癌	Ⅲ	CTR 20160696	进行中，招募中

续表

序号	药物名称	商品名	生产商	适应证	试验分期	登记号	试验状态
13	Nivolumab 注射液	Opdivo	百时美施贵宝	晚期或转移性非小细胞肺癌	Ⅲ	CTR 20150767	进行中，招募完成
14	Nivolumab 注射液	Opdivo	百时美施贵宝	晚期或复发性实体瘤	Ⅰ/Ⅱ	CTR 20150755	进行中，尚未招募
15	Atezolizumab 注射液	Tecentriq	罗氏	未接受过治疗的局部晚期或转移性尿路上皮癌	Ⅲ	CTR 20170061	进行中，招募中
16	Atezolizumab 注射液	Tecentriq	罗氏	广泛期小细胞肺癌Ⅲ期	Ⅲ	CTR 20160988	进行中，招募中
17	Atezolizumab 注射液	Tecentriq	罗氏	完全切除的ⅠB～ⅢA期非小细胞肺癌患者	Ⅲ	CTR 20160510	进行中，招募中

（2）国产药物的临床试验情况（表5-2）

表5-2　国产药物的临床试验情况

序号	药物名称	生产商	适应证	试验分期	登记号	试验状态
1	注射用SHR-1210	恒瑞	晚期肝细胞癌	Ⅱ/Ⅲ	CTR 20160871	进行中，招募完成
2	注射用SHR-1210	恒瑞	晚期实体瘤	Ⅰ	CTR 20160248	进行中，招募完成
3	注射用SHR-1210	恒瑞	黑色素瘤	Ⅰ	CTR 20160207	进行中，招募完成
4	注射用SHR-1210	恒瑞	晚期实体瘤	Ⅰ	CTR 20160175	进行中，招募中
5	重组人源化抗PD-1单克隆抗体注射液	君实	晚期肿瘤	Ⅰ	CTR 20160187	进行中，招募中
6	重组人源化抗PD-1单克隆抗体注射液	君实	晚期实体瘤	Ⅰ	CTR 20160176	已完成
7	重组人源化抗PD-1单克隆抗体注射液	君实	晚期胃腺癌、食管鳞癌、鼻咽癌、头颈部鳞癌	Ⅰb/Ⅱ	CTR 20160740	进行中，招募中
8	重组人源化抗PD-1单克隆抗体注射液	君实	三阴性晚期乳腺癌	Ⅰ	CTR 20160412	进行中，招募完成

续表

序号	药物名称	生产商	适应证	试验分期	登记号	试验状态
9	重组人源化抗 PD-1单克隆抗体注射液	君实	晚期或复发性恶性肿瘤	I	CTR 20160274	进行中，招募中
10	注射用普那布林浓溶液	万春	非小细胞肺癌	III	CTR 20150883	进行中，招募中
11	注射用 SHR-1210	恒瑞	非小细胞肺癌	II	CTR 20170299	进行中，招募中
12	注射用 SHR-1210	恒瑞	晚期肝癌	II	CTR 20170196	进行中，尚未招募
13	注射用 SHR-1210	恒瑞	晚期非小细胞肺癌	II	CTR 20170090	进行中，招募中
14	重组人源化抗 PD-1单克隆抗体注射液	君实	晚期肾癌及黑色素瘤	Ib	CTR 20170109	进行中，招募中
15	重组人源化抗 PD-1单克隆抗体注射液	君实	晚期三阴性乳腺癌	I	CTR 20160976	进行中，招募中
16	重组人源化抗 PD-1单克隆抗体注射液	君实	黑色素瘤	II	CTR 20160900	进行中，招募中
17	重组人源化抗 PD-1单克隆抗体注射液	君实	晚期三阴性乳腺癌	I	CTR 20160813	进行中，尚未招募
18	BGB-A317	百济神州	晚期实体肿瘤患者	I	CTR 20160872	进行中，招募中
19	KN035	康宁杰瑞思路迪	晚期实体瘤患者	I	CTR 20170036	进行中，招募中

二、IDO 与肿瘤免疫逃逸

吲哚胺2,3-双加氧酶(IDO)是一种机体内天然存在的免疫调节酶，能够通过抑制T细胞和自然杀伤(NK)细胞的功能在微环境内形成免疫抑制状态。肿瘤细胞可以利用这种负向的免疫调节来逃避免疫系统的识别与杀伤，进而不断发展与转移。在肿瘤浸润组织和肿瘤引流淋巴结(TDLN)中均存在高水平表达的 IDO，且 IDO 表达水平与患者预后呈明显的负相关。IDO 的高表达在临床上可以作为肿瘤预后不良的独立预测指标。因此，IDO 与肿瘤免疫逃逸的关系成为了现今肿瘤学的研究热点之一。

1. IDO 的生物学特性　IDO 是除肝脏外唯一可催化色氨酸分子氧化裂解，使其沿犬尿酸途径分解代谢的限速酶，在正常机体内主要分布于胸腺髓质和次级淋巴器官内，并散在分布于胎盘、附睾、眼前房及胃肠道黏膜等免疫组织中。人类 IDO 由 403 个氨基酸残基组成，相对分子质量约42 000，其基因位于8号染色体，长约15kb，包括10个外显子和9个内含子，为单拷贝基因。IDO 还有一种异构体 IDO2，尽管基因序列有所不同，但是它们在色氨酸代谢中可以起到完全相同的催化作用。IDO 在成纤维细胞、巨噬细胞和 B 细胞等多种细胞内均有表达，但是主要表达 IDO 的细胞是抗原提呈细胞(APC)，如树突状细胞(DC)。IDO 的表达受到多种信号的严格调控，上调其表达水平的细胞因子主要包括干扰素 γ(IFN - γ)、肿瘤坏死因子 - β(TGF - β)和 Foxp3，而下调其表达水平的细胞因子主要为白介素(IL) - 4。

IDO 是一种胞内酶，通过改变微环境内的代谢状态并产生有生物学活性的代谢产物来发挥作用。IDO 可以耗竭微环境内的色氨酸，色氨酸是细菌生长过程中的必需氨基酸，因此 IDO 可以发挥一定抗炎作用。更重要的是，微环境内的"色氨酸耗竭"状态可以激活与免疫细胞增生、功能密切相关的一般性阻遏蛋白激酶 2(GCN2)途径。同时，色氨酸经犬尿酸途径代谢后产生的代谢产物可以作为芳香烃受体(AHR)的配体，AHR 与犬尿酸代谢产物结合后将具有免疫抑制功能。IDO 能够通过这些途径参与免疫应答的调控。

2. IDO 与肿瘤免疫逃逸　肿瘤免疫逃逸是肿瘤细胞受到"免疫编辑"的结果，免疫编辑包括 3 个阶段：清除期、平衡期和逃逸期。在清除期，包括 T 细胞、B 细胞以及 NK 细胞在内的免疫细胞受到肿瘤相关抗原的刺激，进入病灶产生特异性抗肿瘤免疫反应。大多数的肿瘤细胞在该阶段被清除，但部分未被清除的肿瘤细胞会进入平衡期并被赋予新的免疫特性，比如通过改变表型而成为低免疫原性的变异肿瘤细胞，这个过程被称为"免疫塑型"。这些残存的肿瘤细胞难以被免疫系统识别，将与免疫系统长期处于动态平衡状态，在这个过程里它们可以上调肿瘤微环境内多种免疫抑制性分子的含量，最终进入逃逸期，形成可以临床观察到的原发肿瘤或肿瘤转移灶。IDO 是这些免疫抑制性分子中十分重要的一员。

(1)IDO 与 DC：DC 是目前已知的人类体内抗原提呈能力最强的 APC，可以激活初始 T 细胞的反应，但在一定条件下也可以通过表达 IDO 来抑制免疫应答。肿瘤细胞在自身高水平表达 IDO 的同时，还能够诱导有能力表达 IDO 的 DC 向肿瘤微环境聚集。尽管各类细胞表达的 IDO 均具有一定的免疫抑制功能，但 DC 表达的 IDO 免疫抑制作用最强，比如调节性 T(Treg)细胞的系统激活和区域性免疫耐受只能由 DC 表达的 IDO 诱导发生。因此，DC 表达的 IDO 在维持肿瘤的免疫耐受方面起了主要作用。

许多条件制约着 DC 表达 IDO 的能力，比如 DC 的成熟状态以及是否受到细胞因子刺激，当处于适当的环境中时，DC 表达 IDO 的能力将被完全激活，比如当髓样 DC(mDC)聚集于 TDLN 时即可高水平地表达 IDO。INF - γ 作为具有最强刺激 IDO 表达能力的细胞因子，可以通过 JAK/STAT1 信号转导途径刺激 mDC 表达高水平的 IDO，但 Kubo 等发现，以 JAK 途径为靶点的分子靶向药物托法替尼反而使 DC 转化成表达高水平IDO 的致耐受性 DC，这可能是由于 DC 在正常情况下还可以在 JAK 途径的介导下产生IL - 4 来下调 IDO 的表达水平。由此可见，JAK 途径对于 DC 表达 IDO 的调节是双向的。同时，还有另一类有潜在表达 IDO 能力的 DC，即存在于淋巴结和脾脏中的 CD$_{19}$$^+$类浆细胞样 DC(pDC)。Munn 等发现，正常淋巴结内的 CD$_{19}$$^+$ DC 不表达 IDO，但是在 TDLN 里的 pDC 却可以高水平表达 IDO。这表明，肿瘤细胞不仅可以向肿瘤微环境内募集表达IDO 的 DC，还可以通过某种特殊途径来激活微环境内固有 DC 表达 IDO 的能力。

(2)IDO 与效应性 T 细胞：肿瘤微环境内抗肿瘤免疫反应的主要机制是 T 细胞主导的适应性细胞免疫，参与该过程的主要是包括 CD$_4$$^+$ T 细胞和 CD$_8$$^+$ T 细胞在内的效应性

T 细胞。在识别由 MHC I 分子呈递的外源性抗原肽后 CD_4^+ T 细胞受到激活并分化为辅助性 T 细胞(Th),继而通过分泌 IL - 2 来激活 CD_8^+ 细胞毒性 T 细胞(CTL)的功能,促进其增生并维持其反应性。CTL 能够诱导肿瘤细胞凋亡,是杀伤肿瘤细胞的主要效应细胞。

IDO 能够显著抑制 T 细胞的增生与功能,主要通过以下 3 个途径发挥作用:①GCN2 激酶诱导真核起始因子 2α(eIF2α)磷酸化。eIF2α 是 IDO 的下游靶蛋白之一,参与真核翻译起始进程,当其发生磷酸化时,大多数 mRNA 的翻译过程会被阻断,进而影响蛋白质的合成,最终导致细胞周期停滞和反应性减弱。与其他细胞相比,T 细胞更容易受到 GCN2 激酶的影响,该途径激活后 T 细胞只能滞留于 G_1 期中间而无法通过 G_1/S 限制点,因此其增生过程会显著受到抑制;②GCN2 激酶可以抑制 CD_4^+ T 细胞向 Th17 细胞分化的过程,Th17 细胞可以通过分泌 IL - 17 参与效应 T 细胞的活化,是该过程的重要环节之一,当 Th17 细胞减少时 T 细胞活化过程明显受限;③IDO 催化色氨酸代谢后产生的犬尿氨酸和喹啉酸具有一定的细胞毒性,对 T 细胞具有直接杀伤作用。

IDO 与 CD_8^+ T 细胞的关系要更加复杂。尽管 IDO 能够显著抑制 CD_8^+ T 细胞的功能,但是 Spranger 等发现,在肿瘤微环境内随着 CD_8^+ T 细胞数量增加,IDO 的表达水平会相应提高,由此认为 CD_8^+ T 细胞能够上调 IDO 表达的表达水平,并认为这可能是一种机体内天然存在的负反馈机制,防止过强的免疫反应损伤正常组织,肿瘤能够利用该机制来抑制抗肿瘤免疫应答。由此推测,肿瘤微环境中的 CD_8^+ T 细胞既可以杀伤肿瘤细胞抑制其进展,也可以通过诱导 IDO 表达来促进其进展。

(3)IDO 与调节性 T 细胞:机体内还存在一种具有免疫抑制性的 T 细胞,即 CD_4^+ CD_{25}^+ Treg 细胞,能够显著抑制 Th 细胞和 CTL 的增生和活化,Foxp3 是其表达的特异性分子。Treg 细胞参与肿瘤的免疫逃逸,与肿瘤发生发展有明确的关系,其数量与肿瘤患者的预后密切相关,是影响免疫治疗效果的主要因素之一。高水平表达的 IDO 激活的 GCN2 途径在抑制大多数 mRNA 翻译过程的同时却能够增强与转录激活因子 4(ATF4)相关的 mRNA 的翻译过程。ATF4 是静息 Treg 细胞活化所必需的细胞因子,因此 IDO 表达水平升高时将激活微环境内原有的静息 Treg 细胞。另外,IDO 还能够抑制 Treg 细胞向效应 T 细胞转化的过程,Sharma 等发现肿瘤组织中浸润的 Treg 细胞具有转化为 Th 细胞并活化 CD_8^+ T 细胞的潜能,DC 分泌的 IL - 16 是该过程的关键细胞因子,然而肿瘤细胞却可以通过提高 IDO 表达水平来抑制 DC 分泌 IL - 16,同时激活 GCN2 途径以抑制该转化过程。

IDO 还能够诱导产生新的 Treg 细胞,IDO 催化色氨酸产生的代谢产物犬尿氨酸在与 AHR 结合后可以诱导初始 CD_4^+ T 细胞上调 Foxp3 的表达水平,使其更趋向于分化为 Treg 细胞,这是 mDC 和 pDC 诱导产生 Treg 细胞的主要途径之一。同时,肿瘤细胞还能够表达 IDO 来诱导机体内存在的天然 Treg 细胞向肿瘤微环境内聚集以进一步造成免疫抑制状态。Munn 等研究发现,Treg 细胞表面可以持续表达细胞毒 T 淋巴细胞相关抗原 4(CTLA4),CTLA4 能够以高亲和力与 DC 表面的 B7 - 1 或 B7 - 2 结合,然后通过胞内信号转导途径上调 IDO 的表达。同时 Treg 细胞表达的 Foxp3 可以上调其 mRNA 的转录水平,直接提高 IDO 的表达水平。这表明 IDO 与 Treg 细胞间存在着正反馈调节环路,可以相互促进彼此的功能共同参与肿瘤免疫逃逸。

肿瘤细胞自身表达 IDO 的同时可以募集表达 IDO 的 DC 进入肿瘤微环境。Treg 细胞可以通过表达 CTLA4 和 Foxp3 上调 DC 表达 IDO 的水平，IDO 则可以通过消耗微环境内的色氨酸并产生犬尿酸代谢产物来抑制 T 细胞功能并增强 Treg 细胞功能。

（4）IDO 与 NK 细胞：NK 细胞是固有免疫系统的重要组成部分，在杀伤靶细胞时无须提前致敏且无 MHC 限制性，参与了对肿瘤的免疫监视过程，因此当 NK 细胞的功能出现障碍时，肿瘤更容易发生免疫逃逸，有利于肿瘤的浸润与转移。Li 等研究证实，肝细胞癌浸润组织中的成纤维细胞可以通过表达 IDO 降低 NK 细胞的细胞毒效应，并使其无法产生有效的抗肿瘤免疫应答。Sato 等在宫颈癌中也发现，IDO 可以诱导 NK 细胞功能障碍，在干预性下调 IDO 表达水平后 NK 细胞对肿瘤细胞的敏感性明显得到增强，NK 细胞可以快速聚集在肿瘤基质内并有效杀伤肿瘤细胞。Peng 研究发现，膀胱癌细胞表达的 IDO 也可以影响 NK 细胞的功能，IDO 的特异性抑制药 1 - MT 可以部分恢复 NK 细胞的免疫功能。Della 等认为，IDO 造成 NK 细胞功能障碍的机制可能是通过犬尿酸调 NK 细胞受体的表达水平，进而降低 NK 细胞的增生能力及细胞毒效应。

近年来研究发现，IDO 还可以诱导产生活性氧（ROS），在实验中可以观察到随着 IDO 代谢产物浓度的提高，细胞内抗氧化剂（如过氧化氢酶和谷胱甘肽）的浓度会逐渐下降，而 ROS 的浓度会逐渐上升。ROS 是一种可以抑制淋巴细胞功能并促进其凋亡的物质，NK 细胞对于 ROS 的敏感性比其他淋巴细胞更高，因此当 ROS 浓度升高时 NK 细胞功能受到的抑制尤为显著。另外，Song 等的研究证实，胞内的 ROS 在犬尿酸诱导 NK 细胞凋亡的过程中起到了关键作用，但并未对其具体机制做详细报道。鉴于 NK 细胞在肿瘤免疫方面有着重要地位，对 IDO 诱导 NK 细胞功能障碍的详细机制有必要进行更深入的研究。

3. IDO 抑制药的进展　1 - MT 可以通过与底物色氨酸竞争性结合体内 $Fe^{2+} - O_2$ 酶及其体外模拟物 $Fe^{2+} - O_2$ 酶来抑制 IDO 的功能。在体外，1 - MT 能够显著增强 T 细胞对肿瘤抗原的敏感性，提高肿瘤微环境内 IL - 2 的表达水平，有效延缓肿瘤细胞的生长并增强化疗药物的效果，更重要的是它在几乎所有类型的肿瘤中都可以发挥作用。

1 - MT 有两种异构体，即 L - 1 - MT 和 D - 1 - MT，它们有着不同的生物学特性：L - 1 - MT 在使用肿瘤细胞株的试验中可以更有效地抑制 IDO 表达，而 D - 1 - MT 在使用小鼠模型时表现出了更强的效力。在动物模型内 D - 1 - MT 比 L - 1 - MT 具有更好效果的原因可能为 D - 1 - MT 能够间接性地抑制 IDO$_2$ 的活性。这也表明 D - 1 - MT 不仅可以用来治疗过表达 IDO 的肿瘤，还可以用来治疗过表达 IDO$_2$ 的肿瘤。在临床可操作性方面，Jia 等已经在前临床试验中证实 D - 1 - MT 有较好的口服生物利用度且毒性较小，其药物半衰期适合每日口服 1 次或 2 次，适合临床使用。这些优势使得 D - 1 - MT 于 2007 年秋在美国成功进入 I 期临床试验。

Muller 等将 D - 1 - MT 与放疗联合应用，发现其在机体内可显著增强放疗的治疗效果，并且发现 D - 1 - MT 可以显著增强环磷酰胺、吉西他滨、顺铂和紫杉醇等化疗药物的杀瘤活性。在小鼠黑素瘤模型中，若在肿瘤疫苗接种阶段同时给予 D - 1 - MT 治疗，则可明显增强小鼠对肿瘤疫苗的反应性，可能是由于 IDO 的功能被抑制后，宿主 Treg 细胞可以转化为 Th17 样细胞，进而增强疫苗引起的 CD_8^+ T 细胞免疫应答。Gu 等在 4T1 乳腺癌模型上的实验发现，D-1-MT 还可以显著增强 IL-12 的抗肿瘤免疫治疗效果。以上结果提示，D-1-MT 可以与化疗、放疗、肿瘤疫苗和免疫生物治疗联合应用，获得更佳的临床收益。但也有学者提出不同的意见，Christiane 等在实验中发现，D-1-MT 反而可以通过 p38 MAPK 和 JNK 信号转导途径来上调 IDO mRNA 的表达水平、提高 IDO 活性，从而增加代谢产物犬尿氨酸，最终起到抑制抗肿瘤免疫应答的作用。因此，在临床试验中进一步评估其风险与疗效变得至关重要。

尽管近年来肿瘤的治疗手段已经取得了巨大的进步，但临床疗效依然无法令人满意。免疫逃逸是肿瘤发生与转移的主要生物学机制之一，已经成为影响肿瘤治疗效果的重要因素。IDO 作为一种免疫调节酶，可以有效地抑制 T 细胞功能、增强 Treg 细胞功能以及诱导 NK 细胞功能紊乱，而肿瘤细胞可以利用这些机体固有的免疫调节机制来逃避免疫系统的识别与杀伤。为了使肿瘤患者能够从治疗中获得最佳收益，针对肿瘤免疫逃逸来合理地调整治疗策略已经势在必行。随着分子生物学和免疫学的不断发展，学者们对 IDO 抑制抗肿瘤免疫反应的机制已经有了比较清晰的认识，将 IDO 作为靶点的治疗手段也逐渐被提上了日程，D-1-MT 是其中较有可行性的代表性药物。D-1-MT 可以显著增强放疗、化疗和免疫生物治疗的效果，具有良好的临床应用前景。

三、CTLA-4 单克隆抗体

靶向免疫治疗的目标就是找到可以激活免疫系统的并能杀伤肿瘤细胞的相关药物。其关键步骤是找到肿瘤发病机制中的主要致病蛋白质或在肿瘤细胞膜上所表达的抗原，然后针对这种靶点通过主动或被动免疫疗法进行治疗。人细胞毒性 T 淋巴细胞相关抗原 4(CTLA-4)单克隆抗体治疗肿瘤即以 CTLA-4 为靶点制备单克隆抗体的被动免疫治疗。

1. CTLA-4 的结构及功能　CTLA-4 基因定位于 2 号染色体长臂 3 区 3 带(2q33)，主要表达于活化的 T 淋巴细胞表面，与 T 细胞表面的协同刺激分子受体(CD28)在基因结构、染色体定位、序列的同源性及基因表达具有十分相近的关系，可与抗原递呈细胞(APC)表面的协同刺激分子(B7)结合。但不同于 CD28，CTLA-4 与 B7 分子结合后是抑制 T 细胞活化。其作用机制尚未完全阐明，可能是通过其胞外域起竞争配体作用，通过占据 APC 的 B7 配体，从而阻止 CD28 信号；或通过其胞内域介导一负性信号而抑制 T 细胞活化。外源性抗原及肿瘤特异性相关靶抗原刺激引发机体抗肿瘤免疫。初始阶段由于 CTLA-4 水平有限而使 B7 与 CD28 作用占优势，T 细胞被激活分泌 IL-2 等细胞因子，并扩增、分化成效应 T 细胞。而随着激活 T 细胞的 CTLA-4 表达量上升，在免疫反应的后期 CTLA-4 与 CD28 竞争性地与 B7 分子结合，抑制 T 细胞从 G 期进入 S 期及 IL-2 转录因子的活性，从而下调或终止 T 细胞反应。因此 CTLA-4 被认为是抑制机体抗肿瘤的免疫因子，发展 CTLA-4 抗体用于肿瘤的免疫治疗，是目前肿瘤靶向免疫治疗的热点及方向。

2. 抗 CTLA-4 药物能提高肿瘤治疗疗效

(1)Ipilimumab(伊匹单抗)：是一种全人源化单克隆抗体，靶向作用于 CTLA-4，通过作用于 APC 与 T 细胞的活化途径而间接活化抗肿瘤免疫反应，达到清除癌细胞的目的，是首个被美国食品及药品管理局（FDA）批准的能延长黑色素瘤患者生存期的靶向免疫治疗药物。

（2）Tremelimumab：又称为 CP657 206，也是一种人源化 CTLA-4 抗体，不同的是，Ipilimumab 是 IgG_1 型单克隆抗体，而 Tremelimumab 是 IgG_2 型单克隆抗体。

有临床试验结果表明，CTLA-4 单克隆抗体比传统的化疗具有更好地疗效，提示 CTLA-4 单抗在将来有可能会成为治疗黑色素瘤乃至其他肿瘤的新生力量。

3. 临床疗效的评估　与放、化疗直接杀伤肿瘤细胞不同，免疫治疗主要是通过加强肿瘤特异性 T 淋巴细胞的功能而达到抗肿瘤的作用，其抗肿瘤的效应可能难以评估。通过影像学评估免疫治疗的疗效需要很长时间，用传统的方法如实体肿瘤的疗效评价标准（RECIST）或者修改后的 WHO 标准来评估疗效可能会产生错误。尽管化疗疗效一般在 2 个周期化疗（6~8 周）后可以评价，但免疫治疗临床起效的时间常常在几周到几个月之间波动。

在 Ipilimumab 治疗后，因肿瘤退化发生疾病稳定的时间也被引起注意，由此发现在免疫治疗中可能需要一段很长的时间才能在影像学上观察到临床疗效。在一项对 217 例黑色素瘤患者用不同剂量 Ipilimumab 治疗的随机 II 期临床研究和一项对 155 例黑色素瘤患者用 Ipilimumab 10mg/kg 的开放研究中发现，Ipilimumab 在一些患者中表现出独特的效应特性，包括数月后推迟出现的肿瘤退化效应，或者在治疗后最初出现疾病进展，这引发了关于免疫治疗的疗效评估标准的讨论。在 217 例患者中，少部分患者（10% ~ 20%）在接受治疗后的第 12 周影像学上表现为旧病灶扩大或者出现新病灶，但之后的随访发现，在没有使用其他抗癌药物的情况下，出现了疾病无进展甚至部分缓解。更重要的是，在 Ipilimumab 治疗 12 周后，这部分患者与其他先出现缓解的患者相比，具有类似的 OS。因此，在影像学上证实稳定甚至进展的患者，长期观察其疗效仍具有必要性。由此有学者提出了一个新的针对免疫治疗评估标准，称为免疫相关评价标准（irRC），根据这个定义，以所有病灶的最大直径之和来评估，而新病灶的出现并不作为评价疾病进展的指标。若患者在 RECIST 或者 WHO 标准中无缓解，但是在 irRC 中有缓解，可能具有延迟的临床效应，因此在缺乏明显临床疗效的患者中延长 4~6 周的观察期是必要的。

Bronstein 等回顾性分析了 119 例抗 CTLA-4 药物治疗的转移性黑色素瘤患者，在影像学上观察到免疫相关性不良反应的发生及与治疗有效性的关系。结果表明，20 例患者发生了影像学上可观察到的免疫相关性不良反应，并且抗 CTLA-4 药物的临床疗效与影像学上观察到的免疫相关性不良反应的发生明显相关。整个治疗组的 DCR 为 18%，其中，在影像学上可观察到发生免疫相关性不良反应患者的 DCR 为 55%，而无免疫相关性不良反应患者的 DCR 仅为 10%。由此可以推测，观察有无影像学上的免疫相关性不良反应的发生，亦可能对抗 CTLA-4 药物疗效评估有指导作用。

4. 免疫筛选指标　应用免疫制剂设计临床试验需要一个免疫结束点来测定该药物是否对靶点产生作用，如 TMB 检测、MSI 检测、dMMR 检测、TIL 检测、PD-L1 表达，甚至肠道菌群分析等。

（1）肿瘤基因突变负荷（TMB）检测：取病理组织切片，或者抽血外周血，用基因检测法，测定 TMB。一般认为，TMB >20 个突变/Mb，就是 TMB 高。TMB 高的患者，接受

PD-1抑制药治疗的有效率高、生存期长。TMB检测适合于如下肿瘤类型：皮肤基底细胞癌、皮肤鳞状细胞癌、皮肤恶性黑色素瘤、皮肤 Merkel 细胞癌、原发不明的恶性黑色素瘤、头颈恶性黑色素瘤、肺大细胞癌、原发不明的鳞状细胞癌、肺大细胞神经内分泌癌、肺肉瘤样癌、胃腺癌（肠型）、子宫内膜癌（内膜型）、弥散大B细胞淋巴瘤、非小细胞肺癌、子宫内膜癌、膀胱癌、原发不明的尿路上皮癌、软组织血管肉瘤、肺腺癌、肺腺鳞癌、皮肤附件癌、膀胱移行细胞癌、B细胞淋巴结淋巴瘤、肺鳞癌、原发不明肿瘤、头颈部鳞癌；小细胞肺癌、鼻咽癌和鼻窦癌、卵巢内膜样癌、原发不明小细胞癌、少突胶质瘤、小肠腺癌、软组织外周神经鞘瘤、未分化软组织肉瘤、子宫透明细胞内膜癌、前列腺未分化癌、唾液腺黏液上皮癌、原发不明腺癌、输尿管尿路上皮癌、宫颈鳞癌、阴茎鳞癌、唾液腺癌、肾尿路上皮癌、原发不明的神经内分泌肿瘤、十二指肠腺癌。

（2）微卫星不稳定性（MSI）检测：微卫星不稳定性是指与同一个体的正常组织细胞的 DNA 相比，肿瘤细胞的基因组 DNA 中单个、两个、三个、四个或五个核苷酸组成的重复序列的长度发生了改变。肿瘤组织表现出的微卫星不稳定性可按照所测标志物的不稳定程度分为高不稳定性（MSI-H）、低不稳定性（MSI-L）和微卫星稳定（MSS）。取病理组织切片，或者抽取外周血，用基因检测法检测 MSI。MSI-H 的消化道肿瘤，有效率可以达到 50% 左右。MSI 检测特别适合消化道肿瘤、子宫内膜癌等患者。

（3）错配修复缺陷（dMMR）检测：DNA 错配修复系统 MMR 是由一系列高度保守的基因及其表达的产物酶构成，具有维持 DNA 复制的高保真度和基因组稳定性、降低自发突变的功能。DNA 错配修复系统缺陷会造成微卫星不稳定情况。通常认为 dMMR 与 MSI-H 在生物学上具有一致性，而 MSI-L 和 MSS 则是 MMR 正常（pMMR）的表型。

（4）肿瘤浸润淋巴细胞（TIL）检测：通过免疫组化染色（CD3、CD4、CD8 等），可以看出肿瘤组织中是否有较多的淋巴细胞浸润。浸润的淋巴细胞越多，PD-1 抑制药的有效率越高。

（5）PD-L1 表达：用病理组织切片，做免疫组化，看肿瘤组织中 PD-L1 的表达。PD-L1 表达越高，有效率越高。PD-L1 表达，在肺腺癌、恶性黑色瘤等肿瘤中，格外有用。PD-L1 表达超过 50% 的晚期非小细胞肺癌，可以直接首选单独的 PD-1 抗体 K 药治疗，有效率在 40% 上下。

5. 未来方向，联合治疗　临床前及临床试验结果均表明，联合治疗也许会成为肿瘤免疫治疗中更有效、更广泛的治疗方式。在 2011 年美国临床肿瘤学会（ASCO）上发表的一篇关于 Ipilimumab 联合贝伐珠单抗治疗黑色素瘤的 I 期临床研究数据显示，21 例患者中有 14 例出现疾病部分缓解或者稳定长达 6 个月。一项顺铂或者紫杉醇同步或序贯联合 Ipilimumab 治疗非小细胞肺癌（NSCLC）的 II 期临床研究结果显示，序贯治疗具有较好的疗效。序贯组免疫相关的无进展生存期（irPFS）为 5.68 个月，单独化疗组为 4.63 个月，差异有统计学意义（HR=0.68，P=0.026）；同步组 irPFS 为 5.52 个月，与单纯化疗相比，差异无统计学意义（HR=0.77，P=0.094）。

为了进一步比较单独化疗、化疗同步联合 Ipilimumab、化疗序贯联合 Ipilimumab 治疗 NSCLC 的疗效及不良反应，随之进行了另一项 II 期临床试验。204 例未接受过化疗的 NSCLC 患者随机以 1∶1∶1 的比例分为 3 组，对照组接受紫杉醇（175mg/m²）＋卡铂（曲线下面积 6) + 安慰剂；同步治疗组接受 4 个周期 Ipilimumab + 紫杉醇 + 卡铂后，再给予 2 个周期紫杉醇 + 卡铂 + 安慰剂治疗；序贯治疗组接受 2 个周期紫杉醇 + 卡铂 + 安慰剂治疗后，再给予 4 个周期 Ipilimumab + 紫杉醇 + 卡铂。疗效评价采用免疫相关反应评价标准及修改的 WHO 标准。最主要的评价终点是 irPFS，其他包括 PFS，RR、免疫相关的总有效率(irORR)，OS 及安全性。结果发现，序贯治疗组的 irPFS 较对照组提高($HR = 0.72$，$P = 0.05$)，但同步治疗组的 irPFS 并没有提高($HR = 0.81$，$P = 0.13$)。根据修改的 WHO 标准，序贯治疗组也能够提高 PFS($HR = 0.69$，$P = 0.02$)。序贯治疗组、同步治疗组、对照组的中位 irPFS 分别为 5.7 个月、5.5 个月、4.6 个月；中位 PFS 分别为 5.1 个月、4.1 个月和 4.2 个月；irORR 分别为 32%、21%、18%；ORR 分别为 32%、21%、14%；中位 OS 分别为 12.2 个月、9.7 个月、8.3 个月；3 级、4 级免疫相关的不良反应发生率分别为 15%、20% 和 6%。由此表明，Ipilimumab 联合化疗较单用化疗具有更好的疗效，且联合治疗中在综合评价疗效及不良反应两方面序贯治疗较同步治疗具有更大的优势。相关的Ⅲ期临床试验正在进行中。

虽然上述研究表明联合治疗也许具有更好地耐受性和疗效等，但目前仍缺乏可预测的诊断性标志物来选择个体或者某类肿瘤的免疫联合治疗方案。因此，最近已开展了多项 Ipilimumab 联合其他治疗方式治疗肿瘤的临床试验，例如，治疗转移性前列腺癌的随机Ⅲ期临床研究中应用 Ipilimumab，联合放疗，治疗局限性前列腺癌患者的随机ⅡA 期临床研究中应用 Ipilimumab 联合醋酸亮丙瑞林，治疗转移性前列腺癌随机Ⅱ期临床研究中应用 Ipilimumab 联合雄激素阻断疗法，治疗转移性黑色素瘤患者临床研究中应用 Ipilimumab 联合程序性死亡 1(PDT - 1)抗体。另外正在进行的 Ipilimumab 单独使用或联合冷冻消融术治疗早期可切除乳腺癌的临床试验，其结果尚未发布，相信这些实验结果的发布将对未来的联合治疗提供依据。

抗 CTLA - 4 药物是通过抑制 CTLA - 4 对 T 细胞的免疫抑制作用而发挥抗肿瘤作用，但其具体作用机制、信号通路等仍不清楚。目前美国 FDA 对 Ipilimumab 的推荐剂量为 3mg/kg，但并没有注明其维持剂量，尽管前期试验有涉及，但仍需大型临床试验加以明确。除了 Ipilimumab 维持剂量的问题未解决，Ipilimumab 尚缺乏相应的分子标记来筛选最佳适用患者。同时，目前临床研究发现 Ipilimumab 的近期毒性较小，但其远期毒性仍未可知。目前开展的 Ipilimumab 抗肿瘤的临床研究主要集中于黑色素瘤患者，但 Ipilimumab 通过阻断 CTLA - 4、活化 T 细胞抗肿瘤免疫反应来治疗肿瘤，具有广谱抗癌性，虽然在 NSCLC 中已有Ⅱ期临床试验证实其具有一定疗效，但对于其他恶性肿瘤如前列腺癌、乳腺癌等的疗效如何，还需要临床试验来进一步证实。

四、溶瘤病毒与肿瘤治疗

传统的肿瘤治疗方法中的放化疗和靶向药物治疗存在不良反应大、易产生抗药性的缺点，这些方法的肿瘤治疗效果都不是很理想，因此，急需开发其他有效的肿瘤治疗方法。溶瘤病毒疗法是一种利用病毒特异性地在肿瘤细胞中复制继而杀伤肿瘤细胞，并刺激机体产生特异性抗肿瘤免疫反应的新型肿瘤治疗方法。相比其他肿瘤治疗方法，溶瘤病毒疗法具有复制高效、杀伤效果好和不良反应小等特点，已经成为肿瘤治疗研究领域的新热点。美国 Amgen 公司的Ⅰ型单纯疱疹重组病毒 T - VEC 在治疗晚期黑色素瘤患者的Ⅲ期临床试验中显示出良好的肿瘤治疗效果，并成为首个获得美国 FDA 批准上市的溶瘤病毒类治疗药物。溶瘤病毒在黑色素瘤治疗上取得的成功引起了科学家对溶瘤病毒疗法更广泛的关注，溶瘤病毒的研究得到了进一步的推动。

至今用于溶瘤治疗的病毒高达数十种，包括Ⅰ型单纯疱疹病毒(HSV - 1)、腺病毒、呼肠孤病毒、新城疫病毒、脊髓灰质炎病毒、柯萨奇病毒、麻疹病毒、人类免疫缺陷病毒、腮腺炎病毒、牛痘病毒、水疱性口炎病毒(VSV)和流感病毒等。溶瘤病毒按发展历程大致可分为 4 种类型：①野生型病毒株或自然减毒株：如新城疫病毒、柯萨奇病毒和呼肠孤病毒等；②基因工程选择性减毒株：主要是删除病毒某些关键基因而实现病毒复制的肿瘤选择性，如 ONYX - 015、G207 等；③基因加载型病毒株：主要是在前述两种溶瘤病毒基础上加载外源治疗基因，如加载粒细胞巨噬细胞集落刺激因子(GM - CSF)的 JX - 594 和 T - VEC 等；④转录靶向型病毒株：即在病毒必需基因前插入组织或肿瘤特异性启动子来控制溶瘤病毒在肿瘤细胞内复制，如 G92A 等。

为了进一步增强溶瘤病毒的有效性和安全性，研究者正致力于利用分子遗传学手段优化及改造溶瘤病毒，以期增强溶瘤病毒对肿瘤的特异性杀伤及其介导的抗肿瘤免疫。

1. 溶瘤病毒的溶瘤机制　溶瘤病毒治疗肿瘤的关键在于其能特异性地在肿瘤细胞中复制，病毒复制的直接后果是导致肿瘤细胞溶解和死亡，新释放的子代病毒又能继续感染周围的肿瘤细胞，实现病毒对肿瘤细胞的反复杀伤。更重要的是，溶瘤释放的肿瘤抗原还可以刺激机体产生特异性抗肿瘤免疫来进一步增强肿瘤的治疗效果。归结起来，溶瘤病毒一般通过以下 3 种机制发挥抗肿瘤作用：①肿瘤选择特异性机制；②病毒介导的肿瘤杀伤机制；③抗肿瘤免疫反应机制。

(1)肿瘤选择特异性机制：溶瘤病毒特异性靶向肿瘤主要通过病毒选择性感染肿瘤细胞和在肿瘤细胞中选择性复制两种途径来实现。特异性感染肿瘤细胞主要是对病毒感染宿主所需的关键蛋白进行修饰，降低病毒对正常组织的感染，从而实现病毒对肿瘤细胞的特异性感染。

由于在肿瘤细胞中柯萨奇 - 腺病毒受体(CAR)的表达水平往往很低，因此，溶瘤腺病毒感染正常细胞的能力比肿瘤细胞更好。为了提高腺病毒感染肿瘤细胞的特异性，一种策略是将单链抗体嵌入腺病毒的纤维蛋白中，使得病毒纤维蛋白在抗体的协助下与肿瘤细胞表面高表达的某些受体结合(如表皮生长因子受体 EGFR)，从而达到选择性感染的目的；另一种策略是将腺病毒的纤维蛋白改造成异型嵌合纤维蛋白，进而增强病毒感染肿瘤细胞的效率并降低毒性，如溶瘤腺病毒 Ad。溶瘤病毒在肿瘤细胞中选择性复制主要利用以下几种缺陷的信号通路来靶向肿瘤细胞。①靶向 p53 信号通路：p53 介导的细胞凋亡是病毒感染细胞时发生的一种应激反应，细胞借助这种机制能够避免病毒的进一步增生及扩散。腺病毒 E1B55kD 蛋白能够阻断 p53 的活性，研究者们利用这个特点开发了 E1B55kD 基因缺陷的溶瘤腺病毒，使得该腺病毒突变体能够在 p53 突变或缺陷的肿瘤细胞中复制，而无法在含有正常 p53 基因的正常细胞中复制；②靶向 IFN/双链 RNA 依赖性的蛋白激酶(PKR)信号通路：干扰素信号通路是正常细胞内抵御病毒感染的关键环节，干扰素能够激活 PKR 激酶来启动抗病毒炎症反应。VSV 和 HSV - 1 型溶瘤病毒都被证实可通过该途径靶向干扰素信号通路紊乱的肿瘤细胞；③靶向其他异常活化的信号通路：Ras 信号通路激活的肿瘤细胞对病毒感染的防御较低，因而溶瘤病毒可在 Ras 信号通路异常的肿瘤细胞中实现大量复制。E2F 转录因子在肿瘤细胞中往往表达上调，能促进被感染的细胞进入 S 期，从而有利于溶瘤病毒大量复制；④实现病毒靶向肿瘤细胞的另一种常用策略是调控病毒复制所必需基因的表达，即在病毒必需基因前插入组织和（或）肿瘤特异性启动子来实现病毒仅在肿瘤细胞内复制。常用的调控序列包括存活蛋白（survivin）启动子、人端粒酶反转录酶（hTERT）启动子、癌胚抗原（CEA）启动子、甲胎蛋白（AFP）启动子、缺氧反应元件（HRE）等。

（2）病毒介导的肿瘤杀伤机制：溶瘤病毒成功靶向并感染肿瘤细胞后，病毒以细胞作为加工厂进行大量复制，最终达到裂解肿瘤细胞的目的。肿瘤细胞裂解后释放的子代病毒又继续感染邻近的肿瘤细胞，直至病毒被机体的免疫系统清除。

溶瘤病毒有多种方式杀伤肿瘤细胞。①直接由病毒介导的细胞毒杀伤作用：病毒利用肿瘤细胞的能量、原料并以其为场所来实现自身增生，一方面导致肿瘤细胞生长受阻，另一方面扩增出大量的子代病毒裂解细胞。此外，某些病毒如腺病毒可产生具有细胞毒性和溶瘤活性的物质，腺病毒 E3 区编码的死亡蛋白可直接介导肿瘤细胞溶解；②胸腺嘧啶激酶（HSV-TK）结合无毒的环氧鸟苷（GCV）系统是肿瘤自杀基因治疗中常用的酶前药系统。被 TK 基因磷酸化后的 GCV 能够干扰肿瘤细胞 DNA 合成，并促进肿瘤细胞发生凋亡。由于不同种类的病毒对肿瘤杀伤能力不同，某些病毒如腺病毒可携带该系统来增强其杀伤肿瘤的效果。

除了上述两种杀伤肿瘤的方式，溶瘤病毒还可以通过破坏肿瘤血管系统的方式来达到间接杀伤肿瘤的目的。由于肿瘤的生长依赖肿瘤血管系统提供养料，因此，破坏肿瘤血管系统能够有效地抑制肿瘤的生长。与其他治疗方法相比，溶瘤病毒破坏肿瘤血管的特点使其在肿瘤治疗方面具有明显的优势。研究表明，VSV 型溶瘤病毒通过静脉给药的方式可以在体内直接感染并破坏肿瘤血管，而对正常血管没有影响。VSV 型溶瘤病毒特异性破坏肿瘤血管有利于病毒在肿瘤组织中扩散并进行复制，继而将嗜中性粒细胞等免疫细胞招募到被病毒感染的肿瘤位点，启动机体内由嗜中性粒细胞介导的炎症反应，从而导致肿瘤血管内微血栓的形成。肿瘤血管内的微血栓影响血管向肿瘤组织提供养料，最终导致肿瘤细胞增生减缓并且诱导其凋亡，因此极大地加强了 VSV 型溶瘤病毒的抗肿瘤活性。

（3）抗肿瘤免疫反应机制：溶瘤病毒本身对于机体而言是异源物，病毒进入机体后会引发免疫系统的清除，而病毒-宿主-肿瘤细胞三者之间的相互作用错综复杂：一方面，机体抗病毒免疫应答是限制病毒增生的主要因素，这减弱了病毒的抗肿瘤作用；另一方面，免疫系统对感染病毒的肿瘤细胞的杀伤作用得以加强。①病毒感染肿瘤细胞后，可诱导淋巴细胞和抗原递呈细胞（APCs）浸润肿瘤感染位点，感染病毒的肿瘤细胞由于病毒抗原被呈递从而被细胞毒淋巴细胞识别并杀伤；②病毒裂解肿瘤细胞后释放的肿瘤抗原可增强 APCs 的抗原递呈能力，从而产生针对肿瘤抗原的特异性免疫反应，最终形成长效的抗肿瘤免疫应答。

溶瘤病毒能诱发机体产生持续的免疫记忆，这对防止肿瘤的复发和转移至关重要。肿瘤本身处于免疫抑制的微环境中，溶瘤病毒会刺激机体产生很强的免疫反应，因而溶瘤病毒能在肿瘤微环境中募集及活化肿瘤浸润性淋巴细胞，诱导机体产生抗病毒反应。借助溶瘤病毒起始的抗病毒反应有助于打破乃至逆转肿瘤的免疫耐受状态。更重要的是，溶瘤病毒能进一步将肿瘤特异性抗原暴露并递呈给抗原特异性的 CD_8^+ T 细胞，形成潜在有效的抗肿瘤免疫。溶瘤病毒还被证实能诱导免疫细胞产生 I 型干扰素和表达免疫共刺激分子，激活抗原递呈信号通路。

2. 溶瘤病毒的临床研究　最早报道溶瘤病毒治疗肿瘤的个案可追溯到 1904 年，一名患有慢性髓细胞性白血病的 42 岁妇女在感染流感病毒后出现白细胞数急剧减少的现象。1912 年，又发现一名宫颈癌患者在感染狂犬病毒后肿瘤随之消退的案例。20 世纪 50—80 年代也发生了几起病毒或疫苗消退肿瘤的案例，包括水痘病毒治疗慢性淋巴细胞白血病。牛痘疫苗对于急性淋巴细胞白血病，以及麻疹病毒对于白血病、伯基特淋巴瘤、霍奇金恶性淋巴瘤，都具有明显的肿瘤抑制效果。

在出现上述野生型病毒能够抑制肿瘤的案例后，科学家开始利用天然减毒后的溶瘤病毒进行肿瘤治疗试验，但是野生型或减毒后的溶瘤病毒无论是在肿瘤治疗安全性上还是效果上都有一定的欠缺，因此，有必要对病毒进行遗传改造提高其安全性和治疗效果。随着肿瘤生物学、遗传学、分子生物学等学科的发展，越来越多经过遗传学改造的溶瘤病毒在肿瘤治疗中显示出较好的安全性和治疗效果。目前已有多种类型的溶瘤病毒进入临床研究阶段，部分溶瘤病毒已经完成临床试验并获得批准上市。我国在溶瘤病毒肿瘤治疗药物的研发上近年来也取得很大突破。

3. 溶瘤病毒与其他药物的联合治疗　尽管溶瘤病毒在肿瘤治疗上取得一定疗效，具有非常广泛的应用前景，但是单一的治疗手段疗效有限，单独依靠溶瘤病毒完全清除肿瘤具有一定的难度，因此，将溶瘤病毒与其他治疗手段联合应用于肿瘤治疗是非常有必要的。

（1）抗肿瘤靶向药物与溶瘤病毒的联合治疗：目前被报道的协同增强溶瘤病毒治疗的靶向药物主要有 3 类：表观遗传学药物、靶向 PI3K/Akt/mTOR 信号通路的抑制药和受体酪氨酸激酶抑制药。表观遗传学改变在肿瘤发病中起着重要的作用，因而表观遗传学药物已经成为了癌症研究的热点。组蛋白去乙酰化酶抑制药（HDACi）是一种被广泛研究的表观遗传学药物，目前已有多个品系完成临床试验并获批上市。HDACi 不仅可通过抑制肿瘤细胞增生和诱导细胞周期阻滞等方式促进肿瘤细胞的分化和凋亡，还可以通过抑制干扰素信号途径来降低机体的抗病毒免疫应答。组蛋白去乙酰化酶抑制药 HDAC6 被证实能够显著提高 HSV-1 溶瘤病毒在神经胶质瘤细胞中的复制水平，在动物模型中将其与溶瘤病毒联合治疗神经胶质瘤有更优的治疗效果。去乙酰化酶抑制药曲古抑菌素 A 一方面能上调胞内 CAR 表达，使肿瘤细胞更易感染腺病毒，另一方面它还具有抗病毒及抗血管生成能力，可与 HSV-1 协同杀伤肿瘤。PI3K/Akt 信号通路是应激条件下调节细胞增生和凋亡的重要信号通路，该信号通路的异常激活往往导致肿瘤细胞发生无限增生。有研究表明，Akt 抑制药 Tricibine 能够协同溶瘤病毒 MG18L 诱导胶质瘤细胞发生凋亡，两者联合治疗小鼠神经胶质瘤的疗效明显优于单药治疗。雷帕霉素是 mTOR 信号通路的抑制药，可协同腺病毒和 HSV-1 杀伤不易感的肿瘤细胞。蛋白酪氨酸激酶（PTKs）抑制药具有抑制肿瘤血管生成和抗肿瘤细胞生长的多重作用。舒尼替尼是一种小分子受体酪氨酸激酶抑制药,它不仅能通过抑制细胞内 PKR 的活性来提高 VSV 溶瘤病毒在肿瘤细胞中的复制,还能通过抑制 VEGFR 信号通路破坏肿瘤血管生成来增强溶瘤痘病毒在瘤内的感染能力,从而显著增强溶瘤病毒的治疗效果。

(2)化疗药物与溶瘤病毒的联合治疗:传统化疗药物一般是针对肿瘤细胞无限增生的特性而被开发出来用于肿瘤治疗,然而,它们对具有连续增生能力的正常细胞(如造血细胞等)杀伤效果同样显著,因而导致机体处于全身性免疫抑制状态。环磷酰胺是烷化剂类药物,在肿瘤细胞中被代谢成细胞毒性物质来发挥抗肿瘤杀伤作用,此外,它还被报道为一种免疫抑制药物。环磷酰胺能通过明显抑制机体先天性免疫应答和中和抗体产生来增强 HSV-1 型溶瘤病毒在肿瘤中的复制和扩散,继而扩大溶瘤病毒的复制杀伤效果。吉西他滨是一种破坏细胞复制能力的二氟核苷类抗代谢物抗癌药,除了具有环磷酰胺类似的免疫抑制效果外,还能增强机体产生针对肿瘤抗原的特异性 T 细胞应答,已经被报道能够协同增强包括腺病毒、呼肠孤病毒和牛痘病毒在内的多种溶瘤病毒的抗肿瘤活性。此外,替莫唑胺、米托蒽醌等化疗药物也被报道能与溶瘤病毒联用提高肿瘤的治疗疗效。

(3)免疫检验点阻断药与溶瘤病毒的联合治疗:肿瘤免疫疗法是当前肿瘤治疗领域最具前景的研究方向之一,其原理是激活自身的免疫系统 T 细胞或抗原呈递细胞来控制和杀伤肿瘤细胞。目前已经上市的免疫检验点阻断药有细胞毒 T 淋巴细胞相关抗原 4(CTLA-4)单抗和程序性死亡分子 1(PD-1)单抗,它们在恶性黑色素瘤的治疗上已经取得巨大成功。研究表明,免疫检验点阻断药仅对部分的实体瘤患者具有较好的疗效,而对大部分实体瘤患者效果不明显,归结其原因是这类药物完全依赖于肿瘤患者瘤内浸润性 T 淋巴细胞的数量。由于溶瘤病毒对肿瘤细胞的感染能够诱导大量的免疫细胞浸润肿瘤,从而使得免疫检验点阻断药能够发挥其应有的功能。因此,从治疗原理上来看,溶瘤病毒和免疫检验点阻断药联合具有很好的互补性,溶瘤病毒能够用其诱导的抗肿瘤免疫特性来弥补免疫检验点阻断药依赖于 T 细胞浸润的缺陷。美国安进公司 T-VEC 溶瘤病毒和施贵宝公司的 CTLA-4 抗体联合治疗晚期恶性黑色素瘤患者的 I 期临床试验结果表明,联合治疗能大大提高肿瘤治疗客观应答率(联合治疗 58% vs 单药治疗 26.4%)。此外,溶瘤病毒还可以与其他免疫检验点抗体如 PD-1、TIM-3(T 细胞免疫球蛋白黏蛋白 3)联用,进一步扩大单药治疗的效果。相信随着免疫治疗研究的深入,溶瘤病毒与其他免疫治疗方法联合治疗肿瘤会得到进一步发展。

虽然溶瘤病毒在动物试验和临床试验中显现出良好的安全性和有效性,但目前溶瘤病毒疗法也存在一些问题,它们制约着溶瘤病毒疗法的治疗效果及可应用性。通常说的肿瘤靶向治疗是指针对全身性治疗,溶瘤病毒靶向治疗目前较适用于局部治疗,而溶瘤病毒系统性的全身治疗仍需要克服以下几个问题:①溶瘤病毒如何克服人血液中和抗体及补体的杀伤作用并成功到达病灶;②溶瘤病毒要如何穿过组织血管内皮细胞层,避免内皮细胞的转胞吞作用,继而转导到靶细胞;③肿瘤细胞总是被基质细胞形成的膜状结构所包围,溶瘤病毒需要穿过基质及膜结构到达肿瘤,这大大降低了病毒在肿瘤内的扩散效率。针对这些问题有两个解决办法:一是进一步改造病毒,提高病毒的感染和扩散能力,使其经受住转胞吞作用及中和抗体的杀伤作用;二是采用细胞运载病毒的方式,如利用间叶质干细胞运送病毒到靶向组织。随着新一代基因工程编辑工具及生物信息学技术的进步，溶瘤病毒的安全性、高效性会得到进一步提升，利用溶瘤病毒治疗肿瘤的技术在广度与深度上必将得到更充分的发展。

五、抗肿瘤抗体-药物耦联物的临床研究进展

抗体-药物耦联物（ADCs）是一类新型肿瘤靶向治疗药物，由抗体、"弹头"药物（细胞毒性药物）和耦联剂三部分组成。ADCs 以抗体为载体，利用其特异性将"弹头"药物送至靶部位，提高"弹头"药物的靶向性，降低"弹头"药物对机体的不良反应，增加"弹头"药物对肿瘤细胞的杀伤作用。ADCs 通过将抗体与"弹头"药物耦联，可以增加"裸"抗体的抗肿瘤活性，与单独使用抗体相比，活性更高。ADCs 除具有特异性强、不良反应小和活性高等特点外，还能更好地应对靶向单抗的耐药性问题，是未来肿瘤靶向治疗的新趋势。

1. 以美登素为"弹头"药物的 ADCs　1972 年，Kupchan 等美国植物化学家首次从热带非洲的宽齿叶美登木发现了具有抗肿瘤的活性天然成分——美登素。美登素是一种大环内酯类化合物，能够抑制微管的聚集进而抑制细胞的有丝分裂，但由于它的不良反应大以及对肿瘤细胞特异性不强，已被临床上禁止使用。虽然美登素本身对肿瘤的治疗并没有益处，但是近年来，这种化合物及其衍生物作为抗肿瘤 ADCs 中的"弹头"药物已经成为许多研究者关注的焦点，应用较多的是其衍生物 DM1 和 DM4。DM1 和 DM4 都是美登素的巯基衍生物，不同的是它们的碳链长度，这两种衍生物都能通过二硫键与耦联剂进行连接。此类药物目前被作为 ADCs 的"弹头"药物应用得最多，如进入Ⅲ期临床用来治疗乳腺癌的 Trastuzumab emtansine，进入Ⅱ期临床用来治疗小细胞肺癌，多发性骨髓瘤的 Lorvotuzumab mertansine 和治疗非霍奇金淋巴瘤（NHL）的 SAR3419 等。

（1）Trastuzumab emtansine：人类表皮生长因子受体 2（human epidermal growth factor receptor 2，HER-2）是一种重要的肿瘤标志物，在乳腺癌、卵巢癌、胃癌、肺癌、前列腺癌中均存在不同程度的过表达。HER-2 过表达的肿瘤恶性程度高，迁移性和浸润性强，对化疗、放疗耐受，预后差，总生存和无病生存期短，肿瘤复发率高。

曲妥珠单抗（Trastuzumab）是一种人源化的抗 HER-2 单克隆抗体，也是目前治疗 HER-2 阳性乳腺癌最有效的靶向药物。T-DM1 是曲妥珠单抗和美登素衍生物 DM1 通过 N-顺丁烯二酰亚甲胺环己烷-1-羧酸（MCC）耦联得到的 ADC 药物。T-DM1 以 HER-2 为靶点，能更好地将 DM1 递送到靶部位，起到抑制肿瘤细胞生长的作用，既保证了对 HER-2 过表达的肿瘤细胞的靶向性，又增加了"弹头"药物对肿瘤细胞的杀伤力。

一项总数 24 例的Ⅰ期临床试验结果表明，每隔 3 周给 HER-2 阳性乳腺癌患者注射 T-DM1，其可被接受的最大剂量是 3.6mg/kg，主要的Ⅳ级不良反应为血小板减少症，其他还伴有恶心、四肢无力和贫血等。大量数据显示，T-DM1 具有临床抗肿瘤活性高、毒性低等特点。一项总数 112 例的Ⅱ期临床试验结果表明，T-DM1 单药治疗已经接受抗 HER-2 治疗和化疗失败的乳腺癌患者有效率达 39.3%，最常见的不良反应是血小板减少、低钾血症和四肢无力等。在此种情况下，Emilia 等又进行了 T-DM1 的Ⅲ期临床试验，结果表明对 HER-2 阳性患者的生存期，T-DM1 单药与赫赛汀（曲妥珠单抗）和卡培他滨(Capecitabine)及拉帕替尼(Lapatinib)联合用药比较，前者效果更好。Marianne 的另一项Ⅲ期临床试验表明，T－DM1 单药与赫赛汀和紫杉醇联合用药相比较，前者更能延长患者的生存期。可见，T－DM1 是一种有效的 ADC 药物，给 HER－2 阳性乳腺癌早期患者带来了希望。

（2）Lorvotuzumab mertansine：又名 HuN901－DM1、IMGN901，是一种以 CD56 为靶点，将人源化抗 CD56 单抗与美登素衍生物 DM1 耦联而成的 ADC 药物，能有效抑制 CD56 表达的肿瘤细胞。CD56 是一种肿瘤标志物，有资料表明，大约70%的多发性骨髓瘤(MM)细胞表面表达 CD56，55%~60%的卵巢癌(OC)、小细胞肺癌(SCLC)和梅克尔细胞癌(MCC)都表达 CD56。目前，IMGN901 已经进入Ⅱ期临床试验阶段，在临床前试验中，IMGN901 单一疗法就显示了极强的抗肿瘤活性，Ⅰ期临床试验主要确立了 IMGN901 的给药方案，考察其在最大耐受剂量时的安全性和抗 CD56 阳性肿瘤的活性。一项总数为85 例的Ⅰ期临床试验结果表明，连续3 天给患者静脉注射 IMGN901，21 天后患者出现Ⅱ级以上神经毒性等不良反应，确定Ⅱ期临床试验剂量为每天 60mg/m^2。

（3）SAR3419：是一种以 CD19 为靶点，将人源化抗体 HuB4 通过二硫键与美登素衍生物 DM4 耦联而成的 ADC 药物，用来治疗非霍奇金淋巴瘤(NHL)。一项总数为28 例的Ⅰ期临床试验结果表明，给患者静脉注射 SAR3419，显著延长了89%的肿瘤患者的生存期，其中有13 例患者对利妥昔单抗(Rituximab)耐药，而 SAR3419 对耐药患者的有效率也达53%。这说明 SAR3419 不但对 NHL 有效，对利妥昔单抗的耐药患者也有效。目前，该药已经进入Ⅱ期临床试验，主要考察其对弥散大 B 细胞淋巴瘤(LBCL)和急性 B 淋巴细胞白血病(B－ALL)的疗效。

2. 以卡奇霉素为"弹头"药物的 ADCs　卡奇霉素为烯二炔类抗肿瘤抗生素，主要通过与肿瘤细胞 DNA 特异序列的小沟结合，直接裂解双链 DNA，进一步诱导肿瘤细胞凋亡。卡奇霉素对白血病尤其是淋巴细胞白血病、急性骨髓性白血病(AML)以及实体瘤如结肠癌和黑色素瘤均有极强的杀伤作用。为此，卡奇霉素以它强大的抗肿瘤活性成为许多研究者关注的焦点。卡奇霉素作为"弹头"药物，一般用其衍生物 N－乙酰 γ 卡奇霉素 CalichDMA 及其形成的腙 CalichDMH。卡奇霉素结构中含有过硫键，CalichDMA 和 CalichDMH 含有二硫键，它们都通过二硫键与 Linker 进行连接。以卡奇霉素为"弹头"药物的 ADCs 已上市又被召回的有麦罗塔(Mylotarg)，已进入Ⅲ期临床的有伊珠单抗奥加米星。

（1）吉妥珠单抗奥加米星：是首个由 FDA 批准上市的 ADC 药物，商品名麦罗塔(Mylotarg)。Mylotarg 是以 CD33 为靶点，将吉妥珠单抗(Gemtuzumab)与 CalichDMH 耦联形成的 ADC 药物，用于治疗急性髓细胞性白血病。该药于 2000 年5 月作为"快速许可项目"获得 FDA 的批准上市(该项目允许 FDA 在尚未得到临床测试结果前，依据实验室数据为某些治疗严重疾病的药物放行)。Mylotarg 治愈率大约为30%，批准的使用剂量为 0.22mg/kg。2004 年由惠氏公司(现辉瑞)设计并主持了一项对其验证性的上市后临床试验。该试验对比在化疗的基础上增加使用 Mylotarg，验证是否能有效延长患者生命。在验证初期，该药物表现出严重的致命肝损伤反应。因为无明显的药效，且会发生更高的死亡率。所以在 2010 年6 月辉瑞公司主动撤回 Mylotarg，不再投放市场。

(2)伊珠单抗奥加米星：又名 CMC-544，是以人源化抗 CD22 的抗体伊珠单抗(Ino-tuzumab)与 CalichDMH 耦联形成的 ADC 药物，用来治疗复发性或难治性 B 细胞非霍奇金淋巴瘤(B cell-NHL)和急性淋巴细胞白血病(ALL)，目前已经进入临床Ⅲ期试验。Ⅰ期临床试验考察了 CMC-544 治疗 B cell-NHL 最大耐受剂量的安全性，药动学以及与利妥昔单抗联合用药的安全性和抗肿瘤活性。一项总数为 10 例的Ⅰ期临床试验结果表明，每隔 28 天给患者注射利妥昔单抗 $375mg/m^2$，之后又静脉注射 CMC-544 $1.8mg/m^2$(最大耐受剂量为 $1.8mg/m^2$)，重复联合给药 8 个周期，与 CMC-544 单一疗法相比，多见Ⅲ级不良反应：血小板减少症(70%)、嗜中性粒细胞减少症(50%)、白细胞减少症(30%)和淋巴球减少症(30%)，总疗效为 80%。

3. 以 Auristantin 为"弹头"药物的 ADCs　海兔毒素 10(Dolastatin 10)是印度洋无壳软体动物截尾海兔(Dolabella auricularia)中的主要抗肿瘤活性成分。Dolastatin 10 是由 4 个氨基酸组成的线性缩肽类天然细胞毒性蛋白，曾作为抗肿瘤药物进入临床研究阶段，但由于其不良反应大，临床疗效不显著，而没有最终被开发为抗肿瘤药。Auristantin 是 Dolastatin 10 的衍生物，其结构比 Dolastatin 10 少一个噻唑基，但其抗肿瘤活性优于 Dolastatin 10。

Auristantin 通过全合成方法制备，是 ADCs 发展以来使用较广泛的高效"弹头"药物，与普通的化疗药物相比，它具有强大的抗肿瘤活性。Auristantin 的作用机制与美登素相似，也是通过抑制微管蛋白聚集进而抑制细胞有丝分裂。其单甲基化衍生物 MMAE 和 MMAF 作为"弹头"药物应用较多。

ADCs 是一类新型的抗肿瘤靶向药物，为肿瘤靶向治疗开辟了一个新的领域。近几年，ADCs 的研究取得了很大的进展，尤其是提高了"弹头"药物对肿瘤部位的靶向性，希望随着基础医学研究、生物技术药物领域的不断发展和完善，ADCs 能更好地发挥其优势、造福人类。

六、肿瘤的 CART 细胞治疗

嵌合抗原受体 T 细胞(chimeric antigen recur for T cells, CART)治疗是一种肿瘤特异性 T 细胞治疗，CART 技术是把识别肿瘤细胞特异靶点的功能基因通过基因工程方法改造患者的 T 淋巴细胞，让 T 细胞能够识别肿瘤细胞，成为肿瘤特异性 T 细胞用于肿瘤治疗。其中识别 CD19 靶点的 CART 可以治愈 B 淋巴细胞白血病和淋巴瘤，FDA 已经批准诺华的 CART 在血液肿瘤的治疗。由于 CART 技术在血液肿瘤的成功应用，以及技术本身的应用广泛性，将来可以推广应用到其他血液肿瘤和实体瘤上。因此，CART 细胞治疗被称为第三代细胞治疗。

1. CART 细胞治疗的临床应用

(1)CART 技术治疗实体瘤：CART 细胞治疗最早是在实体瘤上进行，其治疗实体瘤最大的问题是合适的靶抗原的鉴定。血液系统肿瘤的分类常规靠细胞表达的表面标志物来进行，而实体肿瘤主要靠组织定位、组织学、免疫组织化学染色、特殊信号分子突变的组合来进行分类，然而这些方法不直接决定 CART 的靶点。有时 CART 细胞转移到肿瘤部位虽然容易，但是相比使用同样的可溶性抗体而言，CART 细胞更容易发生脱靶效应。比如，根据临床上使用的曲妥单抗设计的抗 HER-2/neuCAR 导致结肠癌患者发生致死性肺毒性。可以在 CART 细胞输注前使用抗体封闭正常组织表达的相同抗原来缓解毒性，或者使用只有在含有多个抗原的情况下才被激活的组合 CART 细胞。目前在胶质母细胞瘤（GBM）、卵巢癌、膀胱癌和间皮瘤等实体肿瘤上进行开放试验。2 个针对表皮生长因子受体型突变体Ⅲ（EGFRⅢ）的临床试验（NCT02209376 和 NCT01454596）引起人们的兴趣，因为 EGFRⅢ 被认为是种在正常组织不表达的肿瘤特异性抗原。美国纪念斯隆－凯特琳癌症中心（Memorial Sloan－Ketterlin Cancer Center，MSKCC）正在把前列腺特异性抗原（PSMA）和一个自杀基因——单纯疱疹病毒胸腺激酶（HSV thymidine kinase）组合进行临床试验（NCT01140373）。贝勒大学正在进行针对神经节苷脂 GD－2 的 CART 细胞用于治疗成神经母细胞瘤的临床试验（NCT01822652）。由于 GD－2 在外周神经表达，使用抗 GD－2 CART 细胞可以造成严重的疼痛，研究者在 CAR 结构中引入了可以快速表达的自杀基因。已经有数个相关的临床试验被报道，包括抗 IL－13 受体 α 链 CART 细胞用于治疗 GBM；抗 CEA CART 细胞动脉注射使细胞进行肝转移；腹腔内注射可分泌 IL－12 的抗 MUC－16^{ecto} T 细胞用于治疗卵巢癌。

（2）CART 技术治疗血液肿瘤：虽然 CART 细胞最早应用于实体肿瘤，然而由于 CD19 在所有 B 细胞中表达且患者可以长期耐受 B 细胞发育不全，抗 CD19 CART 在 B 细胞肿瘤的应用上取得了更加令人振奋的结果。

2008 年，经研究首次指出基因修饰的 B 细胞特异性的自身 T 细胞可以安全治疗 B 细胞肿瘤。7 例惰性或套细胞淋巴瘤患者治疗使用抗 CD20 再定向 T 细胞，取得了部分缓解（1 例患者）、疾病稳定（< 4 例患者）和完全缓解（2 例患者）。T 细胞在患者体内持续存在 9 周。2010 年，希望之城国家医疗中心的研究小组公布了后续在复发的弥散大 B 细胞淋巴瘤患者中分别使用抗 CD20（2 例患者）、抗 CD19（2 例患者）的研究结果。在这项研究中似乎由于发生了对输注的细胞的免疫反应，T 细胞存在不超过 7 天。同年，国家癌症研究所公布了成功使用抗 CD19 CART 细胞的证明。

各大研究中心使用抗 CD19 CART 细胞治疗已经超过 100 例，既往经验总结认为，患者应该进行旨在减少淋巴细胞的化疗；第二代 CAR 结构优于第一代 CAR，特别是在治疗急性淋巴细胞白血病时有较高的反应率；输注的 CART 细胞没有明确的剂量反应关系；骨髓白血病细胞浸润可以达到完全缓解并可实现"无微小残留"状态（是指通过高灵敏度的检测，如流式细胞术、RTqPCR 或者深度测序等，未能发现疾病征象的状态）。值得注意的是，在 B－急性淋巴细胞白血病患者的治疗中，出现 CD19 的肿瘤复发，此时患者体内仍可检测到 CART 细胞。其中的机制尚不清楚，但这仍表明抗 CD19 CART 细胞对肿瘤细胞的有效性。这给我们的启示是，在未来的临床试验中应当考虑到 CD19 的肿瘤复发的情况。

如果寻找到合适的表面抗原，对于难治复发的急性髓系白血病使用 CART 细胞进行治疗也显得确实可行。然而，急性髓系白血病是造血干细胞肿瘤，很难发现肿瘤细胞特异的抗原。墨尔本大学的研究小组证明，使用抗 Lewis Y CD28 共刺激的 CART 细胞可用来治疗急性髓系白血病。其毒副反应较小，患者只有轻微反应。经检测，放射标记的 CART 细胞转移到病灶。

由于霍奇金淋巴瘤不表达 B 细胞表面相关的标志物而肿瘤细胞统一表达 CD30，目前有学者进行了在表达 CD30 的霍奇金淋巴瘤细胞系上使用 CART 细胞的基础试验。某些活化的 T 细胞也表达 CD30，因此抗 CD30 CART 细胞理论上会影响自身 T 细胞扩增。贝勒大学医学院正在进行两项抗 CD30 CART 的临床试验（CCT01192464 和 NCT01316146）。

T 细胞肿瘤的治疗方面，为了预防后续出现 T 细胞减少，需要找到肿瘤细胞中表达而输注的 CART 细胞和正常 T 细胞均不表达的靶点，因此 CART 细胞在 T 细胞肿瘤的治疗中应用最为困难。最近，基础试验表面使用抗 CD5 CART 可以通过下调自身 CD5 来避免 T 细胞减少，因此抗 CD5 CART 可以用于表达 CD5 的 T 细胞肿瘤。可以使用没有共同 T 细胞抗原的 CAR－NK 细胞来治疗 T 细胞肿瘤。

在多发性骨髓瘤的治疗方面，虽然最近有许多新药研发，但其仍未能治愈。贝勒大学的研究小组以抗 κ 轻链为靶点（NCT00881920）并显示出一定成效。但潜在问题是大多数骨髓瘤细胞不表达 κ 轻链。其他进行研究中的可能治疗骨髓瘤的靶点有 CD138、B 细胞成熟抗原（BCMA）、CS－1、CD38、NKG2D 配体及 CD44v6 等。

2. CART 细胞治疗的不良反应　一种治疗方法在完全确立之前，许多常规的问题需要明确。比如明确最小有效剂量和最大耐受剂量、探索其潜在的不良反应等。在目前 CART 的发展阶段，针对这些问题的完备的评估准则仍未形成。目前已经明确 CART 细胞的治疗效应常常伴随明显的毒副反应。

（1）细胞因子释放综合征（CRS）：最早发现于单克隆抗体输注，以大量非抗原特异性炎症反应为特征，是 CART 细胞使用中发生的最严重的不良反应。其表现和巨噬细胞活化综合征很像，如血细胞减少、持续性高热、关节痛、肌痛、头晕、高铁蛋白血症、低纤维蛋白原血症。它与肿瘤相关抗原无关，T 细胞的扩增似乎激活了其他血细胞（B 细胞、中性粒细胞、巨噬细胞），并且导致 TNF－α、IL－2、IL－6、IL－13 和 IFN－γ 等炎症因子的释放。抗 CD19 CART 细胞导致的 CRS 起始时间为 1 天至 3 周。所有使用抗 CD19 CART 细胞治疗急性淋巴细胞白血病的临床试验和第一次输注前的肿瘤负荷以及体内 T 细胞增生最大数量相关。CRS 的症状非特异，并且由于感染而变得复杂。发热是 CRS 的特点，通常伴随寒战、肌痛和肠道紊乱，严重者会有威胁生命的并发症发生。最开始用于自身免疫性疾病的抗 IL－6R 单抗托珠单抗，已经被证明对严重的 CRS 有效。其在推荐剂量（儿童静脉注射 4mg/kg，成人静脉注射 8mg/kg）下很少有不良反应。

（2）B 细胞发育不良：抗 CD19 的 CART 细胞的直接毒性会引起持续的 B 细胞发育不良导致 B 细胞减少，这在理论上会导致体液免疫缺陷。但同时这也是 CART 细胞持续抗肿瘤反应的征象。B 细胞减少的临床表现与低丙种球蛋白血症的患者类似。可通过静脉输注丙种球蛋白来改善症状，降低感染风险。虽然追踪的患者相对较少，但使用抗 CD19 CART 细胞治疗的患者到目前没有发现增加细菌感染的概率。

（3）神经毒性：神经系统症状包括头痛、惊厥、言语障碍、意识模糊。磁共振显示的结果与可逆性胼胝体压部病变综合征样的轻微型脑病的改变相符。患者脑脊液中较高的 IL－6 水平显示，神经毒性似乎与 IL－6 相关。有假说认为 CART 细胞输注后的全身炎症反应可以增加血脑屏障的通透性，使通过的 IL－6 激活中枢神经系统的免疫细胞。

3. CART 细胞治疗的局限与展望　CART 细胞治疗作为一种新的治疗肿瘤的手段，

其发展令人振奋。它作为一项基础研究，不仅是病毒学、分子生物学和 T 细胞扩增领域的探索的浓缩，而且其作为基础还为肿瘤的临床试验提供新视角和萌芽。CART 细胞治疗 B 细胞肿瘤取得的成效证明了这一方法的可行性，并对其他手段治疗后复发肿瘤的治疗产生深远影响。CART 细胞治疗相比于单抗治疗有许多优势，比如显著的体外扩增能力将许多潜在反应放大，其体内存留时间长的优点可以提供持续的治疗。过去几年使用 CART 细胞的临床试验给肿瘤治疗提供了宝贵的经验。CART 的构建以单克隆抗体为基础，T 细胞在体内大量的增生扩大其活性，然而这一治疗方法的安全性可能会使得对其毒性的低估。因此，对正常组织的抗原进行研究预防脱靶效应以及构建好的 CART 细胞在临床相关模型上进行检测显得尤为重要。

同时，由于 T 细胞上存在 PD－1，而肿瘤细胞存在其配体 PD－L1 和 PD－L2，可抑制 T 细胞增生和细胞因子产生，降低对肿瘤细胞的杀伤能力。T 细胞上还有类似 PD－1 的分子，如 CTLA－4 等，这些分子的存在都会影响 CART 细胞的治疗效果。因此，我们在研究 CART 细胞的同时，还要考虑对 T 细胞的进一步改造，以彻底摆脱肿瘤细胞的免疫逃逸。

七、免疫检查点抑制药毒性相关的问题

近年来，肿瘤免疫治疗成为有希望治愈肿瘤的重要手段，其主要机制是解除机体免疫抑制，增强免疫功能。针对免疫检查点的治疗（如 CTLA－4 与 PD－1/PD－L1 抑制药）最具有代表性；免疫检查点抑制药（ICIs）的疗效已在多种肿瘤中得到验证，多种药物获得了美国 FDA 的批准。

ICIs 相关的毒副反应比较独特，称为免疫治疗相关的毒性（irAE）。由于 ICIs 发挥抗肿瘤的作用主要是作用于机体的免疫系统，理论上这种毒性可发生于任何组织器官，其中比较常见的是胃肠道、皮肤、内分泌腺体以及肝脏等，而发生在肺、心血管、骨骼肌以及血液方面的毒性较少见。目前尚缺乏针对 irAE 进行有效处理的前瞻性数据，但 ESMO 和 SITC 已经发布了针对 ICIs 相关毒性处理的专家共识；由于 irAE 牵涉面广，有必要进行多学科的合作和处理。

2017 年 1 月 11 日，美国纪念斯隆－凯特琳癌症中心（MSKCC）的 Postow 教授整理了 irAE 临床需要关注的十个问题，发表在 NEJM 杂志上，以期能对医护人员有所帮助。

1. irAE 发生的原因？

接受 ICIs 治疗的患者出现 irAE 的具体病理生理学机制尚未明确，可能与免疫检查点维持免疫稳态有关。CTLA－4 在免疫反应的早期减弱 T 细胞反应，而 PD－1 对 T 细胞的抑制作用发生于外周组织，出现时间较晚。

抗 CTLA－4 抗体和抗 PD－1 抗体产生的 irAE 不尽相同。抗 CTLA－4 抗体的 irAE 更为严重。比如，抗 CTLA－4 抗体更容易引发结肠炎和垂体炎；而抗 PD－1 抗体更容易导致肺炎和甲状腺炎。

此外，细胞因子的释放等其他因素也和 irAE 的发生有关。在 ipilimumab 引起的结肠炎患者，IL－17 水平升高，这也与临床前动物模型中观察到的现象一致。

2. irAE 的常规处理？

irAE 发生的原因主要是 T 细胞激活后对正常器官的过度免疫反应。在治疗上，除了

常规的停药或者延迟给药外，最常见的处理方式是使用免疫抑制药，如糖皮质激素。当激素无效时，可以考虑使用其他免疫抑制药，如抗 TNF‐α 抗体英夫利昔单抗（inflix-imab）。

英夫利昔单抗常用于治疗克隆恩病和溃疡性结肠炎，也用于治疗中重度 ICIs 相关的结肠炎。考虑到激素的长期免疫抑制作用，以及英夫利昔单抗的快速起效时间，是否可以早期使用英夫利昔单抗以减少激素用量，值得进一步探索。

已有个案报道提及其他治疗炎症性肠病的药物，如使用抗整合素抗体 vedolizumab 治疗 ICIs 相关的结肠炎。

3. irAE 何时发生？

irAE 一般在给药后几周至几个月内发生，但实际上是 irAE 可发生于接受 ICIs 治疗的任何时间，甚至是延迟到 ICIs 治疗结束后。最常发生的 irAE 为皮肤、胃肠道、内分泌器官毒性。

由于 ipilimumab 主要是作用于 T 细胞活化的早期，而抗 PD‐1 治疗主要是影响 T 细胞活化的末期，所以使用这两种 ICIs 其毒副反应不一致。

目前还无法对 irAE 所发生的器官特异性做出合理的解释。此外，也缺乏 ICIs 相关 irAE 的长期毒性数据。这一点应该引起注意，因为按照目前的发展趋势，ICIs 将来很有可能会用于早期肿瘤的治疗，由于这类患者往往生存期较长，所以重视药物的长期毒性尤为必要。

4. irAE 发生的个体差异性？

目前尚不清楚 irAE 在特定人群中发生的确切原因。已知某些基因会导致自身性免疫性疾病的发生（不使用 ICIs 的患者），所以有研究探索了是否胚系遗传因素与 irAE 发生有关。

一项 ipilimumab 治疗 453 例恶性黑色素瘤患者的研究显示，单一基因表型（HLA‐A）和 irAE 发生风险并无相关性。

研究也分析了肠道菌群是否和 irAE 发生有关。两项回顾性研究发现，若既往肠道内存在拟杆菌，会降低 ipilimumab 相关免疫性肠炎的发生，但是否可以通过使用菌群调节剂或者抗生素来控制 irAE 尚无证据。

5. irAE 与疗效是否存在关联？

irAE 发生的具体病理生理学机制尚不清楚，但 irAE 的发生提示患者的免疫处于激活状态。irAE 的严重程度与疗效的关联尚存在争议。

回顾性的研究认为，出现 irAE 的患者，其对 ICIs 的反应越明显，但是 irAE 的出现并非是发生有效反应的必需条件。需要引起注意的是，对于一些特异性的反应，比如白斑，可能与恶性黑色素瘤患者接受 ICIs 的疗效有关。

在不同类型的肿瘤中，irAE 发生的毒性类似，这说明 irAE 的发生和免疫系统本身有关，而与肿瘤类型的关系不大。

6. 免疫抑制药会不会影响 ICIs 的疗效？

针对这一问题，目前无前瞻性的研究结论。

少量回顾性的分析提示，接受 ICIs 治疗并出现 irAE 的患者，是否接受过激素处理

irAE,总体生存并未受影响。

然而,要完全回答这一问题,需要关注更多细节,包括免疫抑制药的种类、使用的时机、使用的时长,以及患者的治疗结局。

7. 免疫抑制药毒性是否干预 ICIs 疗效?

从理论上讲,免疫抑制药可能会影响抗肿瘤疗效,但这种影响尚未被确认。另外,免疫抑制处理本身会产生一些额外风险。这一点临床上需要关注。使用免疫抑制药如皮质激素类药物可能导致高血糖、水钠潴留和焦虑等不良反应,迅速撤药会引起医源性肾上腺功能不全。

虽然长期使用激素的可能性较小,但长期用药会导致相关并发症,如库欣综合征、骨质疏松和肌肉功能萎缩。此外,使用免疫抑制药治疗 irAE,增加了机会性感染的风险,如烟曲真菌肺炎、巨细胞病毒性(CMV)肝炎和卡氏肺囊虫性肺炎(PCP)等。

对于长期使用高剂量激素的患者(每日 20mg 或更高剂量的泼尼松,或者相当于同等剂量的其他激素连续使用达 4 周的患者),需要使用复方磺胺甲恶唑、阿托伐醌或潘他米丁,以预防 PCP 的发生。

8. 严重 irAE 缓解后再使用 ICIs 是否安全?

目前尚缺乏这方面的研究,但严重 irAE 缓解后,患者再次接受 ICIs 治疗,irAE 可能再度出现,只是其发生率较低,在 3% 左右。

影响患者再次使用 ICIs 的关键因素很可能取决于末次 irAE 出现的程度、患者的一般状况以及是否存在其他治疗模式。对于一般的 irAE 可以对症处理;需要警惕或者重视的毒性是心脏、肺毒性,因为这些 irAE 往往是致命的。

9. irAE 缓解后是否有必要继续使用 ICIs?

目前尚缺乏前瞻性研究评估患者停药后继续接受 ICIs 治疗的疗效,所以对于该问题目前还没有明确的答案。

在一项研究中,恶性黑色素瘤患者接受 nivolumab 联合 ipilimumab 治疗,前 4 个月内因为毒性停药的患者,与未停药的患者比较,PFS 和 OS 相似。另外一项针对 NSCLC 的患者的研究表明,对 ICIs 有良好应答的患者,因毒性停药或推迟治疗,再次接受 ICIs 治疗其 PFS 和 OS 与永久停药的患者相似。

当然,这些回顾性的研究仍需进一步随访,也亟须开展前瞻性的试验明确是否短时间的 ICIs 治疗可以带来长期获益。

10. 有加重 irAE 风险的患者可否使用 ICIs?

对于有 irAE 风险加重的患者(如自身免疫性疾病的患者),使用 ICIs 治疗时须谨慎,但接受 ICIs 治疗,疗效并不受到影响。临床实际应用上,这类患者是否可接受 ICIs 治疗,取决于肿瘤是否危及生命,以及在临床医生的指导下权衡治疗的利弊。

ICIs 基本不通过肝脏与肾脏代谢,但对于肝肾功能不全的患者,ICIs 并非其使用禁忌证。早期的临床研究将 HBV、HCV 阳性的患者排除在外,但有一些研究认为,这类患者也可以考虑使用 ICIs。有研究显示,造血干细胞移植和器官移植的患者,接受 ICIs 治疗可能引发排斥反应,但目前结论尚不明确。

此外,高龄并非是使用 ICIs 的限制因素,因为 ICIs 的疗效与年龄无关。只是需要注意，在面对高龄的患者时，需要重点关注患者的评分和活动能力。

综上所述，irAE 可随时发生，但大多程度较轻。除内分泌器官毒性可长期存在外，大部分 irAE 可逆转，或者仅为暂时性反应。虽然严重毒性事件的发生率较低，但一旦出现后果可能比较严重，尤其需要注意的是心包炎、肺和神经系统方面的毒性。

第二篇 各 论

第六章 头颈部肿瘤分子靶向治疗

第一节 疾病概述

头颈部肿瘤包括唇、口腔、口咽、下咽、鼻咽、喉(声门区、声门上区、声门下区)、鼻腔与鼻旁窦(筛窦与上颌窦)、涎腺、甲状腺等部位的肿瘤,它们合起来位居恶性肿瘤发病率的第六位。

一、头颈部器官及淋巴结的解剖定位

头颈部器官组织的大体解剖学定位和淋巴结分区对肿瘤诊治十分重要。颈部淋巴网络丰富,单侧约有 150 个淋巴结,60% 以上的头颈部癌患者初诊时已出现颈部淋巴结转移。根据解剖学结构,颈部淋巴结可分为 6 个区。Ⅰ区包括颏下及颌下淋巴结;Ⅱ区指颈内静脉淋巴结上组,起自颅底至舌骨水平,前界为胸骨舌骨肌侧缘,后界为胸锁乳突肌后缘。Ⅲ区指颈内静脉淋巴结中组,起自舌骨水平面至肩胛舌骨肌与颈内静脉交叉处,前后界同Ⅱ区;Ⅳ区指颈内静脉淋巴结下组,起自肩胛舌骨肌与颈内静脉交叉处至锁骨上,前后界同Ⅱ区;Ⅴ区指颈后三角淋巴结,包括锁骨上淋巴结,前界为胸锁乳突肌后缘,后界为斜方肌,下界为锁骨;Ⅵ区指颈前间隙淋巴结,亦称内脏周围淋巴结,包括咽后淋巴结、甲状腺周围淋巴结、环甲膜淋巴结及气管周围淋巴结。两侧界为颈总动脉,上界为舌骨,下界为胸骨上窝。

二、分期

见表 6 - 1。

表 6 - 1　头颈部肿瘤 TNM 分期

期别	T	N	M
0	T_{is}	N_0	M_0
I	T_1	N_0	M_0
II	T_2	N_0	M_0
III	T_3	N_0	M_0
	$T_{1 \sim 3}$	N_1	M_0
IVA	$T_{1 \sim 3}$	N_2	M_0
	T_{4a}	$N_{0 \sim 2}$	M_0
IVB	任何 T	N_3	M_0
	T_{4b}	任何 N	M_0
IVC	任何 T	任何 N	M_1

1. T 分期　头颈部肿瘤的 T 分期如表 6 - 2 至表 6 - 4。

表 6 - 2　唇部、口腔及口咽部肿瘤的 T 分期

定义	唇癌与口腔肿瘤	口咽癌	下咽癌
T_x	原发灶无法评估	原发灶无法评估	原发灶无法评估
T_0	未发现原发肿瘤	未发现原发肿瘤	未发现原发肿瘤
T_{is}	原位癌	原位癌	原位癌
T_1	肿瘤最大直径≤2cm	肿瘤最大直径≤2cm	肿瘤最大直径≤2cm,且限于下咽一个解剖亚区
T_2	4cm≥肿瘤最大直径 >2cm	4cm ≥ 肿瘤最大直径 >2cm	肿瘤侵犯1个以上下咽解剖亚区或肿瘤最大直径 >2cm,但≤4cm。没有半喉固定
T_3	肿瘤最大直径 >4cm	肿瘤最大直径 >4cm,或侵犯会咽的舌面	肿瘤最大直径 >4cm,或伴有半喉固定或侵犯食管
T_{4a}	(唇)肿瘤侵透骨皮质,侵及下齿槽神经、口底、面部皮肤(颏或鼻)(口腔)肿瘤侵透骨皮质,侵及非固有舌肌深层(颏舌肌、舌骨舌肌、腭舌肌、茎突舌骨肌)、上颌窦或面部皮肤	肿瘤侵犯喉、舌肌深层、翼内肌、硬腭或下颌骨	肿瘤侵犯甲状软骨/环状软骨、舌骨、甲状腺、食管或中心区软组织（中心区软组织包括喉前带状肌和皮下脂肪）
T_{4b}	(唇及口腔)肿瘤侵及咀嚼肌间隙、翼板、或颅底和(或)颈内动脉	肿瘤侵及翼外肌、翼板、鼻咽侧壁或颅底和(或)包裹颈总动脉	肿瘤侵及椎前筋膜、颈总动脉或纵隔组织

表6-3 喉癌(声门上型、声门型、声门下型)的T分期

定义	声门上型	声门型	声门下型
T_x	原发灶无法评估	原发灶无法评估	原发灶无法评估
T_0	未发现原发肿瘤	未发现原发肿瘤	未发现原发肿瘤
T_{is}	原位癌	原位癌	原位癌
T_1	肿瘤限于声门上一个亚区,声带活动正常	肿瘤侵犯声带(可以侵及前联合或后联合),声带活动正常 T_{1a}肿瘤限于一侧声带 T_{1b}肿瘤侵犯两侧声带	肿瘤限于声门下
T_2	肿瘤侵犯声门上一个亚区以上,侵犯声门或侵及声门上区以外(如舌根黏膜、会厌谷、梨状窝内壁黏膜),无喉固定	肿瘤侵犯声门上或声门下和(或)声带活动受限	肿瘤侵及声带,声带活动正常或受限
T_3	肿瘤限于喉内,声带固定和(或)下列部位受侵:环后区、会厌前间隙、声门旁间隙和(或)伴有甲状软骨局灶破坏(如内板)	肿瘤局限于喉内,声带固定和(或)侵犯声门旁间隙,和(或)伴有甲状软骨局灶破坏(如内板)	肿瘤限于喉内,声带固定
T_{4a}	肿瘤侵透甲状软骨板或侵及喉外组织(如气管、包括舌外肌在内的颈部软组织、带状肌、甲状腺、食管)	肿瘤侵透甲状软骨板或侵及喉外组织(如气管、包括舌外肌在内的颈部软组织、带状肌、甲状腺、食管)	肿瘤侵透环状软骨或甲状软骨板,和(或)侵及喉外组织(如气管、包括舌外肌在内的颈部软组织、带状肌、甲状腺、食管)
T_{4b}	肿瘤侵及椎前间隙,包裹颈总动脉,或侵及纵隔结构	肿瘤侵及椎前间隙,侵及纵隔结构,或包裹颈总动脉	肿瘤侵及椎前间隙,侵及纵隔结构,或包裹颈总动脉

表6-4 上颌窦、鼻腔及筛窦、大涎腺肿瘤的T分期

定义	上颌窦癌	鼻腔及筛窦癌	大涎腺癌
T_x	原发灶无法评估	原发灶无法评估	原发灶无法评估
T_0	未发现原发肿瘤	未发现原发肿瘤	未发现原发肿瘤
T_{is}	原位癌	原位癌	原位癌
T_1	肿瘤局限于鼻窦黏膜,骨质没有侵蚀或破坏	肿瘤局限于鼻腔或筛窦一个亚区,有或无骨质侵蚀	肿瘤最大直径≤2cm,无腺体外侵犯
T_2	肿瘤侵蚀或破坏骨组织,包括硬腭和(或)中鼻道;上颌窦后壁、翼板无破坏	肿瘤侵及鼻腔筛窦复合体内的另一个相邻区域,伴或不伴有骨质侵蚀	肿瘤最大直径>2cm,但≤4cm,无腺体外侵犯

定义	上颌窦癌	鼻腔及筛窦癌	大涎腺癌
T_3	肿瘤侵及上颌窦后壁、皮下组织、眶底或内侧壁、翼腭窝、筛窦	肿瘤侵及以下组织：眶底或眶内侧壁、上颌窦、腭、筛板	肿瘤最大直径>4cm，或伴有腺体外侵犯
T_{4a}	肿瘤侵犯眶内容物前部、颊部皮肤、翼板、颞下窝、筛板、蝶窦或额窦	肿瘤侵犯眶内容物前部、鼻部皮肤或颊部，或前颅窝局限受侵，或侵及翼板、蝶窦或额窦	肿瘤侵及皮肤、下颌骨、耳道或面神经
T_{4b}	肿瘤侵及以下任何结构：眶尖、硬脑膜、脑组织、中颅窝、上颌神经以外的其他脑神经、鼻咽、斜坡	肿瘤侵及以下任何结构：眶尖、硬脑膜、脑组织、中颅窝、上颌神经以外的其他脑神经、鼻咽、斜坡	肿瘤侵及颅底、翼板或包裹颈总动脉

注：腺体外侵犯指临床或肉眼可见肿瘤侵及腺体外组织，如果仅仅是显微镜下可见腺体外侵犯，分期时不计入腺体外侵犯

2010年第7版AJCC TNM分期与上一版（2002年）相比，头颈部肿瘤分期没有重大变化，但强调了影像学检查如MRI与CT对于分期的重要性。

2. N分期　适合于所有头颈部肿瘤。

N_1：同侧单个淋巴结转移，最大直径≤3cm。

N_2：同侧单个淋巴结转移，3cm<最大直径≤6cm；同侧多个淋巴结转移，最大径≤6cm；双侧或对侧淋巴结转移，最大直径≤6cm。

N_{2a}：同侧单个淋巴结转移，3cm<最大直径≤6cm。

N_{2b}：同侧多个淋巴结转移，最大直径≤6cm。

N_{2c}：双侧或对侧淋巴结转移，最大直径≤6cm。

N_3：淋巴结最大直径>6cm。

3. M分期　适合于所有头颈部肿瘤。

M_0：无远处转移。

M_1：有远处转移。

三、头颈部肿瘤分子生物学特点

1. 癌基因　原癌基因是存在于正常细胞内的基因，是人类细胞遗传密码的一部分，编码生长因子、生长因子受体及蛋白激酶（尤其是酪氨酸激酶）、GTP结合蛋白、核内蛋白质（一般是DNA结合蛋白）、甲状腺素/类固醇激素受体等，可调控细胞生长、增生和分化。原癌基因由于基因突变、扩增和重组等因素被激活后，就可导致细胞具有恶性转化的能力，转变为癌基因。现已发现多种癌基因与头颈部肿瘤有关，早先研究的有ras、C-myc和BCl-2等基因。新进研究的有以下几方面，在此做些介绍。

（1）真核生物蛋白合成始动因子：4E被认为是原癌基因极有价值的肿瘤标志。在蛋白质翻译的初始阶段，elf4E参与从"mRNA池"中选择某一mRNAs与其5'-三磷酸7-

甲基鸟苷(m 7Gppp)帽子结合,形成起始复合体,使蛋白质合成得以进行。当 elf4E 较高表达时,包含长的 G－C 丰富的 5'非翻译区(5'－UTR)的"weak mRNA"被较好的表达,此类"weak mRNA"包括原癌基因、生长因子、生长促进因子等,其基因产物中重要的有调节细胞周期的蛋白质、DNA 包装蛋白、VEGF 等,可使细胞生长加速,并产生形态上的改变。elf4E 再进一步增加,使控制细胞周期的关键因子不成比例的增加,细胞可能经历畸形有丝分裂和(或)凋亡,导致基因不稳定,并导致细胞癌变。

(2)信号转导和转录活化蛋白(STAT):是一组具有高度同源性的、影响细胞增生、分化、凋亡的一组潜在转录因子,有超过 40 种的细胞外肽物质可与细胞表面的特异性受体结合,从而引发细胞质中 STAT 活化,介导多种细胞因子和生长因子的信号向细胞核传导。迄今为止,在哺乳动物中发现 STAT 家族包括 7 个成员,即 STAT1－STAT4、STAT5a、STAT5b、STAT6。目前研究较多的是 STAT3 和 STAT5。Leong 等研究了头颈部鳞癌中 STAT5 的表达及其与 EGFR 和 TGF－α 的关系,结果显示 STAT5 有两种亚型即 STAT5a 和 STAT5b,与正常组织相比表达明显增多,并且 EGFR 和 TGF－α 引起表皮增生依赖于 STAT5b 的激活而不是 STAT5a。Madusa 等在研究应用维生素 A、氟尿嘧啶和放疗(FAR)联合治疗头颈部鳞癌时发现在鳞癌细胞中 STAT3 处于激活状态,抑制其活性可以提高 FAR 的治疗效果。

2. 抑癌基因 其存在于正常细胞中,具有与癌基因相拮抗的作用,抑制肿瘤的形成和生长。抑癌基因失活时,则会失去对癌基因的监控,使细胞异常增生与分化,导致肿瘤发生。目前 p27、p16、FHIT 等抑癌基因与头颈部肿瘤关系正成为新的研究热点。

(1)p27 基因:是近年发现的抑癌基因,它是由 Polyak 和 Toyoshima 2 个研究小组分别采用反向遗传学途径和酵母相互作用筛选克隆发现的。它编码的蛋白质对 cyclin－CDK 具有广泛的抑制活性,属于细胞周期抑制蛋白 kip 类。P27 是进化高度保守的蛋白质,其氨基酸序列保守性为 90%,p27 基因的突变罕见于人类,仅见个别密码子的多态性表现。P27 蛋白水平在多数肿瘤中均异常下降。Fan 等用免疫组化染色对 109 例喉鳞癌患者进行了回顾性研究,结果表明,肿瘤的大小、临床分期和淋巴结转移与 p27 的表达有关,p27 是预测喉鳞癌预后的有用指标,并可帮助医生选择扩大治疗范围的病例。Saegusa 等采用免疫组化染色方法检测了鼻窦肿瘤中 p27 的表达,结果 p27 平均计数从正常到恶性病变依次减少,各类型间的计数差别有显著意义,提示 p27 表达的降低与鼻窦肿瘤的增生有关,也与鳞癌的角化程度有关,表明 p27 对于降低细胞的增生活性起着重要的作用。Hager 等的研究表明,在头颈部鳞癌中应用 1,25(OH)－Vit D_3 抑制 G_0/G_1 期的转换可以诱导 p21 和 p27 的表达,从而控制鳞癌细胞的增生。这项研究也提示了 p27 的表达可以抑制细胞的增生活性。

(2)p16 基因:全长 8.5kb,由 3 个外显子和 2 个内含子组成。p16 又称为细胞周期素依赖性激酶 4 抑制药,其产物 P16 蛋白可与 cyclinD1 竞争性结合 CDK4,直接作用于 cyclinD/Rb/CDK4 的反馈途径,调节 Rb 蛋白磷酸化作用,从而抑制细胞增生。初步的研究表明,p16 基因在机体许多部位的肿瘤中有突变,很可能是在肿瘤发生过程中起重要作用的肿瘤抑制基因。P16 蛋白缺乏是头颈部鳞癌中常见的分子异常,可能是癌变的早期事件,与其发病机制密切相关。

（3）p53 基因：是迄今被发现的与肿瘤发生、发展关系最为密切的抑癌基因，p53 基因的突变见于人类 50% 以上的肿瘤。人类 p53 基因定位于染色体 17p13.1，全长 16 000 ~ 20 000bp，由 11 个外显子和 10 个内含子组成，编码由 393 个氨基酸残基组成、相对分子质量（Mr）为 53 000 的蛋白质。野生型 P53 蛋白是一种定位于细胞核中的转录因子，其活性形式为四聚体，自 N 端起依次为转录活化区、DNA 结合区、四聚体化区和 C 端调节区。p53 活性受到磷酸化、乙酰化等调节，第 15 位和 37 位丝氨酸的磷酸化，以及第 373 和 382 位赖氨酸的乙酰化都可以显著提高 P53 蛋白的转录激活能力。另外，癌基因产物 Mdm2 与 p53 结合后，能够诱导后者发生泛素化降解，也成为细胞内 p53 功能调节的重要方式。当细胞面临 DNA 损伤、纺锤丝断裂、癌基因异常激活、缺氧、细胞内 dNTP 不足等不利因素时，在上游信号分子的作用下，p53 表达上调，或细胞原有的 p53 通过磷酸化而活化，使 p53 的胞质含量、稳定性及转录活性均显著增加。正常的 P53 蛋白通过诱导细胞周期阻滞和细胞凋亡等途径对细胞增生发挥负调控作用，并促进细胞分化，同时 p53 对于维持遗传物质的稳定性发挥极其重要的作用。由于点突变、基因片段缺失和 P53 蛋白失活等导致的 p53 功能缺陷，可以通过多种分子机制引起细胞过度增生和遗传物质的改变，以及逃避机体对癌变细胞的免疫监控作用，最终导致肿瘤的发生。同时，在肿瘤细胞中异常表达的 P53，尤其是突变型 P53 蛋白可以诱导机体产生细胞和体液免疫反应。因此，通过检测 p53 基因结构和功能的改变，以及体内 p53 特异性 T 细胞的活化和抗体产生，可以为肿瘤的早期诊断提供依据，而 p53 抗原肽或野生型 p53 的应用，将有助于激发抗肿瘤免疫反应和纠正肿瘤细胞的恶性表型，从而为肿瘤的免疫治疗带来新的希望。

四、诊断

1. 临床表现及体检　头颈部有许多器官，不同部位的肿瘤临床表现自然相异，但大致可归纳为：①口腔溃疡，黏膜白斑、斑块，特别是治疗 2 周后无效或反复出现；②唇、口腔内或咽喉部肿物；③咀嚼或吞咽疼痛；④不明原因的鼻塞或鼻出血；⑤颈部或颌部肿物；⑥声嘶或声音改变；⑦耳痛；⑧伸舌受限；⑨面部或颌部疼痛。头颈部肿瘤早期常无明显表现，诊断时大多已发展至中晚期。

除了系统的体格检查外，口腔检查应包括口腔内黏膜、口底、舌、扁桃体区、颊黏膜、牙龈以及咽后壁，同时注意牙齿是否松动、舌的活动度、张口困难情况；应对包括舌根和会厌在内的口腔和口咽各部位进行触诊。对原发肿瘤位于口腔前部的患者，使用间接喉镜检查法。若原发肿瘤位于口咽、下咽或喉部可使用直接喉镜检查，鼻腔前部检查可使用鼻腔镜，鼻咽部检查可借助于间接鼻咽镜。检查时应注意组织是否对称、黏膜是否光滑及其他异常发现。如有肿瘤病灶应明确肿瘤原发部位、邻近组织有无侵犯和病变的总体范围。还应检查颈部淋巴结情况，如果淋巴结明显增大，应测量病变范围以便临床分期。

2. 影像学检查　包括头颈部 CT 和 MRI，以确定病变的范围。MRI 评估头颈部肿瘤侵犯咽旁间隙、颅底、颅内、蝶窦和咽后淋巴结转移优于 CT，主要问题是各地各单位检查方法很不一致，在一定程度上影响了其准确性。体积大、T_4 或伴有淋巴结明显受累的患者应行胸部 CT，甚至骨扫描来筛查有无远处转移。

在头颈部肿瘤，PET－CT 主要用于：①引导对高代谢部位的活检，提高检出率；②原发灶不明颈部淋巴结转移的进一步检查；③复发的鉴别诊断；④放疗野优化。要注意的是，头颈部和口腔口咽的肌肉运动会造成高信号伪影，影响 PET－CT 的准确性。口腔、唇、口咽部的肿瘤必要时可行口腔全景 X 线检查评估病灶。

3. 病理检查　除涎腺及甲状腺外，头颈部恶性肿瘤 90% 是鳞状细胞癌，偶尔可有腺癌、未分化癌、黑色素瘤、淋巴瘤和肉瘤等。

第二节　分子靶向治疗

近年来，分子靶向治疗作为恶性肿瘤的生物治疗手段之一，逐渐成为研究的热点。分子靶向治疗是以肿瘤细胞过度表达的某些标志性分子为靶点，选择具有针对性的阻断药来干预受该标志性分子调控，并与肿瘤发生密切相关的信号转导通路，从而抑制肿瘤生长和转移。

一、单克隆抗体

1. 西妥昔单抗　它是对抗表皮生长因子受体（EGFR）的单克隆抗体，可以持续的降低甲状腺癌细胞系血管内皮生长因子（VEGF）的分泌，其单独应用不影响体内肿瘤细胞的增生，但与酪氨酸酶抑制药或化学疗法（化疗）药物如伊立替康联合应用时会影响细胞的增生。西妥昔单抗与另一个单克隆抗体如贝伐单抗联用时，能抑制未分化甲状腺癌的生长和血管形成，效果优于阿霉素。

2. 贝伐单抗　肿瘤新生血管形成是肿瘤生长和转移的重要条件，因此抑制肿瘤血管生成可达到抗肿瘤的目的。贝伐单抗是一种针对 VEGF 的抗血管生成单克隆抗体。HNSCC 患者 VEGF 的表达与其预后高度相关。

研究显示 EGFR 的激活可以上调 VEGF，这种现象与肿瘤的抗 EGFR 药物耐药性有关。贝伐单抗与西妥昔单抗联合用于治疗局部复发或发生远处转移的 HNSCC 患者，已使患者受益，但可出现血管并发症。贝伐单抗与放射治疗（放疗）、化疗联合应用，有研究认为可提高放化疗效果。

3. 曲妥单抗　是针对人类表皮生长因子受体 2（HER－2）的单克隆抗体，已经在 HER－2 过度表达的乳腺癌中得到证实。通过免疫组织化学膜染色可查到 15%～20% 的 HNSCC 患者有 HER－2 的过度表达。有研究者将曲妥单抗和紫杉醇及顺铂联合用于局部复发或发生远处转移的 HNSCC 患者，曲妥单抗虽未增加不良事件的发生，但亦未提高临床效果，可能与 HER－2 低水平的表达和其基因的扩增过低有关，认为仅有 HER－2 的抑制对 HNSCC 的治疗无效，至少对那些未特意选择 HER－2 的过度表达和基因扩增的患者无效。

二、小分子酶抑制药

酶抑制药是一类以特异性激酶信号传导通路为靶点的小分子，大多数酶抑制药可以影响多个靶点，并可通过口服给药，有良好的耐受性，但在部分患者表现出特殊的毒性。

1. 莫特塞尼　莫特塞尼二磷酸是一个多激酶抑制药，以 VEGF、血小板衍生生长因子(PDGF)、Kit 和 RET 的受体为靶点。有研究显示，莫特塞尼二磷酸对进展的晚期甲状腺癌或转移的分化型甲状腺癌可达到部分缓解，67% 的患者保持病情稳定，35% 的患者维持 24 周或更长时间，无进展生存时间中位数为 40 周。

2. 拉帕替尼　是非抗血管生成的受体酪氨酸酶抑制药，其抑制 EGFR 和 HER-2 受体酪氨酸酶，已在临床前的 HNSCC 实验模型中显示出良好活性。在 II 期临床试验中，作为单一药物于首次应用 EGFR 抑制药控制或难治性的复发或远处转移的 HNSCC 患者，拉帕替尼似乎没有抗肿瘤活性，且腹泻是最常见的不良反应。但在与放疗联合作为一线治疗的研究中，拉帕替尼显示出良好的效果，用至 1500mg/d 也未见剂量限制性毒性反应出现。

3. 索拉非尼　为抗血管生成的受体酪氨酸酶抑制药，可以多靶点抑制 VEGFR2、Raf 及其他一些酶。在异种移植模型中，索拉非尼显示可抑制 Erk 磷酸化、降低肿瘤微血管密度和诱导肿瘤细胞凋亡。在一项 II 期临床试验中，索拉非尼用于首次化疗失败的复发或远处转移的 44 例 HNSCC 患者，其中 1 例(3%)有部分缓解，14 例(45%)保持病情稳定，中位进展时间和总生存时间分别是 4 个月和 8 个月，不良反应主要是疲倦、黏膜炎、恶心、高血压、皮疹和手足综合征。索拉非尼作为一线药物可能优于作为二线药物的治疗效果。

三、胞质内蛋白抑制药

1. 丝氨酸/苏氨酸激酶抑制药　临床前研究显示丝氨酸/苏氨酸激酶(Akt)抑制可诱导 HNSCC 细胞凋亡和脱落凋亡。PI3K-Akt-mTOR 通路在 57%~81% 的 HNSCC 患者都有激活，通常 Akt 被上调。哌立福辛是口服碱性磷酸酯，可以抑制 Akt 磷酸化。有临床研究认为，哌立福辛作为单药对 HNSCC 患者未能显示任何抗肿瘤活性，其最常见的不良反应为疲劳和胃肠道症状。鉴于 Akt 的激活是对 EGFR 阻断耐受是一种可能的机制，Akt 抑制药和 EGFR 拮抗药联合应用仍有潜在的研究价值。

2. 哺乳动物雷帕霉素靶蛋白抑制药(mTOR)　是丝氨酸/苏氨酸激酶，可以通过调节细胞周期、核糖体功能等来调节细胞的生长、增生和凋亡。雷帕霉素作为 mTOR 抑制药，被证实对 HNSCC 细胞系有抗增生效应，其以 DNA 合成为靶点，诱导肿瘤细胞凋亡，最终导致肿瘤消退。有研究显示雷帕霉素和厄洛替尼联用对多种异种移植体模型有增效活性。因此，HNSCC 的 mTOR 抑制药的疾病特异性评价有进一步研究的价值，尤其是对与 EGFR 抑制药联合应用的评价。

3. Src 激酶和黏着斑激酶抑制药　Src 激酶和黏着斑激酶(FAK)是非受体酪氨酸激酶，在调节细胞的侵袭、吸附、活力、迁移、增生和存活方面起着重要作用，可调节细胞表面分子信号，包括 GFR 和 G 蛋白耦联受体。Sac 和 FAK 还可以形成复合体，反过来调节下游效应器作用。有临床前研究用达沙替尼抑制 Sac 激酶，引起 HNSCC 细胞系的细胞周期停止和细胞凋亡。

4. **蛋白酶体抑制药** 蛋白酶体是一种对蛋白分解很重要的泛素酶复合体,其可分解的蛋白包括很多可以调节细胞周期、凋亡和血管形成的蛋白。与正常细胞相比,癌细胞对蛋白酶体抑制药更敏感,可能与癌细胞的蛋白合成所需氨基酸供应依赖于泛素酶复合体对蛋白的分解有关。硼替佐米是有效的选择性蛋白酶体抑制药,单用或与其他药联用均对晚期甲状腺癌细胞系显示出抗肿瘤效应。

四、核蛋白抑制药

1. **Aurora 激酶抑制药** Aurora 蛋白激酶属于调节细胞周期的丝氨酸 – 苏氨酸激酶家族,包括 Aurora – A、Aurora – B 和 Aurora – C 在细胞有丝分裂中发挥重要作用。Aurora – A 定位于中心体和纺锤体,主要参与中心体的成熟、分离和纺锤体形成,还参与 p53 通路、细胞凋亡和有丝分裂的调节等。Aurora – A 在 HNSCC 的肿瘤组织中存在着高表达,并与肿瘤的分期、淋巴结转移和远处转移高度相关。Aurora – B 参与染色体调节、分离,Aurora – C 和 Aurora – B 共同参与哺乳动物有丝分裂染色体分离和胞质分裂。Aurora 蛋白激酶抑制药目前仍在临床前试验或临床实验中,剂量限制性毒性表现为中性粒细胞减少。

2. **细胞周期蛋白依赖性激酶抑制药** 细胞周期蛋白依赖性激酶对细胞周期的调节起着重要作用。细胞周期蛋白依赖性激酶抑制药夫拉平度对 HNSCC 细胞和异种移植体有抗肿瘤活性,其剂量限制性毒性有中性粒细胞减少和腹泻。还有一些细胞周期蛋白依赖性激酶抑制药如 Seliciclib、BMS – 387032、7 – hydroxystaurosporine(UCN – 01)等正在试验中。

3. **组蛋白去乙酰化酶抑制药** 表观遗传学治疗的目的是以快速分裂的肿瘤细胞染色质为靶点,而组蛋白去乙酰化酶(HDAC)通过从组蛋白的赖氨酸残基移除乙酰基来调节染色质的结构和功能,从而引起基因沉默和癌基因的转化。HDSC 的一个重要靶点是 HNSCC 细胞系中的具有组成性活性的 NF – κB,HDAC 抑制药可诱导体内癌细胞生长停止和凋亡,抑制动物模型中肿瘤的生长。另外,有临床前试验显示 HDAC 抑制药可增加 HNSCC 细胞的放射敏感性。目前已进入临床实验的 HDAC 抑制药有 Vorinotat、PXD101、帕比司他(LBH589)等,其剂量限制性毒性有疲劳、心律失常、血小板减少、恶心和腹泻。

多靶点的分子靶向治疗较单个靶点治疗显示出更好的效果,可能是今后研究的方向,但其潜在的风险也可能增加,并且存在风险不确定性,其是否会导致新的疾病,甚至另一种恶性肿瘤的发生,在今后的研究中值得进一步关注。前期经过化疗的患者较未经化疗的患者对分子靶向治疗的反应相对更差,可能与肿瘤对化疗的耐药性有关,若能进一步探讨其耐药机制,或许不仅能认识并解决化学药物的耐药问题,还很可能改善分子靶向治疗的效果。目前肿瘤的分子靶向治疗还处于起步阶段,虽显示出一定的效果,但距离目标我们还任重道远。

第七章　乳腺癌分子靶向治疗

第一节　疾病概述

一、概述

乳腺癌是女性最常见的恶性肿瘤之一，据资料统计，发病率占全身各种恶性肿瘤的 7% ~ 10%，在妇女中仅次于子宫癌。它的发病常与遗传有关，以 40 ~ 60 岁、绝经期前后的妇女发病率较高。仅 1% ~ 2% 的乳腺患者是男性。乳腺癌为通常发生在乳房腺上皮组织的恶性肿瘤，是一种严重影响妇女身心健康甚至危及生命的最常见的恶性肿瘤之一，男性发病率极低，仅 1% ~ 2% 的乳腺癌患者是男性。它的发病常与遗传有关，以 40 ~ 60 岁、绝经期前后的中年妇女发病率较高。

乳腺癌发病呈上升和年龄变小趋势，其发病率占全身各种恶性肿瘤的 7% ~ 10%，在许多大中城市乳腺癌已占妇女恶性肿瘤死因的首位。2008 年 Globocan 对约 1270 万癌症病例和 760 万癌症死亡者进行了评估，其中约 56% 的癌症病例和 64% 的癌症死亡者来自发展中国家或地区。乳腺癌在女性中发病率高，且为女性癌症死亡的主因，占所有女性癌症病例数的 23% 和癌症死亡数的 14%。有一半以上的乳腺癌患者经过手术治疗后可以治愈，但另一半患者在治疗后 5 年内因出现转移或复发而导致治疗的失败，而且转移或复发是导致乳腺癌患者治疗失败的最主要原因。

二、病因

乳腺癌的病因学复杂，发病机制尚未真正了解，但一些病因学的研究表明，一些相关因素与乳腺癌的发病有关。

1. 家族史　与乳腺癌有一定的相关性。早在 1974 年，Anderson 等人就注意到一级亲属患乳腺癌妇女发生乳腺癌的概率较无家族史者高 2 ~ 3 倍。若一级亲属在绝经前患双侧乳腺癌的话，相对危险性更是高达 9 倍。

2. 生殖因素　由于乳腺细胞受体内激素水平周期性变化以及妊娠期体内激素水平的升高而发生生理性的增生改变，因而乳腺癌的发生与初潮年龄、停经年龄、月经周期、产次和有无哺乳史、婚姻状况有关。研究表明，未婚、初潮年龄早、停经晚、月经周期短、产次少、未哺乳的女性其发生乳腺癌的危险性较大，相反则危险性较小。许多学者证实，初潮早，而且初潮到规则月经建立的间隔期短，乳腺癌的相对危险度大，并且绝经越晚乳腺癌的危险性就越大；产次多，初产前的早期流产少可以降低乳腺癌的危险性，哺乳对乳腺癌的保护作用存在时间剂量反应关系，哺乳总时间越长，乳腺癌的风险性越低；乳腺癌的发病还与独身、结婚年龄迟或婚姻维持时间短有关。

3. 性激素水平　也是影响乳腺癌发病原因之一。乳腺上皮细胞有雌激素、孕激素、催乳素受体，可接受雌激素，包括雌酮、雌二醇和雌三醇的影响，使乳腺上皮细胞癌变的机会增加。研究表明，小于 20 岁的女性发生乳腺癌是十分罕见的，而小于 30 岁的妇女也不常见此病。从 35 岁起乳腺癌的发病率逐年上升，且这种发病率的增长几乎贯穿妇女一生。在 45～50 岁，增长略微趋向平缓，以后又陡直上升。而外源性的雌激素的摄入将大大增加乳腺癌的发生率。

4. 营养饮食　高脂肪、高热量饮食、饮酒均使乳腺癌的危险性增加。

5. 既往有乳腺良性肿瘤史　慢性囊性乳腺病和纤维瘤，可增加致癌或促癌物质的易感性，也可能良恶性乳腺疾病具有某些共同的危险因素，表现为两者间存在关系。

6. 其他因素　包括放射线、病毒、化学刺激及某些疾病，如糖尿病也会引起乳腺癌的发病率增加。近年来一些研究发现非特殊型乳腺癌的发生与环境与密切关系，乳腺外伤与乳腺疾病成为重要危险因素。

三、乳腺癌的分子生物学特点

1. 乳腺癌分子分型　肿瘤分子分型的概念首先由美国国家癌症研究所在 1999 年提出，是通过使用分子分析的技术以分子特征为基础而对肿瘤进行分类的新的肿瘤分类系统。2000 年，Perou 等第一次提出乳腺癌分子分型的概念，将乳腺癌分为雌激素受体（ER）阳性及阴性两组。ER 阳性组被称为腔上皮型乳腺癌（Luminal 型）；ER 阴性组被分为 3 型：人类表皮生长因子受体 2（HER-2）过表达型、基底细胞样型及正常乳腺样型。随后又有多名学者通过大量研究进一步证实并丰富了乳腺癌分子分型的理论，取得了非常大的进步。但是，由于基因芯片技术对标本要求高，操作过程复杂，费用昂贵，且无统一标准，很难应用于临床工作之中。Carey 等证实利用免疫组织化学的方法可以大致替代基因表达谱的分型，而且免疫组织化学方法简单，便于开展，能被更多的医院所接受，故目前临床上普遍使用免疫组织化学结果对乳腺癌进行分子分型。虽然基于免疫组织化学结果的分子分型和基于基因芯片技术的结果不完全一致，但前者也基本反映了各分子亚型的临床特征，灵敏度为 76%，特异度为 100%。2011 年 3 月在 St. Gallen 国际乳腺癌会议上，乳腺癌分子分型对于乳腺癌本质的认识及其临床价值得到了专家组的广泛认可。Cheang 等用 ER、孕激素受体（PR）、HER-2、Ki-67 指数 4 种免疫组织化学结果对乳腺癌进行近似分子分型，将其分为：Luminal A 型、Luminal B 型、HER-2 过表达型、基底细胞样型和其他特殊类型。Luminal A 型指肿瘤 ER 和（或）PR 阳性，并且 HER-2 阴性，Ki-67 指数 <0.14；Luminal B 型又分为 HER-2 阴性和 HER-2 阳性两种。Luminal B 型（HER-2 阴性）是指肿瘤 ER 和（或）PR 阳性，并且 HER-2 阴性、Ki-67 指数 ≥0.14；Luminal B 型（HER-2 阳性）指 ER 和（或）PR 阳性，并且 HER-2 过表达；HER-2 过表达型是指肿瘤 HER-2 过表达，并且 ER 和 PR 阴性；基底细胞样型（Basal-like）是以 ER、PR、HER-2 均为阴性表达为特征，同时伴有 CK5/6 和（或）HER-1 阳性

表达。因为三阴性乳腺癌(TNBC)与基底细胞样型多有重叠,故临床工作中,多数专家认为可以根据免疫组化检测的 ER、PR、HER-2 和 Ki-67 的结果,将乳腺癌同样划分为 4 个类型,以作为近似替代,包括 Luminal A 型、Luminal B 型、HER-2 阳性和三阴性乳腺癌。Carey 等报道各分子分型中 Luminal A 型 51.4%,Luminal B 型 15.5%,HER-2 阳性型 6.7%,三阴性乳腺癌 20.2%。2011 年 St. Gallen 会议同时对各型乳腺癌在内分泌治疗、化疗、靶向治疗等方面给出了详细的指导治疗。2013 年的 St. Gallen 共识又进一步定义了乳腺癌分子分型,将 Luminal A 型中(ER 阳性、PR 阴性、Ki-67 < 0.14)归入 Luminal B 型,并且在细胞毒性药物的应用方面有了理性的回归,进一步强调了化疗的重要性。国内国际对于乳腺癌分子分型研究的重视,意味着随着医学的进步以及分子生物学的进展,医学研究已经进入分子水平时代,不同分子分型的乳腺癌,其疾病进程、治疗方式及对治疗的反应以及预后都不尽相同,这些差异提示了传统的病理组织学分类已不能满足当前对乳腺癌研究及治疗的需求,将分子分型和乳腺癌病理组织学分类更好地综合起来,临床医生才能更科学的为乳腺癌患者制订有效的个体化治疗方案。

2. 乳腺癌发生发展相关基因表达

(1)易感基因:BRCA-1 和 BRCA-2 基因:乳腺癌 5% ~10% 具有家族性遗传倾向,BRCA-1 和 BRCA-2 基因突变发生于 85% 的遗传性乳腺癌。BRCA-1 是一种 DNA 结合蛋白,参与正常乳腺细胞周期调控,抑制细胞分裂,促进终末分化,诱导细胞凋亡。BRCA-1 突变导致上述细胞调控功能减弱或丧失,最终导致细胞恶变。

BRCA-2 基因相关性乳腺癌与 BRCA-1 基因相关性乳腺癌所占比例大致相同,是与家族性和遗传性男女乳腺癌均有关的基因,在男性乳腺癌家族中,BRCA-2 突变率可达 80%,遗传性 BRCA-2 基因突变同样使女性乳腺癌危险性升高,并且与乳腺癌组织学分级高有关。总之 BRCA-1 和 BRCA-2 基因突变的乳腺癌较对照组分化恶性程度更高,癌细胞浸润性更强,提示预后差。

(2)相关癌基因

1)C-erbB2:习惯上又称为 HER-2/neu 基因。它位于染色体 17q21 编码分子量 185kD 的跨膜蛋白,因此又被称为 p185 HER-2,具有跨膜酪氨酸激酶活性的生长因子受体,是人类表皮生长因子受体家族的第 2 个成员。屈翔研究表明,C-erbB2 原癌基因在乳腺癌中的扩增和过度表达,对肿瘤的发生与发展有至关重要的作用,并与肿瘤的转化、转移、复发、预后差、患者生存期缩短也密切相关。

2)C-myc:其定位于人 8p24,主要编码分子量为 62kD 的核磷酸蛋白,简称 P62 C-myc 蛋白。在乳腺上皮,C-myc 表达增强参与细胞增生及凋亡过程,尤其是 C-myc 能促进 G_1 期细胞进程。张立涛等认为 C-myc 基因的过度表达与乳腺组织恶性转化及与乳腺癌预后不良有密切关系,其与 BCl-2 的协同作用能促进乳腺肿瘤的转移,此外,还易导致乳腺癌细胞对抗雌激素治疗的耐受。

3)Ras 基因:其定位于 11q13,其基因家族有 H-Ras、K-Ras 和 N-Ras,其中 H-Ras 与乳腺癌关系密切。Ras 基因是癌的启动基因,其激活主要是点突变,并在乳腺癌发生发展中持续起作用,能促进恶性肿瘤浸润转移。Ras 基因家族的产物是 P21 蛋白,它是控制细胞生长分化信号传递途径中的一种基本物质,它在绝大多数乳腺癌中表达水平较正常高，是乳腺癌预后不良的征象之一。苏国强等发现，Ras 基因的高表达能预示肿瘤恶性程度较高，淋巴结转移潜能较大。

4）int-2 基因：int-2 癌基因定位于 11q13 编码的蛋白类似纤维母细胞生长因子。int-2 癌基因一般与 hst-1、BCl-1 及 prad-1 同时扩增，这四种基因在 11 号染色体上紧密相连，因此，int-2 癌基因扩增可能代表其他三种基因的扩增和过度表达。周江等采用 DNA 和 RNA 的斑点杂交分析方法检测乳腺癌和相应的癌旁正常组织中 int-2 基因的 DNA 扩增和 RNA 转率表达情况，发现 int-2 基因在乳腺癌中扩增，且与乳腺癌的某些临床病理特点有关，同时与 GST-π 基因之间存在有共扩增和共表达现象。

5）erbB1 基因：它的基因产物表皮生长因子（EGFR），是一种具备酪氨酸激酶活性的跨膜受体，它参与细胞分裂、增生，肿瘤细胞可自己分泌大量的 EGFR 作用于肿瘤细胞自身使其裂增生，这种自分泌作用是肿瘤发生失控增生的原因。乳腺癌中 EGFR 的存在与雌激素受体之间呈负相关，因此 EGFR 可作为乳腺癌早期复发和死亡的预测指标。EGFR 阳性及阳性率与累及淋巴结数目有关，淋巴结阳性患者的 EGFR 阳性率较淋巴结阴性者高，而且 EGFR 在分化不良的肿瘤中阳性率高且强度大，与临床分期晚有关。多项研究证明，EGFR 与预后不良的因素如类固醇激素受体缺乏、淋巴结状况及组织学分级等有关，是乳腺癌的一种独立预后指标。

6）STAT3 基因：转录信号传导子与激活子（STAT3）是在 1994 年作为白介素 26（IL-26）信号传递中的急性期反应因子（APRF）被纯化的。编码 STAT3 的基因在人类定位于第 17 号染色体（q21），介导多种细胞因子和生长因子的信号向细胞核传导，影响靶基因的转录，调控细胞功能，与肿瘤发生、发展及凋亡密切相关。STAT3 过度表达可能在乳腺癌的发生、发展过程中起重要作用，其与乳腺癌的组织分化程度及淋巴结转移有关。

（3）相关抑癌基因

1）p16、p21、p27、p73 基因：p16 基因位于 9p21，其功能是结合 CDK4 和 CDK6，并直接抑制其活性，阻止细胞于 G_1 期。有 p16 基因突变的家族其乳腺癌发病风险也会明显增加，预后较差。

p21 基因位于 6p21，是控制细胞生长、分化、信号传递途径中的基本物质。p21 阳性表达随乳腺癌分级升高有上升趋势，术后生存期 5 年以下组的 p21 阳性表达率高于 5 年以上组，提示 p21 检测可为判断乳腺癌恶性程度和预后提供依据。

p27 是一种新型的肿瘤抑制基因，与细胞周期相关，有促进细胞凋亡，参与细胞分化调控的作用。乳腺癌中的表达率为 42%，在乳腺良性病变中的表达率为 79.3%（$P < 0.01$）；说明 p27 作为抑癌基因蛋白在乳腺癌中表达下降，从而失去其对细胞周期的负性调控作用，使 DNA 合成增加，大量细胞进入 S 期，造成细胞异常增生，导致肿瘤发生，且 P27 蛋白的表达随着乳腺癌组织学分级的增高而下降。

p73 基因定位于 1 号染色体，是 p53 家庭成员之一。P73 蛋白表达与乳腺癌分类无关，但与 ER、PR 的表达相关，因而可以作为激素治疗的一个重要依据。研究发现 p73 基因可能是通过其蛋白表达上调参与乳腺癌的发生和（或）发展，并非以传统抑癌基因的方式发挥作用。

2）p53 基因：p53 抑癌基因在正常情况下可抑制细胞生长和分裂，并能抑制癌基因活动，当 p53 基因突变后产生突变型 P53 蛋白，引起细胞转化和癌变。研究采用分子生物学方法检测 p53 基因突变，发现突变阳性组和阴性组患者的无病生存期差异有显著性，特别在 Ⅰ ~ Ⅱ 期乳腺癌中以突变阳性组患者的预后差。目前研究认为，p53 基因突变测定是乳腺癌患者预后判断的分子生物学指标，突变型 P53 蛋白过表达与乳腺癌患者术后生存期缩短和早期复发有关。

3）nm23 基因：是一种公认的肿瘤转移抑制基因，由 Steeg 等于 1988 年首先发现，其 mRNA 水平及其编码蛋白的表达强度与乳腺癌有密切关联性。一组实验报告表明，在乳腺癌中 nm23 有较高阳性表达，表达率为 50% ~ 88.5%，与腋淋巴结受侵及远处转移呈负相关，与生存率呈正相关，而与其他各临床病理指征无相关性。国内学者在研究中采用多因素 COX 回归分析表明：nm23 表达为反映乳腺癌判断预后的独立指标，其风险度为 0.395（ <1 为保护因素）；强调 nm23 不但可作为判断肿瘤转移的基因标志物，而且有助于判断患者预后，使患者得到及时合理的综合治疗，从而让患者有更长生存期和更好生活质量。实验研究也提示：nm23 表达发生于癌肿进展过程中一个相对早期阶段，并且年龄较小、肿瘤组织分化较好和 ER 及 PR 阳性的乳腺癌患者，其 nm23 基因及蛋白质表达率较高，随访结果也表明 nm23 阳性表达者预后较好。因此推测 nm23 基因及蛋白质表达是乳腺癌预后因素，nm23 高表达者，乳腺癌淋巴结转移率低，预后良好。

4）Rb 基因：定位于人 13q14，编码 P105 - RB 的核磷蛋白。通过抑制转录因子 E2F 而抑制细胞增生和细胞转化。正常人乳腺组织中 Rb 基因表达率 >50%。Rb 基因失活主要机制是缺失或突变。有报道约 25% 的乳腺癌存在 Rb 基因的 LOH 及基因结构的异常。

5）PTEN：抑癌基因 PTEN 又称为多种进展期癌中的突变基因 1（MMAC1）或 TEP1 （TGFβ_1 - regulated and epithelial cell enriched phosphatase），是 1997 年发现的一种抑癌基因。它定位于人染色体 10q23，能抑制细胞周期的运行，介导细胞凋亡，并调控细胞的黏附、迁移和分化。它通过 PI3K/Akt、MAPK/Erk、FAK 等途径发挥其脂质磷酸酶和蛋白磷酸酶活性。PTEN 基因及其蛋白表达异常与乳腺癌的恶性增生、侵袭和转移等生物学特性密切相关，野生型 PTEN 基因能够对乳腺癌细胞产生抑制作用。

(4) 其他相关基因

1）BCl - 2 基因：家族包括抑制凋亡的 BCl - 2 基因及促进凋亡的 bax、bak 等基因。BCl - 2 基因位于 18q21，其凋亡控制作用失调是乳腺癌形成的重要机制之一。研究表明，乳腺癌中约 60% 有 BCl - 2 基因表达，并受雌激素的调节，与 ER 正相关，与 EGFR、C - erbB2、p53 呈负相关。BCl - 2 基因及表达与乳腺癌细胞对化疗多药耐药、敏感性差有关，因此 BCl - 2 基因也成为乳腺癌基因治疗的一个新靶点，通过去除 BCl - 2 基因产物而达到治疗目的。国内学者研究表明：BCl - 2 基因及蛋白表达与乳腺癌患者的预后关系密切，临床上可用于判断乳腺癌的预后，以指导有效合理治疗。

2）cyclin - D1 基因：又名 BCl - 1/grad - 1/CCND1 基因，其与 int - 2 基因位于同一区域。cyclin - D1 通过与 CDK4 激酶作用使 Rb 蛋白磷酸化，调节细胞周期由 G_1 期向 S 期的过渡，是 G_1 期细胞增生调节的关键蛋白质。研究显示 cyclin - D1 基因扩增见于 15% ~ 20% 的乳腺癌患者，提示预后较差。

3）ps2 基因：编码蛋白为含 84 个氨基酸残基的分泌蛋白，其表达受雌激素调控，所以在乳腺癌细胞内，ps2 基因只有在雌激素调控下才能转录。研究表明：PR、ps2 表达与细胞组织学分级有密切关系，两者在反映肿瘤恶性程度上具有重要价值，两者阳性表达率越高，则肿瘤的恶性程度越低，患者的预后越好。多数实验证实，ps2 基因阳性表达与激素受体呈正相关，与 5 年生存期呈正相关，说明 ps2 可作为乳腺癌的预后因素，对乳腺癌患者的抗雌激素治疗，有一定指导意义。

4）KCNK9 基因及 NOEY2 基因：KCNZ9 是 2003 年发现报道的新基因，在乳腺癌样本中约 50% 高表达，可编码钾通道蛋白。有研究报道 KCNZ9 基因是人类染色体 8q24.3 上一个 550kb 的小区域，其在乳腺癌的 DNA 中特异性扩增，在肿瘤发生发展中起着某种作用；并且发现 64 个乳腺癌样本中有 28 个 KCNZ9 基因表达增加，为正常表达水平的 5 ~ 100 倍。目前认为，深入研究 KCNZ9 基因在乳腺癌及其他肿瘤的作用有积极意义，可进一步揭示肿瘤发生发展的癌基因激活机制，有助于对包括乳腺癌在内的恶性肿瘤的诊断、治疗和预后评价。

NOEY2 基因也称 ARH Ⅰ基因，属于印记基因，在乳腺癌和卵巢癌细胞系中表达缺失率分别为 88% 和 89%。基因定位于 1p31，cDNA 全长 1495bp，共两个外显子，编码区长 687bp，蛋白产物的 Mr 为 26 000，结构上与 Ras/Rap 家族具有高度同源性，属于小分子 G 蛋白的一种。NOEY2 基因突变罕见，但 LOH 在乳腺癌和卵巢癌中表达率为 41%，大部分的 LOH 病例中，是 NOEY2 的父源性等位基因发生丢失。研究表明，稳定转染外源性 NOEY2 基因，恢复其表达能明显抑制乳腺癌细胞的恶性表型。因此，有必要对 NOEY2 作为乳腺癌基因治疗及预后评价的前景进行深入的研究。

5）CD44 和端粒酶：CD44 是由单一基因编码的具有高度异质性的多功能跨膜蛋白，又称吞噬细胞糖蛋白 1（Pgp - 1），分为标准型（CD44s）和变异型（CD44v）。CD44v 主要表达于癌细胞，可增强癌细胞的黏附和运动能力，与转移潜能有关。近年来，CD44 在肿瘤转移中的黏附介导作用越来越受到重视。众多研究表明，CD44v 在乳腺癌组织表达明显高于良性组织，有淋巴结转移的明显高于无淋巴结转移，因而得出结论：CD44（尤其CD44v）的异常表达与乳腺癌的发生发展、浸润转移密切相关，CD44 对评价乳腺癌恶性强度、预测淋巴结转移和判断预后均有一定的参考价值。

端粒是真核生物染色体的天然末端，对维持染色体的稳定和完整至关重要。端粒酶是一种核糖蛋白，能催化合成端粒重复序列，以维持端粒长度，使细胞无限制增生。端粒酶在正常组织细胞中是失活的，在恶性肿瘤中常具有可被检测的活性，研究进一步发现，端粒酶在乳腺癌中 85.2% 表现阳性，有淋巴结转移的 93.2% 端粒酶阳性，高于无淋巴结转移的乳腺癌（77.3%）。说明端粒酶活化在乳腺癌的发生过程中起重要作用，有可能成为乳腺癌发生的早期指标。端粒酶对乳腺癌预后评价的作用需要更加深入的实验观察和结论。

3. 乳腺癌预后相关分子生物学标志物　在基础研究领域，目前认为乳腺癌的发生发展是多基因共同作用的结果。随着细胞分子生物学技术的发展，研究发现基因突变或调控失常是正常细胞转变为恶性细胞的关键。通过对乳腺癌相关基因及表达蛋白的研究，能够更加了解乳腺癌生物学行为和发病机制，有助于确定乳腺癌预后评价的特征性指标和临床对乳腺癌患者的有效治疗。

在临床实践中，准确判断乳腺癌预后对治疗方案的选择有重要意义，因此乳腺癌预后一直以来是临床医师研究的热点问题。大量研究表明，影响乳腺癌患者预后的因素有数十种，其中大多数与临床和病理因素有关。目前已确立的乳腺癌的预后指标有患者年龄、原发肿瘤大小、淋巴结转移状况、组织学分型及分级、类固醇受体等，但凭借这些指标做出的判断并不十分全面、准确，因此人们一直在寻找其他相关性更强的预后指标，本节内容介绍乳腺癌预后相关分子生物学指标。

（1）血管内皮生长因子：血管形成在肿瘤生长、浸润、转移中起关键作用。肿瘤细胞在生长过程中可以分泌血管内皮生长因子（VEGF），从而促进肿瘤血管形成。VEGF 是一种碱性可分泌的肝素结合蛋白，其编码基因位于 6p21.3，由 8 个外显子构成，由于 mRNA 不同的剪切形式，形成 5 种不同的 VEGF，VEGF 通过二硫键结合形成二聚体后才有活性，其受体 Flt/Flk 为酪氨酸蛋白激酶型膜受体，具有高度特异性。VEGF 与受体结合后，可以刺激血管内皮细胞增生，促进血管形成，并增加血管通透性，这样一来，肿瘤细胞一方面可以获得充分的营养而迅速增生，另一方面也容易通过血管内皮细胞进入血流从而发生远处转移。VEGF 是独立预后指标，高表达者易转移复发。

（2）生存素：是 1997 年发现的一个凋亡抑制因子，它具有抑制凋亡和调节细胞增生的双重作用。因其在胚胎组织和大多数肿瘤组织中高表达，而在正常组织几乎不表达而备受关注。近年来的研究显示，生存素在乳腺癌诊断治疗中存在着很大的发展潜力。生存素在乳腺癌等肿瘤组织过度表达，在来自同一肿瘤的正常组织却几乎不表达。有研究表明，生存素可作为诊断乳腺癌一个有效的独立标志物。另有国外文献报道显示：生存素在年轻乳腺癌患者中明显高表达，同时在 ER 和（或）PR 阴性患者、EGFR、VEGF 高表达的患者中明显过度表达，而上述指标已被证实是乳腺癌患者预后不良的因素。因此生存素本身也可作为独立预测预后的指标之一。

（3）基质金属蛋白酶 - 9：基质金属蛋白酶（MMP）是一类与肿瘤的侵袭和转移关系十分密切的蛋白水解酶，现已发现 20 多种成员，根据其结构功能分四大类：胶原酶、明胶酶、基质溶解酶和膜类 MMP。MMP - 9 是明胶酶中的一种，它的底物为基膜和 ECM 的主要成分，在乳腺、胃肠恶性肿瘤中有较高表达。肿瘤的发生发展是多因素参与的复杂过程，肿瘤细胞从原发病灶到转移器官定居必须多次穿透基膜，癌细胞侵及基膜通过黏附、溶解基质和迁移三个环节来完成，MMP - 9 作为一种蛋白水解酶，可降解 ECM 和基膜，对原发性肿瘤和继发性肿瘤的生长有促进调节作用，并制造出适应肿瘤扩散的微环境，还有明显促进肿瘤血管生长的作用，从而导致肿瘤细胞的浸润和转移。

（4）组织蛋白酶 D：研究认为，组织蛋白酶 D（cathepsin D，CD）可能通过消化基膜、细胞外间质及结缔组织，促进癌细胞的转移和浸润。单因素分析发现，CD 表达与预后有显著相关性，多参数分析表明它不是一个独立的预后表达因素。

（5）细胞黏附分子：在肿瘤浸润转移过程中存在多种细胞黏附分子异常表达，其中以钙黏素最为重要。正常成人乳腺组织可表达上皮型黏合素（E - cad）和胎盘型黏合素（P - cad），E - cad 主要表达于腺上皮，P - cad 多表达于肌上皮，两者均介导乳腺上皮的同质性黏附，良性乳腺肿瘤呈膨胀性生长而不发生浸润与黏合素的正常表达有关。已发现在转移性乳腺癌中两种黏合素的表达均下调，P - cad 下调更为显著。由于细胞间黏附作用下降，使癌细胞脱离原发灶，在间质发生浸润，促进了转移的形成，特别是肌上皮细胞 P - cad 的显著降低，更有利于癌变的腺上皮的浸润。

（6）热休克蛋白（HSP）：是机体在受到各种刺激时产生的一类高度保守的蛋白质，按照分子质量大小，可将其分成 6 个主要家族，即 HSP100、HSP90、HSP70、HSP60、HSP40 和小分子热休克蛋白及泛素。导致 HSP 高表达的原因可能与肿瘤的形成有关。由于肿瘤形成过程中缺氧和营养不足，引起应激反应。HSP 在乳腺癌组织中有一定程度的表达，HSP70 阳性表达与乳腺癌患者生存期的缩短有关，是否成为判断乳腺癌患者预后的指标，有待进一步研究。

随着细胞生物学和分子生物学理论和技术的飞速发展，发现乳腺癌的发生发展是多种异常基因共同作用的结果，目前已发现多个抑癌基因的灭活及原癌基因的激活，虽然这些基因的生物学功能及其相互作用与乳腺癌发生的关系尚未完全阐明，但这些研究在乳腺癌的诊断、基因治疗和预后预测方面都有非常显著的意义，同时也为指导临床诊治及进行基因治疗提供了坚实的理论基础。

四、临床表现

乳腺肿块为乳腺癌的最常见体征，80% 以上的乳腺癌患者以乳腺肿块为首发症状。多数患者为无意中触知，不伴或偶伴疼痛。现在随着肿瘤知识的普及、防癌意识的提高及普查工作的开展，越来越多的乳腺癌为患者自查或普查体检时发现。当肿瘤细胞继续生长，侵及局部相邻组织时，可引起一系列相应临床症状或体征。

1. 乳腺肿块

（1）部位：乳腺肿块可发生于乳腺的任何部分，但由于外上象限腺体占整个乳房的比例较大，多为乳腺癌的好发部位，约占乳腺癌的 1/3。

（2）大小：临床上所见肿瘤大小不一。目前由于肿瘤知识的普及，临床上多以 T_1、T_2 期肿瘤多见。随着检诊技术的提高，早期癌甚至 T_0 癌也越来越多得被发现。

（3）数目：乳腺癌一般多为一侧乳房内单发，偶见多发或双侧乳腺同时性乳腺癌。诊断多中心乳腺癌或双侧原发性乳腺癌，需经病理证实。

（4）质地：大多数乳腺癌为实性肿块，质地较硬。但某些特殊类型的乳腺癌如囊性乳头状癌质地较软。但肿瘤体积较小或位于乳腺深部时，可被周围软组织包绕，不易触清质地。

（5）形状及边界：多数为形状不规则的圆形或椭圆形肿物，表面结节感，边界不清，与周围组织粘连。但某些特殊类型的乳腺癌上述特征常不典型，可表现为形状规则，边界清楚的圆形肿块，与良性肿瘤表现相类似。有的肿瘤仅表现为片状或局限性增厚，需注意鉴别。

（6）活动度：与良性肿瘤相比较，乳腺癌由于浸润性生长的特性，常与周围组织粘连，活动度较差。如果肿瘤累及胸肌筋膜甚至肌肉，则在患者双手叉腰，胸大肌收缩时，肿物活动度更差。若肿瘤累及胸壁，肿块固定不可推动。

2. 皮肤表现　早期或位置较深的肿瘤，患乳皮肤常无明显变化，但如较晚期乳腺癌或肿瘤位于腺体表浅部位，则可出现各种相应的皮肤改变。

（1）皮下受累：当肿瘤细胞侵犯皮下，累及连接腺体和皮肤的 Cooper's 韧带时，使其缩短、失去弹性，牵拉该处皮肤向深面凹陷，形成"酒窝征"，严重时则出现较大面积的皮肤凹陷。此体征的出现并非为肿瘤晚期征象之一，即使早期的乳腺癌，肿瘤并不明显时，如果其部位表浅，同样可出现上述体征。

如果癌细胞生长侵犯皮下淋巴管或癌栓阻塞淋巴管时，可引起淋巴循环不畅，造成相应区域的皮肤水肿，毛囊相对深陷，毛孔粗大，形成皮肤橘皮样变，该表现的出现表示癌细胞已经进入淋巴循环，发生远处转移的可能性大大增加，为乳腺癌局部晚期症状。

（2）表浅静脉曲张：生长速度较快的肿瘤生长至体积较大时，膨胀压迫使表皮变薄，若受压处血运丰富则表现为静脉曲张。一般多见于直径大于 10cm 的癌或肉瘤。

（3）炎症表现：癌瘤部位皮肤出现红肿等炎症表现，除见于肿瘤伴发感染外，也常见于炎性乳腺癌。皮下淋巴管中的癌栓造成皮肤水肿，淋巴管炎引起大片皮肤发红，颇似乳腺炎。该体征出现提示癌瘤生长迅速，预后较差。

（4）皮肤破溃：是乳腺癌局部晚期表现，癌瘤向乳房表面侵袭，局部皮肤正常结构被破坏，循环系统失常，进而发生坏死破溃，常伴有渗液、渗血和感染。溃疡较大时，则呈"火山口"样。

（5）卫星结节：亦是乳腺癌局部晚期表现，多因癌细胞沿皮下淋巴管向周围扩散，在原发灶周围形成新的皮内结节，其间有正常的皮肤间隔。结节较多时，随着病情的发展，散在结节可相互融合成片，最终整个乳房变得粗糙坚硬，形如铠甲。

3. 乳头改变

（1）乳头回缩、固定：乳头回缩、固定并非为乳腺癌局部晚期症状之一。发生于乳腺中央区的肿瘤，早期即可引起乳头回缩。癌瘤生长侵袭周围如组织，使其硬化、牵缩，出现乳头回缩，并将乳头拉向癌灶方向。当癌瘤侵及乳头根部时，则乳头完全固定。

（2）乳头糜烂、脱屑：乳头佩吉特病早期表现即为乳头反复脱屑，继之糜烂结痂，痂皮脱落则又糜烂结痂，经久不愈，揭去痂皮，则出现渗血的糜烂面。若于糜烂面行切片、刮片细胞学检查或取活检，可为阳性。病灶继续发展，整个乳头可侵袭烂掉，并可沿导管向乳腺深面生长。

4. 乳头溢液　临床所指的乳头溢液是指各种疾病所引起的各种病理性溢液，如血性、脓性、水样、浆液性、乳汁样溢液等。血性溢液可呈鲜血样或褐色溢液，可由癌引起，尤其是导管内乳头状癌，50 岁以上患者发生血性溢液时，应给予密切注意。此外，导管内乳头状瘤也常出现溢血，导管扩张、乳腺上皮增生等亦可发生血性溢液。浆液性溢液常由乳头状瘤引起，亦可见于乳腺组织增生，少数浆液性溢液由乳腺癌引起。乳汁样溢液可见于部分妇女正常停止哺乳后的几个月甚至几年，此外，乳腺增生、各种原因引起的泌乳素分泌过高及服用激素类药物也可出现乳汁样溢液。脓性溢液多为黄绿色或乳黄色，可带血性，多为乳腺炎症表现。

五、诊断和鉴别诊断

1. 诊断　对于乳房有明显肿块和肿大淋巴结的患者，临床诊断并不困难，但多数已不是早期患者。因此，如何提高乳腺癌的早期诊断显得尤为重要。近年来各种物理及生物学检测办法相继用于本病的诊断，对于可疑患者，可视病情采用 B 超、钼靶摄片、穿刺、MRI 及 PET – CT 等相关辅助检查。

(1)钼靶、B 超及红外扫描检查：对乳腺检查有非常重要的意义。乳腺钼靶 X 线成像清晰、特征突出、敏感度高，可以发现小于 5mm 的癌肿，所以成为当今公认的早期诊断乳腺癌的有效影像学手段，其检出率为 90% 以上；B 超可明确肿块是囊性还是实质性，并可准确测出肿块大小；红外线扫描对鉴别肿块良恶性也有一定意义，3 种影像学检查可以取长补短，相互验证，大大提高了乳腺癌的检出率。

(2)细胞学检查：上述 3 种方法虽然为乳腺癌的诊断提供了重要依据，但乳腺癌的确诊必须依靠细胞学检查，该检查方法是直接查癌细胞，从而达到明确诊断的目的。乳腺的细胞学检查包括：①穿刺细胞学检查：该方法有简便、快速、准确率高，对微小癌亦能做出诊断，对患者损伤小等优点，是临床上用来确诊乳腺癌的首选方法，也是乳腺癌术前的重要诊断依据；②乳头溢液脱落细胞学检查：该方法适用于有乳头溢液的患者，取少量溢液涂片查癌细胞其阳性率也较高。

(3)肿瘤细胞核 DNA 自动定量分析：该方法为兰丁肿瘤早期诊断检测中心近年从国外引进的高科技核心技术，通过对肿瘤细胞核中的 DNA 进行定量分析，可精确地检出对诊断恶性肿瘤有意义的异倍体细胞，对乳腺癌的定性诊断有重要价值。

(4)病理组织学诊断：是所有乳腺癌的最后诊断，也是诊断乳腺癌的金标准，但由于其损伤较大，出结果费时，故一般用于乳腺癌的术后分型诊断或术前细胞学不能明确诊断的患者，对确定乳腺癌术后的治疗方案及预后判断起决定性作用。

2. 鉴别诊断

(1)乳腺纤维腺瘤：多见于青年妇女(20~30 岁)，初期并无特殊症状，一般在无意中或者自检或者普查中发现乳房肿块。肿块多位于乳腺外上象限，圆形或扁圆形，一般在 3cm 以内。单发或多发，质坚韧，表面光滑或结节状，分界清楚，无粘连，触之有滑动感。肿块无痛，生长缓慢，但在妊娠时增大较快。根据年龄及体征，纤维腺瘤的诊断并不难，但是年龄 >40 岁的妇女不要轻易诊断为纤维腺瘤，应该排除恶性肿瘤的可能，纤维腺瘤如短期内迅速增大时应考虑是否恶变。

(2)乳腺增生病：该病是乳腺组织中常见的病变，多见于中年妇女。是由于内分泌功能性紊乱引起，其本质既非炎症，又非肿瘤，而是正常结构的错乱。一般有典型体征和症状，容易区别。而硬化性腺病常在乳腺内有界限不清的硬结，体积较小，临床上常难以与乳腺癌相区别，应通过多种物理检查来鉴别。单纯性小叶增生临床表现为两侧乳腺有成片状、颗粒状或结节状肿块。囊性小叶增生，病变组织内有小囊肿形成，临床初级的肿块往往有砂砾状或结节感，有时表现为大小不等的结节。患者有时表现为乳房刺痛，无固定部位，有时向肩背部放射。疼痛与月经周期有关。

(3)乳腺导管内乳头状瘤：是乳腺导管内上皮的良性肿瘤，分为大导管内乳头状瘤及多发性导管乳头状瘤。以乳头溢液为主要表现，常为浆液性或血性，B 超检查可见扩张的导管内有低回声团块，或经导管镜可见增生物。治疗主要是手术切除病变组织。

(4)浆细胞性乳腺炎：常由于各种原因引起乳腺导管堵塞，导致乳管内脂性物质溢出，进入管周组织而造成无菌性炎症。急性期突然乳痛、红肿、乳头内陷，腋淋巴结可肿大，易被误诊为炎性乳腺癌。当病变局限、急性炎症消退，乳内有肿块且可与皮肤粘连，也易误诊为乳腺癌。

(5)乳腺恶性淋巴瘤：较罕见，占乳腺恶性肿瘤的 0.04% ~0.52%，好发年龄为 50 ~ 60 岁，女性多见，常为单发。临床表现常为迅速增大的肿块，有时可占据整个乳房，肿块呈巨块或结节状、分叶状，边界清楚，质坚，有弹性，与皮肤及乳房等无粘连。肿块巨大时表面皮肤菲薄，血管扩张，并引起破溃。腋淋巴结亦可同时受累。临床诊断较困难，X 线片常与其他恶性肿瘤不易区分，须经病理切片才能明确。

第二节　分子靶向治疗

一、乳腺癌分子靶向治疗的新进展

(一)概述

近年来，伴随着分子生物学水平的不断发展和对肿瘤发病机制的深入研究，开始了针对细胞受体、关键基因和调控分子为靶点的治疗，人们称之为"靶向治疗"。从广义上讲，乳腺癌靶向治疗的内涵主要体现在以下 3 个方面。

1. 以影像学为导航的靶向治疗　①从全乳切除(乳腺癌根治术)到局部切除(保乳手术)；②从全腋窝淋巴结清扫到前哨淋巴结活检(保腋窝手术)；③从全乳房放疗到术中部分乳房放疗；④其他有射频、超声聚焦刀、粒子刀等。

2. 以分子生物学为标志的靶向治疗　①内分泌治疗：根据乳腺癌患者癌组织 ER/PR 状况；②分子靶向治疗：从非特异性抗增生药物到靶向分子标志的药物，如以 HER - 2 为靶点的 Trastuzumab(曲妥株单抗)治疗。

3. 以方法学为依据的靶向治疗——靶向化学治疗　①提高肿瘤组织化疗药物浓度——通过给药方法、作用机制、改变剂型等途径；②从靶向所有乳腺癌细胞的药物到靶向肿瘤干细胞的药物，目前尚处于实验研究阶段。

从狭义上讲，目前学术界所指的乳腺癌靶向治疗主要是指分子靶向治疗。进入 21 世纪以来，根据肿瘤的基因、受体和激酶而发展的分子靶向治疗使得乳腺癌治疗更为丰富多彩，也使得治疗效果较大幅度提高，而且更为个体化。目前，分子靶向治疗已经成为继手术、化疗和放疗等传统治疗之外，一种重要的治疗手段，并取得了令人鼓舞的治疗效果。分子靶向治疗是在细胞分子水平上针对已经明确的致癌靶点设计出相对应的治疗药物，与致癌靶点特异性结合，通过阻断肿瘤细胞或相关细胞的信号转导，抑制肿瘤发展或加速其凋亡。本节主要论述乳腺癌分子靶向治疗方面的研究进展。

近些年来，分子靶向治疗是乳腺癌研究的热点领域之一，目前有许多分子靶向药物已经成功地应用于临床或者正在进行临床实验研究。通常我们还是按照激素受体阳性、HER - 2 阳性和三阴性乳腺癌制定分类治疗策略。随着分子生物学技术的进步，对肿瘤发生、侵袭的机制从分子水平的认识越来越深入，开始了多种针对细胞受体、关键基因和调控分子为靶点的治疗，即靶向治疗。事实上，针对激素受体阳性乳腺癌患者给予的三苯氧胺以及之后芳香化酶抑制药和氟维斯群的治疗，就是靶向治疗的先驱。1997 年，FDA 批准抗 HER－2 的分子靶向治疗药物——Trastuzumab 治疗晚期乳腺癌开始了一个分子靶向治疗的时代。2005 年发表的《新英格兰医学杂志》评价 Trastuzumab，称其"在辅助治疗临床研究的结果显示，Trastuzumab 的疗效不仅是个进步，而是一个革命性结果。"目前乳腺癌分子靶向治疗包括以下几个。①抗 HER－1、HER－2 受体的单克隆抗体：EMD72000、C25、Abx、Trastuzumab 等；②TKI：PD153035、EKB－569、ZD1839、OSI－774、GW－2016、CI－1033、PD169414 等；③RAS FTI：BMS－214662、R115777 等；④Raf 抑制药：BMY43－9006；⑤mTOR 抑制药：CCI－779；⑥抗血管生成和转移：包括抗 VEGFR2 药物 SU5416、抗 VEGF 药物 rhuMAb 等；⑦内分泌靶向治疗。

（二）抗 HER－2 受体的单克隆抗体

1. 抗 HER－2 抗体　人表皮生长因子－2（HER－2）由原癌基因编码，20%～30% 的乳腺癌患者过度表达 HER－2 受体，这是由于 HER－2 基因扩增引起其转录的增加，导致 HER－2 m－RNA 水平提高和细胞表面 HER－2 受体合成的持续增加及过度表达。HER－2 阳性状态与乳腺癌预后差相关，提示 HER－2 阳性状态可能是发病机制的一个重要因素。因此，HER－2 受体可作为一个重要的新治疗靶点。人源性抗 HER－2 单抗——曲妥珠单抗（trastuzumab，商品名为赫赛汀，herceptin）是第一种针对 HER－2 阳性转移性乳腺癌患者进行癌基因靶向治疗的药物也是第一种获得美国 FDA 认可的分子靶向药物。

（1）作用机制：尽管有资料显示，曲妥珠单抗可显著抑制乳腺肿瘤的生长甚至消除肿瘤，但抗 HER－2 单抗介导的抗肿瘤作用机制仍未完全阐明。已有的资料显示，曲妥珠单抗的抗肿瘤作用机制包括：①与 HER－2 受体结合：抑制细胞内生长信号转导系统，如抑制 MAPK、PI3K 及 Akt 的活性，从而通过影响细胞周期蛋白 D（cyclin－D）的活性抑制肿瘤细胞从 G_1 期向 S 期和 S 期向 G_2 期的转化，抑制肿瘤的增生活性通过影响肿瘤细胞内肌动蛋白和微丝的活性，抑制肿瘤细胞的活动能力；增加 HER－2 高表达肿瘤细胞对肿瘤坏死因子和多柔比星、紫杉醇等化疗药物的敏感性；②与 NK 细胞和巨噬细胞的 HER－2 受体结合：诱导抗体依赖性细胞毒性作用（ADCC），杀伤肿瘤细胞；③抑制血管内皮生长因子（VEGF）的生成，阻断肿瘤内血管组织的生长。

（2）临床应用

1）单独给药：①转移性乳腺癌二、三线治疗：用曲妥珠单抗成功治疗 HER－2 阳性患者的前提，是对 HER－2 过度表达/扩增进行确切而可靠的检测。目前最常用的方法是免疫组织化学法（IHC）和荧光原位杂交法（FISH）。IHC 检测 HER－2 蛋白的过度表达，而 FISH 检测 HER－2 的基因扩增。222 例 IHC（＋＋）、IHC（＋＋＋）的转移性乳癌患者参加多中心关键性Ⅱ期试验，所有患者因癌转移已进行过 1 次或 2 次化疗但均失败。试验中，曲妥珠单抗静脉注射，首次剂量 4mg/kg，然后每周 2mg/kg（标准治疗方案）；第 1 次滴注时间应超过 90 分钟，以后只要患者可耐受，时间可缩短到 30 分钟。曲妥珠单抗单独给药的总反应率（ORR）是 15%，完全缓解（CR）和部分缓解（PR）的患者数分别为 8 例和 25 例，中位有效持续时间为 9.1 个月，中位生存期为 13 个月。曲妥珠单抗能明显提高

HER-2 阳性转移性乳腺癌患者的整体生存质量和社会行为能力。HER-2 过度表达率与临床反应率的对比资料显示,HER-2 过度表达水平越高,曲妥珠单抗的临床效果越好。对患者组织进行 FISH 回顾性检测结果表明,FISH 阳性患者有 19% 的反应率(RR),与 IHC(+++)患者的疗效相似,而 FISH 阴性患者的 RR 为 0。因此,IHC(+++)患者适合应用曲妥珠单抗治疗,对 IHC(++)患者应用 FISH 重新检测,结果阳性者也适合曲妥珠单抗治疗;②转移性乳腺癌一线治疗:Ⅱ期临床试验评价了患有转移性乳腺癌且之前未接受针对性化疗的患者单用曲妥珠单抗的有效性和安全性。114 例 HER-2 阳性转移性乳腺癌女性患者被随机分为两组,一组采用大剂量(首剂 8mg/kg,然后每周 4mg/kg),另一组采用标准方案。以 ORR 和安全性作为一级终点,反应持续时间、疾病进展时间(TTP)、生存率和生活质量为二级终点。对接受评价的 111 例患者的意向性治疗分析表明,一线曲妥珠单抗单药治疗的 ORR 为 26%,其中 7 例 CR,23 例 PR 以 IHC(+-)患者的 RR 为 35%,而 IHC(++)患者 PR 为 0;标准剂量和大剂量组的 RR 相似。另外有 13 例患者有微效(MR)或病情稳定(SD)>6 个月,因此总体临床有效率为 38%。标准剂量和大剂量组的 TTP 相似,分别为 3.5 个月和 3.8 个月。所有患者的平均生存期为 24.4 个月,两个剂量组的平均生存期相似。对 108 例患者的存档组织进行 FISH 回顾性分析,结果发现 FISH 阳性患者的客观 RR 为 34%,而 FISH 阴性患者则为 7%。曲妥珠单抗单药一线治疗有较好的耐受性,不良反应的发生率为 9%,报道最多的是寒战、乏力、发热、疼痛和恶心;高剂量组出现发热、寒战和呼吸困难的病例数有所增加。总之,与曲妥珠单抗作为二线和三线药物相比,其单药一线治疗可提高疗效和生存率,且其生存优势与曲妥珠单抗联合化疗方案相似。因此,曲妥珠单抗单药治疗是 HER-2 阳性转移性乳腺癌患者一线治疗的一个重要的新选择。

2)联合用药:①关键性Ⅲ期试验:比较曲妥珠单抗联合用药与单独化疗一线治疗 HER-2 阳性转移性乳腺癌患者的多中心、开放性试验中,469 例 HER-2 阳性转移性乳腺癌患者被随机分组为两组:一组接受化疗,另一组接受化疗加曲妥珠单抗。手术前没有接受过蒽环类药物新辅助化疗的患者,给予蒽环类(阿霉素 $60mg/m^2$ 或表阿霉素 $75mg/m^2$)加环磷酰胺(AC $600mg/m^2$)或 AC 联合曲妥珠单抗;手术前接受过蒽环类作为新辅助化疗的患者,给予紫杉醇($175mg/m^2$)或与曲妥珠单抗联用,在给予患者地塞米松、盐酸苯海拉明和西咪替丁后给予紫杉醇静脉输注(3 小时)。每 3 周化疗 1 次,重复 6 个疗程。曲妥珠单抗采用标准方案,在化疗前 24 小时给药,直到病情出现进展。研究结果显示,接受曲妥珠单抗加化疗的患者比单纯化疗患者的整体疗效高,中位有效持续时间长。与单独用紫杉醇组比较,曲妥珠单抗加紫杉醇组将有效率从 17% 提高到 41% 提高幅度达 141%;中位有效时间从 4.5 个月提高到 10.5 个月,提高幅度达 133%。同样,曲妥珠单抗加 AC 组与单独 AC 组比较,有效率从 42% 提高到 56%,中位有效持续时间从 6.7 个月提高到 9.1 个月。与单独化疗的患者相比,曲妥珠单抗加化疗使患者的生活质量提高疲劳改善的比例也显著提高,整体生存时间从 20.3 个月提高到 25.1 个月,差异具有显著意义。IHC(+++)患者接受曲妥珠单抗联合化疗的中位生存期为 29 个月,而单独化疗则为 20 个月。FISH 检测回顾性研究结果表明,曲妥珠单抗联合化疗使 FISH 阳性患者的有效率(31%:54%)和生存率(20.0 个月:26.2 个月)显著提高,但对 FISH 阴性患者无作用(有效率均为38%)。患者年龄是临床疗效差时应考虑的一个预后因素,所以对此项Ⅱ期临床试验进行回顾性研究,以确定曲妥珠单抗对老年患者的疗效。结果显示,曲妥珠单抗联合化疗使年龄>60岁组的RR从28%提高到44%,生存时间从14个月提高到18个月;而年龄≤60岁组RR从33%提高到52%,生存时间从23个月提高到26个月;两个年龄组的不良反应发生率相似。联合化疗中,年老者发生心功能障碍的较多,但全部病例的心功能障碍均可恢复好转,即使持续使用曲妥珠单抗,生存效益的改善也不受损。因此,对年龄>60岁的患者,应考虑以曲妥珠单抗联合化疗作为一线治疗;②与紫杉醇合用:一项Ⅱ期研究评价了曲妥珠单抗加紫杉醇治疗95例转移比乳腺癌患者的疗效和安全性。两药均每周给药1次,曲妥珠单抗采用标准方案紫杉醇静脉输注90mg/m^2。联合治疗的有效率为:HER-2阳性患者81%,HER-2阴性患者43%;FISH阳性患者75%,FISH阴性患者44%。此联合治疗的患者耐受性较好,其毒性反应与单用紫杉醇相似。神经毒性是主要的剂量限制性不良反应;③与多西他赛(docetaxel)合用:一项Ⅱ期试验中,每周1次多西他赛(35mg/m^2)与曲妥珠单抗(标准方案)联合治疗30例患者,给药3周,停药1周。结果显示,ORR为63%,中位TTP为9个月。另一项研究采用每周1次曲妥珠单抗加多西他赛(75mg/m^2)作为一线或二线治疗,结果显示19例可评价患者中,IHC(+-+)患者ORR为73%,而全部患者的ORR为63%;④与长春瑞滨(vinorelbine)合用:一项Ⅱ期试验评价了曲妥珠单抗《标准方案》加诺维苯(25mg/m^2)治疗HER-2阳性转移性乳腺癌患者的有效性和安全性,二、三线治疗的ORR为75%;一线治疗和HER-2(++-)患者的ORR分别为84%和80%;联合治疗的耐受性较好。Ⅳ级毒性仅为中性粒细胞减少,骨髓抑制也可通过减少长春瑞滨的剂量得到解决。一项多中心Ⅱ期试验肯定了曲妥珠单抗联合长春瑞滨一线治疗的效果和安全性,27例可评价的HER-2阳性转移性乳腺癌患者的ORR为60%。此方案耐受性好,尤其是无严重的恶心、呕吐、神经毒性、心脏毒性或脱发;⑤与其他药物合用:曲妥珠单抗联合阿霉素(60mg/m^2)和紫杉醇(150mg/m^2),每周2次,共3次;随后每周1次紫杉醇(80mg/m^2),共9次。此方案治疗HER-2阳性转移性乳腺癌患者非常有效,且没有出现不可逆的心脏毒性。曲妥珠单抗联用卡培他滨(capecitabine)治疗,也取得相加的抗肿瘤活性,且耐受性良好。另外,曲妥珠单抗可能会恢复肿瘤对激素治疗的敏感性,考察曲妥珠单抗与阿那曲唑(anastrazole)或他莫昔芬(tamoxifen)合用的疗效和安全性的试验正在进行中。体外试验表明,曲妥珠单抗还可增强卡铂、顺铂、足叶乙苷、甲氨蝶呤、噻替派、长春碱等化疗药物的抗肿瘤作用。

总之,曲妥珠单抗作为一种靶向性基因治疗药物,用于治疗HER-2阳性转移性乳腺癌患者取得了可观的临床疗效,其疗效超过了那些传统的细胞毒化疗药物。除具有较好的耐受性外,曲妥珠单抗联合化疗为转移性乳腺癌患者提供了唯一的生存优势,特别是接受紫杉醇联合化疗的HER-2(+++)患者。甚至在3/4处于癌症发展期的患者群体中,改用曲妥珠单抗也可产生50%的疗效,生存率也提高了25%。无论是单用还是联合应用,作为一线还是二线用药,曲妥珠单抗治疗转移性乳腺癌都能产生理想的临床效果,且毒性反应小、患者耐受性好,已成为分子靶向药物研制和临床治疗的成功典范。

2. EGFR酪氨酸激酶抑制药(TKI) 表皮生长因子受体家族有4个成员,分别为

HER - 1(EGFR)、HER - 2、HER - 3 和 HER - 4 在乳腺癌中都有表达。抑制 EGFR 信号通路的一个途径是抑制 EGFR 的酪氨酸激酶(TK)的活性。EGF 受体膜内区酪氨酸激酶 ATP 结合位点竞争性小分子抑制药吉非替尼(gefitinib, ZD1839, iressa)、埃罗替尼(erlo-tinib, OSI - 774, tarceva)等，可以阻断 EGFR 的活性和下游信号途径，如 MAPK 和 PI3/Akt 途径，阻遏细胞周期，抑制血管生成，加强放疗和化疗的抗肿瘤效应。其优点是组织渗透性好，生物利用度高，且体内不会产生抗体。

吉非替尼是一种苯胺喹那唑啉化合物，也是强有力的 EGFR 酪氨酸激酶抑制药，对癌细胞的增生、生长、存活的信号转导通路起阻断作用。吉非替尼有高度选择性，对其他酪氨酸激酶和丝(苏)氨酸激酶的抑制作用很低。研究发现在某些肿瘤类型中，吉非替尼可提高顺铂、卡铂、草酸铂、紫杉醇、紫杉醇酯、阿霉素、鬼臼乙叉苷、拓扑替康及干扰素等的抗肿瘤作用。吉非替尼与吉西他滨联合用药时并不增加其抗肿瘤效果。世人瞩目的关于吉非替尼肺癌靶向治疗研究的 IDEAL(iteasa dose evaluation in advanced lungcancer)临床试验，显示了晚期 NSCLC 靶向治疗的有效性。目前在日本、美国及澳大利亚等国家，吉非替尼已被许可应用于非小细胞肺癌治疗。临床前研究显示，对内分泌治疗耐药的乳腺癌细胞系中 EGFR 表达水平上升。吉非替尼可以抑制对内分泌治疗抗拒的 MCF - 7 细胞系的生长，与其阻断 EGFR 自身磷酸化及 Erk1/2 MARK 信号传导通路有关。吉非替尼和他莫昔芬联合，对 MCF - 7 细胞系的抑制作用优于单用他莫昔芬。另外，吉非替尼还能抑制动物乳腺癌的生成，对乳腺癌可能有预防作用。在一项 II 期临床研究中 22 例经过化疗的转移性乳腺癌患者(16 例 ER 阴性，6 例 ER 阳性但他莫昔芬耐药)服用吉非替尼 500mg/d，用药 4 周后，2 例(9%)PR，10 例(45%)SD，5 例(23%)PD。这一结果提示，吉非替尼对 ER 阴性和他莫昔芬耐药的 ER 阳性乳腺癌可能有效。另一项研究采用吉非替尼治疗 63 例经多程化疗和内分泌治疗的转移性乳腺癌，9 例(14.3%)获得疗效；12 例骨转移引起骨痛者中，5 例骨痛明显减轻。以上结果显示，EGFR 酪氨酸激酶抑制药对乳腺癌有一定疗效。

10% ~36% 的原发乳腺癌患者 EGFR 和 HER - 2 表达阳性，且这部分患者较单一阳性者预后差。吉非替尼可以通过抑制 EGFR 酪氨酸激酶而抑制 HER - 2 的信号传导。因此，有人提出联合使用赫赛汀和吉非替尼可能对抑制 HER - 2 阳性乳腺癌有协同作用，目前的一些临床前的试验结果也证实了这一点。

埃罗替尼是另一种喹唑啉类化合物，可选择性抑制 EGFR - TK 并减少 EGFR 的自身磷酸化作用，从而导致细胞生长停滞走向凋亡。体外试验证实，埃罗替尼对乳腺癌、非小细胞肺癌和卵巢癌有效。一项 III 期临床试验显示，先前已得到治疗的 731 例 NSCLC 患者在随机接受埃罗替尼或安慰剂治疗后(2/3 的人接受埃罗替尼治疗)，与安慰剂组患者 4.7 个月的中位存活期相比，埃罗替尼用药组患者中位存活期为 6.7 个月，改善了 42.5%；另外，比较一年后仍存活的患者数，安慰剂组只有 22%，而埃罗替尼组有 31%，改善程度达到 41%；观察咳嗽、疼痛、呼吸困难等肺癌症状发生恶化的时间时发现，埃罗替尼组有显著的改善效果；埃罗替尼治疗组的客观应答率为 9%，而安慰剂组只有 1%，不良反应主要为痤疮样皮疹和腹泻，剂量限制性毒性为腹泻。

第二代 EGF 受体酪氨酸激酶抑制药 EKB569 和 Canertinib Dihydrochloride(GI -

1033)则针对更多的 EGF 受体家族成员,有更广的抗癌谱系。Canertinib 可明显抑制包括人乳腺癌在内的多种鼠移植瘤的生长。目前正处于 I 期临床研究中,有望在未来的乳腺癌治疗中扮演重要的角色。

3. HKI-272 和 BIBW-2992 这是两种第 2 代 EGFR 和 HER-2/neu 双重 TKI,通过与 EGFR 和 HER-2 胞内的酪氨酸激酶结构域不可逆的共价结合来起到抑制信号转导的作用。HKI-272 对实体瘤的效果和安全性已经在 I 期临床试验中得到证实,尤其对于 Trasuzumab、蒽环类及紫杉醇治疗失败并且免疫组化染色 erbB2 表达呈 2+~3+ 的乳腺癌患者有显著的疗效。I 期、II 期临床试验表明,BIBW-2992 除了能在体内选择性的作用于 EGFR 和 HER-2 之外,还能抑制 EGFR 过表达的肿瘤细胞 Thr790Met 点突变,而前者是导致第 1 代 TKI 耐药的主要原因。美国 FDA 已将该药物列入快速审批通道并进行相关的 III 期临床试验。该药物如投入临床使用将是第 1 代 TKI 治疗失败的一个重要补充。

(三)法尼基转移酶抑制药

Ras 蛋白在肿瘤细胞的增生中起重要作用。Ftase 与 Ras 蛋白异戊二烯修饰密切相关。抑制 Ftase 活性,阻止 Ras 蛋白的法尼基化,可以有效抑制肿瘤细胞的增生。抑制 Ftase 将阻止 Ras 蛋白转化成活化状态,因此,Ftase 被认为是一个抗肿瘤药物设计靶点。II 期临床试验观察了竞争性 FTI Topifamib 治疗 76 例晚期乳腺癌患者的疗效和毒性。最初的 41 例患者治疗剂量为每次 300mg,口服,2 次/天,持续用药。由于持续用药毒性较大,所以其后的 35 例患者改为每次 300mg,2 次/天,连服 3 周,停 1 周为 1 周期。结果表明,持续和间断用药组患者的有效率分别为 14% 与 10%,临床受益率均为 25%。

(四)PI3K-Akt-mTOR 抑制药

PI3K-Akt-mTOR 通路在许多细胞中扮演着调控增生、生长、生存和代谢的角色。其下游产物 mTOR 是蛋白翻译过程中的一个重要调节点。通常情况下,由于 PTEN 的存在该通路不被激活;但是由于各种原因所致的 PTEN 的缺失,该通路的上游 PI3K 可被酪氨酸样生长因子受体激活,从而引起一系列致瘤过程。

1. PI3K 抑制药 PI3K 有许多亚型,其中 1A 类 PI3K 是由调节亚单位 p85 和催化亚单位 p110 构成的异源二聚体,在许多肿瘤中都出现变异,因此成为了一个重要的治疗靶点。LY294002 和 Wortmannin 都作用于 PI3K 的 p110 催化亚基,但是低溶解度和高毒性限制了其在临床的应用。新一代的 PI3K 抑制药如 PX-866 在体外试验中对多种肿瘤均有抑制效果,但尚没有临床应用的报道。

2. Akt 抑制药

(1)哌立福辛:通过抑制 Akt 向胞膜转移来抑制乳腺癌在内的多种肿瘤生长。关于其单药治疗乳腺癌的 II 期临床试验结果并不令人满意,目前推荐联合其他传统化疗药物使用。

(2)曲西立滨:能阻断 Akt 的 T309 和 S474 亚基磷酸化及阻止 EGF 介导的磷酸化。从 20 世纪 80 年代开始,其作为细胞毒性药物开始用于临床。近年来才发现其 Akt 抑制作用,目前仅有关于小剂量曲西立滨应用于实体瘤 I 期临床试验的报道;曲西立滨联合厄洛替尼和拉帕替尼治疗 erbB 抑制药耐药乳腺癌的研究还在进行中。

3. mTOR 抑制药　mTOR 是在整个 PI3K – Akt – mTOR 通路中临床应用最多靶点。以西罗莫司为代表的抑制药早在 1975 年就作为抗真菌药物应用于临床。近年来其类似物 CCI – 779（temsirolimus）和 RAD – 001（everolimus）才被用于抗肿瘤治疗。其通过抑制mTOR 下游的 4E – BPI 和 S6 序列磷酸化从而抑制蛋白质合成。对非选择性的患者，单药应用的效果是缓和的且短暂的，因此确定患者能从治疗中获益是十分重要的。但是提示PI3K – Akt – mTOR 依赖性的基因标记还不清楚，这也是今后研究的方向。

PI3K – Akt – mTOR 通路常与 ER 交联，因此临床上进行了许多关于 mTOR 抑制药与ER 抑制药联用的研究。研究发现，RAI – 001 联合他莫昔芬和来曲唑可以增强肿瘤细胞的凋亡。联合用药还能显著提高有效率（68% 对 59%），更重要的是联用组降低细胞Ki67 表达的有效率几乎是单药组的 2 倍。

新一代 PI3K – Akt – mTOR 通路抑制药 NVP – BEZ235 是 PI3K 和 mTOR 双重抑制药。它能逆转由于 p110 – α、E545K 和 H1047R 基因突变而导致的 PI3K – Akt – mTOR 通路过度活化。在体外试验中，NVP – BEZ235 对由于上述基因突变而对 Trasuzumab 耐药的 BT – 474 乳腺癌细胞系的增生有很强的抑制作用。研究还发现，PIK3CA 的 E545K 和H1047R 结构域的突变在乳腺癌中十分常见，这也是导致拉帕替尼耐药的主要原因；而NVP – BEZ235 却能逆转这种突变。

（五）血管生成拮抗药

肿瘤的生长和转移依赖于新血管生成，开发血管生成抑制药是肿瘤研究最为活跃的领域之一。总的来说，血管生成抑制药的作用途径有 4 种：①直接抑制内皮细胞的功能；②阻断内皮细胞降解周围基质的能力；③阻断血管生成因子的合成和释放，拮抗其作用；④阻断内皮细胞表面整合素的作用。其中研究最多的是 VEGF。VEGF 是一类蛋白质，通过与受体结合激活后发挥作用。VEGF 可促进内皮细胞的有丝分裂、延长细胞的存活期，提高基质降解过程中所需酶的表达，增加血管的通透性等。VEGF 在乳腺癌的发生、发展及预后方面起重要作用。VEGF 与早期乳腺癌中部分患者的不良预后有关，是无病生存期和总生存率的一项独立预后因素，且 VEGF 与肿瘤大小、受体阴性、突变型 p53、肿瘤分化不良有关。

贝伐单抗是针对 VEGF – A 亚型的重组人源化单克隆抗体，由 Genentech 公司开发，2004 年 2 月在美国首次上市。

Ⅱ期临床试验表明，贝伐单抗单药治疗乳腺癌的临床收益率为 17%。最近发表的一组Ⅲ期临床试验观察了贝伐单抗对紫杉类耐药性晚期乳腺癌的疗效。462 例曾接受大量治疗的晚期患者被随机分为两组，一组患者接受单药卡培他滨治疗[$25mg/(m^2 \cdot d)$，连用 14 天，停 7 天为 1 周期]，另一组患者接受卡培他滨与贝伐单抗[$15mg/(m^2 \cdot w)$]联合治疗。结果显示，联合用药组总有效率（30.2%）显著高于单药组（19.1%），但两组患者无进展生存期无显著差异。

Miller 等在 2005 年 ASCO 会议上报告了 ECOG2100 结果，这项Ⅲ期多中心随机试验将 715 例局部晚期或复发转移性乳腺癌一线治疗患者随机分为两组，一组单药紫杉醇

90mg/（$m^2 \cdot d$），第 1 天、第 8 天、第 15 天应用；另一组在此基础上加贝伐单抗 10mg/（$m^2 \cdot d$），第 1 天、第 15 天应用，28 天为 1 个周期。结果显示，联合贝伐单抗组和单药组无进展生存期分别为 10.9 个月与 6.1 个月（$P < 0.001$），全组患者的有效率分别为 28.2% 与 14.2%（$P < 0.001$）。其中，可测量病变患者的有效率分别为 34.3% 与 16.4%（$P < 0.001$）。以上结果表明，对晚期乳腺癌，贝伐单抗联合紫杉醇的疗效显著优于单用紫杉醇。

在 2009 年美国临床肿瘤学会（ASCO）上报道的实验结果进一步肯定了贝伐单抗常规化疗方案在晚期乳腺癌一线治疗中的疗效和安全性。贝伐单抗联合紫杉类化疗可明显延长年龄 ≥65 岁患者的肿瘤进展时间（TTP），改善 ORR，但疗效与年龄无关。年龄 <65 岁和年龄 ≥65 岁患者的 TTP 分别长达 9.3 个月和 10.1 个月，分别为 53.2% 和 46.4%。贝伐单抗联合常规化疗方案在晚期乳腺癌一线治疗中疗效显著，是晚期乳腺癌尤其是 HER - 2 阴性患者的有效选择。

选择性阻断 VEGF 的多靶点 VEGFR1、VEGFR2 及 VEGFR3 TKIs。Ⅰ期临床药代动力学分析证实 pazopanib 800mg/d 治疗实体瘤是可以耐受的。这一剂量也推荐给了Ⅱ期、Ⅲ期临床试验及拉帕替尼联合用于 MBC 患者。

血管生成在肿瘤的生长和转移中发挥重要作用，其中研究最多的是 VEGF。VEGF 是一类蛋白质，通过与受体结合激活后发挥作用。多数研究显示，VEGF 与早期乳腺癌中部分患者的不良预后有关。VEGF 在抑制血管内皮细胞凋亡的同时还可能抑制乳腺癌细胞的凋亡，导致肿瘤对内分泌治疗及化疗的抗拒。目前对抗 VEGF 的药物有 rhuMAb-VEGF，它是重组的人源化单克隆抗体，可识别 VEGF 的所有异构体，对经多程化疗的转移性乳腺癌有一定疗效；DC101，是一种与细胞膜外受体结合的单抗；酪氨酸激酶受体抑制药；VEGF 受体的信号转导抑制药。此外，细胞 CDK 抑制药、BCl - 2 反义寡核苷酸、金属蛋白酶抑制药等也是目前研究的热点。

（六）内分泌靶向治疗

1. 抗雌激素类药　三苯氧胺（tamoxifen，TAM）是研究最多应用最广的乳腺癌内分泌治疗药物。其作用机制是在乳腺癌组织中与雌二醇竞争性结合 ER，形成 TAM - ER 复合物，抑制 DNA 和 mRNA 合成，从而抑制癌细胞增生。近年来先后开发出托瑞米芬、屈洛昔芬、雷洛昔芬等药物。托瑞米芬是他莫昔芬的氯乙基衍生物，一线治疗的有效率与他莫昔芬相似，但能明显提高高密度脂蛋白水平。氟维司群（Fulvestrant）是近年来开发的一种新型抗雌激素药物，当与受体结合后可以使 ER 的两个活性区域失活。

2. 芳香化酶抑制药　第一代芳香化酶抑制药代表药是非甾体类的氨鲁米特（AG），因其不良反应较严重常导致患者终止治疗现已经不常用，且也不应和 TAM 合用，否则会加重不良反应但疗效不增加；第二代芳香化酶抑制药包括法倔唑（Fadrozole）和福美坦（Formestane）；第三代芳香酶抑制药包括阿那曲唑（Anastrozole）、来曲唑（Letroole）和依西美坦（Exemestane）。作用靶点在芳香化酶，主要作用机制为抑制芳香化酶对雄激素向雌激素转化的催化作用，从而降低体内雌激素水平；还可通过抑制肿瘤细胞内芳香化酶的活性从而抑制肿瘤细胞的生长。适用于绝经后激素依赖性乳腺癌患者。

3. 促性腺激素释放激素（GnRH）类似物　绝经前妇女孕激素和雌激素的生成主要受

下丘脑 – 垂体 – 性腺轴调节。GnRH 类似物作用的靶点为脑垂体上 GnRH 的受体,与 Gn-RH 的受体特异性结合,导致受体脱敏,从而降低垂体对 GnRH 的应答,抑制 LH 分泌,减少雌激素的产生,其作用相当于药物性卵巢去势。常用药物有戈舍瑞林(goserelin,诺雷德),单用效果与手术切除卵巢的效果相似。

(七)靶向药物联合内分泌治疗

1. 内分泌作用的通路与其他通路之间的交联 临床前和临床证据证实 FGFR/HER – 2 和哺乳动物雷帕霉素靶蛋白(mTOR)信号传导通路在转移性乳腺癌内分泌耐药过程中起了重要作用。大量研究表明长期内分泌治疗所致的雌激素缺乏环境导致了 Erk、MAPK 和 PI3K/mTOR 通路的持续激活,与内分泌耐药密切相关。EGFR/HER – 2 作用增强可通过诱导 Akt/MAPK 通路磷酸化而使核内基因组 ER 表达下调,从而导致肿瘤细胞对三苯氧胺的耐药。Yue 等的研究发现三苯氧胺耐药(TAM – R)细胞对 E2 和 TAM 的迅速激活反应增强。TAM – R 细胞中 ERα 移位到胞膜的数量增加,与 EGFR 和 C – Src 形成复合体,迅速激活 Ras/Raf/Mek/MAP 激酶信号途径。封闭 EGFR 与 C – Src 可以促使胞核外 ERα 表达下调,并且长期阻断 C – Src 的活性,可以使 TAM – R 细胞保持对他莫昔芬的敏感性。在长期雌激素剥夺(LTED)乳腺癌细胞中,Erk MARK 持续激活使得 mTOR 过表达。而 mTOR 在 LTED 细胞的增生调节中起了主要作用,mTOR 抑制药可以恢复激素耐药细胞株对雌激素的敏感性,并显示出抗癌作用。有研究观察到 mTOR 阻断药雷帕霉素可以有效阻断 LTED 细胞的增生。雌激素受体与生长因子受体及其通路之间交互作用的复杂信号网络提示我们,关注下游的靶点可能是治疗内分泌治疗后复发的有效策略。

2. 芳香化酶抑制药与 HER – 2 抑制药联合一线治疗转移性乳腺癌 赫赛汀是针对癌细胞 HER – 2 基因作为靶点的第一个分子靶向药物,其对 HER – 2 阳性的转移性乳腺癌患者具有良好的治疗效果。

拉帕替尼(Lapatinib)是一种新型的口服小分子表皮生长因子酪氨酸激酶抑制药,可同时作用于 EGFR(Erb1)和 HER – 2(Erb2)。体外实验证明拉帕替尼对 HER – 2 过表达的乳腺癌细胞有明显的生长抑制作用。拉帕替尼与他莫昔芬在内分泌耐药模型中表现出了协同作用。

3. 内分泌药物与 mTOR 抑制药联用

(1)口服 mTOR 抑制药:依维莫司(RAD001)是新型的口服 mTOR 抑制药。依维莫司于 2009 年首次被批准用于治疗对舒尼替尼或索拉非尼无效的晚期肾癌患者,此后又获准用于进展性晚期原发性胰腺神经内分泌瘤成人患者、肾血管平滑肌脂肪瘤伴有无须立即手术的结节性硬化症(TSC)患者以及不适合手术切除的与 TSC 有关的室管膜下巨细胞星形细胞瘤患者。2012 年 7 月 20 日,FDA 宣布批准依维莫司的适应证扩大至治疗激素受体阳性、HER – 2 阴性晚期乳腺癌绝经后女性患者。在体外 ER 阳性的乳腺癌细胞中观察到了依维莫司和来曲唑可协同抑制细胞增生和触发细胞凋亡,肯定了其对于内分泌抵抗的乳腺癌细胞有效。早期临床试验肯定了依维莫司和来曲唑联用的疗效并推荐依维莫司剂量为 10mg/d。

(2)内分泌治疗联合 mTOR 抑制药新辅助治疗乳腺癌:一项新辅助治疗试验证实了依维莫司联合来曲唑的疗效。研究显示,依维莫司可以显著增加来曲唑在 ER 阳性乳腺癌患者新辅助治疗中的疗效。

（3）内分泌治疗联合 mTOR 抑制药治疗晚期乳腺癌：在一项随机Ⅱ期临床研究（TAMRAD）中，AI 治疗过的转移性乳腺癌患者联用依维莫司和 TAM 取得了很好的疗效和安全性。TAMRAD 研究分析了他莫昔芬单药或联合依维莫司治疗 HR 阳性、HER-2 阴性且 AI 治疗失败的转移性乳腺癌患者的疗效与安全性。研究结果显示，与他莫西芬单药治疗相比，他莫西芬联合依维莫司能有效提高患者临床获益率、疾病进展时间及总生存时间。因此，联合用药对于继发性耐药患者临床获益更大。

有研究显示，依西美坦联合依维莫司治疗为既往接受过非甾体类芳香化酶抑制药治疗过的 ER 阳性 HER-2 阴性乳腺癌患者延长无疾病进展时间达一倍之久，联合治疗组患者死亡人数比例小于对照组。用 EORTC QLQ-C30 GHS 量表评价患者生活质量发现，EVE 显著延长了至生活质量评分下降 5% 的中位时间，保证了患者的生活质量。安全性方面，EVE 安全性特征与既往研究相似，耐受性良好。在小鼠模型中观察到依维莫司可以有效减少骨吸收，降低破骨细胞活性及诱导破骨细胞凋亡，有效减少雌激素剥夺所造成的骨质丢失，有效降低骨代谢标志物水平。有研究提示我们，在骨保护方面：依维莫司有效抑制和逆转依西美坦所造成的骨代谢增加。依维莫司可以为内分泌治疗失败的 ER 阳性乳腺癌患者带来临床获益，这一研究结果支持依维莫司联合内分泌治疗可用于既往接受过非甾体类芳香化酶抑制药治疗过的 ER 阳性且 HER-2 阴性乳腺癌患者。

内分泌治疗与靶向药物联合为乳腺癌的治疗提供了新的选择，使内分泌耐药得到改善，这也提示我们对内分泌治疗抵抗的信号通路的深入研究或许会帮助我们找到新的潜在治疗靶点，而且针对下游靶点的靶向药物和多个靶点联合用药或许会发挥更好地作用。随着肿瘤分子生物学研究的不断深入，会有更多的调控肿瘤生长的关键靶点被认识，肿瘤的分子特征有望成为临床实践的有效标准。而根据乳腺癌患者肿瘤的分子特征，有的放矢的选择药物可以为患者进行真正个体化的规范治疗，给广大乳腺癌患者带来更多希望。

（八）其他

1. 索尼替尼　靶向 PDGFR-α、PDGFR-β、VEGFR1、VEGFR2、VEGFR3、e-Kit 及 Flt-3 多靶点口服小分子 TKI。在一项开放的Ⅱ期临床研究中，64 例蒽环类或紫杉醇类耐药的 MBC 患者接受了连续 4 周口服吉非替尼 50mg/d，6 周 1 个疗程的治疗。结果 7 例（11%）PR，另 3 例（5%）SD 达 6 个月，总的临床获益率为 16%。

2. Sorafenib　靶向抑制药 Raf 激酶（Raf-1，野生型 BRAF 及 BRAF-V600E）及 VEGFR1、VEGFR2、VEGFR3、VEGFR 和 PDGFR-α、PDGFR-β，C-kit 及 Flt-3 口服小分子能阻断肿瘤细胞增生及血管生成，增强细胞凋亡。一项对 54 例曾治疗的 MBC 患者使用 Sorafenib 治疗的Ⅱ期临床研究获得了 2% 的 PR，20 例（37%）患者疾病 SD，中位 TTP 时间达 58 天，22% 患者的 SD 达到 4 个月，13% 达到 6 个月。

3. Pazopanib　选择性阻断 VEGF 的多靶点 VEGFR1、VEGFR2 及 VEGFR3 TKIs。Ⅰ期临床药代动力学分析证实 pazopanib 800mg/d 治疗实体瘤是可以耐受的。这一剂量也推荐给了Ⅱ期、Ⅲ期临床试验及拉帕替尼联用于 MBC 患者。

4. Axitinib　是新型 TKI 靶向 VEGFR、PDGFR 及 C-kit。RUGO 等将 168 例先前没有

化疗的 MBC 患者被随机分为 docetaxel + axitinib 与 docetaxel + 安慰剂组,结果显示 ORR 利于联合用药组(40%:23%,$P = 0.038$),TTP 也是联合用药组更有优势(9 个月:6.3 个月,$P = 0.012$)。

5. Geiftinib　为口服选择性的 EGFR TKI。能阻止与肿瘤细胞增生生长相关的信号转导通路。尽管吉非替尼在皮肤及乳腺组织中能广泛抑制 EGFR,但Ⅱ期临床研究显示单药吉非替尼 500mg/d 对曾治疗的晚期乳腺癌无显著的临床活性。不同剂量紫杉醇联合吉非替尼治疗 33 例患者的Ⅱ期临床研究显示两组均观察到很好的抗肿瘤活性(RR 62.5%:41.2%)而吉非替尼联合多西他赛一线治疗 41 例患者的 RR 为 54%。

6. 厄洛替尼　可逆地选择地抑制细胞内与 EFGR 有关的 TKs 自身磷酸化。厄洛替尼 100mg/d 联合卡培他滨 825mg/d,第 1~第 14 天或多西他赛 75mg/m² 3 周方案,结果显示厄洛替尼联合多西他赛一线治疗 MBC 的 RR 为 55%,24 例 MBC 患者中总的反应率为 67%,包括 2 例完全缓解及 12 例部分缓解。最常见的治疗相关不良反应为胃肠道不适、皮肤毒性。

7. Pertuzumab　为完全重组人源性单克隆抗体。与 HER-2 受体结合后在空间上阻碍其与 EFGR 及 HER-3 的二聚化,从而阻断细胞内信号转导。FUMOLEAU 等在 2007 年 SABCS 上报道了 Pertuzumab 联合 Trasuzumab 治疗 HER-2 阳性转移性乳腺癌的Ⅱ期临床研究,Peruzumab(420mg/3w 首次负荷剂量为 840mg),结果 PR 为 18%,1 例患者的 LVEF 下降到 10%~50%。不良反应为轻度到中度的腹泻、疲倦、恶心、呕吐及皮疹(仅 1 例出现腹泻、皮疹及血栓症),该研究在数据功效及扩大 HER-2 阳性乳腺癌治疗内涵上令人振奋。

8. 西妥昔单抗　为人鼠嵌合 IgG_1 单克隆抗体,作用机制:与 EGF、TGF 等配体竞争 EGFR 分子上的特殊结合位点,阻断配体对受体的激动作用,并通过 EGFR 的内吞、失活,下调其在胞膜的表达水平,还可通过 ADCC 产生进一步的细胞杀伤效应。

临床应用:在 2007 年 SABCS 上,CAREY 等发表了西妥昔单抗治疗三阴晚期乳腺癌的数据,入组条件为有可测量病灶、不多于 3 种方案的化疗、未用过铂类及 EFGR 抑制药。患者被随机分成两组,单药西妥昔单抗组[首剂 400mg/m²,250mg/(m²·w)]及联合卡铂组(AUC=2),直到疾病进展。结果显示西妥昔单抗耐受好但 PR 仅 4%,未达到研究目标。O'SHAUGHNESSY 等报道了西妥昔单抗与卡铂联合依立替康治疗 MBC 的结果,有可测量病灶的 163 例患者被随机给予依立替康 90mg/m² 序贯卡铂(AUC=2)3 周方案,或此方案联合西妥昔单抗第 1 天 400mg/m²,之后 250mg/m² 周疗,初期评价显示联合西妥昔单抗组 RR 优于化疗究。

TBCR001 临床研究中单独使用西妥昔单抗对比西妥昔单抗+卡铂的多中心、随机、Ⅱ期临床研究的结果显示,晚期三阴性乳腺癌单独应用西妥昔单抗,耐受性较好,但活性较低。西妥昔单抗+卡铂有一定疗效,但最终的疗效仍需进一步确认。近年的研究显示部分乳腺癌患者从可利用的分子靶向药物,如 Trasuzumab、贝伐单抗等治疗中获得更长生存时间。但除了受益,还有许多问题悬而未决。如何选择治疗最有效的患者? 如何选择治疗靶点? 采用何种机制的药物联合? 如何序贯? 评价治疗反应的指标是什么? 如何评价? 足够的经济支持能很好地控制疾病吗? 如何设计这些分子药物的临床试验? 最重要的是当药物厂家给予巨大压力时如何认真施行一项设计很好的临床研究？这样既可以防止拒绝药物，又可区分无用或不具有活性的药物，而不仅仅是使用不当或没有处方正确的药物给正确的患者。

二、乳腺癌分子靶向治疗的展望

1. 不良反应及应对措施　虽然分子靶向治疗有着高度特异性，但是仍不可避免的有一定的不良反应。除了通常的皮疹、腹泻、低热等，单克隆抗体类药物常出现一些血清学改变所造成的超敏反应，严重者可危及生命。故在使用时应加强监护，对突发过敏情况准备好应对措施。此外，曲妥昔单抗具有诱发心力衰竭的不良反应，应避免与蒽环类化疗药物配伍使用，并监测左室射血分数，一旦出现异常及时停药多能逆转。TKI 由于阻断了肿瘤细胞信号转导的同时也阻断了部分正常细胞的生长信号转导，从而产生相应的症状，如皮疹、瘙痒和转氨酶升高，但多不严重，停药后可自行缓解。

2. 靶向治疗的定位　单个靶向药物的有效率基本都在 10% 左右。除了吉非替尼应用于非小细胞肺癌，格列卫用于间质瘤，索拉非尼用于肾癌外，其他靶向药物均没有单独应用于临床的报道。NCCN 乳腺癌治疗指南推荐 Trasuzumab 联合其他化疗药物进行治疗；美国 FDA 也推荐拉帕替尼联合卡培他滨治疗晚期转移性乳癌。因此，靶向治疗并不能完全替代传统的手术及放化疗，而只能是手术治疗之后的一种补充以及对不能耐受常规治疗的一种备用选择。

3. 如何将靶向治疗与化疗相结合　众所周知，靶向药物多不具有细胞毒作用。想通过靶向药物杀伤肿瘤细胞，除了应确定治疗靶点外，用药时机也十分重要。化疗药物大量杀伤肿瘤细胞后促使处于 G_0 期的细胞进入增生状态，而此时应用靶向药物抑制相应的生长信号的转导，可以诱导处于 G_0 期肿瘤细胞凋亡从而达到治疗目的。对于抗血管生成类的靶向药物，如贝伐单抗、内皮抑素，其本身不具抗肿瘤活性而只有抑制肿瘤血管生成、改善肿瘤血管异型性的作用。因此，在联合化疗药物时应当先使用该类药物一段时间，待肿瘤血管正常化、血管内高渗状态有所改善后再进行化疗，更有利于化疗药物进入肿瘤内部，发挥抗肿瘤作用。

乳腺癌的靶向治疗经过近些年的发展已比较成熟，并且出现了许多疗效确切的靶向药物。但是，此类药物价格昂贵，单药作用温和，乳腺癌分子靶向治疗有效率为 10% ~ 20%。所以，严格掌握使用指征，准确把握用药的时机和适当配合传统的手术及放化疗方法，才能达到个体化治疗的最佳效果。同时，随着研究的不断深入，药物作用机制的进一步阐明，会有更多的靶向治疗药物面世，届时必定能极大地丰富乳腺癌治疗的手段和选择，使广大乳腺癌患者受益也使得肿瘤治疗进入诊断治疗一体化的新时代。

第八章　肺癌分子靶向治疗

第一节　疾病概述

一、概述

肺癌发生于支气管黏膜上皮亦称支气管肺癌。肺癌一般指的是肺实质部的癌症，通常不包含其他黏膜起源的中胚层肿瘤(mesothelioma)，或者其他恶性肿瘤如类癌(carcinoid)、恶性淋巴瘤(malignant lymphoma)，或是转移自其他来源的肿瘤。因此以下我们所说的肺癌，是指来自于支气管(bronchial)或细支气管(bronchiolar)表皮细胞(epithelial cell)的恶性肿瘤，占了肺实质恶性肿瘤的90%~95%。

肺癌是世界范围内发病率和死亡率增长最快、预后最差的恶性肿瘤之一。近年来，平均每年肺癌患者约新增1 000 000例，其中死亡超过500 000例。其中，非小细胞肺癌约占85%。由于早期肺癌症状不明显，仅有18%的患者在局部阶段被筛查出来，将近一半发现时已是转移阶段；两者的5年生存率分别为51.3%和2.1%。虽然传统的化疗药物对晚期非小细胞肺癌患者的生存率较支持治疗有一定幅度的提高，然而纵观所有的传统化疗药物(如顺铂、卡铂、吉西他滨、多西他赛、紫杉醇、长春瑞滨等)，患者的有效率不足10%，平均中位生存期仅为8个月。近年来，随着分子生物学技术的提高和从细胞分子水平对肿瘤发病机制认识的进一步加深，研究者开始利用靶向药物来封闭肿瘤发展过程中的关键受体并纠正其病理过程，对肿瘤细胞起调节和稳定作用，有别于传统的细胞毒药物治疗，其具有非细胞毒性和靶向性，为晚期非小细胞肺癌开辟了新的途径，显示了良好的前景。

肺癌起源于支气管黏膜上皮局限于基膜内者称为原位癌癌肿，可向支气管腔内或(和)邻近的肺组织生长并可通过淋巴血行或经支气管转移扩散。癌肿生长速度和转移扩散的情况与癌肿的组织学类型分化程度等生物学特性有一定关系。

肺癌的分布情况右肺多于左肺，上叶多于下叶，从主支气管到细支气管均可发生癌肿。按照发生的部位不同一般分为两种：中央型(占75%)和周围型(占25%)。

起源于主支气管肺叶支气管的肺癌位置靠近肺门者称为中央型肺癌；起源于肺段支气管以下的肺癌位置在肺的周围部分者称为周围性肺癌。

肺癌有以下两种基本类型。

1. 小细胞肺癌(SCLC)或燕麦细胞类　1/3 的肺癌患者属于这种类型；小细胞肺癌(SCLC)肿瘤细胞倍增时间短，进展快，常伴内分泌异常或类癌综合征；由于患者早期即发生血行转移且对放化疗敏感，故小细胞肺癌的治疗应以全身化疗为主，联合放疗和手术为主要治疗手段。综合治疗系治疗小细胞肺癌成功的关键。

2. 非小细胞肺癌(NSCLC)类　1/3 的肺癌患者属于这种类型。这种区分是相当重要的，因为对这两种类型肺癌的治疗方案是截然不同的。小细胞肺癌患者主要用化学疗法治疗。外科疗法对这种类型肺癌患者并不起主要作用。另外，外科治疗主要适用于非小细胞肺癌患者。还有一种癌症类型是嗜银细胞瘤。

二、病因

肺癌的病因至今尚不完全明确，大量资料表明肺癌的危险因子包含吸烟(包括二手烟)、石棉、氡、砷、电离辐射、卤素烯类、多环性芳香化合物、镍等。

1. 烟草　吸烟是引起肺癌的重要因素。依据各国的很多查询资料都阐明肺癌的病因与吸纸烟联系极为亲近。肺癌发病率的增加与纸烟销售量增多呈平行联系。纸烟中富含苯并芘等多种致癌物质。试验动物吸入纸烟烟雾或涂改焦油可诱发呼吸道和肌肤癌肿。男性吸烟者患肺癌的危险性是不吸烟者的 10 倍，重度吸烟者是不吸烟者的 20 倍。20 世纪末，西欧国家跟着妇女吸烟者日益增多，女性肺癌的发病率也显著升高。临床确诊的肺癌病例中，每日吸纸烟 20 支以上，历时 30 年以上者，占 80% 以上。近 20～30 年，我国吸烟的状况十分严峻，近 3 亿人有吸烟习气。京、津、沪等大城市男性成年人吸烟率近 50%，女人近 5%，青少年中吸烟者亦为数不少，如不采纳必要措施，操控、劝止吸烟，则未来 10～30 年我国肺癌发病率必将进一步增加。同时，每天吸烟数目越多，持续年数越长，则患肺癌的机会越大。烟草中含有多种致癌物，主要的是 3，4－苯丙芘。长时间吸烟可引致支气管黏膜上皮细胞增生，鳞状上皮化生，诱发鳞状上皮癌或未分解小细胞癌。无吸烟嗜好者，固然也可患肺癌，但腺癌较为常见。

现在认为吸烟不但与鳞癌和小细胞癌有关，而且与腺癌也有关，故不吸烟和戒烟是预防肺癌综合措施中的一个关键。

2. 大气污染　约 10% 的肺癌发生于非吸烟者，这主要是污染的大气环境中致癌因素所致。工业发达国家肺癌的发病率高，城市比乡村高，厂矿区比居住区高，首要原因是工业和交通发达区域，石油、煤和内燃机等焚烧后和沥青公路尘土发生的富含苯并芘致癌烃等有害物质污染大气有关。查询资料阐明大气中苯并芘浓度高的区域，肺癌的发病率也增高。大气污染与吸纸烟对肺癌的发病率能够互相促进，起协同效果。城市居民患肺癌的机会比农村居民高 2 倍，说明城市空气中有较高浓度的致癌物，它们是机动车和厂矿排出的大量含苯丙芘的有毒气体、二氧化硫及砷化合物等。因此，控制和减少大气污染亦是预防肺癌的重要措施之一。

3. 职业关系　经常接触某些非金属和金属物质者，患肺癌的危险是普通人的 6～10 倍。石棉工人、矿工、纺织工和建筑工人等肺癌的发生率较高。接触放射性物质如^{210}Po(钋)、^{60}Co(钴)、^{90}Sr(锶)等也能诱发肺癌。烟草与石棉有协同作用，重度吸烟的石棉工患肺癌的危险性是不吸烟和不接触石棉者的 92 倍。当前已公认长时间触摸铀、镭等放射性物质及其衍化物、致癌性碳氢化合物、砷、铬、镍、铜、锡、铁、煤焦油、沥青、石油、石棉、芥子气等物质，均可诱发肺癌，首要是鳞癌和未分解小细胞癌。

4. 饮食因素　如果在饮食中长期缺乏维生素 A，则容易发生肺癌，其发生率是不缺乏维生素 A 者的 3 倍。若饮食中胆固醇摄入过多，亦使肺癌发生率增高。

5. 肺部缓慢疾病　如肺结核、硅沉着病、肺尘埃沉着病等可与肺癌并存。这些病例癌肿的发病率高于正常人。此外肺支气管缓慢炎症以及肺纤维瘢痕病变，在愈合过程中能够引起鳞状上皮化生或增生，在此基础上，局部病例可开展成为癌肿。

6. 遗传因素　许多家族有多人患肺癌或其他肿瘤的病史。有肿瘤家族史者肺癌的发生率较无家族史者高 2.5～3 倍。如种族遗传，以及免疫功能下降，代谢活动、内分泌功能失调等也能够对肺癌的发病起必定的促进效果。

三、肺癌的弥散转移

1. 直接扩散　靠近肺外围的肿瘤可侵犯脏层胸膜，癌细胞脱落进入胸膜腔，形成种植性转移。中央型或靠近纵隔面的肿瘤可侵犯脏壁层胸膜、胸壁组织及纵隔器官。

2. 血行转移　癌细胞随肺静脉回流到左心后，可转移到体内任何部位，常见转移部位为肝、脑、肺、骨骼系统、肾上腺、胰等器官。

3. 淋巴道转移　是肺癌最常见的转移途径。癌细胞经支气管和肺血管周围的淋巴管，先侵入邻近的肺段或叶支气管周围淋巴结，然后到达肺门或隆突下淋巴结，再侵入纵隔和气管旁淋巴结，最后累及锁骨上或颈部淋巴结。

四、肺癌的分子生物学特点

1. 遗传学　近年来，对肺癌的生物学特性及其病因从细胞、分子水平上取得了新的认识，包括染色体重排、缺失、点突变、基因扩增以及基因表达的改变。肺癌的发生、发展以及侵袭、转移是多基因参与、多步骤发生的过程。

长期以来人们一直把肺癌的发病主要归因于吸烟等环境因素。然而，研究发现吸烟者中仅有 10%～15% 发生肺癌，而 10%～15% 的肺癌患者并不吸烟。显然表明肺癌的易感性存在个体差异，即肺癌的遗传易感性。目前的研究表明，肺癌的遗传易感性主要与代谢酶基因多态性、DNA 修复机制异常和癌基因、抑癌基因突变等因素有关。

（1）代谢酶与肺癌易感性：目前研究较多的代谢酶基因主要有 3 类：细胞色素酶 P_{450}、GST 酶和 NAT 酶。

1）细胞色素 P_{450}（cytochrome P_{450}，CYP_{450}）：同工酶 CYP_{450} 是最重要的一类 Ⅰ 相代谢酶，也是研究最多的代谢酶之一。CYP_{450} 是一个单加氧酶超家族，人类的 CYP_{450} 家族与多种致癌物的代谢密切相关，具许多基因存在多态性，其亚家族成员 CYP1A1、CYP2A6、CYP2D6、GYP2E1 等与吸烟诱导的肺癌关系密切。CYP1A1 主要在肺组织中表达，编码的芳烃羟化酶（AHH）是活化烟草中多环芳烃类化合物（PAH）的主要酶类。CYP1A1 的多态性主要表现在两个位点非编码区 MsP Ⅰ 限制型内切酶位点多态，以及第 7 外显子点突变引起的异亮氨酸（Ile）/缬氨酸（Val）多态。人群中的 MsP Ⅰ 多态有无切点的野生型 A、杂合型 B 和有切点的突变纯合型 C 三种基因型；而 Ile/Val 多态可以分为 Ile/Il、Ile/Val 和 Val/Val 3 种。研究表明，CYP1A1 的这两种多态性与肺癌易感性相关，特别是 MsP Ⅰ 突变纯合型 C 和 Val/Val 多态属于肺癌易感基因型。分析肺癌风险与吸烟持续时间的关系发现，同时存在 MsPⅠ纯合型和杂合型的个体患肺癌的风险高于纯合型基因的个体。也有少数不同结论的研究，如 Gxur 等报道 CYP1A1 基因多态性在奥地利人中与肺癌易感性无关，而斯洛文尼亚人群由于 CYP1A1 多态性频率太低，与肺癌易感性关系也不大。CYP2A6 是烟碱氧化中最重要的酶，能激活一系列结构无关的前致癌物，如亚硝胺和黄曲霉素 B_1。CYP2A6 水平和活性在不同个体和种族间差异显著，这与 CYP2A6 多态性有关，现已发现十余种 CYP2A6 的等位基因。在欧洲人群中，CYP2A6 等位基因的失活概率很低，而在亚洲人中其缺失概率相对较高(15%～20%)，并导致酶活性的降低。在日本人群中，CYP2A6 完全缺失型基因(CYP2A634C)的发生概率在肺癌患者比健康对照显著较低，说明携带 CYP2A634C 的个体由于代谢激活能力的下降，对由亚硝胺引起的致癌作用有抵抗。CYP2D6 主要在肝组织中表达，编码异唑胍羟化酶(DBH)，催化烟草中前致癌物 NNK 的活化代谢。按异唑胍代谢率，CYP2D6 可分为强代谢型(EM)和弱代谢型(PM)两类，EM 代谢率为 PM 的 10～200 倍。CYP2D6 的表型分布有种族差异，东方人中 EM 表型达 99%，而高加索人中 PM 表型在 7% 以上。理论上，EM 表型个体患烟草相关的肺癌风险应增加。研究发现，CYP2D6ch(T188/T)基因型在东亚人群中常见(39%)。在不吸烟的中国人群中，非 CYP2D6ch 基因型的个体与 CYP2D6ch 基因型的个体相比，肺癌发病风险增高 3 倍，这个结果与西班牙人群和芬兰人群报道的结果相似。不支持 CYP2D6 与增加的肺癌风险有关的报道也同样不少。CYP2E1 基因编码二甲基亚硝胺 D2 脱甲基酶，该酶是体内代谢烟草中亚硝胺的主要酶类。CYP2E1 基因存在多个限制性内切酶片段长度多态性位点，如位于内含子 2 和 6 的 DraⅠ酶切位点、位于 5'调控区的 PastⅠ和 RasⅠ位点等。目前研究最多的是 PastⅠ和 RasⅠ多态，RasⅠ变异等位基因个体的酶活性下降，DraⅠ多态有 DD、CD 和 CC 3 种基因型。Uematsu 等报道，日本肺癌患者中 DraⅠ变异体较对照组概率低。其后在高加索人群中的研究未发现相同结果同时发现罕见 DraⅠ等位基因(C 等位基因)在肺癌患者中相对较低。

2)谷胱甘肽 S-转移酶(GST)同工酶：GST 属于Ⅱ相代谢酶，是一组具有多种生理功能的二聚体蛋白。人类 GST 同工酶主要分为 α、π、θ、μ。GST 催化谷胱甘肽和许多亲电子和疏水化合物间的反应。研究发现，GSTM 1 基因位点含有三个等位基因，即 GSTM 1A、GSTM 1B 和 GSTM 1 缺陷型或空白型(GSTM 1 null)。其中 GSTM 1 缺陷型不能表达 GSTM 1，不具备对致癌物的解毒功能，与肺癌风险密切相关。其基因频率在人群中变化范围也较大。

3)N-乙酰基转移酶(NAT)：是另外一类重要的Ⅱ相代谢酶，多种致癌物包括烟草中的芳香胺都是通过它们介导的 N-乙酰化作用解毒。根据乙酰化同工酶活性的不同，人群中存在快速型和慢速型两种表型。NAT1 和 NAT2 等位基因的多态性与 N-乙酰基转移酶的活性改变有关，特别是 NAT2 的活性状况可以影响机体对芳香胺类化合物致癌的敏感性。在人类 NAT 与肿瘤易感性的关系较复杂，不同基因型及表型的分布在种族中差异较大，在南印度人群中约 60% 的个体为 NAT 慢速型。NAT2 慢速型已被证明与膀胱癌、乳腺癌、肝癌和肺癌的发生风险增加以及结肠癌的发生风险降低有关。而 NAT1 基因的改变与增加的 NAT1 活性有关，它增加了膀胱癌和结肠癌的风险却降低了肺癌的风险。

（2）DNA 修复酶多态性与肺癌易感性：多种物理或化学的外源性因素及细胞代谢产物的内源性因素均可引起不同形式的 DNA 损伤。物理因素常见于紫外线和电离辐射引起的 DNA 损伤。化学因素常指突变剂或致癌剂对 DNA 的损伤，其中包括烷化剂和碱基类似物对 DNA 的损伤。各种内源性的细胞生理进程也会引起 DNA 损伤，如正常的细胞代谢产生的活性氧分子会使 DNA 碱基氧化发生单链 DNA 断裂（SSB）。

DNA 损伤修复是使受损的 DNA 恢复正常的序列结构并维持遗传信息相对稳定。目前已知大概有超过 100 个修复酶参与 DNA 的修复反应，根据其修复机制的不同大体上可以分为直接修复、碱基切除修复、核苷酸切除修复、错配修复、双链断裂修复、跨损伤合成修复和模板转换修复等。这些损伤修复机制均可称作 DNA 损伤反应（DDR）。目前大量研究表明由 DNA 修复基因多态性所决定的 DNA 修复酶多态性会引起 DNA 修复能力（DRC）的差异，从而在一定程度上影响着不同个体的肺癌易感性。

O6 - 甲基鸟嘌呤 - DNA - 甲基转移酶（MGMT）在由烷基化致癌物诱导 DNA 损伤的直接修复中有重要作用。烷基化致癌物可以将其分子中的活性烷基转移到 DNA 分子碱基上，形成烷基加合物。最容易被烷化的是鸟嘌呤，形成 O6 - 甲基鸟嘌呤（O6 - mG），MGMT 是机体修复 O6 - mG 的关键酶，其活力下降与肿瘤易感性增加有关。MGMT 基因多态现象最先在日本人群中发现，后续研究发现，MGMT 基因的多个外显子均存在多态性，但不同人群和种族表现在不同的外显子上。XPA 也是一种 DNA 修复基因，它的多态性与肺癌易感性有关。与 AA 和 AG 联合基因型相比，XPA23GG 基因型与显著降低的肺癌风险相关，且这种风险的降低在男性、年轻人和正在吸烟者中更明显。XRCC1 在 DNA 的碱基切除修复和重新连接断裂的 DNA 链中起重要作用，在第 399 位密码子存在 Arg/Gln 多态性。美国的一项病例对照研究调查了 XRCC1 多态与肺腺癌的关系，发现在按年龄调整后，XRCC1 的 G/G 基因型与肺癌风险的增高相关且有统计学意义；若是按吸烟调整，则风险进一步增加。在所有组别中，在按年龄、种族和吸烟调整后 G/G 纯合基因型仍和增加的肺癌风险相关。

（3）癌基因和抑癌基因多态性与肺癌易感性：肺癌发生中涉及众多癌基因的激活和抑癌基因的失活。肿瘤相关基因的多态性如果影响到基因表达的调控或其产物的功能，就必然会影响到个体的肿瘤易感性。p53 抑制基因在细胞周期调控和凋亡中都有重要作用，也是与肺癌发生相关性最高的抑癌基因之一。研究显示，p53 基因在第 72 位密码子的 Arg/Pro 多态性与肺癌易感性有关。Wu 等研究了美国人群中 p53 多态性与肺瘤风险的关系，以及 p53 变异体在凋亡和 DNA 修复中的功能，结果发现基因型频率分布密切依赖于种族。在所有种族中，任一种多态性都与增高的肺癌风险相关，而且变异等位基因拷贝数目的增加也与肺癌风险的增高和关。与那些至少存在一个变异等位基因的细胞系相比，3 个位点均为野生型等位基因的类原始淋巴细胞，细胞系的凋亡指数增高并有统计学意义（13.66%，95% CI 为 8.61% ~ 18.71%），DNA 修复能力也显著增高（27.63%，95% CI 为 21.72% ~33.53%）。这些数据说明 p53 多态性可能与增高的肺癌风险相关，且可能影响 p53 的功能。当一个或两个变异基因与吸烟状态同时存在时，出现肺腺癌风险的增加。此外，在每个吸烟水平（除不吸烟和轻微吸烟者外），与吸烟相关的风险在有联合变异基因型的人群中增加。当然也有认为 P53 多态性对肺癌风险的影响与吸烟无关的报道。关于 L-myc 多态性与肺癌易感性和预后关系的报道结果冲突较大，可能与研究中使用的方法和种族不同有关。

（4）肿瘤抑制基因与肺癌

1）p53 基因：编码分子质量为 53kDa 的核蛋白，作为核内转录因子，P53 蛋白能将细胞周期抑制在 G_0 晚期，并诱导细胞凋亡。p53 基因分为野生型和突变型，野生型 P53 蛋白是一种肿瘤抑制蛋白，能与周期蛋白依赖性蛋白激酶抑制药结合，抑制 Rh 蛋白的磷酸化，使细胞周期停止在 S 期。而当细胞 DNA 损伤时，野生型 p53 基因可以高水平表达，启动修复系统，使 DNA 修复，若不能修复，则以诱导凋亡来促进细胞死亡。p53 在肺癌的发生和发展中起着关键的作用，它的染色体 17p13 位点经常发生杂合性缺失，且剩余等位基因突变失活在小细胞肺癌中发生率为 75% 以上，在非小细胞肺癌中发生率约 50%。另外，与 P53 同源的蛋白包括在染色体 3q28 上的 p51 和在 1q36 上的 p73，两者均能诱导生长抑制和凋亡，但两者在肺癌中未发现有突变。

2）Rh 基因：即视网膜母细胞瘤基因，位于 13q14。Rh 基因编码一种核磷酸蛋白，可调节细胞 G_0/G_1 期到 S 期交界处的控制点。该蛋白在磷酸化后被激活，激活后的蛋白控制了细胞周期中 G_0/G_1 期到 S 期的过渡。Rh 在染色体区域 13q14 的双等位基因的失活在肺癌中常见，在小细胞肺癌中为 90%，在非小细胞肺癌中为 15%～30%。细胞 CDK 介导的 Rh 蛋白磷酸化途径受损而影响抑癌基因 p16INK4α 功能的发挥，在非小细胞肺癌的形成和发展中有极其重要的作用。另有两个 Rh 相关基因在肺癌中也呈现扩增，包括 p107 和 pRb2p130，其功能可减少与侵袭组织行为有关的蛋白质表达。

3）p16 基因：P16 编码的蛋白可以与 cyclin-D1 竞争性结合 CDK4，抑制细胞周期素依赖性激酶 CDK4 和 CDK6 的结合，进而阻止了 Rh 的磷酸化，导致 Rh 基因的失活，诱导细胞周期阻滞。p16（P16INK4CD-KN2）位于 9p21，并且在肺癌中经常发生等位基因缺失和突变。p16 表达水平在非小细胞肺癌细胞系中低下，而在小细胞肺癌细胞中较高。另外，与 p16 具有高度同源性，p15 和 p18 分别位于染色体 9p21 和 1p32，两者的基因异常见于包括肺癌在内的许多种人类肿瘤中。同时，p16 也编码第二个可选阅读框架蛋白 p19ARF、p19ARF 可与 MDM2-p53 结合成复合体并阻止降解，结果激活 p53。

2. 细胞调节的甾类和生长因子途径

（1）环加氧酶：又称前列腺素过氧化物合成酶（prostaglandin hyperoxide synthase，PGHS），是花生四烯酸（arachidonic acid，AA）转化为前列腺素和二十烷类的限速酶。哺乳动物的环加氧酶（COX）至少有 COX-1 和 COX-2 两种亚型，两者具有不同的结构和生理功能。COX-1 又称构型型环加氧酶-1（constitutive COX-1），COX-1 基因由 11 个外显子和 10 个内含子组成，全长 22.5kb，其 mRNA 表达和蛋白水平在人体内保持相对稳定。COX-1 主要分布于内质网，在机体多种正常组织中持续低浓度表达，促进 PG 合成，参与维持人体正常生理功能，如胃肠道细胞保护、血管内平衡和肾功能。COX-2 又称诱生型环加氧酶（inducible COX），正常情况下只存在于部分肾、脑、妊娠后期胎盘中，当接受某些物质刺激时呈高表达。COX-2 基因位于染色体 1q25.2～25.3，全长 8.3kb，含有 9 个内含子和 10 个外显子，编码 604 个氨基酸残基组成的多肽。COX-2 主要位于核膜，许多研究显示，COX-2 基因是早期生长反应基因之一，这类基因可为生长因子、致裂原迅速而短暂地诱导表达，产物包括核转录因子、细胞因子等。COX-2 主要的诱导因素有某些生长因子、细胞内癌基因、脂多糖、神经酰胺等，而糖皮质激素、氧化性磷脂等则抑制 COX-2 的表达。目前研究认为，COX-2 过表达细胞的 G_2 期延长，抑制细胞凋亡，促进系列基因变异。作为重要的生化调节因子，COX-2 参与了体内包括炎症反应和肿瘤发生、发展等在内的多个生理病理过程。目前 COX-2 在肿瘤发生、发展中的作用机制尚不十分清楚。研究表明，COX-2 在多种人类恶性肿瘤如肺癌、结肠癌、胃癌、乳腺癌及头颈部肿瘤等表达增高。多项研究均证实 COX-2 在多种类型的肺癌中有不同程度表达，表达强度以非小细胞肺癌中的腺癌最高，其次为鳞癌、大细胞肺癌。一些研究还表明在部分小细胞肺癌中也有一定表达。

(2)生长因子：肺癌的发生和发展是由局部的旁分泌和自分泌所产生的生长因子所驱动的。目前，EGF 被普遍认为在肺癌的发生中起重要作用。EGFR 在多种信号转导和肿瘤细胞的转化，以及肿瘤的多药耐药中起非常重要的作用。

EGFR 与 EGF 或其他配体(如 TGFc)结合后，被激活形成同或异二聚体，活化内源性酪氨酸激酶，使 EGFR 胞内酪氨酸残基发生自磷酸化，通过 MAPK、磷脂酰肌醇 3-OH 激酶(PI3K/Akt)和信号转导子及转录激活子(STAT)介导的途径激活下游的信号转导，继而影响基因的转录和翻译，刺激肿瘤细胞分化、转移、黏附和血管发生、抑制凋亡。EGFR 的激活对于肿瘤有关的血管生成以及上调 VEGF、bFGF 和 IL-8 等血管生长因子的表达也是很重要的。因此，EGFR 不仅在细胞增生过程中起着关键作用，且在肿瘤的侵袭转移、新生血管形成等方面也很重要。

肿瘤生长和转移是由新生血管形成、宿主免疫功能、肿瘤细胞的侵袭性等多因素决定的复杂过程。肿瘤必须具有诱导血管生成的能力，其直径才能超过 2~3mm。肿瘤内新生的微血管不仅为肿瘤提供生长必需的营养物质、转运其代谢产物，而且为肿瘤细胞进入循环系统提供了通道。血管发生包括内皮细胞增生、游走、管腔形成等一系列过程，促血管生成因子，如 VEGF、bFGF、bFGF 结合蛋白、TGF213、PDGF2、ET21 和 NO 对血管发生则起着重要调节作用。

VEGF 家族属血小板源生长因子超家族，是迄今所发现的最重要的促血管生成因子。VEGF-C 是 VEGF 家族新成员，含有成熟形式的 VEGF 同源区域，其同源区域大约30%与 VEGF165 相同，是最先发现的且是目前已知的最主要的肿瘤淋巴管生长因子，可诱导淋巴管的生长与扩张。人类 VEGF-C 基因位于染色体 4q34 上，全长 1997kb，其 cDNA 的可读框编码一种含有 419 个氨基酸残基的蛋白质，相对分子质量为 46 900，这种前蛋白包括 1 个 N 端信号肽，随后为 VEGF 同源区和 1 个 C 端前肽，C 端前肽包含 4 个重复的富含半胱氨酸的结构。VEGF-C 属分泌性多肽，经蛋白水解加工后，形成以二硫键连接的同源二聚体，与其相应的受体结合而发挥生物学效应。同 VEGF 一样，VEGF-C 也能增强内皮细胞的增生活性、移动能力和通透性，但所需的起效浓度高于 VEGF、VEGFR2 和 VEGFR3 是 VEGF-C 的特异性受体，属于酪氨酸激酶受体，分布于血管和淋巴管内皮细胞的胞膜。

VEGFR3 与肺癌：VEGFR3 又称为 flt-4，具有一个由 7 个免疫球蛋白同源序列组成的胞外区域，其中第 5 个氨基酸序列被蛋白溶酶分解，由二硫键相连，胞内部分含有酪氨酸激酶区域，人类 VEGFR3 的基因定位于染色体 5q33～5q35 上，含有 31 个外显子。VEGFR3 是一个高度糖基化的单链跨膜蛋白，由 1298 个氨基酸残基组成，其相对分子质量为 180 000。最近有研究用 VEGFR3 单克隆抗体将淋巴管内皮细胞分离后进行体外培养，发现激活 VEGFR3 的功能可以促进淋巴管内皮细胞的增生和移动并抑制其凋亡。EGFR－3 信号系统的激活至少部分依靠 PKC 依赖的 p42～p44 有丝分裂原激活蛋白激酶途径和 Akt 磷酸化。过去认为 VEGFR3 特异性表达于淋巴管内皮细胞，但最近的研究发现正常组织的小血管和肿瘤新生血管中也可以表达。Jeltsch 等首先在转基因鼠中发现过表达的 VEGF－C 导致皮肤淋巴管过度增生，而无血管增生，提示 VEGF－C 主要介导淋巴管内皮细胞的增生和趋化。VEGF－C 在多种实体瘤中高表达，且其表达强弱与淋巴管密度(lymphatic vessel density, LVD)及癌细胞转移呈正相关。有研究显示，VEGF－C 还能使外周的淋巴管扩张和淋巴管的通透性增加，使淋巴管周围的组织间隙内压力增加，牵拉内皮细胞，造成淋巴管腔增大，相互重叠的内皮细胞间连接开放，致使肿瘤细胞和组织间液迅速进入淋巴管发生转移。VEGFR－C 标记的毛细淋巴管存在于肿瘤内癌巢旁的间质中，淋巴结转移阳性组的瘤内 LVD 值显著高于阴性组。最近 Su 等用 cDNA 微阵列技术在对人肺腺癌细胞研究中发现，VEGF－C 是 COX－2 的一个主要的下游基因，COX－2 首先催化前列腺素 E 的合成，前列腺素 E 随之与 EPI 前列腺素受体结合并使之激活，这一受体的激活促进了 HER－2/neu 酪氨酸磷酸化，该信号通过有丝分裂原激活蛋白激酶 p38 介导并刺激转录因子 NP－κB，最终增强 VEGF－C 基因的转录并上调节 VEGF－C 的表达，进而影响肿瘤淋巴管生成和淋巴结转移，为从分子机制探讨 COX－2 与 VEGF－C 间的相互关系提供了实验依据。COX－2 和 VEGF－C 蛋白表达呈正相关，且两者表达与 LVD、淋巴结转移明显有关。推测其可能机制是：①COX－2 可能通过 EPI 和 HER－2/neu 受体途径直接上调 VEGF－C 和 VEGFR3 信号转导通路，促进肿瘤淋巴转移；②COX－2 参与调节了 VEGF－A/VEGFR1，2 血管形成通路，由于 VEGF 家族成员及其受体之间相互二聚化，形成一种网络化作用机制，VEGF－A 与 VEGF－C 在肿瘤细胞分泌后形成异源二聚体，通过协同作用导致血管与淋巴管生成时复杂的相互作用，间接促进淋巴管增生导致淋巴转移增加。许多研究发现，VEGF－C 能够诱导淋巴管生成和促进区域淋巴结转移。VEGF－C 可促进肿瘤淋巴管的生成及肿瘤细胞向区域淋巴结转移，肿瘤细胞分泌出 VEGF－C 无活性的前蛋白，此蛋白质通过丝氨酸蛋白纤溶酶等蛋白酶水解作用去掉 C 端和 N 端后形成活性形式，这种被激活的 VEGF－3 蛋白与较特异表达于淋巴管内皮细胞上的受体 VEGFR3 结合，诱导 VEGFR3 酪氨酸激酶磷酸化，后通过 Mek/Erk 和 PI3K 途径，引起淋巴管内皮细胞增生，从而使淋巴管增生或扩张。VEGF－C 诱导肿瘤内和周边的淋巴管高度增生，淋巴管的表面积增加，使肿瘤细胞有更多的机会接触淋巴管。

此外，多肽样生长因子(如胃泌素、缓激肽、精氨酸、垂体后叶素、缩胆囊素)与肺癌的发生存在密切关系。当其与受体结合后，就会导致细胞内 G 蛋白的激活，从而激活磷酸酯酶，二酰基甘油和三磷酸肌醇，并导致了细胞内钙离子升高、PKC 的激活和细胞质磷酸酯酶 A2 的增加，而这些激活的蛋白质就刺激了细胞的永生化。

3. 细胞周期和细胞凋亡　从细胞周期上看，肿瘤是一类因细胞周期异常而导致的疾病。细胞周期是指细胞从上一次分裂结束到下一次分裂完成所经历的整个时程，分为 G_1、S、G_2 和 M 4 个阶段。在 G_1 期细胞不断生长变大。当细胞增长到一定的体积时，就进入 S 期，DNA 进行合成、复制。在 G_2 期细胞要检查 DNA 复制是否完成，为细胞分裂做好准备。在 M 期，染色体一分为二，细胞分裂成两个子代细胞。分裂结束后，细胞退回到 G_1 期，细胞周期完成。需要指出的是，G_1 期细胞并不总是沿着细胞周期向前运转，在某些情况下，它可暂时退出细胞周期，进入静息期（G_0 期）。在适当刺激下，它又可重新进入细胞周期。

细胞周期受一系列因子的共同调控，包括周期蛋白（cyclin），CDK 和周期蛋白依赖性激酶抑制因子（CKI），其中 CDK 处于调控中心地位，cyclin 起正调节作用，CKI 发挥负调节作用。cyclin 和 CDK 相结合形成活性复合物，cyclin 是调节亚基，在哺乳动物中就有 cyclin – A、B1、B2、C、D1、D2、D3、E、F、G 和 H 亚型。CDK 是催化亚基，但它本身并不具有激酶活性，必须与 cyclin 结合才能表现出蛋白激酶活性，使多种蛋白质底物磷酸化从而使细胞沿着细胞周期不断地进行分裂。每一种 cyclin – CDK 蛋白复合物在细胞周期某一特定时相表达，控制该时相进展及向下一时相转换。例如，cyclin – D，在 G_1 早期表达，是细胞周期的启动因子，能与 CDK2、CDK4、CDKS、CDK6 结合。所形成的活性复合物能使视网膜母细胞瘤蛋白（pRb）磷酸化，从而促进 G_1/S 期转换和 DNA 启动合成。CK1 分为两类：第一类包括 3 种结构相关蛋白（P21、P27、P57），它们与 CDK 结合后抑制 G_1 期和 S 期的 cyclin – CDK，超表达能使细胞周期中止；第二类由 4 种相似蛋白（P15、P16、P18 和 P19）构成，它们只抑制 cyclin – CDK4 和 cyclin – CDK6。总之 cyclin 和 CKI 相辅相成，共同控制细胞周期的启动、时相转换、中止和退出。

恶性肿瘤的生长周期与正常细胞一样分为 G_0 期、G_1 期、S 期、G_2 期和 M 期。在细胞恶性转化的初期绝大多数的细胞处于复制期，所以生长速度很快，但是随着肿瘤的持续生长，不断有肿瘤细胞离开增生阶段进入 G_0 期。因此可将肿瘤细胞群分为增生细胞群和非增生细胞群。非增生细胞群主要是 G_0 期细胞，它有增生能力，但暂不进行分裂。当周期中细胞被大量杀灭（放疗和化疗后）时，G_0 期细胞又可进入增生期，是肿瘤复发的根源。

癌基因激活和抑癌基因失活作用的归结点均在于对细胞周期的调控，多表现为起正调节作用的 cyclin 过度表达，而发挥负调节作用的 CKI 却常常失活。CDK 分子和周期蛋白功能上相当于癌基因。Cyclin – D1 是细胞周期调节因子，cyclin – A 是细胞周期进入 S 期和 M 期所必需的蛋白质。cyclin – D1 和 cyclin – A 蛋白过表达可引起细胞周期紊乱，推动细胞周期进展，促进细胞的增生，导致肿瘤发生发展。CDK 分子与 cyclin 还和肿瘤抑制基因产物协同作用控制细胞周期进展。抑癌基因 P16 编码的蛋白质，抑制 CDK4 因子，从而抑制细胞周期的 G_1/S 期转换。

凋亡，即程序性细胞死亡，是由基因控制的细胞自我消亡，细胞表面分子接到诱导因子刺激并将信号传入细胞内部，触发细胞内部的死亡程序，导致细胞死亡。此过程发生紊乱将导致发育异常和肿瘤发生。同样，在肿瘤中也存在凋亡，癌细胞中仍然保持着这种自杀程序，不过是存活细胞的数量和存活时间超过了死亡细胞。

调控细胞凋亡的基因 wtp53 可能是作为其他基因的转化因子或转录因子参与了凋亡

过程。当 DNA 受到损伤，wtp53 诱导细胞进入 G_0 期，抑制细胞增生，直到损伤的 DNA 修复，如果损伤没有修复，wtp53 就活化那些诱导凋亡基因转录，使细胞凋亡。如果 wtp53 基因缺失或发生异常，wtp53 失去对细胞的"监视"作用，损伤的 DNA 进入 S 期，细胞因遗传的不稳定性而产生突变和染色体畸变，最后使细胞癌变。C - myc 基因是使细胞由 G_0/G_1 期转向 S 期的促进因子，任何使细胞停在 G_1 期的因子或细胞处在向分裂期转化而又准备不足的状态，则 C - myc 诱导凋亡。BCl - 2 基因表达产物为膜蛋白，通过阻断细胞凋亡的公共信号传递通路，达到抑制或阻断多种细胞及细胞系的细胞凋亡过程，虽然不影响细胞的增生速度和分裂率，但作用于细胞使之长期存活，从而呈现明显的生长优势。BCl - 2 可以与 Bax 蛋白结合，Bax 与 BCl - 2 的功能恰好相反，可以促进细胞程序性死亡的发生。Fas 基因的产物是类似肿瘤坏死因子受体及神经生长因子受体（nerve growth factor receptor，NGFR）的膜蛋白，细胞与 Fas 抗体结合可诱发凋亡。原因可能有两种：其一是 Fas 抗原作为细胞表面受体，其天然配体可能是某种信号，通过信号传递诱导凋亡，而 Fas 抗体正是模拟了配体的这种作用；其二则认为，Fas 抗原可能是某种生长因子的受体，Fas 抗体与之结合阻断了生长因子的作用，而导致凋亡。

4. 恶性演变的过程　由于恶性变是多步骤的过程，恶性肿瘤形成以后癌细胞经过不断的突变和选择其恶性行为逐步升级即演进（progression，包括浸润、转移及治疗过程中发生的抗放射性、抗药性）理应涉及许多基因的激活并参与作用，但目前仅就恶性变而言，需要多少个肿瘤基因参与还不够清楚。至于恶性肿瘤形成以后，哪些基因产物与恶性肿瘤的演进过程有关更是基本上空白的领域。

（1）单个肿瘤基因的作用：单个肿瘤基因的致癌作用仅在动物体建株细胞中得到证明。以具有突变的 Ras 基因为例，仅在小鼠 NIH3T3、大鼠 RAT - 1、中国仓鼠（CHEF）等的成纤维细胞中能致恶变。最近有报道小鼠乳腺上皮细胞株同样可作为受体细胞。必须指出，过去不少人指责 NIH3T3 是已经超越恶性变最早期阶段、染色体核型不正常的细胞，因而用于分离肿瘤基因不可靠。实际上这种看法还不全面，应该说所有上述列举的细胞均属建株的细胞，已具有永生化（immoutalization）的特征，演化到恶性变的第一个台阶，因此用它作为受体细胞可以说明某些原癌基因已被激活，但是并不等于人体肿瘤中激活肿瘤基因仅限于这几种根本的原因是，除上述细胞均非"正常"细胞以外，DNA 转染技术本身也有很大局限性。

（2）两类肿瘤基因的协同作用：仅在啮齿类原代培养细胞系统得到了证明。在原代培养的成纤维细胞（大鼠、金仓鼠）中，细胞恶变需要两大类肿瘤基因参与作用，一类促使细胞永生化包括 C - myc、N - myc、EBV 的 EBVA - 2、SV40T 等；第二类促使细胞形态学出现恶变特征以及在软琼脂中生长等，包括 Ha - ras、Ki - ras、PomT（多瘤病毒中 T 基因）等。上述肿瘤基因包括某些细胞本身的肿瘤基因和外源性病毒的某些片段。只有两类肿瘤基因协同作用，才能使细胞完全恶变，不仅在体外显示恶性特征，而且能在裸鼠体内形成肿瘤。

（3）人体细胞系统肿瘤基因的作用：在人体细胞中上述两类肿瘤基因的协同作用，仍不足以引起细胞恶变。例如，突变的 Ras 基因和 Myc。基因并不能使人成纤维细胞或造血细胞恶变，这提示应考虑到几种可能性。

1）可能尚需其他肿瘤基因的参与使人体细胞恶变：除上述两类肿瘤基因，还需要其他肿瘤基因的参与，包括生长因子或受体基因的改变等。

2）可能尚需抗癌基因的失活或丢失：要使人体细胞恶变，激发的肿瘤基因需要在另一类基因（抗癌基因）发生失活或丢失的条件下才能发挥作用。

3）可能尚需细胞内基因组遗传稳定性受破坏：要使激活的肿瘤基因在人体细胞恶变中发挥作用，需要一个前提，即细胞内基因组的遗传稳定性受到破坏，这种情况可能由化学致癌物或病毒所引起。

五、临床表现

肺癌的临床表现比较复杂，可以表现出多种不同的体征、症状和综合征。症状和体征的有无、轻重以及出现的早晚，取决于肿瘤发生部位、病理类型、有无转移及有无并发症，以及患者的反应程度和耐受性的差异。早期肺癌症状常较轻微，很少有明显症状，甚至可无任何不适。所以多数患者确诊时已经是进展期，有远处转移或者濒临死亡。中央型肺癌症状出现早且重，周围型肺癌症状出现晚且较轻，甚至无症状，常在体检时被发现。由于肺癌发病率高以及症状出现较晚，无论男性、女性肺癌都是常见的癌症死亡原因。大概有93%的患者表现出症状，27%的患者症状由原发肿瘤引起；32%的患者由于肿瘤发生转移出现症状；34%的患者出现非特异性症状；2%的患者出现副肿瘤综合征。肺癌的症状大致分为：局部症状、全身症状、肺外症状、浸润和转移症状。

1. 局部症状　是指由肿瘤本身在局部生长时刺激、阻塞、浸润和压迫组织所引起的症状。

（1）咳嗽、咳痰：咳嗽是肺癌患者比较普遍的症状，也是最常见的症状，以咳嗽为首发症状者占35%～75%。因为咳嗽总是和肺部感染、慢性支气管炎等联系在一起，所以比较容易被忽略。肺癌引起的咳嗽多种多样，与气管或支气管是部分或完全梗阻、有无溃疡或癌瘤的破坏性如何而定。也可能与支气管黏液分泌的改变、阻塞性肺炎、胸膜侵犯、肺不张及其他胸内并发症有关。远端的支气管出现狭窄时，呼吸中可听到哮喘鸣音；气管有外在性压迫可听到金属鸣音；胸膜受累时为疼痛性干咳；上纵隔受累在平卧时可出现阵咳，常为抽搐状。肿瘤生长在段以下较细小支气管黏膜时，咳嗽多不明显，甚至无咳嗽。对于吸烟或患慢性支气管炎的患者，如咳嗽程度加重、次数变频、咳嗽性质改变如呈高音调金属音时，尤其在老年人，要高度警惕肺癌的可能性。

患者以咳痰为初发症状的约为15%，痰可稀可稠，可白可黄，可脓样或铁锈样，痰量多少不定。肺泡癌可有大量黏液痰。当肺癌有继发感染时，痰量增高，且呈黏液脓性。吸烟者多数有慢性的咳嗽，但是当咳嗽的特征（痰、频率）发生改变时应引起注意。

（2）咯血：也是肺癌的早期首发症状之一，是肺癌的重要诊断依据。不管是痰中带血还是整口血，只要咳出的痰有血都称为咯血。痰中带血或咯血亦是肺癌的常见症状，以此为首发症状者约占30%。由于癌肿组织血管丰富，质地脆，当其糜烂破裂或癌瘤侵蚀所致的支气管黏膜溃疡时，可引起反复间歇性或持续性少量咯血或痰中带血，血色鲜红。中央型肺癌较多见，多为痰中带血或间断血痰。持续性痰中带血或不明原因的咯血是肺癌较典型的症状。大口咯血很少见，除非晚期肺癌侵犯了大血管，大血管破裂、大的空洞形成或肿瘤破溃入支气管与肺血管而导致难以控制的大咯血，才会出现。

（3）胸闷、气急：约有10%的患者以此为首发症状，特别是肺功能较差的患者。肿瘤压迫或阻塞主支气管或叶支气管时，可影响肺功能，还有可能出现肺不张，而出现胸闷、气急，多见于中央型肺癌，严重时出现哮鸣。弥漫型细支气管肺泡癌使呼吸面积减少，并影响弥散功能，胸闷、气急症状可呈进行性加重，并出现发绀。随着肿瘤的发展，并发胸腔积液、癌性淋巴管炎、肿瘤压迫膈神经发生膈肌麻痹，也可引起胸闷、气急。晚期肺癌病变增大或淋巴结转移压迫气管，阻碍呼吸，导致胸闷、气短，甚至窒息死亡。

（4）胸痛：以胸痛为首发症状者约占25%。常表现为胸部不规则的隐痛或钝痛。肺实质及脏层胸膜没有疼痛感觉，肺癌早期可有胸部不适，不定时的轻微闷痛或钝痛，起初疼痛部位不定，甚至呈游走性，有时放射至颈、背或上腹部，但当癌瘤发展到一定程度时，疼痛部位固定，且持久不愈，逐渐加剧，提示肿瘤外侵累及壁层胸膜、纵隔、脊柱、肋间肌、肋骨或肋间神经。当肋骨、胸椎受侵犯可出现持续性胸痛，压痛明显，并随呼吸、咳嗽、变换体位而加重；压迫肋间神经则胸痛部位在该神经分布区域。当出现纵隔淋巴结转移时可出现胸骨后深部疼痛，肿瘤靠近膈肌时可出现心窝部疼痛。当有肩、胸背部的持续性疼痛或腋下放射性疼痛时，常提示肺上沟癌。

（5）声音嘶哑：有5%～18%的肺癌患者以声嘶为第一主诉，通常伴随有咳嗽。声嘶一般提示直接的纵隔侵犯或淋巴结长大累及同侧喉返神经，左侧肺癌主动脉弓前下方淋巴结转移侵犯左侧喉返神经造成左侧声带麻痹，而导致声音嘶哑。右侧喉返神经位置较高，引起声带麻痹机会较少，当右侧锁骨上淋巴结转移时有可能出现。声带麻痹亦可引起程度不同的上气道梗阻。

（6）喘鸣：因支气管部分阻塞造成狭窄，空气通过时出现哮喘声，患者能自己听到，声音较大时外人也可听到。45岁以后，既往无心脏病或过敏史，突然出现喘鸣，首先应当考虑是否有支气管肺癌。

（7）体重下降：消瘦为肿瘤的常见症状之一。肿瘤发展到晚期，肿瘤毒素和消耗的原因，并有感染、疼痛、发热所致食欲缺乏、精神萎靡，可表现为消瘦、乏力、虚弱、贫血等症状。

（8）吞咽困难：很多肺癌患者可能由于肿瘤本身或者转移的淋巴结压迫食管导致食管的变形、移位，单纯的变形、移位并不足以引起食管阻塞而表现出明显的吞咽困难。肿瘤直接侵犯食管是导致吞咽困难的主要原因，严重者可引起支气管-食管瘘，导致肺部感染。

（9）膈肌麻痹：当肿瘤侵犯膈神经时，可出现膈神经麻痹，出现胸闷、气急和顽固性呃逆。还可引起膈肌位置升高，运动消失或呼吸中患侧膈肌出现反常运动，即吸气时膈肌上升，呼气时下降。

2. 全身症状

（1）发热：一般肿瘤可因坏死引起发热，多数发热的原因是肿瘤在支气管腔内生长致管腔受压或阻塞，引起阻塞性肺炎。中心型肺癌常因较大的支气管狭窄或阻塞，远端的支气管分泌物潴留而引起感染发热。当肿瘤过大时，可因肿瘤组织坏死吸收或肿瘤组织分泌致热源而引起发热，即为癌性发热，常在肿瘤晚期广泛转移时出现。

（2）体重下降：消瘦为肿瘤的常见症状之一。肿瘤发展到晚期，肿瘤毒素和消耗的原因,并有感染、疼痛、发热所致食欲缺乏、精神萎靡,可表现为消瘦、乏力、虚弱、贫血等症状。

3. 肺外症状 由于肺癌所产生的某些特殊活性物质(包括激素、抗原、酶等),患者可出现一种或多种肺外症状,常可出现在其他症状之前,并且可随肿瘤的消长而消退或出现,临床上以肺源性骨关节增生症较多见。

(1)肺源性骨关节增生症:临床上主要表现为杵状指(趾),长骨远端骨膜增生,新骨形成,受累关节肿胀、疼痛和触痛。长骨以胫腓骨、肱骨和掌骨,关节以膝、踝、腕等大关节较多见。杵状指(趾)发生率约29%,主要见于鳞癌;增生性骨关节病发生率1%~10%,主要见于腺癌,小细胞癌很少有此种表现。确切的病因尚不完全清楚,可能与雌激素、生长激素或神经功能有关,手术切除癌肿后可获缓解或消退,复发时又可出现。

(2)与肿瘤有关的异位激素分泌综合征:约10%患者可出现此类症状,可作为首发症状出现。另有一些患者虽无临床症状,但可检测出一种或几种血浆异位激素增高。此类症状多见于小细胞肺癌。

1)异位促肾上腺皮质激(ACTH)分泌综合征:由于肿瘤分泌 ACTH 或类肾上腺皮质激素释放因子活性物质,使血浆皮质醇增高。临床症状与库欣综合征大致相似,可有进行性肌无力、周围性水肿、高血压、糖尿病、低钾性碱中毒等,其特点为病程进展快,可出现严重的精神障碍,伴有皮肤色素沉着,而向心性肥胖、多血质、紫纹多不明显。该综合征多见于肺腺癌及小细胞肺癌。

2)异位促性腺激素分泌综合征:由于肿瘤自主性分泌 LH 及 HCG 而刺激性腺类固醇分泌所致。多表现为男性双侧或单侧乳腺发育,可发生于各种细胞类型的肺癌,以未分化癌和小细胞癌多见。偶可见阴茎异常勃起,除与激素异常分泌有关外,也可能因阴茎血管栓塞所致。

3)异位甲状旁腺激素分泌综合征:是由于肿瘤分泌甲状旁腺激素或一种溶骨物质(多肽)所致。临床上以高血钙、低血磷为特点,症状有食欲缺乏、恶心、呕吐、腹痛、烦渴、体重下降、心动过速、心律不齐、烦躁不安和精神错乱等。多见于鳞癌。

4)异位胰岛素分泌综合征:临床表现为亚急性低血糖症候群,如精神错乱、幻觉、头痛等。其原因可能与肿瘤大量消耗葡萄糖、分泌类似胰岛素活性的体液物质或分泌胰岛素释放多肽等有关。

5)类癌综合征:是由于肿瘤分泌5-羟色胺所致。表现为支气管痉挛性哮喘、皮肤潮红、阵发性心动过速和水样腹泻等。多见于腺癌和燕麦细胞癌。

6)神经-肌肉综合征(Eaton-Lambert 综合征):是因肿瘤分泌箭毒性样物质所致。表现为随意肌力减退和极易疲劳。多见于小细胞未分化癌。其他尚有周围性神经病、脊根节细胞与神经退行性变、亚急性小脑变性、皮质变性、多发性肌炎等,可出现肢端疼痛无力、眩晕、眼球震颤、共济失调、步履困难及痴呆。

7)异位生长激素综合征:表现为肥大性骨关节病,多见于腺癌和未分化癌。

8)抗利尿激素分泌异常综合征:是由于癌组织分泌大量的 ADH 或具有抗利尿作用的多肽物质所致。其主要临床特点为低钠血症,伴有血清和细胞外液低渗透压(<270mOsm/L)、肾脏持续排钠、尿渗透压大于血浆渗透压(尿比重>1.200)和水中毒。多见于小细胞肺癌。

（3）其他表现

1）皮肤病变：黑棘皮病和皮肤炎多见于腺癌，皮肤色素沉着是由于肿瘤分泌黑色素细胞刺激素（MSH）所致，多见于小细胞癌。其他尚有硬皮病、掌跖皮肤过度角化症等。

2）心血管系统：各种类型的肺癌均可凝血机制异常，出现游走性静脉栓塞、静脉炎和非细菌性栓塞性心内膜炎，可在肺癌确诊前数月出现。

3）血液学系统：可有慢性贫血、紫癜、红细胞增多、类白血病样反应，可能为铁质吸收减少、红细胞生成障碍寿命缩短、毛细血管性渗血性贫血等原因所致。此外，各种细胞类型的肺癌均可出现 DIC，可能与肿瘤释放促凝血因子有关。肺鳞癌患者可伴有紫癜。

4. 外侵和转移症状

（1）淋巴结转移：最常见的是纵隔淋巴结和锁骨上淋巴结，多在病灶同侧，少数可在对侧，多为较坚硬，单个或多个结节，有时可为首发的主诉而就诊。气管旁或隆突下淋巴结肿大可压迫气道，出现胸闷、气急甚至窒息，压迫食管可出现吞咽困难。

（2）胸膜受侵和（或）转移：胸膜是肺癌常见的侵犯和转移部位，包括直接侵犯和种植性转移。临床表现因有无胸腔积液及胸腔积液的多寡而异，胸腔积液的成因除直接侵犯和转移外，还包括淋巴结的阻塞以及伴发的阻塞性肺炎和肺不张。常见的症状有呼吸困难、咳嗽、胸闷与胸痛等，亦可完全无任何症状；查体时可见肋间饱满、肋间增宽、呼吸音减低、语颤减低、叩诊实音、纵隔移位等，胸腔积液可为浆液性、浆液血性或血性，多数为渗出液，恶性胸腔积液的特点为增长速度快，多呈血性。极为罕见的肺癌可发生自发性气胸，其机制为胸膜的直接侵犯和阻塞性肺气肿破裂，多见于鳞癌，预后不良。

（3）上腔静脉综合征（superior vena cava syndrome，SVCS）：上腔静脉综合征是因为肿瘤直接侵犯纵隔或纵隔淋巴结转移压迫上腔静脉，或腔内的栓塞，使其狭窄或闭塞，造成血液回流障碍，出现一系列症状和体征，主要表现为气短、咳嗽，颜面部、颈部、上肢水肿，颈胸部淤血和静脉曲张、压力增高、呼吸困难、咳嗽、胸痛以及吞咽困难，其他还有头痛、头昏、眼花，亦常有弯腰时晕厥或眩晕等症状。前胸部和上腹部静脉可代偿性曲张，反映上腔静脉阻塞的时间和阻塞的解剖位置。上腔静脉阻塞的症状和体征与其部位有关。若一侧无名静脉阻塞，头面、颈部的血流可通过对侧无名静脉回流心脏，临床症状较轻。若上腔静脉阻塞发生在奇静脉入口以下部位，除了上述静脉扩张，尚有腹部静脉怒张，血液以此途径流入下腔静脉。若阻塞发展迅速，可出现脑水肿而有头痛、嗜睡、激惹和意识状态的改变。

（4）肾脏转移：死于肺癌的患者约35%发现有肾脏转移，亦是肺癌手术切除后1个月内死亡患者的最常见转移部位。大多数肾脏转移无临床症状，有时可表现为腰痛及肾功能不全。

（5）消化道转移：肝转移可表现为食欲缺乏、肝区疼痛，有时伴有恶心，血清 γ-GT 常呈阳性，AKP 呈进行性增高，查体时可发现肝大，质硬、结节感。小细胞癌好发胰腺转移，可出现胰腺炎症状或阻塞性黄疸。各种细胞类型的肺癌都可转移到肝脏、胃肠道、肾上腺和腹膜后淋巴结，临床多无症状，常在查体时被发现。

（6）骨转移：肺癌骨转移的常见部位有肋骨、椎骨、髂骨、股骨等，但以同侧肋骨和椎骨较多见，表现为局部疼痛并有定点压痛、叩痛。脊柱转移可压迫椎管导致阻塞或压迫症状。关节受累可出现关节腔积液，穿刺可能查到癌细胞。

（7）中枢神经系统症状

1）脑、脑膜和脊髓转移：发生率约10%，其症状可因转移部位不同而异。常见的症状为颅内压增高表现，如头痛、恶心、呕吐以及精神状态的改变等，少见的症状有癫痫发作、脑神经受累、偏瘫、共济失调、失语和突然昏厥等。脑膜转移不如脑转移常见，常发生于小细胞肺癌患者中，其症状与脑转移相似。

2）脑病和小脑皮质变性：脑病的主要表现为痴呆、精神病和器质性病变，小脑皮质变性表现为急性或亚急性肢体功能障碍，四肢行动困难、动作震颤、发音困难、眩晕等。有报道肿瘤切除后上述症状可获缓解。

（8）心脏受侵和转移：肺癌累及心脏并不少见，尤多见于中央型肺癌。肿瘤可通过直接蔓延侵及心脏，亦可以淋巴管逆行播散，阻塞心脏的引流淋巴管引起心包积液，发展较慢者可无症状，或仅有心前区、肋弓下或上腹部疼痛。发展较快者可呈典型的心脏压塞症状，如心急、心悸、颈面部静脉怒张、心界扩大、心音低远、肝大、腹腔积液等。

（9）周围神经系统症状：癌肿压迫或侵犯颈交感神经引起 Horner 综合征，其特点为患侧瞳孔缩小、上睑下垂、眼球内陷和颜面部无汗等。压迫或侵犯臂丛神经时引起臂丛神经压迫征，表现为同侧上肢烧灼样放射性疼痛、局部感觉异常和营养性萎缩。肿瘤侵犯膈神经时，可造成膈肌麻痹，出现胸闷、气急，X 线透视下可见有膈肌矛盾运动。压迫或侵犯喉返神经时，可致声带麻痹出现声音嘶哑。位于肺尖部的肺癌称为肺上沟癌，因其位于狭窄的胸腔入口处，容易侵犯胸腔内筋膜的淋巴管，并且直接侵犯颈$_8$和胸$_1$神经、臂丛下神经根、肋间神经、星状神经节、交感神经节以及邻近的肋骨和椎体，引起剧烈肩臂疼痛、感觉异常、一侧臂轻瘫或无力、肌肉萎缩，即所谓 Pancoast 综合征。

六、诊断和鉴别诊断

1. 诊断

（1）X 线检查：通过 X 线检查可以了解肺癌的部位和大小，可能看到由于支气管阻塞引起的局部肺气肿、肺不张或病灶邻近部位的浸润性病变或肺部炎性病变。

（2）支气管镜检查：通过支气管镜可直接窥察支气管内膜及管腔的病变情况。可采取肿瘤组织供病理检查，或吸取支气管分泌物做细胞学检查，以明确诊断和判定组织学类型。

（3）细胞学检查：痰细胞学检查是肺癌普查和诊断的一种简便有效的方法，原发性肺癌患者多数在痰液中可找到脱落的癌细胞。中央型肺癌痰细胞学检查的阳性率可达70% ~90%，周围型肺癌痰检的阳性率则仅约50%。

（4）剖胸探查术：肺部肿块经多种检查和短期诊断性治疗仍未能明确病变性质，肺癌的可能性又不能除外者，应做剖胸探查术。这样可避免延误病情致使肺癌患者失去早期治疗的机会。

（5）ECT 检查：ECT 骨显像可以较早地发现骨转移灶。X 线片与骨显像都有阳性发现，如病灶部成骨反应静止，代谢不活跃，则骨显像为阴性，X 线片为阳性，两者互补，可以提高诊断率。需要注意的是 ECT 骨显像诊断肺癌骨转移的假阳性率可达20% ~

30%，因此 ECT 骨显像阳性者需要做阳性区域骨的 MRI 扫描。

（6）纵隔镜检查：主要用于伴有纵隔淋巴结转移，不适合于外科手术治疗，而其他方法又不能获得病理诊断的患者。纵隔镜检查需在全麻下进行。在胸骨上凹部做横切口，钝性分离颈前软组织到达气管前间隙，钝性游离出气管前通道，置入观察镜缓慢通过无名动脉之后方，观察气管旁、气管支气管角及隆突下等部位的肿大淋巴结，用特制活检钳解剖剥离取得淋巴结组织送病理学检查。

原发性支气管肺癌的诊断依据包括：症状、体征、影像学表现以及痰癌细胞检查。

如 40 岁以上长期重度吸烟者有以下情况，应作为可疑肺癌对象进行排查：无明显诱因出现刺激性咳嗽持续 2～3 周，经积极治疗无效；原有慢性呼吸道疾病，咳嗽性质突然改变者；反复或持续在短期内痰中带血，而无其他原因可解释者；同一部位反复发作的肺炎，尤其是节段性肺炎；原因不明的肺脓肿，无中毒症状，无大量脓痰，无异物吸入史，抗感染治疗效果不显著者；原因不明的四肢关节疼痛及杵状指（趾）；X 线示局限肺气肿或肺不张；孤立性圆形病灶和单侧肺门阴影增大者；稳定的肺结核病灶出现形态和性质改变者；无中毒症状的胸腔积液，尤其是血性，且进行性加重者。有上述怀疑时，必须进行辅助筛查，除影像学检查外，还必须进行细胞学和病理学的相关检查。

2. 鉴别诊断

（1）肺结核

1）肺结核球：也称肺结核瘤，较多见于 40 岁以下青年患者，病变常位于上叶尖、后段或下叶背段，靠近肺野外侧胸膜下，一般增长不明显，病程较长，少见痰带血，血沉变化少，有 16%～28% 的患者痰中发现结核菌。胸片多呈圆形，见于上叶尖或后段，体积较小，一般不超过 5cm 直径，边界光滑，密度不均匀，可见到稀疏透光区，并常常可以见到钙化，16%～32% 病例可见引流支气管影指向肺门，较少出现胸膜皱缩，增长慢，如中心液化出现空洞，多居中，薄壁且内缘光滑。结核瘤（球）的周围常有散在的结核病灶称为卫星灶。周围型肺癌多见于 40 岁以上患者，痰带血较多见，痰中癌细胞阳性者达 40%～50%。X 线胸片肿瘤常呈分叶状，边缘不整齐，有小毛刺影及胸膜皱缩，生长较快，在 2～3 个月有明显增大。在一些慢性肺结核病例，可在肺结核基础上发生肺癌，因此在慢性肺结核的成年患者，如果肺部出现异常团块阴影，肺门阴影增多或经正规抗结核药物治疗后，病变不见吸收好转反而增大时，都应怀疑肺癌的可能性。必须进一步做痰液细胞学和支气管镜检查，必要时施行剖胸探查术。

2）肺门淋巴结结核：与中央型肺癌或肺癌淋巴结转移鉴别。多见于儿童和老年人，多伴有低热等结核中毒症状，PPD 可呈强阳性。CT 可了解有无原发灶。必要时行细胞学或病理学检查。

3）粟粒性肺结核：与弥漫型细支气管肺泡癌相似，粟粒性肺结核常见于青年，发热、盗汗等全身毒性症状明显，抗结核药物治疗有效。

（2）肺部炎症

1）肺炎与癌性阻塞性肺炎鉴别：肺炎起病急骤，先有高热、寒战，后出现呼吸道症状，抗感染治疗有效，病灶吸收快而完全。阻塞性肺炎常按支气管分支做扇形分布，而一般支气管肺炎则呈不规则片状阴影。但如肺炎多次发作在同一部位，则应提高警惕，应高度怀疑有肿瘤堵塞所致，应取患者痰液做细胞学检查和进行纤维光导支气管镜检查，在有些病例，肺部炎症部分吸收，剩余炎症被纤维组织包裹形成结节或炎性假瘤时，很难与周围型肺癌鉴别，在可疑病例，应施行肺叶切除术，以免延误治疗。癌性阻塞性肺炎吸收缓慢，炎症吸收后可能出现原发性肿瘤的块状阴影，容易反复发生。

2）肺脓肿应与癌性空洞继发感染相鉴别：原发性肺脓肿起病急，常有寒战、高热、咳嗽、咳大量臭脓痰，白细胞总数及中性粒细胞增高。脓肿多呈薄壁空洞，有液平，周围有炎症改变。癌性空洞经常先有咳嗽、咯血等症状，然后再出现发热、咯脓痰等继发感染症状。胸片可见偏心空洞、壁厚、内壁凹凸不平，可有癌结节。

（3）肺内其他结节或团块状阴影应与肺癌鉴别

1）肺部良性肿瘤：如（错构瘤、纤维瘤、硬化性血管瘤等）、肺囊肿、感染性肉芽肿性病变（隐球菌等真菌感染）和非感染性肉芽肿性病变（Wegener 肉芽肿、结节病）等都较少见，但都须与周围型肺癌相鉴别，一般良性肿瘤病程较长，增长缓慢，临床上大多没有症状，X 线摄片上常呈圆形块影，边缘整齐，没有毛刺，也不呈分叶状。支气管腺瘤是一种低度恶性的肿瘤，常发生在年龄较轻的女性患者，多起源于较大的支气管黏膜，因此临床上常有支气管阻塞引致的肺部感染和咯血等症状，经纤维支气管镜检查常能做出诊断。

2）支气管腺瘤：是一种低度恶性的肿瘤。发病年龄比肺癌轻，女性多见。临床表现与肺癌相似，有刺激性咳嗽、反复咯血，X 线表现可有阻塞性肺炎或有段或叶的局限性肺不张，断层片可见管腔内软组织影，纤维支气管镜可发现表面光滑的肿瘤。

（4）纵隔恶性淋巴瘤（淋巴肉瘤及霍奇金病）与中央型肺癌相鉴别：纵隔恶性淋巴瘤（淋巴肉瘤及霍奇金病）临床上常有咳嗽、发热等症状，X 线片显示纵隔影增宽，且呈分叶状，有时难以与中央型肺癌相鉴别。如果有锁骨上或腋窝下淋巴结肿大，采取活组织做病理切片常能明确诊断。淋巴肉瘤对放射治疗特别敏感，对可疑病例，可试用小剂量放射治疗，达到 5~7Gy 时，常可使肿块明显缩小，这种试验性治疗也有助于淋巴肉瘤的诊断。

（5）结核性胸膜炎应与癌性胸腔积液相鉴别

1）恶性胸腔积液多见于 40 岁以上者，尤其老年多见。

2）恶性胸腔积液多为大量，胸穿抽液后胸腔积液增长速度快。

3）胸腔积液 70% 左右者为血性，或由草黄色转变为血性。

4）胸痛不像结核性胸膜炎那样随胸腔积液增多而减轻，胸痛不减且有加剧。

5）大量胸腔积液，但纵隔向健侧移位不明显。可能与肺癌引起的肺不张或癌细胞向纵隔淋巴结转移有关。

6）胸腔积液红细胞 0.1×10^{12}/L，淋巴细胞占优势，间皮细胞 >5%，葡萄糖低，pH 低。

7）胸腔积液癌细胞阳性率一般可达 50%~60%，如连续检查三次胸腔积液，阳性率可达 80% 以上，血性胸腔积液中阳性率可达 91%。

8）胸腔积液细胞染色体检查：呈现非整倍体，假二倍体或标记染色体（染色体移位、缺失、倒位、等臂、环状）时，提示恶化胸腔积液。在 30 个有中期分裂象细胞中，若有 3 个以上细胞的染色体多于46个或含有标记染色体,可以诊断为恶性胸腔积液。胸腔积液中癌胚抗原(CEA)为具有多个抗原决定簇的糖蛋白,分子量较大,不易进入血液循环,同时CEA在肝脏被破坏,故恶性胸腔积液中CEA水平较血清中明显升高,有人报道当胸腔积液CEA>10μg/L时,诊断恶性胸腔积液的特异性高达90%,>55μg/L时,特异性可达98%。因此,胸腔积液CEA可作为诊断恶性胸腔积液的参考。

9)胸腔积液乳酸脱氢酶(PLDH)/血清乳酸脱氢酶(SLDH)>2.0～3.0,或乳酸脱氢酶同工酶LDH5+LDH4>60%,对诊断恶性胸腔积液有一定参考价值。有报道胸腔积液腺苷脱氨酶(ADA)>35μg/L为诊断结核性胸膜炎参考值,6%的结核性胸膜炎,小于此值,10%的恶性胸腔积液大于此值,诊断结核性胸膜炎的敏感性为94%,特异性为90%。结核性胸膜炎胸腔积液中ADA/血清中ADA,其比值在1.4～3.2,如为恶性胸腔积液比值在0.2～0.9。两组P<0.025有非常显著的意义,且两组间无一重叠,其敏感性和特异性达到100%。近年来还注意到ADA同工酶的变化。发现同工酶ADA1、ADA2在鉴别诊断中有一定意义。

10)溶菌酶(LZM):在结核性胸膜炎的治疗及恶性胸腔积液和其他胸腔积液中有一定参考价值。结核性胸膜LZM为(23.0±14.4)μg/L,而癌性及其他胸腔积液(肺炎等)均<10μg/L,结核性胸膜炎PLZM/SLZM为1.9±0.7,癌性及其他胸腔积液均<1.0。其特异性及敏感性为90%和83%。

11)胸腔积液中血管紧张素转化酶(ACE):结核性胸膜炎>30U,PACE/SACE>1,提示结核性胸腔积液;若PACE<25U,PACE/SACE<1,则为恶性胸腔积液。该项检查有一定参考价值。

12)淀粉酶(AMS):肿瘤源于内胚层,具有分泌AMS的能力,肿瘤组织增长,恶性胸腔积液内环境改变,增强了AMS活性,故胸腔积液及血清AMS检测对恶性胸腔积液的诊断有意义。当胸腔积液AMS/血清AMS>1.3更具诊断意义,恶性胸腔积液AMS增高通常是轻中度的,过高则应考虑胰腺病变。

13)心钠素(ANP):恶性肿瘤细胞ANP含量明显高于正常组织,可分泌心钠素至胸腔积液中。ANP≥110μg/L为界,胸腔积液/血清ANP水平之比>0.5,对恶性胸腔积液诊断的敏感性及特异性分别为88%和80%。

14)肿瘤坏死因子及受体:结核性胸腔积液中肿瘤坏死因子水平,明显高于恶性胸腔积液,而肿瘤坏死因子受体水平,则结核性胸腔积液明显低于恶性胸腔积液。

15)对结核性和癌性胸腔积液,胸膜活检阳性率一般在75%左右。

通过临床实践,对结核性胸膜炎和癌性胸膜的鉴别提出以下几点意见:①有刺激性咳嗽、气促、痰中反复带血而无明显中毒症状的胸膜积液者;伴顽固性胸痛且随胸腔积液增多而加剧者常提示肺癌胸膜转移;②胸腔积液呈血性或由草黄色转为血性者,抽液后短期内迅速增长,多为恶性胸腔积液;③大量胸腔积液纵隔移位不明显者;④不论临床表现、年龄、病史等是否符合肺癌的表现,当诊断结核性胸膜炎,经强有力的抗结核治疗胸腔积液无吸收甚至增加者,可能为肺癌所致。一旦疑为肺癌时,应常规进行痰及胸腔积液中癌细胞检查,胸腔积液染色体检查与溶菌酶测定,有条件的单位可测ADA、CEA、LDH以及同位素示踪剂检查。X线检查、高电压胸片观察肺部病变及健侧水平侧卧照片，观察胸膜有无结节状影向胸腔凸出。胸膜针刺活检、经皮胸膜纤支镜检、纤维支气管镜检查，可以明确诊断，必要时可开胸活检或 CT 等，则延误诊断病例可大大减少。

第二节　分子靶向治疗

一、肺癌分子靶向治疗的新进展

（一）表皮生长因子受体为靶点的研究

人类表皮生长因子受体家族由 4 个受体成员构成：HER – 1（亦称 C – erbB1，EGFR）、HER – 2（亦称 C – erbB2/neu）、HER – 3（C – erbB3）及 HER – 4（C – erbB4），表皮生长因子受体（EGFR，C – erbB1）是 erbB 家族成员之一。EGFR 由细胞外区、跨膜区和细胞内区构成，通过细胞外区结合配体（如 EGF、TGFα 和 HBEGF）而被激活。配体与 EGFR 结合导致细胞内区的自动磷酸化，以及细胞内酪氨酸激酶活性的激活。酪氨酸激酶磷酸化常伴随下游信号传导蛋白分子（包括 Src2、GRB2、SH3 和 SOS）的激活。由上述受体 – 配体复合物介导的下游信号导致不同信号通路的激活。

EGFR 是一分子量为 170k 的跨膜糖蛋白，存在于大多数细胞中、在多种肿瘤中都有过表达如非小细胞肺癌（NSCLC）中鳞癌 EGFR 表达率为 85%，腺癌和大细胞癌为 65%；而小细胞肺癌罕见 EGFR 表达。EGFR 高表达的肿瘤细胞增长迅速，容易发生转移，复发率高，因此被认为是非小细胞肺癌靶向治疗的一个比较理想的分子靶点。有 3 种方式可以用来靶向定位 EGFR 本身：①酪氨酸激酶抑制药与 EGFR 胞内部分的磷酸化酶位点结合，阻止磷酸化酶的活化，目前已有多种药物，以吉非替尼和埃罗替尼为代表；②单克隆抗体与 HER 的胞外区结合从而阻断其活化，以 HER – 2 特异性的 Herceprin 及 HER – 1/EGFR 特异性单抗 Getuximdb（C225）为代表；③设计和合成 EGFR 拮抗药，目前尚未取得突破性进展。

（二）以血管生成过程为靶点

血管生成是一个生理过程。血管生成是正常组织生长、发育、伤口愈合以及生殖和胚胎发育等的基础。血管生成由蛋白水解释放而启动，蛋白水解酶能降解基膜，并使细胞向间质移行；然后内皮细胞增生，并最终分化成成熟血管。上述血管生成的每一过程均通过内源性因子调控，与血管生成有关的因子包括促进血管生成和抑制血管生成两大类。

正常情况下，内皮细胞处于一种静止状态，细胞倍增时间长达 7 年；但在恶性肿瘤状态，内皮细胞生长明显加速，倍增时间仅 7 ~ 10 天。当实体肿瘤直径达 3mm 时，就会启动"血管生成开关"，促进新的血管生成，以保证肿瘤生长的血供需要。这些新的肿瘤血管不仅生长率与正常血管不同，而且它们的结构与正常血管完全不同。肿瘤血管常缺乏平滑肌，基膜上有不规则漏孔，此种漏孔有助于肿瘤细胞进入血液循环，增加远处转移的潜能。

从理论上讲，抗血管生成有许多优于传统治疗的优点：抗血管生成治疗的靶点是新生的肿瘤血管；血管内皮基因相对稳定，不易突变，因而不易发生耐药；药物针对的是迅速增生的肿瘤血管内皮细胞，正常组织的血管处于静息状态，不易受到损害，故不良反应小；所有的肿瘤都要依赖于血管供给营养，故抗瘤谱广；循环中的药物直接作用于新生血管壁，故药物易达到作用部位。正因为这些原因，血管生成抑制药的研发受到了学术界、商业界的广泛关注。

血管生成在肿瘤的形成、生长、侵袭和转移中起着十分重要的作用，以血管生成为靶向的治疗也是 NSCLC 靶向治疗中的一个热点。以肺癌血管生成为靶点的靶向治疗分为抗血管新生靶向治疗和血管靶向治疗。

（三）基质金属蛋白酶为靶点的研究

肿瘤的转移与 ECM 的破坏、血管形成和信号转导等机制密切相关。肿瘤细胞的黏附、降低 ECM 和基膜是转移的最初步骤，这一过程依赖于细胞外蛋白水解酶的作用，其中，最重要的蛋白水解酶是基质金属蛋白酶（MMP）。MMP 可通过细胞侵犯和破坏正常细胞基膜及其他的机制促进肿瘤细胞转移的发生。因此，MMP 已当之无愧地成了抗肿瘤侵袭和转移药物筛选的首要分子靶点。

（四）端粒和端粒酶为靶点的研究现状

端粒是位于细胞染色体末端的一种由 2~20bp 串联的短片段重复序列（TFAGGG）及一些结合蛋白组成的特殊结构。随着细胞的每次分裂，端粒逐渐缩短。端粒酶是一种由 RNA 和蛋白质组成的核糖核蛋白复合物，对端粒的复制和结构的维持具有重要作用，端粒酶的高水平表达，导致了癌细胞的无限增生能力。研究发现，几乎所有的 SCLC 和 80% 以上的非小细胞肺癌有高水平的端粒酶表达，因此，端粒酶也就毋庸置疑地成了肺癌治疗新的靶点。

（五）分子靶向的单药治疗

近年的研究使人们进一步认识到不同的非小细胞肺癌病理亚型来源于不同的胚胎组织，生物学行为可能不一致。其次不同病理学亚型的解剖定位也不完全一致（中央型或周围型），因此不同部位药物的浓度、药物与组织的结合、活化以及代谢均可能不一致；同时某些病理亚型如腺型 EGFR 突变的概率更高，因此不同的病理亚型接受不同的治疗方案疗效也会出现差异。在过去几年中，流行病学资料表明不同非小细胞肺癌病理组织学亚型的发生率出现了明显的变化，肺腺癌发病率上升速度明显高于肺鳞癌，这也会影响治疗方案的选择。因此，有必要根据不同病理类型来选择治疗方案，包括靶向治疗。靶向治疗最初是在晚期、化疗失败的患者中应用，奇迹般的疗效让绝望的患者见到了一丝光明。短短 7~8 年中，随着许多大型实验结果相继报道，靶向治疗经历了从二线、三线方案的被动地位到可以作为某些选择性病例一线治疗的主动地位的历程。根据 NCCN 中国版诊疗规范，目前晚期非小细胞肺癌的一线治疗原则是：贝伐单抗联合卡铂/紫杉醇疗效优于单用卡铂/紫杉醇化疗；西妥昔单抗联合长春瑞滨/顺铂优于单用长春瑞滨/

顺铂化疗；对检测到 EGFR 突变的患者，吉非替尼与厄罗替尼可以作为一线治疗；培美曲塞/顺铂在非鳞癌患者中优于单用吉西他滨/顺铂化疗。一线治疗失败患者，单药多西他赛、培美曲塞或酪氨或酸激酶抑制药吉非替尼、厄罗替尼可作为二线治疗药物。对于未用过 TKI 的患者，吉非替尼可作为三线治疗。

1. 以 EGFR 为靶点的治疗　　EGFR 属于 I 型酪氨酸激酶受体，现已经成为比较明确的药物靶向治疗目标。在所有 NSCLC 中，EGFR 突变在高加索人群中占 10% ~15%，在亚洲人群中占 20% ~50%。在单药酪氨酸激酶抑制药(TKIs)治疗肺腺癌中，EGFR 突变与治疗的反应性有明确的关系。这样的关系尤其在从不吸烟的亚洲女性中的鳞片状生长的肺腺癌中更常见。

(1)西妥昔单抗：是一种人鼠嵌合的单克隆抗体。它能与肿瘤细胞 EGFR 的胞外区，阻止 EGFR 与其配体结合，从而阻断受体活化及其介导的信号通路。但它仅能抑制配体依赖的 EGFR 的活化，却不能阻止 TK 的自身磷酸化。它主要用于治疗转移型结直肠癌和头颈癌，其扩大适应证包括鼻咽癌和肺癌。有研究表明小分子 EGFR - TKI 与 EGFR 抗体联合应用能更稳定的抑制 EGFR。在 FLEX 的一项研究中，针对至少有 1% 肿瘤细胞表达 EGFR 的进展期 NSCLC 的患者，采用单用化疗以及化疗联合西妥昔单抗作为一线治疗相比，后者有更长的生存期。但在 EGFR 低表达的患者中不存在这样的相关性。皮肤反应是西妥昔单抗治疗中最常见的不良反应，超过 80% 的病患身上会出现痤疮状红疹，其他如瘙痒、皮肤脱屑和指甲病变均有病例报道，多数皮肤毒性反应可自然消失。其他的不良反应还包括疲劳、腹泻、恶心、呕吐、腹痛、发热和便秘等。

(2)小分子的 EGFR - TKIs：特异性的酪氨酸激酶抑制药(TKI)阻断细胞内 TKR，抑制酪氨酸激酶磷酸化，从而阻断肿瘤细胞的生长、转移或诱导凋亡，发挥抗肿瘤作用。

1)厄洛替尼：它是一种可以口服的靶向药物，厄洛替尼口服后大约 60% 吸收，与食物同服生物利用度明显提高到几乎 100%。半衰期大约为 36 小时，主要通过 CYP3A4 代谢清除，另有小部分通过 CYP1A2 代谢。它于 2004 年获美国 FDA 和批准，用于标准化疗方案治疗无效的晚期 NSCLC 的二线或三线治疗。2006 年 1 月在我国批准用于既往化疗失败后的三线治疗。无论肿瘤的临床及分子特性如何，厄洛替尼作为维持治疗，能减缓肿瘤进展，延长患者生存期。因此，在欧洲对于铂类作为一线治疗的，情况稳定的患者，单药厄洛替尼于 2005 年被批准作为其维持治疗。OPTIMAL 试验表明，对于 EGFR 外显子 19 和 21 突变的中国 NSCLC 患者，厄洛替尼作为一线治疗与吉西他滨联合卡铂相比生存期明显延长。在 EGFR 突变活跃的患者中，把厄洛替尼作为一线治疗与标准一线化疗相比，不仅提高了患者的生存期，也提高了患者对药物的耐受性，给这类患者带来福音。不计原因最常见的不良反应是皮疹和腹泻。其他的不良反应还包括消化道出血、肝功异常等。较严重的不良反应有间质性肺病以及重度腹泻造成的电解质紊乱，也有心脑血管意外的报道。

第三代 EGFR - TKI Osimertinib(AZD9291)作为不可逆的强效 EGFR - TKI，可同时抑制 EGFR 敏感突变及 T790M 耐药突变。Osimertinib 针对既往接受过 EGFR - TKI 治疗进展的亚裔和西方晚期 NSCLC 患者的 I 期临床试验显示了其良好的疗效和安全性，被美国 FDA 提前批准上市，因此，一代 EGFR - TKI 治疗进展后患者，应行二次活检，如继发 T790M 突变，可选用 Osimertinib 治疗。

2）吉非替尼：是一种可口服靶向药物，癌症患者的平均吸收生物利用度为 59%。进食对吉非替尼吸收的影响不明显。其吸收较慢，平均终末半衰期为 41 个小时。体外研究数据表明，参与吉非替尼氧化代谢的 P_{450} 同工酶只有 CYP3A4。吉非替尼于 2003 年获美国 FDA 批准用于铂类和多西他赛作为一线治疗失败的晚期 NSCLC 患者。在欧洲，可单药用于 EGFR 突变活跃的患者。吉非替尼在亚太地区已批准作为进展期 NSCLC 患者的一线治疗方案。2005 年 2 月吉非替尼于我国正式批准上市。吉非替尼的广泛应用是基于 INTEREST 与 IPASS 的 3 期临床研究。在这两项研究中，吉非替尼与传统化疗药物相比，患者的耐受性更好，更提高了患者的生存质量。最常见的药物不良反应为腹泻、皮疹、瘙痒、皮肤干燥和痤疮，发生率 20% 以上，一般见于服药后 1 个月，通常是可逆性的。

3）阿法替尼：是一种不可逆的 EGFR 和 HER – 2 TKI，可口服。它于 2013 年先后被 FDA 以及欧洲药物管理局（EMA）批准，用于肿瘤表达 EGFR Del19 或 L858R 突变型的晚期 NSCLC 患者的治疗。有研究结果显示，阿法替尼比培美曲塞联合顺铂作为一线治疗有更长的无进展生存期（PFS）。阿法替尼最常见的不良反应包括腹泻、皮疹/痤疮样皮炎、口腔炎、甲沟炎、干皮肤、食欲缺乏、瘙痒。同样有肝毒性以及发生间质性肺炎的危险。随着剂量增加，可能出现低磷酸盐血症、毛囊炎、转氨酶升高、非特异性肠梗阻、血小板减小、充血性心力衰竭、深静脉血栓、肺栓塞等。最常见的剂量限制性毒性（DLTs）是腹泻、高血压和皮疹。

4）培利替尼：是一种具有潜在抗肿瘤活性的 TKI。培利替尼与 EGFR、Erb – 1、Erb – 2 以及 Erb – 4 不可逆的共价结合，抑制受体磷酸化和信号转导，从而导致细胞凋亡以及抑制过度表达这些受体的肿瘤细胞的增生。

2. 以 VEGF 受体为靶点的药物　血管新生在肿瘤的局部进展和转移中起着重要的作用。肿瘤血管生成是一多因素、多步骤的复杂过程，受多种细胞因子、生长因子及其受体调控。VEGF 是内皮细胞有丝分裂过程中高度特异的生长因子，因其在肿瘤血管形成过程中能发挥促进内皮细胞增生，诱导血管新生等重要作用，成为人们关注的焦点。

（1）抗 VEGF 配体：贝伐单抗是 VEGF – A 特异性抗体，于 2001 年被 FDA 批准上市，最先被用于结直肠癌，目前还被批准用于肾癌、脑癌、非小细胞肺癌。2010 年 2 月 CFDA 批准贝伐单抗在中国注册，用于治疗转移性结直肠癌。在大多数用于治疗非小细胞肺癌案例中，单用贝伐单抗治疗的效果是不理想的。ECOG 4599 为针对 878 个进展期 NSCLC 患者的临床 3 期实验，在紫杉醇联合卡铂作为一线治疗的基础上加或不加贝伐单抗，患者的中位生存期为 12.3 个月 vs 10.3 个月，有明显的统计学意义。在此研究的基础上，美国和欧洲批准把贝伐单抗作为进展期非鳞状细胞的 NSCLC 的一线治疗药物。而研究表明，组织学类型为鳞状细胞的 NSCLC 是使用贝伐单抗后发生严重肺出血的危险因素，因此不将其用于鳞状细胞的 NSCLC 的一线治疗。贝伐单抗最常见的严重不良反应是：贫血、疼痛、高血压、腹泻和白细胞减少。与阿瓦斯汀有关的最严重的不良反应有：胃肠穿孔/伤口开裂综合征、出血、高血压危象、肾病综合征、充血性心力衰竭。

（2）抗 VEGF 受体：事实上，舒尼替尼是一种口服多靶点药物。它可以抑制 VEG-FRs、PDGFRs、C – kit 受体。它于 2006 年被 FDA 批准用于胃肠道间质瘤和转移性肾细胞癌的治疗，它对治疗非小细胞肺癌和治疗肝癌也是有效的。2014 年 3 月其临床申报已获 CFDA 受理。在对铂类抵抗的进展期 NSCLC 患者的非盲 Ⅱ 期实验中，单药舒尼替尼展现了其抗肿瘤活性以及可耐受性。后续的临床研究还在进行中。舒尼替尼的不良反应主要有：皮肤毒性：包括手足皮肤反应和皮疹；胃肠道毒性：包括腹泻、恶心、呕吐、腹胀、腹痛等；心血管的毒性：高血压、心力衰竭；血液毒性；甲状腺功能紊乱。

3. 以 ALK 为靶点的药物　近年来，ALK 基因重排在 NSCLC 中被发现，如 EML4 - ALK 融合基因。此种基因融合使得胞质嵌合蛋白具有持续激酶活性。这种基因重排存在 4% ~6% 的肺腺癌患者中，在年轻、不吸烟的腺癌患者中出现频率更高，8% ALK 阳性的腺癌同时存在 EGFR 或 K - Ras 突变。然而 EGFR 突变肿瘤细胞对 EGFR - TKI 的耐药性与 ALK 融合基因的出现存在潜在的关联。

克唑替尼是 ALK 的小分子竞争性抑制药，其对肝细胞生长因子受体（HGFR）基因 MET、ROS1 以及 RON 激酶也有抑制作用。它与 2011 年 9 月被 FDA 批准用于治疗 ALK 阳性的局部晚期和转移的 NSCLC，是一种可口服的新药。临床研究表明，克唑替尼在治疗前用于 ALK 重排的 NSCLC 患者，在延长患者无进展生存期以及改善患者生活质量方面都有显著的效果。在临床前研究中，把克唑替尼与 EGFR 抑制药联合，无论是对 EGFR 抑制药敏感或耐药的 NSCLC 细胞株都增强了其抗肿瘤活性。

与克唑替尼不同特性的二代、三代 ALK 抑制药可能因具有潜在的抗突变性而具有更强的效能：头对头比较一代和二代 ALK 抑制药的 Ⅲ 期临床试验 J - ALEX 结果显示，对 ALK 阳性晚期 NSCLC 患者，二代 ALK 抑制药 Alectinib 与克唑替尼相比，使疾病恶化或死亡风险降低 66%，中位 PFS 显著延长，ORR 显著提高。

4. 以法基尼转移酶为靶点的治疗　法基尼转移酶抑制药可以抑制 Ras 蛋白的表达。迄今为止，已发现了多种抑制法尼基蛋白转移酶的药物，体外实验表明，这些药物对肿瘤细胞和移植在动物身上的肿瘤细胞有很好的抗肿瘤性，且没有毒副反应。因此，这类药物也被认为是最有前景的抗癌新药物。SCH66336 是第一个进入临床试验的法尼基蛋白转移酶抑制药，美国著名的 Mayo 医学中心的研究人员通过多年的研究发现 SCH66336 可有效抑制肺癌的生长，并在 Ⅱ 期临床研究中发现，SCH66336 在肺癌的治疗中可增加顺铂等细胞毒抗癌药物的抗癌作用。目前还有几种法尼基蛋白转移酶抑制药如 R115777（Zminestra）正在进行临床试验，以评估其在肺癌治疗中的作用。

5. 以环加氧酶为靶点的治疗　环加氧酶（COX - 2）是体内炎症和肿瘤过程中一个重要的酶。COX - 2 基因表达增强患者预后较差。塞来昔布是一种血管靶向制剂。Nugont 报道了应用多西他赛联合塞来昔布治疗晚期非小细胞肺癌的 Ⅱ 期临床试验结果。22 例可评价疗效病例中 18 例（82%）达 SD，中位生存期和肿瘤进展时间分别是 39.3 周和 19.6 周。

6. PD - 1/PD - L1 抑制药治疗肺癌　肺癌是全球最常见的恶性肿瘤，也是癌症相关死亡的主要原因，其中非小细胞肺癌（NSCLC）又是肺癌中最常见的类型。研究表明，PD - 1/PD - L1 抑制药在肺癌中的作用已经超越了黑色素瘤。PD - L1 在 22% 的腺癌和 60% 的鳞癌中表达，其高表达与腺癌的不良预后有关，而与鳞癌的预后无关。

派姆单抗、纳武单抗、atezolizumab 都已经被 FDA 批准用于治疗 NSCLC。目前，在美国、中国、澳大利亚等国家,近150项PD-1抑制药、50余项PD-L1抑制药关于肺癌的临床研究正在进行中。

纳武单抗对比多西他赛治疗肺鳞癌的研究数据显示,纳武单抗组中位OS为9.2个月,多西他赛组为6.0个月,且纳武单抗组死亡风险较多西他赛组低41%。鳞癌患者无论PD-L1表达水平如何,纳武单抗治疗组的总体生存率、缓解率、PFS均较多西他赛组获益。

派姆单抗对比多西他赛治疗NSCLC的研究中,派姆单抗2mg/kg组中位生存期为10.4个月,10mg/kg组为12.7个月,多西他赛组为8.5个月,两个剂量组比多西他赛组OS均明显延长。派姆单抗可被用于既往接受过一种或多种治疗方案的患者。

atezolizumab对比多西他赛的研究发现,总体上atezolizumab组OS为12.6个月,多西他赛组为9.7个月。在鳞癌患者中,atezolizumab组OS为10.1个月,多西他赛组为8.6个月;非鳞癌患者中,atezolizumab组OS为15.5个月,多西他赛组为10.9个月。可见两种病理类型患者在atezolizumab治疗组的OS与多西他赛组相比得到改善,并且OS的改善与PD-L1表达呈正相关,PD-L1表达水平最低的患者,其OS与多西他赛组相似。

不同剂量durvalumab联合tremelimumab(抗CTLA-4单抗)治疗NSCLC的研究显示,联合tremelimumab 1mg/kg队列中ORR达23%,这其中包括了22% PD-L1阳性、29% PD-L1阴性和40%完全无PD-L1表达状态的患者。研究结果显示,2mg/kg tremelimumab增加了durvalumab的生物活性,但同时也增加了剂量限制性毒性的发生。3例死亡与治疗有关,死亡原因为重症肌无力、心包积液、神经肌肉障碍的并发症。虽然联合治疗的疗效略优于单药治疗,但对治疗导致的严重不良事件(adverse events, AE)须更加深入地认识,以增强其可控性。

二、肺癌分子靶向治疗的展望

1. 现有靶点的进一步挖掘 而对AZD9291及Alectinib的喜人结果,其他3代EGFR-TKI如EGF816、ASP8273和BI1482694正在进行早期临床研发;新药AZD3759是为提高颅内血药浓度而专门设计可以穿透血脑屏障的EGFR-TKI,比较其与Osimertinib对伴脑转移的EGFR突变型NSCLC疗效及安全性的BLOOM研究I期结果令人鼓舞。头对头比较另一个二代ALK抑制药Brigatinib与克唑替尼的ALEX研究正在全球范围内开展。三代ALK抑制药Lorlatinib早期临床试验结果已显示出其在ALK及ROS1阳性患者中PFS及ORR的明显优势。

2. 其他及少见突变 在对EGFR、ALK不断深入研究的同时,对于其他靶点,尤其是参与EGFR-TKI耐药的靶点的研究也从未停歇,但结果喜忧参半。II期临床试验结果显示,以K-Ras下游通路中的丝裂原活化蛋白激酶(Mek)为靶点的抑制药司美替尼与多西他赛合用于K-Ras突变阳性的NSCLC患者二线治疗,较多西他赛单药PFS延长3.2个月,其III期临床研究正在进行。针对MET基因扩增导致的EGFR-TKI获得性耐药,国内II期单组研究进一步验证MET抑制药Capmatinib联合吉非替尼对EGFR-TKI耐药后EGFR突变(无T790M突变)MET阳性的晚期NSCLC患者的疗效;PROFILE1000 I期试验扩展队列显示,克唑替尼对MET14外显子突变的晚期NSCLC的疗效。ROS1和

ALK 间具有约 50% 的序列同源性，克唑替尼已被美国 FDA 获批 ROS1 阳性晚期 NSCLC 适应证；特异性 ROS1 抑制药如 foretinib 目前正在研究中。一项 Ⅱ 期试验正在研究 BRAF 及 Mek 抑制药即达拉非尼和曲美替尼联合应用于 Ⅳ 期 NSCLC。目前尚无特异性 RET 抑制药，但多重激酶抑制药如凡德他尼（Ⅱ 期）及克唑替尼（Ⅲ 期）正在 RET 融合阳性 NSCLC 中进行研究。至于人类表皮因子生长受体 -2（HER -2），曲妥珠单抗联合化疗用于 NSCLC 的 Ⅱ 期试验，仍未见阳性结果。针对细胞毒性 T 淋巴细胞相关抗原 4（CTLA -4）人单克隆抗体 Ipilimumab 序贯化疗在晚期 NSCLC 及广泛期小细胞肺癌均获得了 PFS 的获益。

3. 联合治疗　基于 TKI 的高效低毒，其联合化疗、抗血管生成治疗甚至免疫靶向治疗是否可带来更大的获益是目前研究的热点，Ⅱ 期研究 JMIT 显示吉非替尼 + 培美曲塞相对吉非替尼单药一线治疗 EGFR 突变患者延长 PFS 近 5 个月，JO25567 研究显示，厄洛替尼联合贝伐珠单抗一线用于 EGFR 突变阳性的 NSCLC 的 PFS 为 16.0 个月，与 JMIT 研究接近，这一结果在 BELIEF 研究再次被证实，并发现 T790M 突变的患者中，厄洛替尼联合贝伐珠单抗的 1 年 PFS 率为 72.4%、中位 PFS 达 16.0 个月。AVAPERL 试验则证实贝伐珠单抗联合培美曲塞联合维持治疗较单纯抗血管生成治疗明显延长 PFS。此外，一项评估 ceritinib 和 nivolumab 联合治疗在未经治 ALK 阳性 NSCLC 患者中的安全性和疗效的临床试验和伊匹单抗联合依据患者 ALK 重排或 EGFR 突变情况而分层的突变特异性靶向治疗的 Ⅰ 期临床试验正在进行。

4. 肺鳞癌　目前针对鳞状细胞癌的靶向治疗主要集中在以下 3 条通路：①磷脂酰肌醇 3 激酶（PIK3CA）通路：是具有 PIK3CA 突变及扩增及 PTEN 肿瘤抑制基因丢失的鳞癌中最常见的改变之一。NSCLC 患者中正在进行 PI3K 抑制药 buparlisib 联合化疗的 Ⅱ 期试验；②成纤维细胞生长因子受体 1（EGFR1）的过表达：见于高达 20% 的鳞状细胞癌，EGFR 抑制药如布立尼布（brivanib）及其他多重激酶抑制药均在体内试验中展现出了阳性结果，目前正在进行早期试验；③盘状结构域受体 2（DDR2）：是一种酪氨酸激酶受体，可见于高达 4% 的鳞状细胞癌，其抑制药达沙替尼 Ⅱ 期试验阴性，但针对 DDR2 抑制的研究仍在继续。此外，Ⅲ 期试验 SQUIRE 证实完全人 IgG_1 单克隆抗体 necitumumab（IMC -11F8）可阻断 EGFR 配体结合位点，与吉西他滨和顺铂联合治疗转移性鳞癌可有 OS 获益。已获批的抗 PD -1 药物 Nivolumab 以相较多西他赛 3.2 个月的中位 OS 优势证实其在鳞癌患者中的疗效。

5. 小细胞肺癌　多年来，包括贝伐珠单抗在内的多种靶向药物在小细胞肺癌上的尝试均以失败告终，但最近正在进行 Ⅱ 期临床试验的药物一种 delta 样蛋白 3（DLL3）靶向性抗体药物耦联物（ADC）似乎让我们看到了曙光，其 Ⅰ 期临床试验结果显示，相比传统三线化疗 18% 的 ORR，DLL3 高表达患者三线接受 Rova -T 的 ORR 可达 50%，二线治疗上，相较拓扑替康 17% 的 ORR，Rova -T 可达 43%。

就当前循证医学证据而言，所有晚期腺癌患者应进行 EGFR 基因检测，所有有 EGFR 基因突变患者可将 EGFR -TKI 作为一线药物；对晚期 NSCLC 患者，尤其 EGFR 基因突变者，如一线化疗有效，可选择 EGFR -TKI 进行维持治疗；一代 EGFR -TKI 治疗进展后患者，应行二次活检，如继发 T790M 突变，可选用 Osimertinib 治疗；推荐 ALK 阳性晚期 NSCLC 患者一线使用克唑替尼；对非鳞 NSCLC，贝伐珠单抗联合化疗是一线治疗优选；至于拥有傲人数据但价格高昂的二代 TKI，是取代一代 TKI 冲上一线抑或作为二线治疗，我们期待更多为全程管理提供循证医学证据的研究；而在当前基础上，对二代甚至三代 TKI 种类及疗效的进一步挖掘、研发针对少见突变的靶向药物以及联合化疗、免疫治疗，都得到初步 PFS 的延长及 ORR 的提高，但能否转化为总生存的获益仍需进一步验证。

第九章　胃癌分子靶向治疗

第一节　疾病概述

一、概述

胃癌是我国最常见的恶性肿瘤之一。据我国 1/10 万人口恶性肿瘤死因抽样调查发现，胃癌死亡率占第 1 位（粗死亡率为 25.2/10 万）。胃癌的发生有一定的地域性，全球范围以东亚、西欧和部分中南美洲国家发病率较高，西亚、非洲与中南美洲西部国家属于低发地区。几乎 70% 的胃癌患者在发展中国家。我国西北地区和东南沿海地区发病率较高，广西、广东、贵州发病率低。据统计数字显示，世界范围内胃癌的发病率有不同程度的降低。近 30 年来，我国城市居民胃癌发病率在男女性中都呈下降趋势，但据卫生部信息统计中心 2001 年的资料显示，全国城市居民恶性肿瘤死因顺序中胃癌仍占第 3 位。胃癌仍是严重威胁人民健康的疾病，胃癌的防治已成为当前医学工作的重点。

二、病因和发病机制

胃癌的主要病因至今尚未阐明，目前认为是多种因素、多基因综合作用的结果。以下因素可能和胃癌的发生发展有关。

1. 饮食因素　亚硝胺类、杂环胺类化合物和多环芳烃基化合物摄入过多可导致胃癌的发病率增高。亚硝胺的前身物，硝酸盐、亚硝酸盐等在某些食物中分布广泛，进入胃内后在适宜的酸度和细菌的作用下合成亚硝胺类化合物。熏制的食物中含有较多的多环芳烃基化合物。维生素 C 和维生素 E 可抑制胃内亚硝胺类化合物的形成。因此，蔬菜水果等富含维生素 C 和维生素 E 的食物摄入过少也和胃癌的发生有关。

2. 环境因素　胃癌的分布和地理环境的水质有关，比如研究发现胃癌高发区水中镍、钴、硫酸盐等的含量常高于低发区。提示环境中的微量元素和盐类与胃癌的发病有关。硒是人体生长发育和维持健康的必需微量元素，在人体内不能储存，需要通过外界提供。大量流行病学调查发现，人体内血硒水平和胃癌的发病率和死亡率呈负相关。硒的缺乏会削弱抑癌作用，降低人体的免疫功能，引起 NK 细胞杀伤能力下降。

3. 幽门螺旋杆菌（Hp）感染　1982 年澳大利亚科学家巴里·马歇尔（Barry JM）和罗宾·沃伦（Robin JW）首次发现并分离出幽门螺旋杆菌，随着研究的深入，幽门螺杆菌

(Hp)感染被认为和胃癌的发生有一定的关系。Hp 具有黏附性,其分泌的毒素有致病性,导致胃黏膜病变,自活动性浅表性炎症发展为萎缩、肠化和不典型增生,在此基础上易发生癌变,这一胃癌发生机制已被广泛接受。

4. 遗传因素　胃癌的发病率与家族的病史密切相关,父母均为胃癌者其子女胃癌患病率明显高于无家族史的家庭。日本的一项研究发现直系亲属有胃癌病史者其患胃癌的危险度明显增加,如果家庭中有 2 人以上发现该病,则家庭成员患胃癌的相对危险度增高到 9.45 倍。近年来发现了 Ras、C - myc、C - erbB2、p53、nm23 等消化系肿瘤癌基因标志,他们有的可出现于各种肿瘤,表现为普遍性,有的则只限于个别肿瘤或肿瘤发展的不同阶段。作为肿瘤的分子生物学标志,他们都与胃癌的发生、发展有某种联系。

5. 免疫因素　机体的免疫功能障碍会导致对癌症的免疫监督作用下降,因此免疫功能低下的人群胃癌发病率较高。

6. 胃的癌前病变　萎缩性胃炎、胃溃疡、胃多发性腺瘤性息肉、残胃、胃黏膜异型增生、恶性贫血等均是胃癌的危险因素。

三、胃癌的分子生物学特点

在胃癌的发生过程中,细胞之间和细胞与基质之间的相互作用,以及可溶性的生长因子和细胞因子都可作为信号的来源影响胃癌细胞的基因表达。这些信号与细胞膜表面不同的受体结合,从而激活不同的信号转导通路,产生级联效应。许多受体和信号转导蛋白本身就是蛋白激酶或磷酸酶,或者被这两者调节的蛋白质。这些蛋白激酶选择性地将磷酸基团转移到它们的蛋白底物,从而调节底物的活性和下游的信号分子,进而促使基因表达的改变等一系列的细胞应答的发生,最终导致胃癌的发生和发展。胃癌相关的可作为治疗靶点的信号转导通路及其相应的候选药物。

1. 受体酪氨酸激酶(RTK)　细胞膜受体根据它们配体、生物应答以及结构被分为不同的家族,许多信号分子都能结合到与酪氨酸激酶活性相关的受体上。例如,生长因子能与带有内在的酪氨酸激酶结构域的受体结合,而许多细胞因子可以结合到与血液系统癌症密切相关的细胞内激酶(JAK)家族的受体上。RTK 代表具有内在蛋白酪氨酸激酶活性的细胞表面受体的一个大家族,除了胰岛素受体家族外,其余所有的 RTK 都是单一的二聚体。在与其相应的生长因子受体结合后,细胞质的部分被磷酸化,磷酸化的残基随后成为带有 SH22 结构域和 PTB 结构域的细胞内蛋白的停泊位点。通过这一过程配体与受体结合能够引起不同信号级联反应的激活。目前,许多 RTK 和配体已经被证明与胃癌有着非常密切的关系,并且作用于这些靶点的候选药物的研究也已取得了新的进展。

(1)表皮生长因子受体:EGF 受体/配体系统在胃黏膜的增生和胃癌的进展中起着调节作用。研究表明,与癌肿周边的组织相比,胃癌发生部位的 EGFR 表达增加。此外,增高的 EGFR 水平预示着肿瘤患者的预后较差。

(2)C - erbB2:也称作 HER - 2/neu,是一种受体蛋白酪氨酸激酶。1991 年首次有报道表明 C - erbB2 在胃癌中过度表达,研究表明在 189 例胃癌患者中 C - erbB2 的阳性率为 12%,此结果也被其他研究所证明。

(3)血管内皮生长因子受体:VEGF 与肿瘤生长有着非常密切的关系,它的功能不但涉及血管发生和血管渗透性,而且还与内皮细胞增生和迁移有关。不同类型的 VEGF 与受体相结合表现出酪氨酸激酶的活性,KDR 是人类病理和生理状态下 VEGF 的主要受体。最近的研究表明胃癌患者的肿瘤细胞 VEGF 及其受体的表达与患者的预后有关,所以 VEGF - KDR 信号通路被认为是抗胃癌药物作用的一个重要靶点。

(4)胰岛素样生长因子受体:IGF - 2 能促进许多肿瘤细胞的增生。与它结合的有两种受体,分别是 IGF - 1R 和 M6 - P/IGF - 2R。当配体与 IGFIR 结合后促进细胞的有丝分裂和产生抗凋亡作用。在胃癌患者中 IGF - 2 和 IGF - 1R 的 mRNA 和蛋白质表达均增加。因此,以胰岛素样生长因子受体(IGFR)为作用靶点可能成为抗胃癌药物新的开发热点。

2. 受体酪氨酸蛋白激酶信号通路　随着分子生物学技术的发展,大量的信号通路已经为人们所知。由于多数的信号通路不是受体特异性的,所以这些通路可被不同的受体激活。信号通路的这个特性导致细胞因环境和状态的不同而对同一种信号转导常会产生不同的细胞应答。下面是其中的一些可作为抗胃癌药物研究靶点的信号通路。

(1)Ras - Raf - MAPK 通路:是研究较深入的信号转导通路之一。这个级联反应通路主要受一些生长因子(如 EGF、IGF - 2)的刺激而激活,从而导致多种效应,包括细胞的增生分化和抑制凋亡。Ras 是一种 GTP/GDP 膜结合蛋白,当 Ras 活化后,依次催化 Raf - 1、Mek(MAP/Erk kinase)和 MAPK 相继的磷酸化,从而使信号得以级联放大。MAPK 活化后通过转移进入核内,并通过 Erk 在核内磷酸化转录因子,从而激活早期快反应基因(包括 Fos、Jun 和 Myc),进而调节基因转录,促进细胞有丝分裂和增生。另外一个 MAPK 家族的成员是 p38 激酶和 JNK。与 Erk 信号通路不同的是,p38 和 JNK 通路不是由丝裂素激活而是由免疫细胞因子激活。已经发现 p38 和 JNK 与免疫反应、细胞增生分化、细胞周期和细胞凋亡关系密切。Ras、Raf、MAPK 以及其上游蛋白激酶(Erk、p38 和 Mek - 1)在胃癌组织中的表达均明显增加,这也说明了这个通路在胃癌的发生和发展中的重要作用。目前已开发出多种作用于该通路中不同分子的抑制药。例如,法尼基转移酶抑制药类,此类抑制药通过干扰 Ras 蛋白在细胞内的定位从而抑制它诱导的肿瘤生长。当前已经有 4 种 FTI 进入临床期实验研究,Ⅰ期和Ⅱ期临床实验显示了确切的抗肿瘤活性和低毒性,Ⅲ期实验正在进行中。此外体外实验证明环氧合酶抑制药 NSAID 的抗胃癌细胞增生作用除了通过抑制环氧合酶外,也涉及降低 Erk 的活性。

(2)蛋白激酶 C 通路:目前已发现蛋白激酶 C(PKC)至少有 12 种异构酶,如 α、β_1、β_2、γ、δ、ε、η、υ、ζ、ι 等。PKC 在细胞内信号转导中起着相当重要的作用,包括调节细胞增生和凋亡。抑制 PKC 能诱导癌细胞分化并可通过不同的机制增强细胞毒性药物的疗效。然而,也有实验证明不同类型的 PKC 对不同肿瘤的发生过程起着不同的作用,过量表达 $PKC\beta_1$ 能抑制胃肠道癌症的生长,而 $PKC\alpha$ 和 $PKC\beta_2$ 却在肿瘤的生长和转移过程中起着重要的促进作用,所以它已成为人们研究肿瘤药物的一个十分重要的靶点。Staurosporine 也称为星形孢菌素,是从发酵产物中提取的生物碱,是现有化合物中最强的 PKC 抑制药。国内学者发现星形孢菌素能明显抑制胃癌细胞系生长。另一种 PKC 抑制药苔藓抑素,是一种海洋无脊椎动物总合草苔虫的衍生物。在临床实验研究中发现,苔藓抑素与顺铂联合化疗对胃癌患者有较好的疗效。

(3)磷脂酰肌醇激酶(PI3K)通路:PI3K 信号转导通路是另一个主要的酪氨酸激酶通

路。PI3K 信号通路能够调节许多细胞功能,如细胞生长、增生和分化以及细胞黏附能力和迁移性。磷酸化的 PI3K 能够激活几种丝氨酸/苏氨酸激酶。由于 PI3K 通路在调节细胞的各种功能中起着非常重要的作用,所以已成为抗癌药物研究的一个重要靶点。然而对特异性的干扰 PI3K 通路的药物开发才刚刚起步。目前代表性的药物是 LY294002,它是一种 PI3K 的抑制药,研究发现它能抑制抗凋亡分子 Bad 蛋白的磷酸化,与抗 Fas 抗体 CH‐11 合用可使胃癌细胞系 MKN‐45 凋亡。LY294002 可能成为一种非常有开发价值的抗肿瘤药物。

(4)κB 核因子通路:κB 核因子(NF‐κB)也是抗癌药物研究的一个重要的作用靶点,因为它在促进癌细胞生长以及抵抗凋亡的过程中起着非常重要的作用。研究发现 NF‐κB 在胃癌组织中的表达明显高于周边正常组织。目前还没有一种特异性的 NF‐κB 药物在临床得到验证。姜黄素是一种从姜黄科植物提取出的多酚衍生物。姜黄素在体内和体外实验中能够抑制许多肿瘤,其机制为抑制 NF‐κB 和其他与细胞生长有关的分子。尽管姜黄素在动物实验中表现出较强的抗肿瘤活性,然而其临床实验比较滞后。目前有关临床 I 期的数据表明姜黄素具有较好的耐药性以及较小的毒性,但生物利用度较低。

3. 细胞周期调节通路 一般来讲,哺乳动物的细胞周期包括 4 个阶段:G_1 期、S 期、G_2 期和 M 期。多种细胞因子和细胞信号通路(包括 RTK 信号通路)都参与了细胞周期的调节,而这些细胞因子同时也参与了其他的细胞功能调节过程,如细胞转移、分化和凋亡。

(1)细胞周期蛋白依赖激酶(CDK):它是一类直接调节细胞周期的蛋白质。它们是由一个催化亚单位(CDK)和一个调节亚单位(Cyclin)组成的二聚体,细胞周期的每个阶段的进行都依靠 CDK 的调节。许多种 CDK 蛋白,尤其是与 G_1 期密切相关的 cyclinD1 和 cyclinE 在胃癌组织中过量表达,并且发现 CDK 抑制药 p27/Kip1 在胃癌患者的表达降低,导致细胞周期缩短,细胞增生旺盛及可能的 DNA 损伤修复能力降低。

(2)肿瘤抑制基因:其在维持基因组的完整性以及调节细胞增生、分化和凋亡的过程中起着重要的作用,因此肿瘤抑制基因的功能失活是肿瘤发生的一个直接原因。在胃癌的发生过程中主要涉及的肿瘤抑制基因有 p53、Ecadherin 和 p16 等与细胞周期密切相关的基因。其中对转录因子 p53 的研究最多也最深入,认为 p53 功能的失活能够促进肿瘤生长和血管形成并且抑制肿瘤细胞的凋亡。因此以挽救 p53 的功能失活为目的的抗胃癌药物研究已成为一个热点。目前病毒介导的野生型 p53 基因转染治疗的临床前实验已经开始,其结果表明将 p53 的治疗与其他化疗药物联合应用能取得较满意的疗效,然而基因替代疗法技术仍然还不是很成熟,还需要不断地完善。此外,对胃癌患者的 Ecad‐herin 和 p16 研究表明,两种肿瘤抑制基因的失活主要是启动子的甲基化,这也为胃癌的治疗提供了又一个新的作用靶点。

四、临床表现

1. 早期胃癌 大部分没有症状,少数患者有非特异性的症状,类似于胃炎、消化性溃疡和消化不良的表现,包括上腹部隐痛不适、饱胀感、反酸、嗳气、恶心、黑便等。大部分早期胃癌临床上没有任何体征,少数患者可有上腹部压痛、贫血等表现。

2. 进展期胃癌 其临床表现主要取决于肿瘤所在的部位、病程的长短和疾病的程度。

（1）上腹部痛：往往与进食无明显关系，但也有类似于消化性溃疡的疼痛，进食可以缓解。贲门癌主要表现为剑突痛或胸骨后痛。随着疾病的进展，疼痛程度加重，频率加快。

（2）恶心呕吐：主要是由于肿瘤进展导致幽门梗阻或胃腔狭窄或胃蠕动减弱引起。

（3）上消化道出血症状：根据出血的量及出血的速度不同，可表现为呕血、呕吐咖啡色样的胃内容物、黑便等。

（4）消瘦乏力：由于疾病进展引起的食欲缺乏、进食减少、恶心呕吐及部分患者失血造成的贫血会导致消瘦乏力。

（5）转移引起的症状：根据胃癌转移部位的不同可引起相应的症状，如黄疸、骨骼痛、腰背部痛等。

（6）临床体征：随着疾病的进展，患者可出现上腹部压痛、腹部包块、胃型、移动性浊音、贫血等体征。

五、诊断和鉴别诊断

1. 诊断

（1）症状：早期表现为上腹不适，约为 80% 患者有此表现，将近 50% 胃癌患者有明显食欲减退或食欲缺乏。晚期可出现乏力、腰背疼及梗阻后出现恶心、呕吐、进食困难。肿瘤表面溃疡时出现呕血、黑便。

（2）体征：早期无特殊体征，晚期可见上腹肿块，直肠指诊可触及肿块，左锁骨上淋巴结肿大，同时有贫血、消瘦、腹腔积液等恶病质表现。

（3）实验室检查：早期可疑胃癌，游离胃酸低度或缺乏，如血细胞比容、血红蛋白、红细胞下降，大便潜血（+）。血红蛋白总数减低，白/球倒置等，水电解质紊乱、酸碱平衡失调等化验异常。

（4）X 线表现：气钡双重造影可清楚显示胃轮廓、蠕动情况、黏膜形态、排空时间，有无充盈缺损、龛影等。检查准确率近 80%。

（5）纤维内镜检查：是诊断胃癌最直接准确有效的诊断方法。

（6）脱落细胞学检查：有的学者主张临床和 X 线检查可疑胃癌时行此检查。

（7）B 超：主要适用于局部隆起型胃癌，可了解周围实质性脏器有无转移。

（8）CT 和 MRI 检查：可以清楚显示病变形态和密度异常，了解胃肿瘤侵犯情况，与周围脏器关系，显示是否有淋巴结转移和远处转移，有无切除可能。

（9）免疫学：CEA、FSA、GCA、YM 球蛋白等检查。

2. 鉴别诊断

（1）胃良性溃疡：胃溃疡的症状有时候和早期胃癌的症状相似，甚至在内镜的形态上亦较难鉴别，一般靠内镜下病理活检鉴别。

（2）胃息肉：往往有蒂，表面常较光滑，要注意与早期隆起型胃癌鉴别，内镜下病理活检可明确诊断。

（3）胃平滑肌瘤：瘤体常单发，圆形或椭圆形，肿瘤增大供血不足时也可形成溃疡。可出现便血、上腹饱胀或疼痛不适，内镜可鉴别。

（4）胃间质瘤：好发胃底、体部，呈半球形或球形，超声内镜可协助鉴别。

（5）胃原发性恶性淋巴瘤：好发胃窦部，临床表现与胃癌相似，年轻人多见，可有发热。活检多能鉴别。

第二节　分子靶向治疗

胃癌是最常见的恶性肿瘤之一，根据国际癌症研究机构公布的全球最新癌症数据，2012 年全球新增 1410 万例癌症患者。其中，胃癌新发病例数超过 90 万例，占癌症新发病例数的 7.8%，居于第 4 位；死亡病例数 50 万例，仅次于肺癌和肝癌，位居癌症死因的第 3 位。2012 年，中国胃癌的发病率和死亡率均位居所有恶性肿瘤的第 3 位，严重危害着人民的健康。胃癌的恶性程度较高，手术是唯一可能根治的治疗手段。然而，早期胃癌的症状往往并不明显，70% 以上的患者在就诊时已达晚期。尽管胃癌综合治疗的疗效得以提高，但目前仍缺乏标准的一线化疗方案。近年来，随着肿瘤分子生物学技术的不断发展以及人们对恶性肿瘤发病机制的认识进一步加深，已揭示出多种致癌途径，并据此研发了多种分子靶向治疗药物，其在乳腺癌、肺癌、结直肠癌、血液系统恶性肿瘤、肾癌和胃肠间质瘤的治疗中已显示出较显著的抗肿瘤活性。胃癌的靶向治疗起步较晚，目前主要集中在表皮生长因子受体（EGFR）通路［包括 EGFR 和人类表皮生长因子受体 2（HER - 2）］、血管内皮生长因子（VEGF）及血管内皮生长因子受体（VEGFR）通路、C - met 通路、磷脂酰肌醇 3 - 激酶（PI3K）/蛋白激酶 B（Akt）/哺乳动物雷帕霉素靶蛋白（mTOR）磷酸化激酶途径、胰岛素样生长因子（IGF）通路、RhoA/RhoC 途径及其他重要途径，如热休克蛋白 90 抑制药、细胞基质金属蛋白酶抑制药（MMPI）、细胞凋亡促进药、细胞周期蛋白依赖性激酶（CDK）抑制药和 Chk1 抑制药等。

一、抗 EGFR 治疗

表皮生长因子受体（EGFR）是一种跨膜的酪氨酸激酶受体，由原癌基因 C - erbB1 编码，主要分布在肺、乳腺、胃、前列腺及结直肠等脏器，主要作用是影响细胞增生及信号转导。其中，EGFR 在胃癌中表达率为 50% ~63%。与胃表皮生长因子等配体结合可抑制肿瘤细胞凋亡，促进肿瘤细胞增生、血管生成、黏附、侵袭和转移。

目前，针对 EGFR 为靶点的靶向药物主要为抗 EGFR 单克隆抗体和酪氨酸激酶抑制药。两类药物均能有效作用于 Ras/MAPK 和 PI3K/Akt/mTOR 信号转导途径。

1. 抗 HER - 2 的单克隆抗体　癌基因 HER - 2 位于染色体 17q21，其产物为分子量为 185kDa 的跨膜糖蛋白，包括 653 个氨基酸组成的膜外配体结合区，654 ~675 个氨基酸组成的单跨膜区和 675 ~1255 个氨基酸组成的胞内酪氨酸激酶区。胃癌组织中 HER - 2 的扩增占所有胃癌患者的 10% ~20%，其中胃食管交界处和贲门处胃癌 HER - 2 的阳性率略高于胃体胃癌。曲妥珠单抗是一种重组的人源化的 IgG_1 型单克隆抗体，用于 HER -

2 阳性的乳腺癌治疗的历史已长达十余年之久。目前曲妥珠单抗用于胃癌治疗已进入临床，增加了 HER－2 阳性胃癌患者的疗效，其机制可能通过增加细胞周期蛋白依赖激酶抑制药 p27(KIP1)表达，降低细胞周期蛋白的表达使细胞停滞于 G_1 期，使胃癌细胞系中 S 期细胞比例下降，也可以抑制 HER－2 磷酸化从而下调下游信号分子包括信号转导子和转录激活子 3(STAT3)、蛋白激酶 B(PKB)和胞外信号调节激酶(Erk)。值得注意的是，单用曲妥珠单抗对 HER－2 不同表达水平的胃癌细胞系均未观察到明显抑制作用，只有曲妥珠单抗联合化疗药物顺铂和氟尿嘧啶才具有协同抗肿瘤作用。欧盟和美国食品药物管理局(FDA)分别于 2010 年 1 月和 2010 年 10 月批准曲妥珠单抗联合卡培他滨或氟尿嘧啶加 DDP 用于转移性胃癌或胃食管连接处癌的治疗。中国食品药品监督管理总局(CFDA)于 2012 年 8 月批准曲妥珠单抗用于 HER－2 阳性转移性胃癌的治疗。

曲妥珠单抗－emtansine(T－DM1)是一种抗体－药物耦联物，通过稳定的硫醚键将单克隆抗体曲妥珠单抗与细胞毒制剂 DM1 连接。临床前期研究中发现对曲妥珠单抗抵抗的乳腺癌细胞仍具有抑制作用，Ⅱ期临床研究结果显示，对 HER－2 阳性的局部复发的晚期或转移性乳腺癌患者，T－DM1 在无进展生存期和安全性方面优于曲妥珠单抗加多西紫杉醇。用于胃癌的治疗目前尚处于临床研究阶段，期望有一个良好的结果。

与 HER－2 相关的另一个单抗是帕妥珠单抗，这是一种人源化的单克隆抗体，主要通过与 HER－2 结构域Ⅱ区结合，抑制 HER－2 的二聚体化发挥抗肿瘤作用，也可以介导抗体依赖的细胞介导的细胞毒作用(ADCC)杀伤肿瘤细胞。与曲妥珠单抗不同，帕妥珠单抗的疗效并不严格依赖 HER－2 的过表达，因此在 HER－2 低表达的肿瘤细胞，帕妥珠单抗具有更优效果。帕妥珠单抗在胃癌中尚处于研究阶段，在 HER－2 阳性的人胃癌的异体移植瘤模型中，联合使用曲妥珠单抗和帕妥珠单抗可以抑制 EGFR－HER－2、HER－2－HER－3 信号转导，增强 ADCC 作用和抗血管生成作用，抗肿瘤作用明显强于单用一种单抗。

靶向 HER－2 在胃癌治疗领域已经取得了肯定的疗效，然而与乳腺癌不同，HER－2 阳性率与胃癌预后之间的关系仍存在争议，因此，HER－2 能否作为胃癌预后判断标记还有待进一步研究证实。

2. 抗 EGFR 胞外区的单克隆抗体　西妥昔单抗是一种人－鼠嵌合的单抗，可竞争性与肿瘤细胞表面的 EGFR 相结合，阻断下游信号转导，抑制肿瘤细胞增生，促进凋亡。希罗达联合顺铂加或不加西妥昔单抗治疗初治的晚期食管胃癌随机、开放的Ⅲ期临床研究(EXPAND)中，904 例患者入组，对照组为顺铂 $80mg/m^2$ 第 1 天，卡培他滨 $1000mg/m^2$ 第 1～第 14 天，3 周为 1 周期，实验组在此基础上加用西妥昔单抗(首次剂量 $400mg/m^2$，以后 $250mg/m^2$，1 次/周)，主要研究终点为无进展生存期。结果显示：西妥昔单抗组和对照组无进展生存期分别为 4.4 个月和 5.6 个月($P=0.32$)，3～4 级不良反应发生率分别为 83% 和 77%，主要为腹泻、低钾血症、低镁血症、皮疹和手足综合征，血液系统不良反应对照组较高，皮疹则西妥昔单抗组较高。与西妥昔单抗在结直肠癌、头颈部癌中的结果相反，西妥昔单抗用于胃癌的治疗未取得阳性结果，推断可能与顺铂联合卡培他滨作为化疗方案有关。因此，寻找西妥昔单抗用于胃癌治疗时的最佳配伍方案可能是下一步研究方向。

帕尼单抗与西妥昔单抗不同，是一种完全人源化的作用于 EGFR 的单克隆抗体，在奥沙利铂、氟尿嘧啶、亚叶酸钙方案(FOLFOX 方案)治疗失败的结直肠癌中已显示了良好疗效，而用于胃癌治疗的研究较少。表柔比星、奥沙利铂、卡培他滨(EOX)加或不加帕尼单抗在初治的晚期食管胃腺癌的随机开放的多中心实验共 553 例患者入组，对照组使用 EOX 方案(表柔比星 50mg/m^2 第 1 天，奥沙利铂 130mg/m^2 第 1 天，卡培他滨 1250mg/m^2 第 1 ~ 21 天)，实验组为 mEOX + P(表柔比星 50mg/m^2 第 1 天，奥沙利铂 100mg/m^2 第 1 天，卡培他滨 1000mg/m^2 第 1 ~ 第 21 天，帕尼单抗 9mg/m^2 第 1 天)，主要研究终点为总生存期。结果显示：mEOX + P 和 EOC 总生存期分别为 8.8 个月和 11.3 个月($P = 0.013$)，mEOX + P 组腹泻、皮疹、黏膜炎和低镁血症的 3 ~ 4 级不良反应发生率较对照高，但血液系统不良反应较低。但 REAL - 3 未取得预期结果，帕尼单抗用于胃癌治疗尚未批准。然而，研究者认为，mEOX + P 组未能获益可能与 EOX 方案腹泻发生率高、实验组中奥沙利铂和卡培他滨减量致药量不足、帕尼单抗与 EOX 方案中一种或多种药物间拮抗作用以及未经分子检测有关。

3. 抗 EGFR 胞内区的小分子的酪氨酸激酶抑制药　吉非替尼是一种口服的小分子的酪氨酸激酶抑制药，在 EGFR 突变的非小细胞肺癌中取得较好效果，于 2003 年 5 月被 FDA 批准用于晚期非小细胞肺癌的治疗。然而，吉非替尼用于胃癌治疗的报道较少，疗效差，可能涉及多种机制，如报道显示吉非替尼治疗后 pEGFR(EGFR 的磷酸化形式)水平明显下降，但明显的增生抑制作用却见于 pAkt 低水平的肿瘤细胞，推测 PI3K - Akt 信号通路可能与吉非替尼抵抗更具相关性。此外，食管胃交界处的腺癌很少出现 EGFR 的突变，尤其是吉非替尼相关性突变，可能是目前吉非替尼不推荐用于胃癌的原因之一。但也有研究显示，在 EGFR 高表达的胃癌中，吉非替尼可起到放射增敏作用，能够提高胃癌放射治疗效果。

厄洛替尼也是一种口服的小分子的酪氨酸激酶抑制药，主要用于非小细胞肺癌的治疗。有研究结果提示，厄洛替尼对食管胃交界癌可能有一定效应，而对胃腺癌初步估计无效。

4. HER - 2 和 EGFR 的双靶点酪氨酸激酶抑制药　拉帕替尼是一种口服的可逆的小分子酪氨酸激酶抑制药，通过与 HER - 2 和 EGFR 酪氨酸激酶区的 ATP 结合，阻断其磷酸化和下游信号转导，目前已用于曲妥珠单抗治疗后进展的乳腺癌的治疗。在 HER - 2 扩增的胃癌细胞系 NCI - N87 和 OE19 中，拉帕替尼为剂量依赖性的抗增生作用，可以下调 EGFR、HER - 2、Akt 和 Erk 信号通路，同时使细胞停滞于 G_0/G_1 期并促进细胞凋亡。根据 2013 年美国临床肿瘤学会(ASCO)的报道，Ⅲ期临床 LOGiC 研究显示，与单纯化疗相比，拉帕替尼联合卡培他滨、奥沙利铂并未给 HER - 2 阳性不可切除的局部晚期或转移性胃癌、食管胃交界处腺癌患者带来总生存期获益，但亚组分析显示亚洲患者和 <60 岁的患者可能获益，HER - 2 高表达和 IL - 8 低表达的人群肿瘤缓解率和总生存期获益。因此，拉帕替尼用于特殊亚组和特定生物标记人群的胃癌治疗值得进一步研究。

与拉帕替尼不同，CI - 1033 和 EKB569 属于不可逆性的酪氨酸激酶抑制药，在胃癌中作用处于Ⅱ期临床研究阶段。此外，AEE788 和 EXEL7647/EXEL0999 作为 EGFR/erbB2/血管表皮生长因子受体(VEGFR)三重靶点的酪氨酸激酶抑制药，尚处于Ⅰ期临床研究阶段。

二、针对血管生成和肿瘤侵袭转移

众所周知，肿瘤是一种血管依赖性的疾病，当肿瘤体积生长至 $2mm^3$ 时，肿瘤细胞处于缺氧状态，能分泌多种因子包括 VEGF、基质金属蛋白酶（MMP）、转化生长因子 α（TGF - α）等，促进血管生成，使肿瘤得以继续生长和发生浸润、转移，因此，抑制肿瘤新生血管成为肿瘤治疗的主要靶点之一。

VEGF 是目前发现的诱导肿瘤血管形成的最重要的细胞因子，在多种肿瘤中高表达，通过与其受体结合，促进上皮细胞的存活、分化、迁移和增加血管通透性。VEGF 家族包括 VEGF - A、VEGF - B、VEGF - C 和 VEGF - D，其受体 VEGFR 包括 VEGFR1、VEGFR2 和 VEGFR3。

1. 抗 VEGF 的单克隆抗体 贝伐珠单抗是一种人源化的抗 VEGF 的单克隆抗体，目前已应用于结直肠癌、非小细胞肺癌、乳腺癌和胶质母细胞瘤等多种肿瘤治疗。为了评估其在晚期胃癌一线治疗中的价值，研究者们进行了 AVAGAST 研究，共 774 例患者入组，化疗方案为顺铂 $80mg/m^2$ 第 1 天和卡培他滨 $1000mg/m^2$ 第 1 ~ 第 14 天，每 3 周为 1 周期，实验组和对照组分别给予贝伐珠单抗（$7.5mg/m^2$）和安慰剂，主要研究终点为总生存期。结果显示：实验组和对照组总生存期分别为 12.1 个月和 10.1 个月（$P = 0.10$），不过贝伐珠单抗组的中位无进展生存期和客观反应率均优于安慰剂组。亚组分析结果显示了区域差异的不同疗效，美洲人群获益最大，欧洲次之，亚洲获益有限。在一系列 Ⅱ 期研究取得较好疗效的前提下，这一大规模的Ⅲ期临床研究尽管主要观察终点未取得阳性结果，但确实改善了次要研究终点，且亚组间的差异，提示病例选择、临床实践、群体遗传学或肿瘤生物学方面的地区差异可能对贝伐珠单抗的疗效有一定影响，因此仍值得进一步研究。在 AVAGAST 试验后，有学者研究了可能对贝伐珠单抗效果有预测价值的血管生成标志物，发现 VEGF - A 的高表达可能提高贝伐珠单抗治疗的总生存期，而神经纤毛蛋白 - 1（NRP - 1）的表达水平则与贝伐珠单抗治疗的疗效呈负相关。

2. 抗 VEGFR 酪氨酸激酶抑制药 VEGFR 酪氨酸激酶抑制药包括作用于 VEGFR 的药物如 PTK787 和同时作用于 VEGFR 和其他酪氨酸激酶抑制药的药物如 SU6668、AZD2171、阿西替尼、索拉菲尼和舒尼替尼等。目前临床中应用的主要药物是索拉菲尼和舒尼替尼。

索拉菲尼是一种口服的多靶点的小分子酪氨酸激酶抑制药，通过抑制 VEGFR、血小板衍生因子 β（PDGF - β）、干细胞因子受体（SCFR），Fms 样酪氨酸激酶 3（Flt - 3）等受体的酪氨酸激酶活性和阻断有丝分裂原活化蛋白激酶（MAPK）通路抑制肿瘤细胞的增生。目前已被美国 FDA 批准用于晚期肾癌的一线治疗和手术无法切除的肝癌。索拉菲尼联合多西他赛和顺铂用于转移或晚期胃或食管胃交界处腺癌的 Ⅱ 期临床 ECOG5203 研究取得了较好的效果，结果显示：44 例中 18 例显示为部分缓解，中位无进展生存期为 5.8 个月，中位总生存期为 13.6 个月。索拉菲尼用于胃癌的治疗很值得进一步行大规模Ⅲ期临床研究。

同索拉菲尼一样，舒尼替尼也是一种多靶点的酪氨酸激酶抑制药，作用于 VEGFR1、

VEGFR2、VEGFR3、PDGFR、Kit、Flt、CSF－1R 和 RET 等多个靶点在肾癌中Ⅲ期临床研究显示，舒尼替尼较干扰素 α 明显提高肾癌患者的无进展生存期，因此，2006 年 1 月被美国 FDA 批准用于转移性肾癌的治疗。舒尼替尼单药治疗胃癌的研究结果表明，其客观缓解率为 3.9%，中位无进展生存时间 1.28 个月，总生存时间为 5.81 个月，预期一年存活率为 23.7%，VEGF－C 阳性组较阴性组明显降低了中位无进展生存时间。在联合化疗的随机、开放的Ⅱ期临床研究中，氟尿嘧啶和铂类治疗失败的 107 例胃癌患者入组，分为多西他赛单药组和联合舒尼替尼组。尽管舒尼替尼组明显提高了客观反映率，但主要观察终点肿瘤进展时间并未显示出差异。因此，舒尼替尼联合化疗用于胃癌的治疗还需更进一步研究。

3. 抗 MMP 的抑制药　MMPs 是由一系列蛋白溶解酶家族组成，参与细胞外基质和基膜的降解和破坏以及肿瘤血管的生成，促进肿瘤转移。不同肿瘤中 MMPs 的表达不同，胃癌细胞中 MMP－2、MMP－9、MMP－14 及 MMP－21 的高表达与胃癌进展和较差的预后相关。

三、针对细胞周期

1. 细胞周期调节药　肿瘤是一种细胞周期调控机制障碍性疾病，参与细胞周期调控的分子主要有 3 类，即细胞周期蛋白、周期蛋白依赖性的激酶（CDK）和周期蛋白依赖性的激酶抑制药（CKI）。CDK 与细胞周期蛋白结合，促使细胞跨越细胞周期各时相转换的限制点，CDK 也能与 CKI 结合，抑制细胞周期，甚至诱导凋亡。因此，靶向 CDK 的抑制药可使细胞停滞于周期的某一时相。

2. 促使细胞凋亡　肿瘤细胞常表现为增生能力增强、分化障碍和凋亡受阻，促进细胞凋亡是肿瘤治疗领域研究的热点之一。肿瘤坏死因子相关的凋亡诱导配体 TRAIL 可选择性的诱导多种肿瘤细胞的凋亡，但胃癌细胞对 TRAIL 诱导的凋亡通常显示出抵抗性，多种化疗药物可以增加胃癌细胞对 TRAIL 的敏感性，因此 TRAIL 联合化疗用于胃癌治疗有进一步研究价值。此外，蛋白酶体抑制药硼替佐米可抑制核转录因子－κB（NF－κB）信号通路，诱导细胞凋亡，目前主要用于多发性骨髓瘤的治疗，然而硼替佐米单药用于转移性胃腺癌的研究中并未达到期望疗效，在蛋白酶体抑制药的进一步研究中需考虑与其他致癌途径的靶向抑制药相结合。

四、PD－1/PD－L1 抑制药治疗胃癌

PD－1/PD－L1 抑制药是针对这两个免疫检查点分子而开发的免疫哨点单抗药物，旨在阻断对 T 淋巴细胞的负向调控信号，恢复其免疫应答状态，从而能对几种难治肿瘤诱导出显著和持久的抗肿瘤效应。

截至 2017 年中旬，两个针对 PD－1 的药物（nivolumab、pembrolizumab）和 3 个针对 PD－L1 的药物（atezolizumab、avelumab、durvalumab）通过 FDA 的批准上市，还有几种药物尚处于早期临床研究阶段。现阶段的 PD－1 抑制药主要用于黑色素瘤和非小细胞肺癌（NSCLC）的治疗，PD－L1 抑制药主要用于尿道上皮癌。

基于 PD－1 阻断药在 NSCLC 和黑色素瘤患者中的显著疗效，人们希望 PD－1/PD－L1 阻断药能够不断地扩大其适应证范围，发挥更广的作用，进而面向于多类肿瘤。现阶

段已经展开了 PD - 1/PD - L1 抗体的临床研究,这些研究主要包括了 PD - 1/PD - L1 抗体在治疗黑色素瘤脑转移、泌尿系统癌、消化道肿瘤、恶性胶质瘤等多种肿瘤的疗效和安全性评估。这里我们主要讨论 PD - 1/PD - L1 抑制药治疗胃或胃食管交界癌的研究进展。

1. PD - 1/PD - L1 抑制药的应用

(1) KEYNOTE - 012:是一个多中心、开放性的 Ib 期临床试验。研究共纳入了 162 例复发或转移的胃/胃食管吻合口癌患者,其中 PD - L1 阳性率为 40% (65 例),最后纳入分析的患者为 39 例 PD - L1 阳性患者。39 例患者均给予每 2 周 10mg/kg 的 pembrolizumab 治疗,持续 24 个月或到达完全缓解(CR)、疾病进展(PD)或出现不可耐受的毒副反应。独立中心评估结果显示,客观生存率(ORR)达到 22.2%(95% CI, 10.1% ~39.2%),中位无进展生存时间(PFS)为 1.9 个月(95% CI, 1.8 ~3.5),中位总生存时间(OS)为 11.4 个月;在第 6 个月时,PFS 为 24%,OS 为 69%,近 53% 的患者有某种程度的肿瘤缩小,没有患者因免疫相关不良反应而停止治疗。虽然此试验并未纳入对照组,结果显示,不良反应在可受范围,这些结果帮助了免疫治疗在胃癌中的开展。

(2) CheckMate - 032:也是一项开放、多中心研究,是研究 nivolumab 治疗进展期胃癌的 I / II 期临床队列研究,试验纳入 59 例进展期转移性胃或胃食管交界部癌患者,这些患者中 PD - L1 阳性率为 38%。所有患者接受每 2 周 3mg/kg 的 nivolumab 治疗,直至到达 PD 或不可耐受的毒副反应。结果显示,ORR 为 14%,其中大部分为 PR(12%);OS 为 5 个月(95% CI, 3.4 ~12.4),12 个月的 OS 为 36%;无治疗相关死亡事件发生,不良反应可控。虽然研究并未将 PD - L1 阳性设定为纳入标准,但将数据分类进行分析显示,PD - L1 阳性和阴性患者的 ORR 分别为 27% 和 12%,提示 nivolumab 可提高 PD - L1 阳性患者疗效。

2017 年发表在《柳叶刀》的一项多中心 III 期临床试验,将 493 例胃或胃食管交界部癌的进展或转移性患者,随机(2∶1)分成 nivolumab 治疗组和安慰剂组,每组均每 2 周 3mg/kg 静脉给药,持续治疗直到疾病进展或出现不可耐受毒副反应。这些患者无 PD - L1 表达要求,均对标准治疗产生耐药或无法忍受治疗过程中的不良反应。治疗组和对照组 OS 分别为 5.26 个月和 4.14 个月(HR 0.63, 95% CI 0.51 ~0.78, P <0.0001),其中 PD - L1 表达阳性患者 OS 分别为 5.22 个月和 3.82 个月(HR 0.51, 95% CI 0.21 ~1.25),而无 PD - L1 表达患者治疗组和对照组 OS 分别为 6.05 个月、4.19 个月(HR 0.72, 95% CI 0.49 ~1.05);12 个月总生存率,治疗组以 26.2% 高于对照组的 10.9%;最终因治疗相关不良反应导致死亡患者,治疗组中 5 例(2%),对照组中 2 例(1%)。该试验显示两组患者治疗结果具有统计学意义,治疗组效果优于对照组。

2016 年 ASCO 公布的针对胃癌及胃食管结合部癌的 I b 期临床试验,将 PD - L1 抑制药 avelumab 作为一线维持或二线治疗药物。此试验纳入了 151 例患者,其中 89 例患者进入一线维持组(A 组),其余 62 例进入二线治疗组(B 组),PD - L1 阳性表达率均为 49%(A 组 52 人,B 组 22 人),剂量都是每 2 周 10mg/kg。结果显示 A 组有 2 例 CR、6 例 PR,疾病控制率为(DCR)57.3%,PFS 为 12 周(95% CI 9.9 ~17.6);B 组 6 例为 PR,DCR 为 29%,PFS 为 6 周(95% CI 5.7 ~6.4)。A 组 PD - L1 阳性表达患者 ORR 为

10.0%，B组ORR为18.2%。两组患者中，有1例因发生肝衰竭而死亡。以avelumab治疗晚期胃癌的Ⅲ期随机试验也已展开。

一项研究胃或胃食管交界腺瘤在PD-L1抗体avelumab治疗下的疗效及安全性的临床试验，纳入了经过两周期化疗后疾病进展（A组20人）或者经过一周期化疗后疾病未进展（B组55人）的患者，治疗剂量均为avelumab 10mg/kg，每2周1次。研究结果表明，A、B两组的ORR分别为15%、7.3%，PFS为19.3%和34.0%，无不可耐受副反应发生。

这些研究虽然大多数未以PD-L1阳性对象为纳入标准，但是将PD-L1阴性与阳性数据分别进行统计后发现，PD-L1阳性患者对药物反应更佳。试验均显示，胃癌患者的PD-L1表达率较高，相比传统化疗药物的疗效，此药物给晚期癌症患者带来了希望，但是通过ORR、OS可看到，这种优势还不够明显，单药的胃癌疗效研究还需要更多的数据来证明。

2. PD-1/PD-L1抑制药与其他各疗法的联合应用　肿瘤免疫微环境繁杂交错，多种信号通路相互作用，共同调控肿瘤的发生发展。有研究发现，因肿瘤免疫治疗涵盖多个信号通路，彼此间可能存在相互作用。所以长期持续性使用PD-1/PD-L1抑制药，可能并不能达到预期效果，单一治疗方式往往难以取得预期疗效。为使临床效应最大化，不同免疫疗法的联合，免疫治疗与传统的放化疗、肿瘤疫苗（多肽疫苗）、T细胞激动药（如IL-2）、靶向治疗相联合，都可能使T细胞介导的免疫应答能力提高，从而增强对肿瘤的清除力，是未来肿瘤治疗发展方向。CTLA-4通路主要在免疫系统活化早期发挥作用，而PD-1/PD-L1通路主要在免疫系统效应期发挥作用。在一项Ⅲ期临床研究中，用nivolumab（PD-1抗体）和Ipilimumab（CTLA-4抗体）单药或联合治疗晚期黑色素瘤患者，单药组的平均疾病进展时间（TTP）是6.9个月、ORR为43.7%，联合使用时患者受益较大（TTP为11.5个月，ORR为57.6%）。联合使用不同的免疫抑制药，可以提高抗肿瘤能力。PD-L1单抗MEDI4736、tremelimumab（CTLA-4抗体）单药或联合治疗复发或转移性胃及胃食管腺癌的Ⅰb/Ⅱ期临床试验（NCT02340975）也已展开，预期在2018年9月试验结束。

KEYNOTE-059是关于免疫治疗与传统的化疗药物联合的全球、多中心的有效性和安全性的研究，是pembrolizumab单独或与顺铂/氟尿嘧啶联合作为一线药物的Ⅱ期队列研究。入组的患者是Her-2阴性、初治的晚期胃及胃食管结合部肿瘤患者，给予pembro 200mg+顺铂80mg/m²+氟尿嘧啶800mg/m²（或卡培他滨1000mg/m²），每3周1次。在25例患者中，PD-L1阳性患者占64%。25例患者的ORR为60%（95% CI 38.7~78.9），其中PD-L1阳性患者ORR是68.8%，PD-L1阴性患者ORR是37.5%；PFS为6.6个月（95% CI 5.9~10.6）；OS为13.8个月。Ⅲ~Ⅳ级不良反应（TRAES）占76%，主要的不良反应是腹泻、味觉障碍、甲亢及恶心，没有TRAES相关死亡病例。

将不同的免疫抑制药联合使用，抗肿瘤效应明显增加，免疫抑制药与化疗药物配伍，PD-L1阳性患者客观反映率有了明显提升，未发生不可耐受的不良反应。理论上联合治疗的疗效会更显著，但免疫抑制药的研究尚处于单药疗效性以及安全性的验证阶段，尚未出现较多的联合应用研究，要想明确药物联合应用的疗效性，还需要更多的临床试验提供证据。KEYNOTE－059 试验虽然显示无副反应相关死亡病例，但Ⅲ～Ⅳ级的不良反应比例较高，在提高疗效的基础上降低不良反应，将是联合治疗过程中的一大问题。

虽然肿瘤的治疗已经进入了免疫治疗的时代，但 PD－1/PD－L1 抑制药在胃食管肿瘤中的疗效研究较少，且多处于临床试验的早期阶段。虽已表现出了较好的效果，但最终能否作为治疗胃癌的药物广泛应用，还需要大量、大规模的临床试验来验证其有效性和安全性。免疫治疗的安全性已被证实，下一个问题就是如何选择最佳的治疗模式。希望在获得更多的有力数据支持后，PD－1/PD－L1 抗体及其联合治疗也可以使胃癌患者受益。

五、胃癌治疗的其他靶点

1. C－met 信号转导系统与许多恶性肿瘤相关，包括结肠癌、胃癌、肺癌、黑素瘤和中枢神经系统肿瘤等多种实体瘤及血液系统肿瘤。Amemiya 等证实原癌基因 C－met 及其配体产物肝细胞生长因子(HGF)与胃癌细胞的增生和迁移均密切相关。在胃癌患者的肿瘤标本中发现，C－met 受体 mRNA 的高水平表达与肿瘤的胃壁浸润深度、淋巴结转移、低分化或未分化癌和胃癌临床分期等有关。C－met 受体蛋白的表达水平可作为胃癌的预后因素之一。

2. 抗 mTOR 治疗　依维莫司是口服的 mTOR 丝氨酸－苏氨酸激酶抑制药，可阻断 PI3K/Akt/PKB 信号通路，该通路在细胞的生长、转化和再生过程中起着非常关键的作用。依维莫司在细胞内外均显示出一定的抗肿瘤活性，可阻断胃癌细胞的生长通路，达到抗肿瘤的作用。

胃癌的靶向治疗是目前胃癌治疗的新切入点，联合化疗药物能明显提高患者的 5 年生存率。但是由于胃癌发生机制的复杂性，多个靶点参与了胃癌的发生、发展，单靶点靶向药物难以达到较好的效果，而且容易产生耐药。理论上多个靶点药物的联合应用能多靶点抑制肿瘤的生长，但是实际上可能存在药物之间的相互作用以及加重药物毒性的风险。因此，近年来多靶点靶向药物脱颖而出，而且大量的临床前期研究也表现出了较好的效果。但是这些药物并非特异性针对胃癌，而且如何在分子水平上做到早期预防、早期诊断、早期治疗尚无有效手段，所以对于胃癌的治疗仍任重道远。

第十章　原发性肝癌分子靶向治疗

第一节　疾病概述

一、概述

原发性肝癌（primary liver cancer，PLC）是由肝细胞或肝内胆管上皮细胞发生的恶性肿瘤。原发性肝癌是我国常见的恶性肿瘤之一，我国肝癌年死亡率占肿瘤死亡率的第2位。

原发性肝癌（简称肝癌）属于上皮性恶性肿瘤的一种。根据世界卫生组织（WHO）的组织学分类，肝脏上皮性恶性肿瘤分为以下几类：最多见的为肝细胞癌、胆管腺癌、胆管囊腺癌、肝细胞及胆管混合癌、肝胚细胞癌、未分化癌。其中肝细胞癌占90%以上；胆管细胞癌不足5%，多见于泰国以及我国香港特区、广东等肝吸虫较多的地区。在世界范围内，肝癌在恶性肿瘤中的发病位次，男性为第7位，女性为第9位。在我国肝癌是第3位常见的恶性肿瘤。全世界每年约有26万人死于肝癌。我国每年死于肝癌的人数约为11万，占世界肝癌死亡人数的40%左右。

二、病因

原发性肝癌的病因迄今尚未完全清楚，可能与以下因素有关。

1. **肝硬化**　患肝癌的患者约80%合并有肝炎后肝硬化，而且多数患者为大结节性肝硬化，肝硬化发展成肝癌的过程大致为：肝细胞变性坏死后、间质结缔组织增生、纤维间隔形成，残留肝细胞结节状再生。在反复肝细胞损害和增生的过程中，增生的肝细胞可能发生间变或癌变，即肝组织破坏→增生→间变→癌变，损害越重，增生越明显，癌变的机会也越高。胆管细胞癌患者的肝硬化不明显，而且临床上也很少看见血吸虫、胆汁性或淤血性肝硬化患者合并肝癌。

2. **病毒性肝炎**　乙型肝炎与肝癌的关系较为密切，HBsAg阳性的患者，肝癌的发病率明显高于HBsAg阴性的患者。肝癌患者常有急性肝炎→慢性肝炎→肝硬化→肝癌的病史，提示肝炎和肝癌可能有因果关系。近年来研究表明，与肝癌有关的肝炎病毒有乙型、丙型和丁型3种。

3. **真菌及其毒素**　黄曲霉素、杂色曲霉素等都可引起试验性肝癌，其中黄曲霉素最为重要，主要是黄曲霉素 B_1。研究发现肝癌相对高发地区粮食被黄曲霉素真菌及其毒素污染的程度高于其他地区，采集肝癌高发区居民常用含黄曲霉素的玉米、花生等饲养动物诱发肝癌，诱发率最高达 80%。

4. 化学致癌物　亚硝胺是一类强烈的化学致癌物质，能在很多的动物中引起肝癌，我国某些肝癌高发地区发现水土中硝酸盐、亚硝酸盐含量较高，为合成亚硝胺提供了自然条件。这些化合物进入人体后，在一定条件下可与食物中普遍存在的二级胺在胃内合成致癌的亚硝胺化合物。现知主要引起肝癌的亚硝胺类在分子结构上是对称和环状的，如二乙基亚硝胺，从肝癌高发区的居民食物中已分离出二乙基亚硝胺。此外，偶氮类、碳氢类物质以及杀虫剂等，在动物实验中也能诱发肝癌。

5. 寄生虫感染与肝癌的关系　华支睾吸虫感染并在胆管内寄居，能刺激胆管上皮增生，进而可发展为胆管上皮癌。

6. 肝细胞不典型增生或结构不良肝细胞　认为是肝的一种癌前病变，常见于慢性活动性肝炎、肝硬化及肝癌标本内。其形态特点为肝细胞体积明显增大，核大深染，染色质分布不均，有时有双核，核膜厚而皱缩，核浆比例尚正常。这些细胞散在或成团分布，有时可波及整个增生结节。

三、病理及生理学

早期肝癌或小肝癌是指瘤体直径在 3cm 以下且不超过 2 个瘤结节的原发性肝癌，瘤结节多呈球形或分叶状，灰白色质较软，切面均匀一致，无出血、坏死，与周围组织界限常较清楚。晚期肝癌，肝体积明显增大，癌组织可局限于肝的一叶，也可弥散于全肝，并大多合并肝硬化。有时肝硬化再生结节与癌结节肉眼不易鉴别。根据肿瘤的大小将肝癌分为微小肝癌（直径 ≤2cm）、小肝癌（直径 >2cm，≤5cm）、大肝癌（直径 >5cm，≤10cm）和巨大肝癌（直径 >10cm）。按生长方式分为浸润型、膨胀型、浸润膨胀混合型和弥散型。肝细胞癌在发展过程中很容易侵犯门静脉分支，形成门静脉癌栓，因此容易发生肝内转移；也可以通过血液和淋巴途径转移到肺、骨、肾和肾上腺以及脑等，或直接侵犯结肠、胃或膈肌等邻近器官。癌细胞脱落植入腹腔，则发生腹膜转移及血性腹腔积液，腹腔积液中可找到癌细胞。

1982 年，我国肝癌病理协作组在 Eggel 分类的基础上将肝癌分为：①块状型：肿瘤直径 >5cm，其中 >10cm 者为巨块型。块状型又分为单块型、融合块型和多块型三个亚型。单块型指单个癌块边界清楚或不规则，包膜完整或不完整；融合块型指相邻癌肿融合成块，直径多 >5cm，其周围肝组织常见散在的卫星结节；多块型为多个单块或融合块癌肿所形成；②结节型：癌结节通常 <5cm，又可分为单结节、融合结节和多结节 3 个亚型。单结节者指单个癌结节，其边界清楚，有包膜，周边常见小卫星结节；融合结节指边界不规则，周围卫星结节散在。多结节者指癌结节分散于肝脏各处，边界清楚或不规则；③小癌型：单个癌结节 ≤3cm 或相邻两个癌结节直径 ≤3cm 者。通常小肝癌边界清楚，常有明显包膜；④弥散型：癌结节小，呈弥散性分布，与肝硬化结节易混淆。

四、分型、分期

UICC 的 TNM 分期于 1997 年第 5 版做了一些修改。T、N、M 分类主要依据体检、医学影像学和(或)手术探查。

T_1：单个结节，直径≤2cm，无血管侵犯。

T_2：单个，直径≤2cm，侵犯血管；或多个，局限一叶，直径≤2cm，未侵犯血管；或单个，直径>2cm，未侵犯血管。

T_3：单个，直径>2cm，侵犯血管；或多个，局限一叶，直径≤2cm，侵犯血管；或多个，一叶内，直径>2cm，伴或不伴血管侵犯。

T_4：多个，超出一叶；或侵犯门静脉主要分支或肝静脉；或穿破内脏腹膜。

N_1：有局部淋巴结转移。

M_1：有远处转移。

进一步分为Ⅰ～Ⅳ期：

Ⅰ期：$T_1N_0M_0$。

Ⅱ期：$T_2N_0M_0$。

ⅢA期：$T_3N_0M_0$。

ⅢB期：$T_1N_1M_0$；$T_2N_1M_0$；$T_3N_1M_0$。

ⅣA期：T_4任何NM_0。

ⅣB期：任何T任何NM_1。

五、原发性肝癌的分子生物学特点

1. 细胞周期和细胞凋亡　野生型p53基因是一种抑癌基因，具有转录激活、诱导细胞凋亡和调节细胞周期等功能，可使DNA损伤的细胞发生凋亡。其作用机制至少可分为依赖转录激活和不依赖转录激活两种。近年发现PHC患者中30%～55%可检出p53基因突变，且其突变与患者的地理分布有关。在食谱中黄曲霉毒素水平较高的地区，常见有第249密码子由AGG突变为AGT，表明黄曲霉毒素的致PHC作用可能与引起p53基因突变有关。HBV与PHC的关系十分复杂。HBV的X基因产物HBxAg可与p53物理结合形成复合物，干扰p53的正常生理功能，抑制p53介导的依赖转录激活作用的细胞凋亡，导致肝细胞癌变。而在慢性HBV感染过程中，HBxAg则扰乱正常的细胞周期，当野生型p53存在时可促进其介导的不依赖转录激活作用的细胞凋亡，防止癌细胞形成。而当p53突变或与HBxAg结合时则该作用消失，导致PHC细胞产生。

C-myc基因对细胞凋亡具有双向调节作用。当与抑癌基因共同存在时促进细胞凋亡，而与致癌因素共同存在时则起促进细胞增生作用。有实验表明，PHC组织中的C-myc基因表达水平明显高于癌旁组织。突变型p53、BCl-2能抑制C-myc表达增强导致的细胞凋亡，三者在PHC的发生发展中相互影响，起重要作用。

白介素-1β转换酶基因(ICE)家族的基因与线虫的死亡基因ced-3有30%的同源性，其过量表达可致细胞凋亡，被认为是人类的死亡基因。研究表明ICE家族在细胞凋亡过程中起中心环节作用，是凋亡信号传递过程的共同途径。

BCl-2基因表达产物具有阻止细胞凋亡、延长细胞存活时间作用，但不影响细胞增生。过度表达则引起细胞转化。在某些PHC细胞系，如HCC-T和HCC-M等，表达的BCl-2能够抑制多种因素引起的细胞凋亡，但不影响T细胞介导(信号转导途径)的靶细胞凋亡。在另外一些PHC细胞系，则不表达BCl-2基因，故该基因不参与这些细胞的凋亡过程。

此外 Rb 基因、nm23 基因和 bax 基因等均可抑制肝细胞生长或促进细胞凋亡，从而抑制肝细胞癌的发生，而 ras 基因等促进肝细胞增生导致肝细胞癌的发生。

肝细胞凋亡信号转导途径与已发现的介导细胞凋亡的受体家族基本相同，属于肿瘤坏死因子(TNF)受体家庭。启动凋亡的 3 种主要受体/配体依赖性机制是：①Fas 介导的通路：Fas 较广泛地分布于多种类型的细胞表面，其配体为 FasL，主要由活化的 T 淋巴细胞表达。Fas 介导的肝细胞凋亡是 CTL 发挥溶细胞活性的途径之一，但在 PHC 形成中是否起重要作用各家看法不一；②TGF – β_1 受体和 Activin(苯丙酸诺龙)受体介导的通路：TGF – β_1 是一种广泛存在的生长抑制因子，Activin 是 TGF – β_1 超家族成员。两者均可在体内、外诱导肝细胞凋亡。PHC 细胞可过度表达胰岛素受体 1 阻碍 TGF – β_1 介导的细胞凋亡；③TNF – α 受体介导的通路：TNF – α 是一种主要由单核 – 巨噬细胞分泌的具有多种生物学活性的多肽调节因子，TNF – α 和受体 TNF – R1 结合后可通过诱导肝细胞凋亡参与肝脏疾病的发病过程。

2. 癌基因和抑癌基因　PHC 的发生和发展是一个极其复杂的过程，阐明其机制的任何进展都将为人类最后征服这种恶性肿瘤带来益处。PHC 的发生、发展和其他恶性肿瘤一样，有众多基因的参与，其中一些基因的表达增高，一些基因的表达降低。正常细胞的周期是由这两大类基因调控的：一类促进细胞生长和增生，阻止细胞发生终末分化，目前发现的癌基因主要起这种作用；另一类则促进细胞成熟，向终末分化，最后发生凋亡，抑癌基因主要起这种作用。两种作用维持着细胞增生的动态平衡，一旦这种平衡遭到破坏，就可能导致细胞恶变。某些致病因子(如 HBV、HCV 感染等)可导致正常肝细胞基因的损伤，既可引起癌基因的激活，又能引起抑癌基因的失活，癌基因与抑癌基因的平衡被破坏，是 PHC 发生的分子生物学基础。近年来，分子生物学和细胞生物学的迅速发展对癌基因和抑癌基因的研究取得很大进展。导致 PHC 中基因异常表达的可能方式有基因突变、重排、倒位、缺失、插入失活、表达差异、异常剪切等。

(1)p53 基因：野生型定位在人染色体 17p13，全长 16～20kb，为一种肿瘤抑制基因，由外显子 11 个和内含子 10 个组成。野生型 P53 蛋白由正常 p53 基因编码，由 393 个氨基酸组成，是一种分子量为 53kD 的核内磷蛋白。野生型 P53 蛋白，在正常细胞中含量极少，而且其半衰期短，故而难以检测，而在癌细胞和转化细胞中可高达 100 倍，并且具有较长的半衰期，通常用免疫组化方法可检测。若野生型与某些肿瘤病毒蛋白结合或发生基因改变导致 p53 基因突变，成为突变型 p53 基因，其产物将失去抑制癌细胞生长的作用。正常 p53 基因对细胞周期的调控主要分为上下游过程，在上游调节主要是通过多种形式的 DNA 损伤来激活 p53 基因，提高 P53 蛋白浓度，p53 基因还可以直接结合 DNA 的末端和损伤处，从而磷酸化或接受其他信号而产生活性。下游的调节主要通过 3 个检验点实现，包括 G_1/S 检验点、S 检验点、G_2/M 期检验点，P53 蛋白通过 cyclinB1 调控着 G_2 检验点，是启动凋亡必需的蛋白。正常 p53 基因产物是细胞生长的监控器，它的主要功能为调节细胞生长周期，使细胞停滞在 G_1 期；参与 DNA 损伤修复；参与诱导细胞凋亡。野生型 HCT116 细胞在没有 p53 突变体上 G_2 期就不能维持，直接进入有丝分裂，但在经过 Lr 处理后可以停留在 G_2 期。而在诱导细胞凋亡过程中，p53 基因起了中心作用，

p53 基因位于 Myc 和端粒酶的缩短诱导的衰老和凋亡的交叉点上，对于衰老和凋亡都是必需的，起着核心作用。

（2）p53 基因与原发性肝癌的发生发展：目前 p53 基因被认为"基因卫士"，正常 p53 基因产物具有抑制肿瘤发生发展的功能。而突变型 p53 基因不但没有抑癌功能，还能抑制野生型 p53 活性，引起细胞癌变。突变的 p53 基因在 HCC 的发生发展过程中起着重要作用，它可以直接或间接作用于肝癌的形成过程，并影响其发展过程。再者，在处理多种具有诱导 p53 基因突变的遗传毒性和细胞毒性因子过程中，肝功能受到损伤也易引起肝癌。p53 基因突变在原发性肝癌中是非常频发的事件，p53 等位基因杂合型缺失频率主要位于其 DNA 结合域，突变率可达 25% ~ 60%。p53 上第 249 位精氨酸突变为色氨酸在 p53 突变中普遍存在，且是 HCC 特有的。

（3）p21 基因：位于第 6 号染色体短臂，可以结合并抑制多种不同的细胞周期蛋白/CDK 复合物，因此可以通过 CDK 的作用阻止细胞进入 S 期。研究表明，几乎所有正常细胞的细胞周期蛋白/CDK 复合物都能与 p21 结合，而转化细胞则缺乏这种功能。p21 是 p53 下游的一个靶分子，与 PHC 的发生关系密切。

研究发现在 PHC 中 p21 基因的 mRNA 水平和蛋白表达水平不一致。p21 mRNA 在 PHC 组织中的表达水平低于癌旁肝组织。

（4）p16 基因：位于染色体 9p2.1 上，全长 8.5kb，包含 2 个内含子和 3 个外显子，编码近 16kDa，含 148 个氨基酸的蛋白质，是 1994 年从肿瘤病毒转化细胞中作为细胞周期素依赖性蛋白激酶 CDK4 的相关蛋白而被鉴定的。P16 蛋白参与对正常细胞周期的调控，能特异性地抑制细胞周期蛋白 D（cyclinD）- CDK4 复合物的活性；p16 基因与 Rb、p53 等抑癌基因有密切关系，被称为多瘤抑制基因。在许多种肿瘤中都有较高比例的突变、缺失或重排存在，如头颈部肿瘤、肺癌、乳腺癌、膀胱癌等多种人的肿瘤细胞中都高频率地存在着 p16 基因的改变，而且其改变比 p53 基因改变更能引起细胞恶变。p16 对细胞周期调控是通过 p16/cyclinD1/pRb 途径得以实现的。

（5）N - ras 基因：Ras 基因家族与人类肿瘤相关的特征性基因有 3 种，即 H - ras、K - ras 和 N - ras。有研究发现 N - ras 基因是首先被证实的人 PHC 转化基因之一，N - ras 主要突变热点集中在第 12 位、第 13 位和第 61 位密码子。在肝细胞性 PHC 中 N - ras 第 12 位、第 13 位密码子基因突变率达 79.31%。N - ras 是通过 G 结合蛋白信号转导系统发挥效应的原癌基因，正常情况下 N - ras 编码的 P21 蛋白将生长信号转导到靶细胞的效应分子后自动失活，而突变的 N - ras 将使其编码的蛋白维持高度活化状态，连续刺激细胞增生，发生癌变。

（6）PTEN 基因：抑癌基因 PTEN 定位于人染色体 10q23.3，全长 200kb，包含 9 个外显子和 8 个内含子。PTEN 基因是继 p53 基因之后发现的人类肿瘤中最常突变的抑癌基因。PTEN 基因在肝脏中缺失导致胰岛素抵抗、脂肪变性、炎症和癌症。研究表明 PTEN 负性调控肿瘤细胞周期的作用主要是通过其磷酸酶活性对 PI3K/Akt 及 MAPK/Erk1/2 信号通路负性调控实现的，并且主要是细胞核的 PTEN 参与了细胞周期的调控。研究表明，在 12%（4/33）PHC 组织中存在 PTEN 基因的突变，均位于内含子区域；Northern 杂交发现 PTEN 在 PHC 中有 4.8kb、2.0kb、1.8kb 3 个转录子，其中 4.8kb 和 1.8kb 的转录子在

PHC 组织中的表达水平低于癌旁肝组织，2.0kb 的转录子在 PHC 组织中的表达水平高于癌旁肝组织。

(7) Rb 基因：视网膜母细胞瘤基因(Rb)是一种肿瘤抑制基因，位于染色体 13q14 上，跨度 180～200kb，含 27 个外显子。Rb 在细胞生长、分化中发挥重要作用，它编码的 Rb 蛋白能控制细胞的增生和分化。Rb 基因的表达对由 CDK 家族调控的细胞周期这一分子机制有重要意义，各家族成员在调控细胞衰老的过程中通过影响 Rb 基因的表达及其蛋白质的活性发生作用，Rb 基因也通过影响它们的表达控制着细胞衰老，两者密切相关，而 Rb 基因又起到了中心与桥梁的作用。

(8) APC 基因：其突变在 PHC 中很少发生，但是在肝细胞腺瘤中较常见。

(9) SIRP 基因：其广泛表达在多种组织细胞内。我国学者对 SIRPa 在 PHC 内的表达进行了研究，发现 PHC 组织中 SIRPa 仅表达降低占 60%（36/60），且 SIRPa 在 PHC 中的低表达与肿瘤大小、有无癌栓形成密切相关；体外研究发现转染野生型 SIRPa 仅基因的 PHC 细胞系，其生长受到明显抑制。

(10) RIG - E 基因：它是从全反式维 A 酸诱导的早幼粒细胞白血病细胞中分离得到。Northern 杂交分析发现该基因在 PHC 组织中的表达水平明显降低。

3. 恶性演变的过程　PHC 的发生可能与多种危险因素有关。我国 PHC 有一定的地理分布特点，东南沿海地区 PHC 死亡率明显高于其他地区，而西南部地区的贵州、云南，PHC 的发病率是全国最低的。就 PHC 的性别差异，男性 PHC 发病率约为女性的 3 倍。目前一般认为 HBV 感染是我国 PHC 发生的主要原因。从感染 HBV 后即持续 HBsAg 阳性演变成 PHC 的模式。一般认为要经过肝炎→肝硬化→肝癌这一过程。临床研究资料表明，PHC 癌旁肝组织的病理改变显示，经肝炎肝硬化发展为 PHC，或肝炎肝硬化与 PHC 同时发生的病例占一半以上。但值得指出的是，临床研究资料还显示有近一半 HBsAg 阳性的 PHC 病例没有肝炎肝硬化改变，而表现为慢性肝炎，甚至是完全正常的肝组织。说明从 HBV 感染演变为 PHC，不一定要经过肝硬化，可能还存在着肝炎→肝癌和正常肝组织→肝癌另外两种模式。这部分患者 PHC 的病因，可能是 HBV 及其他致癌因素所致。

实验研究表明，在化学致癌物作用下，肝细胞的癌变过程可以被启动，继而出现肝细胞增生灶、增生结节，至肝细胞癌。例如，在实验条件下，二乙基亚硝胺(DEN)作为启动剂，能使一定数量大鼠肝细胞被致癌物启动。给予选择性促进药二乙酰氨基芴(2 - AAF)，能抑制正常肝细胞的增生，而被启动了的肝细胞不被 2 - AAF 抑制。将部分肝脏切除后，迅速增生形成大量肝细胞增生性病变(包括增生灶和增生结节)。这些增生性病灶被认为是癌前病变，其绝大多数病灶可停滞或改建成类似正常的肝细胞，最终仅个别病灶演变为癌。此模型将 PHC 形成的启动和促进过程分开，有利于研究癌变的启动和促进过程的机制及影响因素。所诱发的肝细胞增生性病变是启动的肝细胞增生所致，且同时发生，同步生长，有利于研究其在癌形成不同阶段的特性，及其向癌演变的规律。

在肝细胞再生过程中，C - myc 和 N - ras 两种癌基因短暂的表达增加，在化学致癌物诱发大鼠 PHC 变过程中 C - myc、N - ras 的异常表达已有不少报道。C - myc 具有与核 DNA 结合的磷蛋白基因密码，与 DNA 复制有关；N - ras 基因表达蛋白属于 G 蛋白家族，与跨膜信号的传递有关。在实验性大鼠 PHC 变过程中的不同阶段能观察到 C - myc、N -

ras 癌基因的改变,发现在肝变异细胞、肝细胞增生性病变(包括灶和结节)以及肝细胞癌中,均检测到 C‐myc、N‐ras 基因表达增加,而且两者的表达随病变进展呈增加的趋势。表明这些癌基因直接参与肝细胞的癌变,它们的高表达对维持 PHC 细胞的恶性表型具有重要意义。研究表明,癌发生需要两种或更多种癌基因的协同作用和连续作用。在实验中从促癌阶段至癌形成过程中,C‐myc、N‐ras 相伴存在,表达平行增高,提示两者具有协同作用。Land 等用小鼠前列腺为模型进行研究,发现单独导入 ras 或 myc 只诱发癌前损伤,而 ras 与 myc 共转染的表达则有明显的癌变形成。

关于 N‐ras 和 C‐myc 的协同作用,认为由于 N‐ras 表达异常,致使跨膜信号传递改变,进而启动 C‐myc 核癌基因,使细胞 DNA 合成加强,细胞分裂增加,最终导致细胞增生失控而形成 PHC。在大鼠癌变的启动阶段,部分肝细胞内有 N‐ras mRNA,而 C‐myc mRNA 在促癌阶段才出现,晚于 N‐ras 癌基因的表达。肝细胞增生结节中,在诱癌发展阶段出现,也迟于 N‐ras 的表达,与上述观点相符合。

此外,γ‐GT 是胚胎肝细胞合成的酶,成熟肝细胞则不表达。当肝细胞损伤后新生的和癌变的肝细胞 γ‐GT 水平则会重新升高。在实验性 PHC 诱变过程中,γ‐GT 的出现被认为是 PHC 前病变的特征和标志。实验研究表明,启动阶段 N‐ras 已有表达,早于 γ‐GT 的表达;促癌阶段,肝细胞增生结节内 γ‐GT 明显阳性,所检测的癌基因仅 N‐ras 有少量表达;相反,结节外肝组织中两种癌基因的表达均较高,而 γ‐GT 却呈阴性;诱癌中后期,γ‐GT 灶和 C‐myc、N‐ras 癌基因表达在病变分布上有一定的吻合,癌基因表达的范围较 γ‐GT 灶要大。表明癌基因表达与 γ‐GT 的再现,在实验性 PHC 变过程中有各自的规律和特点。γ‐GT 的表达主要集中在肝细胞增生性病变及癌变部位,即与肝细胞异型性变的关系比较密切,异型性大者 γ‐GT 的表达程度高;C‐myc、N‐ras 在形态异常不明显的肝细胞中也有表达,它们从诱癌中期才较明显地分布于增生结节及后期的癌灶中,因为 2‐AAF 又是一种弱的肝致癌物,加上肝大部分切除的刺激,这些可能是促癌阶段增生结节外肝细胞中 C‐myc、N‐ras 表达明显增高形成高峰的原因。这种表达反映的很可能是细胞的复制活跃程度。

六、临床表现

1. 症状　肝癌通常没有特异的临床症状,要区分症状来自肝癌抑或肝炎或肝硬化十分困难。亚临床肝癌由于无任何肝癌症状,有些患者因此怀疑肝癌的诊断,从而耽搁了仍有希望根治的时机。即使有症状,也常为合并的肝炎、肝硬化所引起。肝癌由小变大,可出现肝区痛、食欲缺乏、腹胀、乏力、消瘦、腹部包块、发热、黄疸等,但这些大多已属中晚期症状,肝癌结节破裂可出现急性腹痛(内出血)。

(1)肝区痛:肝区疼痛有时为肝癌的首发症状,可因肿瘤增大使肝包膜张力增加,或癌结节包膜下破裂,或肝癌结节破裂出血引起。分别表现为间歇性或持续性钝痛或刺痛、呼吸时加重的肝痛和急腹症。多数位于剑突下或右季肋部。如肿瘤在右肝叶的膈面,由于刺激膈肌,可出现右肩部或右肩背部放射性疼痛。

(2)消化道症状:包括食欲缺乏、腹胀、腹泻、恶心等。常见者为腹胀和食欲缺乏。食欲缺乏常因合并的肝功能损害、肿瘤压迫胃肠道、腹腔积液而引起腹胀或肿瘤产生的毒素等所致。这些症状同样可在肝炎、肝硬化时出现,故没有特异性。腹泻常因门静脉高压肠道黏膜水肿所引起。门静脉癌栓可加重已有的门静脉高压，这种腹泻常难以缓解，而且次数多。此外，由于机体抵抗力下降、肝病等而容易并发肠道感染。

（3）乏力、消瘦：可由恶性肿瘤的代谢产物与进食少等引起，严重者可出现恶病质。

（4）上腹部包块：较有意义，左叶肝癌患者常诉剑突下有肿块，较大的右叶肝癌右上腹可有肿块。

（5）发热：可因肿瘤坏死、合并感染以及肿瘤代谢产物引起。如无感染证据者称癌性发热，与感染不同，多不伴寒战，通常为 37.5～38℃，个别有高达 39～40℃者。过去我国肝癌分为单纯型、硬化型和炎症型。炎症型肝癌即表现为不明原因发热，甚至为持续高热，此型肝癌预后甚差。

（6）黄疸：多为晚期表现，除肿瘤压迫肝胆管外，还可合并肝细胞性黄疸，亦可因胆管癌栓引起。

（7）出血倾向：由于有肝病背景，可出现牙龈出血或鼻出血。由于合并肝硬化门静脉高压，可出现上消化道出血，特别是食管静脉曲张破裂出血。出血少者表现为黑粪，量多者可表现为呕血。消化道大量出血也是肝癌患者死亡的一个重要原因。晚期肝癌也可并发弥散性血管内凝血。

（8）类癌综合征：是癌组织产生某些内分泌激素物质所引起，如低血糖症、红细胞增多症、类白血病反应、高钙血症及转移灶相关症状。

2. 体征　肝癌患者临床上往往缺乏特异性体征。

（1）肝大伴结节和上腹肿块：如果扪到肝大或扪及结节，有时可伴有不同程度压痛，应考虑肝癌。

（2）腹腔积液：多为晚期肝癌的常见体征。腹腔积液可由合并的肝硬化所引起，也可因肝癌合并门静脉主干癌栓所引起，呈进行性增加，可为血性。

（3）脾大：多为肝硬化门静脉高压的表现，也可因门静脉癌栓所致或加重。脾大多伴白细胞和血小板减少，严重者可影响手术、放疗或化疗。

（4）黄疸：为晚期肝癌常见体征。肝癌所伴黄疸，通常不出现疼痛和炎性发热。一旦有黄疸，不论梗阻性亦或肝细胞性，不论肿瘤大小均列为晚期。

（5）其他：除上述表现外，还可见肝实质损害的表现，如肝掌、蜘蛛痣等，下肢水肿也较常见。

七、辅助检查

1. 肝癌的定性诊断　临床上目前主要依靠甲胎蛋白测定，并结合其他一些生化指标联合检测，以达到提高确诊率的目的。

（1）甲胎蛋白（AFP）测定：是目前诊断肝细胞癌特异性最高的方法之一。AFP 肝癌诊断标准是：①AFP≥400μg/L，排除活动性肝炎、生殖腺胚胎源性肿瘤及妊娠等；②AFP 由低浓度逐渐升高，持续不降；③AFP 在中等水平 200μg/L 持续 8 周。30%～40% 的肝癌 AFP 阴性。

（2）异常凝血酶原（DCP）：1984 年，Liebman 发现肝癌患者血清可测得 DCP，临床研究发现，它是一个有用的 HCC（肝细胞癌）标记，尤其对 AFP 阴性者，但它与肿瘤大小有关。有报道其阳性率：肿瘤直径 <2cm 者为 3.0%，直径 <3cm 者为 19.0%，直径 3～

5cm 者为 55.6%，直径 >5cm 者为 66.2%。由此可见，其对 HCC 早期诊断价值尚不够理想。

（3）γ-谷氨酰转肽酶同工酶Ⅱ（GGT-Ⅱ）：国内外已有不少文献认为，GGT-Ⅱ对 HCC 诊断的阳性率为 25%～55%，有助于 AFP 阴性肝癌的诊断，但早期诊断价值未得到证实。

（4）岩藻糖苷酶（AFU）：HCC 患者血清中 AFU 的活性明显高于继发性肝癌和良性肝病，HCC 患者的阳性率为 70%～80%，对小肝癌和 AFP 阴性的 HCC 有一定诊断价值。

2. 肝癌的定位诊断　由于医学影像学的发展，许多影像学检查方法不仅能显示病灶的部位及大小，还能准确地做出定性诊断，故在肝癌诊断中的价值日益提高。目前常用的检查方法有：

（1）超声检查：是肝癌诊断中最常用的影像学检查方法。近年新型超声造影剂已可通过周围静脉注入，可使肝癌组织内回声快速增强，并出现动脉型血流信号，可以进一步提高肝癌病灶的检出率及诊断的准确性。彩色多普勒超声或称彩色多普勒血流成像（DCFI）是近年发展起来的一种新技术，能很好地显示肝脏或肿瘤内的血流情况，若能与实时超声合用则更佳。以脉冲多普勒技术将肝脏或肿瘤的彩色血流信号以曲线形式表示，可区分动脉血流或静脉血流，并测定其阻力指数与搏动指数，亦有利于鉴别诊断。

（2）CT 检查：在我国已逐步普及，成为肝癌定位诊断的主要方法之一。经肝动脉注射碘油 2～3 周后所做的碘油 CT 甚至能发现直径 0.5cm 的肝癌病灶。将造影剂注入肝动脉，当肝动脉成像时所做的 CT 扫描称为 CT 血管成像（CTA），能有效地发现肝内的小病灶。经肝动脉注入造影剂后门静脉显影时所做的 CT 扫描称为经动脉 CT 门脉成像（CTAP），由此甚至能发现直径仅 0.3cm 的小肝癌病灶。由于需经肝动脉插管注射碘油，故多结合肝动脉栓塞化疗等进行。近年由于多排螺旋 CT 的使用，使扫描的速度、密度及空间分辨率均明显提高，对检出直径小于 1cm 的微小肝癌大有帮助。尤其是利用多排螺旋 CT 做肝动脉、门静脉双期增强扫描，效果更佳。

（3）磁共振成像（MRI）检查：MRI 检查由于无电离辐射、无须使用碘造影剂及可以三维成像，故在肝癌诊断方面的价值比 CT 检查稍胜一筹。近年高场强超快速 MRI 机问世，克服了肝扫描时呼吸运动产生伪影的干扰，加上顺磁质造影剂的运用，已使肝癌诊断水平明显提高。

（4）核素显像检查：[198]Au（金）核素显像是肝癌影像学检查中应用最早的方法之一。但近年由于其他非核影像检查技术的进步，核素显像在肝癌的诊断中已较少应用。近来发展的"阳性"扫描，即采用亲肝癌的核素或用核素标记的亲肝癌化合物所做的扫描可使肝癌凸现，而兼有定性诊断的价值。应用较为成功的有 [99m]Tc-（γ）DMSA 及 ^{99m}Tc-PMT 扫描。若再采用单光子发射型计算机体层显像法（SPECT）扫描，则更利于检出小病灶。近年另一重要进展是正电子发射体层显像技术（PET）的应用，由于所用核素皆为 [11]C、[15]O、[13]N、[18]F 等，这些元素本身皆为人体组织的组成元素，故可应用这些核素标记人体或肿瘤组织生化代谢所必需的化合物，因此，PET 亦可显示肝癌组织的代谢情况，而且这些核素的半衰期极短，故可使用较大剂量以取得较好的显像结果。常用 ^{18}F-FDG 显像剂做治疗后肝癌细胞存活情况的判断。

（5）肝动脉造影：为侵入性检查。一般只在结合经肝动脉栓塞化疗时使用。近年采用数字减影技术（DSA）使肝实质显示良好、对比分辨率提高、成像清晰，由于不受脊柱与肋骨遮掩，尤其利于左叶肝癌的显示。

（6）特殊检查：肝穿刺细胞学检查有确定诊断意义，在超声引导下进行，也可在电视腹腔镜或剖腹探查中应用。

八、诊断

肝癌早期一般没有明显的症状，出现症状的肝癌一般都是中、晚期而失去治疗时机，因此早期发现、早期诊断是治疗肝癌的有效手段。

参照世界各国标准结合肝功能情况，拟定了适合我国国情的"原发性肝癌的临床诊断与分期标准"，2001年9月在广州召开的第八届全国肝癌学术会议上正式通过。

诊断标准为：

1. AFP≥400μg/L，能排除妊娠、生殖系统胚胎源性肿瘤、活动性肝病及转移性肝癌，并能触及肿大、坚硬及有大结节状肿块的肝脏或影像学检查有肝癌特征的占位性病变者。

2. AFP<400μg/L，能排除妊娠、生殖系统胚胎源性肿瘤、活动性肝病及转移性肝癌，并有两种影像学检查有肝癌特征的占位性病变或有两种肝癌标志物[DCP、GGT-Ⅱ、AFU及糖链抗原（CA19-9）等]阳性及一种影像学检查有肝癌特征的占位性病变者。

3. 有肝癌的临床表现并有肯定的肝外转移病灶（包括肉眼可见的血性腹腔积液或在其中发现癌细胞），并能排除转移性肝癌者。

九、鉴别诊断

甲胎蛋白在肝癌临床的应用尽管已有30年，但由于AFP至今仍有较大定性诊断价值，故肝癌的鉴别诊断从实际出发可分为甲胎蛋白阳性与甲胎蛋白阴性两个方面加以叙述。

1. AFP阳性肝癌的鉴别诊断

（1）妊娠：妊娠期产生的AFP多在分娩后转为阴性。分娩后AFP仍上升者应考虑肝癌而做进一步检查。

（2）肝炎、肝硬化活动期：亦可产生一定浓度AFP，但鉴别多数不难，即有明显肝功能障碍而无相应肝内占位性病变。

（3）消化道癌：尤其是胃癌、胰腺癌伴肝转移，有时出现低浓度AFP，这是由于来自胚胎消化道者均可能出现AFP阳性，但多无肝病背景。

2. AFP阴性肝癌的鉴别诊断　如医学影像学发现肝内占位性病变，而AFP阴性，准确的鉴别诊断并非易事，需鉴别的疾病主要有以下几种。

（1）肝血管瘤：为原发性肝癌常见的鉴别对象，多数鉴别不难，但因误诊而耽误治疗者也不少见。肝功能异常少见，肿块虽大而GGT多不高；超声显像直径小于3cm者常示高回声光团，边界清楚而无声晕；直径大于3cm者常为低回声占位，无声晕，有时可见血管进入；CT增强后期见由周边开始向中央发展的，如水墨样增强。核素血池扫描呈过度填充为最特异的鉴别方法。

（2）转移性肝癌或其他恶性肿瘤：常有原发癌史，最为常见者为结直肠癌，胃癌、胰腺癌亦多见，肺癌、乳腺癌也不少。体检时癌结节多较硬而肝较软，各种显像常示肝内大小相仿、散在的多发占位，超声有时可见"牛眼征"，且多无肝硬化表现，彩色超声示肿瘤动脉血供常不如原发性肝癌多。

（3）肝腺瘤：女性多，常无肝病背景，常有口服避孕药史。各种定位诊断方法均难与肝癌区别，但如^{99m}Tc－PMT延迟扫描呈强阳性显像，则有较特异的诊断价值。

（4）其他：局灶性结节样增生（FNH）为增生的肝实质构成的良性病变；炎性假瘤为类似肿瘤的炎性病变，对临床难以确诊者，主张手术；肝肉瘤多无肝病背景，AFP阴性，其治疗原则与原发性肝癌相同；肝脂肪瘤较少见，多无肝病背景，超声显像酷似囊肿，但后方无增强；肝内液性占位性病变，主要包括肝囊肿、肝包虫和液化的肝脓肿，超声检查不难鉴别。

第二节　分子靶向治疗

原发性肝癌（PLC）是临床上最常见的消化道恶性肿瘤之一，其中90%为肝细胞肝癌（HCC）。流行病学调查显示，全球每年有50万患者死于HCC，死亡率在世界排第4位。中国为HCC高发国，约占世界HCC发生总数的70%，排国内肿瘤死亡率第3位。早期HCC首选治疗方法包括手术切除和肝移植在内的外科治疗。但由于大多数患者确诊时已是中晚期，且常合并乙/丙型病毒性肝炎、肝硬化等，已失去外科手术机会。经皮肝动脉化疗栓塞（TACE）是目前治疗中晚期HCC的最佳治疗方法，然而对肝肾功能和体力状况差、有血管侵犯或转移的患者，TACE疗效有限。肝癌适形放疗和系统性化疗近年来虽有一定进展，但总体疗效仍不理想。近年来，随着HCC基础研究的进展、HCC发生发展的信号通路和多个分子靶点的明确，以及以索拉非尼（Sorafenib）为代表的系列分子靶向药物的研发和临床应用研究，HCC的分子靶向治疗在临床上越来越受到重视，成为HCC研究的热点。

一、HCC治疗的潜在分子靶点

HCC的发生是复杂、多步骤的分子过程，其发生发展、转移与多种基因突变、细胞信号转导通路激活及新生血管异常增生等密切相关。其中异常的生长因子激活、细胞分裂信号途径（Ras－Raf－Mek－Erk通路）、磷酸肌醇激酶3（PI3K）/Akt/雷帕霉素（mTOR）通路、HGF/C－met通路、Wnt－β－Catenin通路及JAK/ATAT通路等持续活化，抗细胞凋亡信号（p53和PTEN基因）失调和新生血管异常增生等在HCC进展中发挥重要作用。细胞生长因子包括表皮细胞生长因子（EGF）、血小板衍生的生长因子（PDGF）、血管内皮生长因子（VEGF）等与细胞表面相应的受体结合后，通过这些信号转导通路，将生长因子的信号带入细胞核，从而发挥调节基因转录和促进肿瘤细胞增生的作用,这些分子过程都有可能成为 HCC 分子靶向治疗的潜在靶点。分子靶向药物可以通过阻断 HCC 细胞或相关细胞的信号转导,控制细胞致癌基因表达的改变,在不损伤正常细胞的情况下产生抑制或杀死肿瘤细胞的效果。目前多靶点激酶抑制药索拉非尼已应用于 HCC 的临床治疗,同时包括舒尼替尼,抗表皮细胞生长因子受体(EGFR)药物如厄罗替尼、西妥昔单抗、帕尼替尼、抗 VEGF 药物贝伐单抗,以及 mTOR 通路药物如依维莫司、西罗莫司等靶向药物在肝癌的治疗上也进行了相关的临床试验研究。

二、HCC 的分子靶向治疗药物

1. 多靶点激酶抑制药

(1)索拉非尼(Sorafenib):是一种口服的多激酶抑制药,对 Raf - 1、B - Raf、VEG-FR2、PDGFR 及 C - kit 等多种受体有拮抗作用。除此之外,索拉非尼还有抗血管生成和促凋亡的作用。这些特性使得索拉非尼有显著的抗肿瘤效果。索拉非尼是第一个被发现对提升晚期肝癌患者生存率有益的药物,现在也被用于 HCC 的常规治疗。在西方国家进行的 SHARP 实验,是一个多中心、双盲、安慰剂对照的Ⅲ期研究。之前没有接受过系统治疗的 602 位患者被随机分配到口服索拉非尼 400mg 2 次/天的实验组或安慰剂组。索拉非尼组中位总生存时间是 10.7 个月,而安慰剂组中位总生存时间是 7.9 个月。第 2 次设计类似的试验是在乙型肝炎病毒(HBV)作为更为常见的病原学因素的亚太地区进行的。索拉非尼的功效与 SHARP 试验中很相似,索拉非尼组的中位总生存时间达到 6.5 个月,而安慰剂组的中位总生存时间为 4.2 个月。在 SHARP 和亚太地区的试验中,患者对索拉非尼都能很好地耐受,但和其他同级别药物一样,索拉非尼也会引起一系列的不良事件。在 SHARP 试验中严重不良反应发生率治疗组为 52%,安慰剂组 54%。这些临床试验证实了索拉非尼在治疗 HCC 中的有效性和可耐受的不良反应。目前更深入的研究仍在进行中。

(2)舒尼替尼(Sunitinib):它是口服多靶点(包括 VEGFR、PDGFR - a/b、C - kit、Flt - 3 和 RET 激酶)酪氨酸激酶受体(TKR)小分子抑制药。与 Sorafenib 比较,Sunitinib 对 Raf 激酶没有抑制作用,但对其他细胞表面大部分酪氨酸激酶受体(包括 VEGFRs 和 PDG-FRs)的抑制能力是 Sorafenib 的 10 倍。一项Ⅱ期临床研究提示,Sunitinib 口服(37.5mg/d)治疗进展期 HCC 疗效满意,12 周 PFS 率仅有 33.3%,但随后Ⅲ期临床试验显示 Sunitinib 治疗组与 Sorafenib 组比较,前者对进展期 HCC 患者生存获益不及 Sorafenib;同时,前者 ADE 发生率较后者增高。因为这些原因,Sunitinib Ⅲ期临床试验于 2010 年终止。尽管如此,由于 Sunitinib 在抗血管生成和抗纤维化方面的作用,临床上被用于肝纤维化的治疗。

(3)布立尼布:它能双重抑制 VEGFR 和成纤维细胞生长因子受体信号通路。因此能抑制肿瘤的生长。科学家们进行了一个Ⅱ期试验来评估布立尼布的有效性和安全性。101 位患者的布立尼布作为一线治疗手段,每天用量为 800mg,中位无进展生存时间为 2.7 个月,中位总生存时间为 10.0 个月,初步证明了布立尼布的抗肿瘤作用。布立尼布用作二线治疗药物时,中位总生存时间 9.78 个月,肿瘤进展时间 2.7 个月。布立尼布最常见的不良反应事件包括乏力、高血压、恶心和腹泻。对索拉非尼无效的患者,用布立尼布替代治疗后,总生存时间并没有显著地延长。与索拉非尼比较,布立尼布对 HCC 的治疗效果并没有显著的提升，但其不良反应的发生率更高。研究者们对布立尼布在晚期 HCC 患者治疗中的应用前景并不乐观。

（4）其他酪氨酸激酶抑制药：TSU－68，一个靶向 PDGFR、FGFR 和 VEGFR 的新型小分子酪氨酸激酶抑制药，在 Ⅰ/Ⅱ 期临床试验中显示进展期 HCC 治疗效果，中位 OS 和中位 TTP 分别达到13.1 个月和2.1 个月。然而，另一项 TSU－68 与 TACE 联合治疗进展期 HCC 的随机对照研究显示，联合治疗组可以获得较长的中位 PFS，但与单纯 TACE 比较，没有生存获益。TSU－68 与 TACE 联合治疗Ⅲ期临床试验目前正在亚太地区进行，该临床试验的结果将决定 TSU－68 在进展期 HCC 治疗中的前景。Cediranib（AZD2171）是另一个多靶点（VEGFR、C－kit、PDGFR－β 和 Flt－4）TKI。在一项针对进展期 HCC 的 Ⅱ期临床试验中，口服 Cediranib 45mg/d 的中位 OS 和中位 TTP 分别为5.8 个月和2.8 个月，因为 ADE 发生率高，临床试验未能达到预期结果。随后的 Ⅱ期临床试验降低了 Cediranib 使用剂量（改用30mg/d）后，中位 OS 和中位 TTP 分别为11.7 个月和5.3 个月，ADE 发生率较 45mg/d 组明显减少。长期低剂量 Cediranib 使用和入组患者的筛选，可能是低剂量 Cediranib 结果较满意的原因。其他相关酪氨酸激酶抑制药如 Linifanib（ABT－869）、Orantinib、Pazopanib 等在进行 Ⅰ/Ⅱ 期临床试验中，可能有机会进入Ⅲ期临床试验。

2. 抗血管生成分子靶向药物　1971 年 Dr. Folkman 提出恶性肿瘤生长和转移依赖于肿瘤新生血管的观点，开创了肿瘤抗血管形成分子靶向治疗的新纪元。HCC 是富血供肿瘤，其生长代谢、浸润转移和复发均与新生血管形成相关。以新生血管形成为靶点的 HCC 分子靶向治疗已经取得理想的临床进展，这方面的药物包括贝伐单抗、人重组血管内皮抑素和沙利度胺等。

（1）贝伐单抗（Bevacizumab）：与 TKIs 不同，Bevacizumab 是抗 VEGF 人源化单克隆抗体，可结合游离 VEGF 并防止其与内皮细胞表面的 VEGFR 结合，减少肿瘤血管形成，最终导致肿瘤坏死。美国 FDA 已批准 Bevacizumab 用于转移性结肠癌的一线、二线治疗，转移性乳腺癌、晚期非小细胞肺癌、进展期或转移性肾细胞癌的一线治疗。尽管目前 FDA 尚未批准 Bevacizumab 用于 HCC 的治疗，但 Bevacizumab 单独应用或联合其他药物对进展期 HCC 的临床试验研究疗效令人欣喜。一项Ⅱ期临床试验应用 Bevacizumab 治疗无法手术切除的晚期 HCC，结果显示总的肿瘤控制率为80%（可评价患者25 例），中位 PFS 6.5 个月，患者耐受性良好。此外，Bevacizumab 联用其他化疗药物（吉西他滨、奥沙利铂、卡培他滨）或厄罗替尼对进展期 HCC 也取得了良好的治疗疗效。

（2）人重组血管内皮抑素（恩度，Endostar）：它是我国自主研发的分子靶向药物，2005 年9 月中国食品药品监督管理局（SFDA）批准用于治疗国人 NCSLC，并在 2006 年中国版 NSCLC 临床实践指南推荐为复发和转移性 NSCLC 的一线用药。Endostar 可以选择性作用于微血管内皮细胞，发挥抗肿瘤细胞增生、抗迁徙和抑制管道形成的作用。Endostar 联合 TACE 治疗进展期 HCC 有诸多文献报道，与单纯 TACE 比较，联合治疗组的治疗有效率为25%，而对照组为15%，DCR 分别为75% 和45%，显示 TACE 与 Endostar 联合使用能显著延长 HCC 的生存时间。有待大样本前瞻性双盲随机对照临床试验进一步证实恩度在 HCC 治疗中的作用。

（3）沙利度胺（Thalidomide）：又称反应停，其抗肿瘤机制目前尚不完全清楚，可能与该药可抑制 bFGF、VEGF 诱导的新生血管、有效降低 TNF - α 水平及调节机体免疫状态等多种突进抑制肿瘤的生长或转移有关。一项Ⅱ期临床试验报道，68 例未经切除和未行 TACE 治疗的 HCC 患者采用了沙利度胺治疗（起始剂量 200mg/d，逐渐增加至 600mg/d）。在可评价的 63 例患者中，1 例 CR，3 例 PR，总缓解率 61.3%。中位 OS 为 18.7 周，1 年生存率为 27.16%。后续研究表明，单药沙利度胺治疗晚期 HCC 安全有效，但治疗剂量不宜过大，以 300~400mg/d 为宜，且发现，沙利度胺对有肝硬化背景、肿瘤直径小于 5cm 的早期 HCC 疗效更好。TACE 联合沙利度胺治疗后患者术后血清 AFP 及血清 VEGF 表达明显降低，与单纯 TACE 治疗组差异有统计学意义。同时，联合治疗组 HCC 患者血液中 CD4/CD8、NK 细胞恢复更快，提示沙利度胺可以改善 TACE 术后 HCC 患者细胞免疫功能抑制状态，增强机体的特异性和非特异性细胞免疫功能。此外一项临床试验指出，沙利度胺与适形放疗联合治疗进展期 HCC（入组患者 121 例）总有效率为 61%，1 年和 2 年生存率分别为 60.0% 和 44.6%，提示沙利度胺联合适形放疗治疗进展期 HCC 值得进一步研究。

3. EGFR、IGFR、HGF/C - met 通路靶向治疗　表皮生长因子受体（EGFR）在 HCC 细胞膜上高度表达，因而成为 HCC 治疗的重要分子靶点。该类分子靶向药物包括抗 EGFR 单克隆抗体西妥昔单抗（Cetuximab）和小分子 TKI 厄罗替尼（Erlotinib）和拉帕替尼（Lapatinib）等。胰岛素样生长因子 1 和 2（IGF - 1 和 IGF - 2）在 HCC 组织中也呈高表达，通过结合 HCC 细胞表面 IGF - 1R，下游细胞信号通路如 EGFR 通路、Ras/Raf/Mek/Erk、PI3K - Akt - mTOR 和 Jak/Stat 等激活，在 HCC 的发生和进展过程中发挥作用。因此，阻断下游 IGF/IGFR 信号通路，有可能阻断下游的信号通路激活。这方面的药物有 Cixutumumab。C - met 在人 HCC 组织中表达增高，是 HCC 患者预后差的独立危险因素。动物实验和细胞实验显示，抑制 C - met 的表达，有助于肿瘤的缩小及抑制 HCC 细胞的生长。因此，C - met 是 HCC 靶向治疗的重要靶点。相关的 C - met 抑制药包括 Tivantinib 和 Cabozantinib。

（1）西妥昔单抗（Cetuximab，爱必妥）：它是 EGFR 胞外结构域靶向重组嵌合单克隆抗体，已被 FDA 批准为转移性结肠癌和头颈部肿瘤的一线治疗。有Ⅱ期临床试验显示，Cetuximab 单独用于进展期 HCC 未能使患者生存获益，中位 OS 9.6 个月，中位 PFS 1.4 个月。Cetuximab 联合 GEMOX（吉西他滨 + 奥沙利铂）治疗进展期 HCC 的临床试验可能会提供更多的研究结果。

（2）厄罗替尼（Erlotinib）：它是另一种很有前途的分子靶向单克隆抗体，特异性靶向 EGFR 和人表皮细胞生长因子 1（HER - 1）。一项 Ⅱ 期临床试验显示 Erlotinib 治疗进展期 HCC 可以使患者生存获益，近 30% 的患者显示了良好的治疗疗效，中位 DCR 59%，中位 OS 13 个月。另一项类似的 Ⅱ 期临床试验显示 Erlotinib 治疗进展期 HCC 中位 DCR 43%，中位 OS 10.75 个月。但 SEARCH 研究提示 Erlotinib 联合 Sorafenib 治疗进展期 HCC 疗效比单纯 Sorafenib 无显著性生存差异。因此，Erlotinib 在进展期 HCC 中的地位还有待进一步临床试验证实。

（3）拉帕替尼（Lapatinib）：其分子靶点是 EGFR 和 HER - 2/neu。一项Ⅱ期临床试验

(进展期 HCC 患者 40 例)结果显示，Lapatinib 未能取得预期的治疗疗效，治疗有效率仅为 5%，中位 OS 和中位 PFS 分别为 6.2 个月和 2.3 个月；与对照组比较，Lapatinib 治疗组不良事件发生率(主要为腹泻和皮疹)较高。

(4)Cixutumumab：动物实验显示 IGF－1R 单克隆抗体 Cixutumumab 可以抑制动物肿瘤进展，然而，一项Ⅱ期临床试验显示对进展期 HCC 无生存获益，中位 OS 8 个月，肿瘤 DDR 仅 30%。

4. mTOR 抑制药　PI3K－Akt－mTOR 轴在肿瘤细胞生长、增生和转移中发挥重要作用。各种生长因子与细胞膜上的受体结合后，激活 PIK3，并导致下游的 mTOR 激活，并在肝组织中高度表达(mTOR 阳性率可达 50%)。mTOR 成为进展期 HCC 分子治疗的重要靶点。目前已经进入临床试验的 mTOR 抑制药主要有 Everolimus 和 Sirolimus 等。

(1)依维莫司(Everolimus，Certican，RAD001)：Everolimus 是口服的 mTOR 特异性抑制药。一项Ⅱ期临床试验显示，进展期 HCC 患者口服 Everolimus 后，中位 OS 和中位 PFS 分别为 8.4 个月和 3.8 个月，DCR 达 44%。考虑到 Everolimus 与 Sorafenib 治疗的靶点不同，Everolimus 被寄予厚望用于 Sorafenib 治疗无反应的 HCC 患者。然而，Ⅲ期临床试验显示在对 Sorafenib 耐药或者 Sorafenib 失败的进展期 HCC 患者，口服 EVerolimus 后中位 OS 和中位 PFS 分别为 7.56 个月和 2.96 个月，与对照组比较两组间差异无统计学意义；各个亚组间比较生存获益差异也无统计学意义，显示临床试验未取得预期疗效。

(2)西罗莫司(Sirolimus，雷帕霉素)：Sirolimus 是口服 mTOR 抑制药，具有抑制肿瘤增生和抗肿瘤血管生成的作用。除了抑制 mTOR 外，Sirolimus 还可以抑制 VEGF 的分泌、阻断 VEGF 诱导的相关信号通路激活。

5. Mek/Erk 抑制药　Ras/Raf/Mek/Erk 信号转导通路在细胞的生理过程如增生、存活、分化、凋亡、运动和代谢方面发挥了至关重要的作用。基础研究显示，该通路在超过半数的 HCC 患者均有激活，同时，该通路激活在肿瘤血管生成，尤其是肿瘤进展过程中发挥了极为重要的作用。基于上述原因，Mek 抑制药通过抑制 Mek1 和(或)Mek2，具有 HCC 分子治疗的潜力。目前进入临床试验的 Mek 抑制药有 Selumetinib。Selumetinib (AZD6244)是新型口服小分子 Mek1/2 抑制药。尽管联合应用 Sirolimus 或 Sorafenib 在动物实验中取得了很好的抗肿瘤和抗血管生成的结果，但在另一项Ⅱ期临床试验中，口服 Selumetinib 后患者生存获益不明显，中位 TTP 只有 8 周。结果表明，单纯抑制 Mek 信号转导通路可能得不到有效的抗肿瘤功效。

虽然索拉菲尼应用于 HCC 的治疗并取得了巨大的成功，但是仍然需要开发新的治疗 HCC 的靶向药物。HCC 是异质性并由很多病因学原因造成的。HCC 患者是否合并 HBV 或 HCV 感染对靶向药物的应答有很大的不同。对于 HCC 致瘤机制的研究能帮助发现更多有效的分子靶点。与治疗 HCC 比较，HCC 的早期筛查显得更为重要。对乙型肝炎或丙型肝炎患者定期的实验室检查是十分必要的。针对 HCC 靶向治疗的研究在不断地进行中，一系列新药如拉帕替尼、西地尼布、SU5416、埃罗替尼、ABT－869 等都处于不同的临床试验阶段。

6. 乐伐替尼(lenvatinib，仑伐替尼)　近日，免疫联合靶向的经典组合——PD－1＋仑伐替尼在肿瘤著名杂志 JCO 上发布了Ⅰb/Ⅱ期研究数据。这种用药方案不仅疗效猛，能跨癌种使用，更重要的是还做到了无须化疗，这或将为众多肿瘤患者带来新希望。

这款组合使用的是多靶点抗血管药仑伐替尼（已获批用于肝癌）联合 PD－1 单抗 K 药（帕博利珠单抗）。在一项 Ⅰb/Ⅱ期多中心研究为剂量探索及剂量扩增试验。Ib 期研究得出的推荐剂量为仑伐替尼 20mg/d，K 药 200mg/3w 一次，Ⅱ研究的主要终点为 24 周的 ORR。共纳入了 137 例晚期肿瘤患者，包括 30 例肾癌、23 例子宫内膜癌、22 例头颈鳞癌、21 例黑色素瘤、21 例非小细胞肺癌（NSCLC）及 20 例尿路上皮癌。大部分患者（75%）既往都接受过系统抗肿瘤治疗，其中有 40% 接受过一线治疗、27% 接受过二线治疗、8% 接受过三线及以上治疗。10% 的患者既往用过 PD－1/PD－L1 单抗，5% 用过 CT-LA－4 抑制药，55% 用过含铂化疗，15% 患者用过抗 VEGF（抗血管生成）药。

结果显示，该组合在各个癌种的疗效都非常不错，ORR（客观缓解率）至少在 25% 以上，最高达到了 70%。DCR（疾病控制率）也都能控制在 70% 之上。此外，治疗效果也非常长久，中位 DOR（缓解持续时间）都在 8.2 个月以上，部分组别仍未达到。

（1）非小细胞肺癌：总 ORR 为 33%，24 周的 ORR 也是 33%，其中有 1 例完全缓解（CR）。DCR 为 80%。中位 DOR 为 10.9 个月，中位 PFS（无进展生存期）为 5.9 个月。截至数据分析，仍有 29% 患者在接受该方案治疗。对于晚期 NSCLC，无驱动基因突变下 ORR 超过 30% 已经算是不错的疗效，要知道 PD－1 单药在众人群的 ORR 也不到 20%。

（2）肾癌：24 周的 0RR 为 63%，总 ORR 可达到 70%。DCR 达到 97%。中位 DOR 为 20 个月，中位 PFS 为 19.8 个月。截至数据分析，仍有 30% 患者在接受该方案治疗。

（3）子宫内膜癌：总 ORR 为 52%，24 周的 ORR 为 52%，其中两例达到 CR。DCR 为 96%。中位 DOR 未达到。中位 PFS 为 9.7 个月。

（4）头颈鳞癌：总 ORR 为 46%，24 周的 ORR 为 36%。DCR 为 91%。中位 DOR 为 8.2 个月。中位 PFS 为 4.7 个月。

（5）黑色素瘤：总 ORR 为 48%，等同于 24 周 ORR。DCR 为 81%。中位 DOR 为 12.5 个月，中位 PFS 为 5.5 个月。

（6）尿路上皮癌：总 ORR 与 24 周 ORR 一样，都是 25%。DCR 为 70%。中位 DOR 未达到。中位 PFS 为 5.4 个月。

综上，仑伐替尼 + PD－1 组合疗效满意，极其强势，目前在肾癌、子宫内膜癌及肝癌都获得 FDA 授予"突破性疗法"的称号。当中，肝癌属于一线治疗，数据更是完胜现有治疗方案。

在 2020 年的 ASCO GI 大会上公布了 PD－1 单抗 O 药（欧狄沃）＋仑伐替尼的 Ⅰb 期研究，有效率飙到 76.7%，震撼全场。该研究纳入了晚期肝细胞癌患者，BCLC B 期或 C 期，随机分为第一部分和第二部分。第一部分为剂量摸索，纳入的患者都是多线耐药；第二部分的患者既往都未接受过治疗，接受仑伐替尼剂量为（体重≥60kg：12mg/d；＜60kg：8mg/d）+ O 药（240mg，2 周一次）。数据截止时间是 2019 年 5 月 17 日，30 例患者纳入研究（Part1，6 例；Part2，24 例）。

结果显示，总体人群 ORR 为 76.7%，其中 10% 患者达到 CR！DCR 为 96.7%。在第二部分，对于既往未接受过任何治疗的患者，O 药 + 仑伐替尼一线的研究者评估 ORR 更，是高达 79.2%，独立委员评估的 ORR 分别为 66.7%（mRECIST）及 54.2%（RECIST

1.1）。中位 PFS 为 7.39 个月，数据未成熟。大部分患者的肿瘤缩小后都能持久获益。

从本次的数据公布来看，O 药 + 仑伐替尼的数据要优于 K 药 + 仑伐替尼的数据，一线治疗 ORR 为 79.2% vs 44.8%。我们期待进一步的大样本研究验证结果。

7. 免疫检查点抑制药　属于间接免疫治疗，是指通过阻滞某些特定的通路来抵抗疾病（如肿瘤）。因程序性死亡及其配体 1（PD-1/PD-L1）和细胞毒性 T 淋巴细胞相关抗原（CTLA-4）在肿瘤微环境中经常表达增高，这两者常作为免疫检查点抑制药的主要靶点。2011 年 FDA 批准将抗 CTLA-4 单抗 lipilimumab 用于黑色素瘤临床治疗。目前，抗 CTLA-4 单抗 Tremelimumab 是唯一应用于肝癌治疗的免疫检查点抑制药，其主要机制是干扰 T 细胞的活化以及增生。抗 PD-1 单抗 pembrolizumab 和 nivolumab 最早应用于治疗晚期黑色素瘤，同时发现对于非小细胞肺癌等也有一定的临床疗效。EL-KHOUEIRY 等研究显示，nivolumab 可提高晚期肝癌的总生存率且安全性尚可。

靶向 CTLA-4 单抗应用于肝癌的治疗较少，只有 Tremelimumab 作为全人源化单抗在临床上使用。SANGRO 等进行临床试验发现，Tremelimumab 具有抗肿瘤和抗病毒的双重作用。虽然靶向 CTLA-4 在肝癌上应用甚少，但与其他免疫检查点抑制药，如 PD-1/PD-L1 抑制药联用成为研究的主流方向。

PD-1 作为万众瞩目的新型免疫疗法受到了广泛的关注，属于 CD28 超家族成员，主要与 PD-L1 结合。在正常机体中，PD-1/PD-L1 信号通路的激活可减少周围组织受到免疫反应损伤，对机体起到一种保护作用。相反，在肿瘤患者机体，PD-1/PD-L1 信号通路激活可使肿瘤微环境对 T 细胞免疫反应下降，成为一种抵抗状态，导致了肿瘤免疫逃逸的发生。有研究比较不同病理分级、肝癌临床分析、肝功能以及不同 AFP 水平情况下肝癌组织中 PD-1、PD-L1 和 NGF 的表达差异。结果显示肝癌组织中 PD-1、PD-L1 和 NGF 阳性表达率高于正常对照组。目前，PD-1/PD-L1 免疫疗法主要应用于肺癌、大肠癌、血液系统恶性肿瘤，且疗效较前有明显改善。近年来 ASCO 宣布 BMS 的 PD-1 抗体 nivolumab 的 Ⅰ/Ⅱ 期临床结果，表明 nivolumab 在进展期肝癌中安全有效。2015 年启动一项临床试验，入组患者首先接受 PD-L1 表达情况的检测，一线应用 nivolu-mab 对比一线应用索拉菲尼于晚期肝癌患者，目前尚未有结果，我们对其最终结果充满期待。Pembrolizumab 是继 nivolumab 之后又一 PD-1/PD-L1 免疫疗法应用于晚期肝癌，是一种人源化的抗 PD-1 的 Ig G4 型单克隆抗体，该类药物阻断 PD-1/PD-L1 信号通路促使癌细胞死亡，在临床试验中针对多种类型肿瘤均表现出强大的疗效。2015 年，ASCO 大会上做出了一项具有里程碑式的报告，确认了错配修复（MMR）缺陷，可以用来预测对抗 PD-1 抗体 Pembrolizumab 的疗效，基于此项报告，已开展一系列临床试验，相信越来越多的实验结果将会给晚期癌症患者带来希望。

免疫检查点抑制药的治疗虽为肝癌患者带来了希望，但是仍存在不良反应和耐药的现象，我们期待通过对肿瘤微环境的生物标志物预测，加快精准治疗的步伐，从而实现个体化精准化定制。

第十一章　大肠癌分子靶向治疗

第一节　疾病概述

一、概述

大肠癌包括结肠癌(ICD－O C18)和直肠癌(ICD－O C20)，在世界范围内以经济发达的国家发病率高。大肠癌也是我国常见的恶性肿瘤之一，在我国属发病率上升癌，尤其是结肠癌。近年来青年人大肠癌已受到人们的关注。大肠癌发病与地区经济、生活习惯、膳食结构等因素有关，有70%～90%的肿瘤发病与环境因素和生活方式有关，而其中40%～60%的环境因素在一定程度上与饮食营养相关联。直肠癌是指直肠齿状线以上至乙状结肠起始部之间的癌，直肠癌比结肠癌发病率高，比值约1.5∶1；低位直肠癌所占的比例高，占直肠癌65%～75%。我国年轻人发病较国外高，占全部直肠癌的10%～15%。直肠癌主要与癌前疾病如家族性肠息肉病、直肠腺瘤，尤其是绒毛状腺瘤，直肠慢性炎症、高蛋白、高脂肪和高糖膳食、胆汁酸及遗传等因素有关。

二、病因和发病机制

1. **饮食因素**　与大肠癌的关系较为密切。高营养低纤维饮食不利于规律的排便，延长了肠黏膜与饮食中可能含有的致癌物质的接触时间。

2. **遗传因素**　曾有大肠癌家族性高发现象的报告。特别是家族性多发性息肉病，有很高的癌变倾向，属于单基因遗传病。在该病患者体内可检出一种单基因突变体，对息肉的癌变有易感性。

3. **慢性肠道疾病**　如大肠息肉或腺瘤、慢性溃疡性结肠炎、肠道慢性血吸虫病等，由于长期慢性炎症刺激。使肠黏膜上皮异型性增生而癌变。

三、病理变化及类型

直肠是大肠癌的好发部位，其次为乙状结肠，两者可占全部病例的2/3以上，再次为盲肠、升结肠、降结肠和横结肠。

1. **肉眼观分4种类型**　①隆起型：多发生在右侧大肠，肿瘤突向肠腔内，形成结节状、息肉状或菜花状，表面常有坏死、出血及溃疡形成；②溃疡型：此型多见。肿瘤表面形成较深溃疡，边缘隆起，呈火山口状，切面见癌组织向深层侵袭，边界清楚；③浸润型：肿瘤组织向肠壁各层弥散性浸润，常累及肠壁全层，使肠壁局部增厚、变硬，当伴有纤维组织增生时，使肠管增厚变硬，周径明显缩小，形成环形狭窄；④胶样型：肿瘤表面及切面呈半透明、胶冻状，预后较差。

2. 镜下观　以管状腺癌、乳头状腺癌多见，其次为低分化腺癌、黏液腺癌和印戒细胞癌，未分化癌和鳞状细胞癌等少见。

四、扩散方式

1. 直接蔓延　癌组织沿肠壁环状缓慢生长，当癌组织浸润到浆膜后，可直接蔓延到邻近器官，如前列腺、膀胱、子宫及阴道、腹膜等。

2. 淋巴道转移　癌细胞沿淋巴道首先转移到附近淋巴结。如结肠癌，首先转移到结肠上、旁、中间和终末淋巴结，直肠癌首先转移到直肠旁淋巴结，晚期可扩散到远处淋巴结，甚至经胸导管转移到锁骨上淋巴结。

3. 血道转移　多发生在大肠癌晚期。癌组织经血管可转移到全身，其中最常见的是肝转移。此外。还可转移到肺、肾、骨及脑等处。

五、大肠癌的分子生物学特点

肿瘤的发生是多基因参与的过程。大肠癌的发生发展可存在较长的癌前期阶段，包括大肠黏膜上皮的增长、息肉性增生或腺瘤及伴有不同程度的不典型增生、癌变、原位癌、浸润癌及转移癌等明显的阶段性形态学上的改变。随着分子生物技术的发展，表明与其形态学相应的分子生物学改变主要有 APC 基因缺失和点突变、DNA 去甲基化、K - ras 基因突变、DCC 基因的缺失和突变、p53 基因的缺失和突变等。

1. APC 基因缺失和点突变引起了大肠黏膜腺瘤性增生　家族性结直肠癌与家庭性结肠息肉病密切相关，而后者肿瘤是由 APC 基因突变所致。APC 基因定位于人类染色体 5q21～22，基因全长 60kb，APC 基因在人及啮齿类动物的结直肠及其他组织中有表达，含有一个 8538bp 的开放阅读框架，其蛋白质产物含有 2843 个氨基酸残基，分子量为 300kD，位于胞质，性质不明。APC 基因在胚胎细胞中的突变常表现两种形式：单碱基突变导致终止密码子形成，或是小片段缺失插入及剪切突变致移码突变及下游终止子形成。结肠腺瘤细胞中仅有一个等位基因缺失，在腺癌常是有两个等位基因缺失。

2. DNA 去甲基化参与了大肠黏膜由增生到肿瘤早期的过程　正常细胞中存在潜在致癌作用的 DNA 片段即原癌基因，在一定条件下，原癌基因被激活变成癌基因，则细胞增生失控，导致肿瘤的发生。原癌基因的甲基化程度越高，则表达越低，甲基化越低，表达率增高，则易被激活，细胞增生失控，易致肿瘤发生。大肠癌原癌基因 DNA 去甲基化而被激活导致肿瘤的发生、发展。

3. K - ras 点突变导致大肠肿瘤由早期到中期的发展　Ras 为信号转导因子类癌基因，K - ras 是 ras 家族成员与鼠类肉瘤病毒 Kirsten 株中的 V - ras 同源。在结直肠癌中 C - K - ras 点突变占 40%。其点突变常发生在 12、16 氨基酸位点（热点），12 位氨基酸位点甘氨酸突变后由脯氨酸替代形成 18ac 有致癌作用信号因子；61 点的氨基酸点突变后被脯氨酸、谷氨酸替代形成致癌作用因子，这些致癌作用因子通过信号传导途径作用并激活癌基因，导致大肠癌发生发展。

4. DCC 基因缺失促进大肠肿瘤由中期到晚期的演变　DCC 基因定位于人类 18 号染色体长臂，80% 以上的结肠癌细胞具有该区域的等位基因杂合性缺失（LOH）。在多数正常组织细胞中 DCC 基因有表达，但在结肠癌细胞中表达水平很低或无表达。DCC 基因产物可以增加细胞与细胞间黏附，这一现象被抗 DCC 抗体所抑制。细胞聚集试验表现 DCC 蛋白是一种 Ca^{2+} 非依赖性黏附分子。在发育过程中，DCC 蛋白主要存在于上皮细胞，在成熟上皮组织中，DCC 表达局限于基底层细胞。可见 DCC 蛋白表达处于活跃增生但仍受调节的区域，其作用在于维持细胞处于基底细胞状态，细胞增生但未分化。

5. p53 缺失和基因突变加快了大肠癌向远处转移　p53 基因可能是人类恶性肿瘤中最常涉及的抑癌基因，p53 基因位于人染色体 17p13.1，全长为 20kb，由 11 个外显子及 10 个内含子组成。人野生型 P53 蛋白属于核内磷蛋白，由 393 个氨基酸残基组成，分子量为 53kD，含有 3 个结构域：①N 端酸性区具有反式作用因子活性；②中段疏水区，富含氨基酸进化上高度保守，乃突变热点，与突变型 P53 蛋白的致癌作用有关；③C 端碱性区具有核定位功能，且可与特异性 DNA 序列结合。野生型 P53 蛋白作用广泛，可抑制 DNA 复制；激活或抑制基因转录，抑制癌基因激活，诱导细胞分化，维持基因组稳定，参与细胞周期调控 50% 的人类肿瘤中具有 p53 基因突变，其形式包括点突变、缺失、插入以及重排，突变位置大都位于 P53 蛋白的 5 个保守区中，其中 175、248 及 273 密码子又是突变的热点。突变型 P53 蛋白丧失与癌蛋白结合的能力从而使癌蛋白发挥致癌作用。目前认为突变型 p53 基因通过如下两种模式导致肿瘤发生：①显性致癌模式：突变有功能，而获得增生、转化及致瘤的能力。这些突变体还具有协助其他癌基因如 ras 的致癌作用；②显性阴性致癌模式：该模式认为一个等位基因发生突变，其不仅产物本身丧失原有功能，而且使另外一个野生型等位基因产物也失活。从而导致肿瘤的发生。其机制是：突变型 p53 基因产物与野生型 p53 基因产物通过蛋白质 – 蛋白质结合方式形成无功能异源二聚体。突变型 P53 蛋白不仅丧失与特异 DNA 结合而抑制其功能。

大肠癌的发生发展是遗传因素和环境因素长期作用的结果，其中遗传因素又有多基因、多机制、多途径相互作用，交叉混合，共同参与了肿瘤发生发展的各个阶段，其作用无法截然分开，只是上述某种遗传因素的改变在某一阶段起重要作用而已。

六、临床表现

1. 结肠癌

（1）排便习惯及粪便性状的改变：是结肠癌最早出现的症状，多表现为排便次数增加，腹泻、便秘交替出现，粪便中带血、脓或黏液。

（2）腹痛：也是早期症状之一，常为定位不确切的持续性隐痛，或仅为腹部不适、腹胀感。出现肠梗阻时腹痛加重或为阵发性绞痛。

（3）腹部肿块：多为瘤体本身，有时可能为梗阻近侧肠腔内的积粪。肿块大多形状不规则，质硬、表面不平，压之轻痛。若为乙状结肠癌和横结肠癌，可有一定活动度。

（4）肠梗阻：一般是结肠癌的晚期症状，多表现为腹胀、便秘、腹部胀痛或阵发性绞痛等慢性不完全性肠梗阻征象；当发生完全性肠梗阻时，症状加剧。左侧结肠癌有时可以急性完全性肠梗阻为首发症状。

（5）全身症状：因癌肿、溃烂、出造成慢性失血、感染及毒素吸收而引起贫血、乏力、低热和消瘦等。晚期可出现肝火、黄疸、水肿、腹腔积液、锁骨上淋巴结肿大、恶病质等。

左、右侧结肠癌的临床表现由于肿瘤病理类型和部位的不同而有区别。右半结肠癌由于肠腔大、肠壁薄、扩张性好。肿瘤以溃疡型及肿块型多见，易出血、感染、溃烂；肠内容物为液状，粪便稀薄，常以贫血、消瘦及腹部肿块为主要表现，肠梗阻较少见。左半结肠癌由于肠腔小，肿瘤以浸润型居多，易致肠腔狭窄；肠内容物为半固体、固体，肠内粪便多已成形，常以腹泻、便血、便秘、肠梗阻为主要表现。

2. 直肠癌

(1) 直肠刺激症状：便意频繁、便前有肛门下坠感、排便有里急后重及便不尽感，排便习惯改变，出现便秘、腹泻，或两者交替。晚期有下腹痛。

(2) 出血：血便是最常见的症状，随着肿瘤体积的增大，由于炎症、血运障碍、机械刺激等原因，癌肿破溃而发生便血，继发感染时可出现脓血便或黏液便。

(3) 梗阻症状：随癌肿增大，肠腔变窄，粪便逐渐变形、变细。癌肿可造成肠管部分梗阻，多表现为腹胀、便秘、腹部胀痛或阵发性绞痛等，听诊肠鸣音亢进。

(4) 晚期症状：因癌肿侵犯膀胱、前列腺，患者出现尿频、尿痛、血尿等症状；侵犯骶前神经会出现骶尾部甚至下肢的持续性剧烈疼痛。晚期出现肝大、黄疸、水肿、腹腔积液、恶病质等表现。

七、辅助检查

1. 直肠指检　是诊断直肠癌最简便而又最重要的检查方法。75%以上的直肠癌为低位，经直肠指检可触及。应了解癌肿的位置、大小、质地、范围、活动度及与周围组织的关系。

2. 大便潜血检查　此法简便易行，可作为普查或高危人群的初筛手段，对阳性者进行进一步检查，有助于及时发现早期病变。

3. 内镜检查　包括直肠镜、乙状结肠镜或纤维结肠镜检查，是诊断结肠癌最有效、最可靠的方法。不仅可直视病灶，了解病变所在位置、大小及范围，还可取活组织做病理学检查。

4. X线钡剂灌肠或气钡双重对比造影检查　是诊断结肠癌的重要方法之一，可观察结肠运动和显示结肠内的异常形态，并明确癌肿部位和范围。对诊断直肠癌的意义不大，主要用于排除结直肠多发癌和息肉病。

5. 血清癌胚抗原(CEA)测定　诊断特异性不高，对于判断患者的预后、疗效和复发有一定作用。

6. B超、CT检查　可帮助了解癌肿浸润肠壁的深度、周围淋巴结肿大情况以及有无肝内转移、侵犯邻近脏器等。

八、诊断

大肠癌的诊断主要依赖临床表现、体格检查、实验室检查、内镜和X线检查。

1. 临床诊断　早期患者可无任何临床表现，随着肿瘤的增大可出现的主要症状有排便习惯和粪便形状的改变，可以有腹痛、腹部包块、腹泻、便秘、便血、贫血、消瘦等症状,结合实验室检查和 X 线检查可怀疑为大肠癌。

2. 细胞学检查　可以收集冲洗液和擦刷下的脱落细胞进行检查证实为大肠癌。

3. 病理学检查　通过内镜检查钳取可能病变的组织或手术探查行病理检查证实为大肠癌。

第二节　分子靶向治疗

大肠癌是最常见的恶性肿瘤之一。每年全球约有 120 万例新发患者,同时大约 60 万病例死于该病。大约 60% 的患者初诊时已是局部进展期或晚期,5 年生存率只有 5% ~ 8% 。近十几年来,草酸铂、伊立替康、卡培他滨等新的细胞毒药物相继问世,晚期大肠癌的 2 年生存率显著提高,有效化疗方案和靶向药物的联合使用使晚期大肠癌的中位生存期延长至 24 ~ 28 个月。迄今为止,有 3 种分子靶向药物被美国食品和药品管理局(FDA)批准使用,包括贝伐珠单克隆抗体(Bevacizumab)、西妥昔单克隆抗体(Cetux-imab)和帕尼单克隆抗体(Panitumumab)。此外,还有其他一些新的分子靶点药物正在进行临床研究。

一、针对血管内皮生长因子(VEGF)的靶向治疗贝伐珠单克隆抗体

肿瘤血管的生成,是肿瘤生长的关键因素。VEGF 是目前发现的最为强大、专一的刺激血管内皮细胞增生的因子,在大多数肿瘤中过度表达,包括大肠癌。VEGF 选择性直接作用于血管内皮细胞膜上的 3 种酪氨酸激酶受体:VEGFR1、VEGFR2 和 VEGFR3,导致其下游大量的信号通路活化,包括 Akt 信号通路和 Erk 信号通路。VEGF 信号通路促进血管生成,增加血管通透性,在细胞生长、浸润、转移、抑制细胞凋亡方面发挥重要作用。

贝伐珠单克隆抗体是重组人源化单克隆抗体,可与人 VEGF 结合,阻断 VEGF 与受体结合,从而阻断介导的下游信号通路,发挥抗肿瘤效应。已被 FDA 批准用于转移性结直肠癌的一线和二线治疗。

Hurwitz 等开展的Ⅲ期临床研究,对比 IFL + 贝伐珠单克隆抗体组与 IFL + 安慰剂组治疗转移性大肠癌的疗效,两组有效率分别为 44.8% 和 34.8% ,有效持续时间分别为10.4 个月和 7.1 个月,中位无进展生存期(mPFS)分别为 10.6 个月和 6.4 个月,中位总生存(mOS)分别为 20.3 个月和 15.6 个月。研究结果显示,贝伐珠单克隆抗体联合 IFL化疗方案用于一线治疗晚期结直肠癌能延长总生存和无进展生存,提高客观有效率和缓解时间。基于这一研究,2004 年 2 月 26 日美国食品和药品管理局(FDA)正式批准贝伐珠单克隆抗体上市,用于一线治疗晚期结直肠癌。NO16966 是一项研究贝伐珠单克隆抗体联合以奥沙利铂为基础的化疗方案的Ⅲ期临床研究。研究中对比 FOLFOX4 或 XELOX方案联合贝伐珠单克隆抗体或安慰剂作为一线方案治疗晚期大肠癌的疗效。结果显示化

疗联合贝伐珠单克隆抗体组的 mPFS 较对照组延长 1.4 个月，总生存(OS)无统计学意义。

贝伐珠单克隆抗体在晚期大肠癌的二线治疗中也取得良好疗效。E3200 研究中，对伊立替康耐药的转移性结直肠癌患者随机接受 FOLFOX4 + 贝伐珠单克隆抗体，FOL-FOX4，贝伐珠单克隆抗体单药治疗，结果显示 FOLFOX4 + 贝伐珠单克隆抗体组的 RR、PFS、OS 均优于其余两组。

AVASIRI 试验是贝伐珠单克隆抗体联合 FOLFIRI 化疗方案二线治疗晚期大肠癌的 II 期临床研究，总有效率(ORR)为 32%，mPFS 为 11.6 个月，mOS 为 21.4 个月。结果表明贝伐珠单克隆抗体联合 FOLFIRI 化疗方案二线治疗晚期大肠癌有效，毒副反应可耐受。

2012 年 ASCO 会议上公布的 TML 研究结果表明，一线治疗进展后跨线继续使用贝伐珠单克隆抗体可让转移性大肠癌患者持续受益。III 期 TML 研究纳入 820 例不可切除、一线含贝伐珠单抗化疗(基于奥沙利铂或伊立替康的方案)结束 3 个月内病情进展的转移性大肠癌患者，随机入组接受化疗联合或不联合贝伐珠单抗。结果显示，二线治疗继续使用贝伐珠单抗延长患者 OS 和 PFS。

虽然贝伐珠单克隆抗体在大肠癌的一线、二线及维持治疗中都显现出疗效，可是在辅助治疗中的研究结果却都令人失望。

二、针对表皮生长因子受体的靶向治疗

EGFR 在许多实体肿瘤中均有高表达。其中，在大肠癌中的表达为 25% ~ 77%。研究发现，阻断 EGFR 的信号传导，可以抑制肿瘤细胞生长、抑制肿瘤新生血管的形成、抑制肿瘤的侵袭和转移。EGFR 与其相应配体结合后，受体的 TPK 被激活，TPK 在细胞内激活信号传递系统，刺激细胞生长与增生。目前研究较为明确的主要有两条途径：一条是 Ras – Raf – Mek – Erk 途径，另一条是 PI3K – Akt – mTOR 途径，而 K – Ras 基因在其中扮演着重要的角色。

1. 西妥昔单克隆抗体　是重组人鼠嵌合的 IgG_1 单克隆抗体，可高选择性的与 EGFR 结合从而抑制 EGFR 介导的细胞内信号转导及细胞周期进程、诱导肿瘤细胞凋亡、减少基质金属蛋白酶和血管内皮生长因子的产生，抑制肿瘤浸润和转移。2004 年，FDA 和 EMEA 批准其联合伊立替康用于 EGFR 表达而伊立替康耐药的转移性结直肠癌患者。2007 年，FDA 批准其单药用于伊立替康或奥沙利铂治疗失败的 EGFR 表达的转移性结直肠癌患者。2012 年 7 月，被 FDA 批准联合 FOLFIRI 方案一线治疗转移性大肠癌。

EPIC 研究证实了联合西妥昔单克隆抗体和伊立替康作为二线治疗可延长一线使用奥沙利铂和氟尿嘧啶化疗失败的 EGFR 表达阳性的转移性结直肠癌患者生存时间。该项随机 III 期临床研究共入组 1298 例患者，随机接受西妥昔单克隆抗体联合伊立替康或伊立替康单药化疗，结果显示，联合治疗组的 RR 和 PFS 均明显优于单药组，但 OS 两者无明显差异。

CRYSTAL 试验研究了西妥昔单克隆抗体联合 FOLFIRI 方案一线治疗晚期大肠癌的疗效。1217 例 EGFR 表达阳性的初治转移性结直肠癌患者，随机接受西妥昔单克隆抗体联合 FOLFIRI 方案或单用 FOLFIRI 方案治疗，结果显示接受西妥昔单克隆抗体治疗组的

RR 明显高于对照组，mPFS 时间也明显延长。K-Ras 基因野生型的这部分病例接受西妥昔单克隆抗体治疗，其 PFS 延长至 9.9 个月，而 K-Ras 基因突变的患者接受西妥昔单克隆抗体治疗 PFS 仅为 7.6 个月。

　　随后的 OPUS 试验也公布了类似的结果。对于 K-Ras 野生型患者，西妥昔单克隆抗体联合 FOLFOX 较单用 FOLFOX 明显提高 RR 20%，延长 mPFS 1.1 个月，OS 则无统计学差异；对于 K-Ras 突变型患者，西妥昔单克隆抗体反明显降低了疗效。CRYSTAL 研究和 OPUS 研究结果提示，K-Ras 基因突变的转移性结直肠癌患者不适合接受西妥昔单克隆抗体治疗。

　　然而，并不是所有 K-Ras 野生型的患者都一定能从西妥昔单克隆抗体联合化疗中获益。在 Coin Ⅲ 期研究中，西妥昔单克隆抗体联合 FOLFOX/XELOX 仅提高 RR 9%，mPFS、mOS 均无提高。NORDIC-Ⅶ 临床研究的结果，发现在转移性结直肠癌的一线治疗中，FLOX 方案联合西妥昔单克隆抗体与单用化疗相比，并未改善患者的 RR、PFS 和 OS。这些研究提示我们，在 K-Ras 野生型患者中，西妥昔单克隆抗体联合奥沙利铂可能不是最佳的组合；静脉推注氟尿嘧啶和卡培他滨可能也不是西妥昔单克隆抗体的最佳拍档。

　　和贝伐珠单克隆抗体相同，西妥昔单克隆抗体在辅助治疗中没有令人满意的结果。

　　2. 帕尼单克隆抗体　是一种全人源化的单隆抗体，也是针对 EGFR 靶点的药物。其作用机制与西妥昔单克隆抗体类似。帕尼单克隆抗体已于 2006 年被批准单药用于 EGFR 表达阳性，氟尿嘧啶、伊立替康、奥沙利铂治疗失败后的转移性结直肠癌。随后也被批准用于 K-Ras 野生型的转移性结直肠癌的一线和二线治疗。

　　帕尼单克隆抗体 +FOLFIRI 用于二线治疗转移性结直肠癌患者的临床研究取得了较好的结果。结果显示，帕尼单克隆抗体联合化疗治疗 K-Ras 野生型患者的 mPFS 和 RR 均显著获益，总生存无明显差异。K-Ras 突变型患者结果无明显差异。

三、抗 VEGF 和抗 EGFR 联合治疗

　　随着贝伐珠单克隆抗体和西妥昔单克隆抗体在结直肠癌治疗中的成功应用，研究者们开始研究两种靶向药物联合一起应用能否进一步改善治疗效果。CAIRO2 研究中转移性结直肠患者一线治疗随机接受卡培他滨 + 奥沙利铂（CAPOX）+ 贝伐珠单克隆抗体或在该基础上联合西妥昔单克隆抗体。两组 ORR 接近，PFS 接受西妥昔单克隆抗体组则明显缩短，K-Ras 基因突变的状况对西妥昔单克隆抗体的疗效并无影响。

　　PACCE 临床试验研究了在奥沙利铂或伊立替康为基础的化疗联合贝伐珠单克隆抗体的治疗基础上，加或不加帕尼单克隆抗体一线治疗转移性结直肠癌患者的疗效。该研究发现，在伊立替康的治疗组，接受帕尼单克隆抗体治疗的有效率明显高于无帕尼单克隆抗体组，而 PFS 两者相似，但毒副反应帕尼单克隆抗体组更明显。而在奥沙利铂治疗组，接受帕尼单克隆抗体治疗的 PFS 更短，毒副反应更大。两项研究结果提示，贝伐珠单克隆抗体和 EGFR 单克隆抗体之间可能存在负向作用，不适合联合应用。

四、其他的靶向治疗药物

　　1. 厄诺替尼　是酪氨酸激酶抑制药，临床前研究证实，西妥昔单抗和厄洛替尼有协

同抑瘤的功能。2012 年 ASCO 年会上报道了 DREAM 试验的结果：研究入组了 700 例初治、不可切除转移性结直肠癌患者，在一线贝伐珠单抗联合 FOLFOX、XELOX 或 FOLFI-RI 治疗后，446 例病情无进展，随机接受贝伐珠单抗维持和贝伐珠单抗 + 厄洛替尼维持治疗。中位随访 31.0 个月的贝伐珠单克隆抗体 + 厄洛替尼组比贝伐珠单克隆抗体组维持治疗 PFS 显著延长，OS 数据尚不成熟。

2. Aflibercept 是一种全人源可溶性 VEGF 融合蛋白，由人体血管内皮细胞生长因子(VEGF)受体 1 和 2 的胞外区与 IgG_1 的 Fc 区可结晶片段融合而成，不仅与 VEGF – A 结合，还与 VEGF – B、胎盘生长因子结合。在动物模型研究中可见 Aflibercept 可与多种 VEGF 亚型高结合力，并作用于血管内皮细胞、周细胞、血管基膜或 VEGF 受体，抑制血管生成，使肿瘤血管正常化。2012 年 ASCO 年会报告了 VELOUR Ⅲ 期临床研究，1226 个患者一线以奥沙利铂为基础治疗，二线治疗随机分入 FOLFIRI 加 Aflibercept 组和 FOLFI-RI 加安慰剂组，结果显示 mPFS 分别为 6.90 个月和 4.67 个月，ORR 分别为 19.8% 和 11.1%，mOS 分别为 13.50 个月和 12.06 个月，因毒副反应停药率分别为 26.6% 和 12.1%，结果显示 Aflibercept 能带来生存获益。2012 年 8 月 3 日，FDA 批准 Aflibercept (阿柏西普，Zaltrap)治疗转移性结直肠癌，适应证是联合 FOLFIRI 方案二线治疗已使用含奥沙利铂方案疾病出现进展的患者。

3. Regorafenib 是一种口服新型小分子酪氨酸激酶抑制药靶向药物(BAY73 – 4506)，其作用机制包括通过抑制 VEGFR1 ~ 3、Kit、PDGFR、RET 等多靶点通路而抑制肿瘤细胞生长。2012 年，ASCO 年会上报告的 CORRECT 试验也证实了 Regorafenib 是对晚期大肠癌有治疗活性的 TKI 靶向药物。CORRECT 试验入组 760 例标准治疗中或治疗结束后 3 个月内病情进展患者，最佳支持治疗联合 Regorafenib(REG 组)或联合安慰剂组(安慰剂组)。结果显示，REG 组患者 mOS 和 mPFS 均显著改善。Regorafenib 是第一个被证实了对晚期大肠癌有治疗活性的 TKI 靶向药物，可能成为继贝伐珠单抗和西妥昔单抗之后被批准使用的晚期大肠癌标准靶向治疗药物。

4. 呋奎替尼 2019 年 4 月 26 日至 27 日，"2019 中国临床肿瘤学会(CSCO)指南大会"在南京隆重拉开帷幕，来自全国各地的肿瘤学专家共聚一堂并见证了《CSCO 结直肠癌诊疗指南》发布盛况。呋喹替尼(爱优特®)首次纳入中国权威指南，被列为转移性结直肠癌(mCRC)Ⅰ A 级三线治疗推荐方案。

呋喹替尼是一种小分子药物，能够高选择性强效抑制血管内皮生长因子受体(VEG-FR)1、2 及 3，可通过口服的络氨酸激酶抑制药(TKI)并获得"重大新药创制"国家科技重大专项支持的 1 类新药，拥有全球自主知识产权，通过优先审评审批程序获批上市。

Ⅲ 期关键性临床研究 FRESCO 已于 2018 年 6 月 26 日在《美国医学会杂志》(JAMA)上发表。

研究结果显示，完全达到了试验预设的所有终点，呋喹替尼三线治疗 mCRC 可显著延长总生存期(OS)2.73 个月(mOS 9.30 个月 vs 6.57 个月，$P < 0.001$)，延长无进展生存期(PFS)近 2 个月(mPFS 3.71 个月 vs 1.84 个月，$P < 0.001$)，呋喹替尼组的客观缓解率(ORR)为 4.7%，而安慰剂组为 0。呋喹替尼组的疾病控制率(DCR)为 62.2% 显著高于安慰剂组的 12.3%。

预设的所有亚组分析显示呋喹替尼三线治疗 mCRC 的疗效是稳健一致的，无论既往是否接受过抗 VEGF 或抗 EGFR 治疗，呋喹替尼组均能显著获益。

与此同时，呋喹替尼的安全性良好，不良反应可控，通过优化给药方式即可有效控制不良反应。对于接受呋喹替尼治疗的患者而言，这是一种具有生存和生活质量双重获益的治疗方法。

CSCO 作为中国肿瘤治疗领域权威学术机构，其制定的指南在循证医学和专家意见的基础上，兼顾了地区发展不均衡所带来的诊疗可及性差异，已经成为肿瘤领域医生日常工作重要的参考书籍。此次，呋喹替尼纳入《CSCO 结直肠癌诊疗指南》，为其在转移性三线结直肠癌临床治疗中更广泛、更规范化的应用提供了进一步的权威指导。同时也为更多转移性结直肠癌患者带来生的希望。

为了提高药物可及性，帮助更多的结直肠癌患者获益，2019 国家医保目录评审已经开始，让我们拭目以待！

五、PD-1 单抗免疫治疗结直肠癌

1. PD-1 单抗单药免疫治疗　在 MSI-H 肿瘤免疫治疗关键性研究（KEYNOTE-016）中，标准治疗失败后的 mCRC 患者，接受帕博利珠单抗（10mg/kg）治疗后 13 例 dMMR 患者中 7 例（62%）取得客观缓解，所有患者均未达到中位无进展生存时间（PFS）和总生存时间（OS）；而 25 例 pMMR 患者中则无 1 例取得客观缓解，中位 PFS 和 OS 仅分别为 2.2 个月和 5.0 个月。仅仅 MMR 状态或 MSI 状态这样一个单一的指标的不同，患者群体对 PD-1 单抗疗效表现出巨大的反差，从另外一个角度完美阐释了"精准医学"的魅力。2017 年 5 月 23 日，dMMR/MSI-H 首次被 FDA 认定为单一基因标志物，从而批准帕博利珠单抗用于晚期实体瘤的治疗：即用于既往接受过治疗的 MSI-H 实体瘤，无论肿瘤的类型和部位如何。这是基于 5 项研究共 149 例 MSI-H 实体瘤的患者（其中 CRC 患者为 90 例），总体客观缓解率（ORR）为 39.6% 的研究结果。后续开展的 KEYNOTE-164 研究纳入了更多的标准治疗失败的 MSI-H 型 mCRC 患者（63 例），接受了固定剂量（200mg/3w）的帕博利珠单抗单药治疗，也取得了 32% 的 ORR（其中 2 例患者 CR，18 例 PR），中位 PFS 4.1 个月（95% CI：2.1～未达到），中位 OS 尚未达到，12 个月 OS 率为 76%。

另外一个抗 PD-1 单抗纳武利尤单抗（Nivolumab，商品名 Opdivo）也开展了在 dMMR/MSI-H 型 mCRC 患者的研究。关键性的研究 Checkmata-142 共纳入了 74 例患者，ORR 为 34%（其中 7 例获得 CR，中位 PFS 6.6 个月，95% CI：2.1～未达到），中位 OS 尚未达到，12 个月 OS 率为 72%。2017 年 8 月 1 日美国 FDA 批准了采用 Opdivo 治疗 MSI-H 或 dMMR 的成年和 >12 岁儿童 mCRC 患者。

由上可见，两个 PD-1 单抗在 MSI-H 型 mCRC 后线单药治疗中的疗效十分相似，乃至扩展到 MSI-H 型泛实体瘤的疗效也是类似的。

2. PD-1 单抗联合细胞毒性 T 细胞相关抗原-4（CTLA-4）单抗联合免疫治疗　CTLA-4 表达于 T 细胞膜，与 B7（CD80/86）结合以后可产生抑制性信号，抑制 T 淋巴细胞活化，从而削弱 T 细胞介导的抗肿瘤免疫应答反应，因此，CTLA-4 会影响人体免疫系统，削弱其对癌细胞的杀伤能力。伊匹木单抗（Ipilimumab，商品名 Yervoy）与 CTLA-4

结合后能有效阻断后者与其配体 CD80/86 的结合,进而保障 T 细胞的活化与增生。简而言之,CTLA - 4 单抗在机体免疫系统中的作用是阻断抑制性信号通路,使 T 细胞活化得以实现,从而杀伤癌细胞。因此,PD - 1 单抗与 CTLA - 4 单抗联合的双免疫疗法,能从淋巴细胞自身功能活化,以及淋巴细胞对肿瘤细胞识别两个层面来发挥效应,理论上有合理的协同机制。

　　Checkmata - 142 是肠癌领域目前 PD - 1 单抗联合 CTLA - 4 单抗双免疫疗法的最大型的研究,119 例标准治疗失败的 MSI - H/dMMR 型 mCRC 患者,接受纳武利尤单抗(每2 周 3mg/kg)联合伊匹木单抗(每 6 周 1mg/kg)治疗。ORR 达 55%(其中 4 例 CR),疾病控制率高达 80%,中位 PFS 尚未达到,9 个月 PFS 率 76%,中位 OS 尚未达到。

　　由此可见,与单药 PD - 1 单抗治疗方法比较,联合 CTLA - 4 单抗的双免疫疗法,确实能够提高疗效(ORR、PFS、OS),验证了前述的作用机制及协同机制。但是联合治疗也带来了治疗毒性的增加,在 Checkmata - 142 研究中,与纳武利尤单抗单药组比较,纳武利尤单抗联合伊匹木单抗联合治疗组的 3/4 级治疗相关毒性从 20% 增加到 32%,严重不良事件也从 12% 增加到 20%。由于肿瘤免疫治疗对于大多数临床医生属于新鲜事物,而且免疫治疗相关毒性及其处理又与传统抗癌治疗(化疗、靶向治疗)大相径庭;因此,在临床实践中,追求疗效提高的同时,需要极其谨慎对待毒性增加这一客观事实,也要考虑治疗的经济成本(经济毒性)问题。

第十二章　肾癌分子靶向治疗

第一节　疾病概述

一、概述

肾癌又称肾细胞癌(ICD－O C64)、肾腺癌，发病率仅次于膀胱癌，占全部恶性肿瘤的1%~3%。高发年龄为50~60岁，城市发病高于农村，男女发病比例为(2~3):1。常为单侧单病灶，左、右侧发病数相似。病期是影响预后的因素。

二、病因

肾癌发病原因目前尚不清楚，研究认为通过肾排泄的化学致癌物质可诱发肾癌，激素、放射线、病毒感染、吸烟、长期服用非那西丁类药物、长期接触含铅物质以及某些慢性肾脏疾病可能与肾癌的发生有关。

三、病理

肾癌多单发，瘤体多为类圆形的实性肿瘤。外有假包膜，切面以黄色为主。肾癌的组织病理多种多样，多数为透明细胞癌，主要由肾小管上皮细胞发生。除透明细胞外，还可见颗粒细胞和梭形细胞，以梭形细胞为主的肾癌恶性度高，但较少见。肾癌的转移可早可晚，可通过原发肿瘤逐步向邻近组织和器官侵犯而播散。其中较常见者为结肠，还可侵入肝、脾、胰腺、肾上腺及横膈等。向内侵入肾盂后常发生血尿，也可通过淋巴管向外转移，主要是肾蒂、主动脉及下腔静脉周围的淋巴结。肾癌早期即可发生血行转移，最常转移到肺、骨和对侧肾。在肾内静脉、肾静脉及下腔静脉内形成癌栓，并可通过静脉向远处转移。

四、肾癌的分子生物学特点

大部分肾癌由非遗传因素引起，称散发性肾癌；少数肾癌与遗传因素有关，称家族性肾癌，占全部肾癌的2%~4%。研究认为肾癌的发生发展与VHL、p53等癌基因、抑癌基因的突变及染色体畸变相关。

(一)VHL基因与肾癌

VHL基因得名于von Hippel－Lindau病，VHL病为临床十分罕见的家族性常染色体显性遗传性肿瘤病,包括中枢神经系统血管网状细胞瘤、内脏肿瘤和囊肿等。1993 年,Latif 等通过连锁分析将 VHL 基因定位于染色体 3p25～26,并首次成功克隆了 VHL 基因。VHL 基因为抑癌基因,该基因的失活会导致正常的 VHL 蛋白合成障碍,这与肾透明细胞癌的发生发展有着密切的关系。

1. VHL 基因　它定位于染色体 3p25～26 区域,全长 15kb,人类 VHL 基因包含 3 个外显子,其转录产物根据外显子 2 的存在与否分为两种 mRNA,最终生成 3 种蛋白质。第一种 mRNA(含有外显子 1～3)的翻译产物是具有相似生物学效应的两种蛋白质,两者形成蛋白异构体被认为是功能性的肿瘤抑制蛋白 pVHL,其翻译起始位点位于第 54 位密码子(AUG),生成产物包括含有 213 个氨基酸的蛋白质(pVHL30),相对分子质量为 24 000～30 000;另一为含有 160 个氨基酸的蛋白质(pVHL19),相对分子量约为 19 000。前者较后者所多出的 53 个氨基酸,在进化上高度保守,且具有高度种间同源性,尚未发现有突变发生,通常认为与肿瘤抑制无关。pVHL30 多见于胞质,细胞核及细胞膜中较少;pVHL19 则在细胞核及胞质中均量,不存在于细胞膜中。第二种 mRNA(含有外显子 1 和 3)的翻译产物通常被认为与肿瘤抑制无关。VHL 综合征常见 VHL 基因的突变,可有 VHL 基因的截断性的移码突变与无义突变致 pVHL 的生成障碍或相关基因的错义突变而产生功能受限的蛋白质产物。

2. VHL 基因与肾细胞癌　Bodmer 等提出肾癌发生三阶段模型理论:第一阶段,胚系 3 号染色体 VHL 基因易位,此为肿瘤发生的前提;第二阶段,3 号染色体 VHL 基因非间断性缺失;第三阶段,位于剩余 3p 的 VHL 等抑癌基因的等位基因发生体细胞突变而导致癌变。

(1)VHL 基因与遗传性肾细胞癌:VHL 病是一种常染色体显性遗传性癌综合征,约 35% 的 VHL 综合征患者可伴发肾透明细胞癌,肾透明细胞癌是 VHL 综合征的主要死亡原因。超过 70% 的 VHL 病患者在 60 岁前发展为肾细胞癌,多数为低分级和低分期,具有生长缓慢的倾向。家族性 VHL 突变主要是外显子 1 和 3 发生点突变,约 2/3 的患者发生错义、无义、剪接点突变或小片段丢失/插入,1/3 的患者出现大片段(4～380kb)丢失。一部分 VHL 病患者无明显家族变、杂合型缺失及移位重排,20% 过甲基化。

(2)VHL 基因与肾细胞癌分型:根据最新的肾细胞癌病理分类标准,各型肾细胞癌与 VHL 基因突变间存在显著的相关性。肾透明细胞癌具有较高的 VHL 基因突变率;肾乳头状细胞癌患者则较少有 VHL 基因突变,主要以 7、17 染色体三倍体及性染色体的缺失为特征表现;嫌色细胞癌和嗜酸性细胞癌患者不存在 VHL 基因突变或过甲基化;肾集合管癌目前尚未找到特定或一致性的基因改变模式。

(3)VHL 基因与肾细胞癌分期分级:Hiltrud 等发现 VHL 基因突变与肾肿瘤分期有关,其中 PT 2 期癌组织的 VHL 突变基因表达明显低于 PT 3 期,但未发现 VHL 基因突变或过甲基化与肿瘤分级有关。无 VHL 基因突变的肿瘤患者无家庭史,这些患者父母的基因是嵌合体。

(4)VHL 基因与散发性肾细胞癌:VHL 基因不仅与遗传性肾癌关系密切,同时也与散发性肾细胞癌有关。VHL 基因失活是非遗传性散发性肾细胞癌,特别是肾透明细胞癌发生的主要分子机制。研究表明 VHL 基因在肾细胞癌中起着管家基因的作用,50%～

80%的散发性肾透明细胞癌存在 VHL 基因的失活(约50%突变),有较低的侵袭性。

(5)VHL 基因与肾细胞癌预后:散发的肾细胞癌中 VHL 基因改变与预后相关,修正了性别、年龄、级别和临床表现后,VHL 的改变是 I ~ Ⅲ 期肾细胞癌的独立预后因素,而对于姑息性治疗的Ⅳ期肿瘤则无相关性。有研究显示 VHL 基因改变与疾病无进展时间(PFS)或总生存期(OS)无相关性,但无功能的 VHL 突变能明显缩短 PFS。VHL 基因突变与免疫治疗效果无相关性,但发生无义突变的患者对免疫治疗有更好的反应。

(二)其他肾癌相关基因

1. p16 基因与肾细胞癌　p16 基因定位于 9p21,它的产物是细胞周期蛋白激酶4抑制因子(CDK41)。CDK41 可与 CDK4 结合,抑制 CDK4/Cyclin 复合物的催化活性,从而抑制细胞增生和恶性转化。p16 基因的纯合缺失是 p16 基因失活的主要机制。研究发现 p16 基因缺失与肾细胞癌的细胞分型及肿瘤转移有关。

2. PTEN 与肾细胞癌　PTEN 定位于染色体 10q23.3,由 9 个外显子组成,编码 403 个氨基酸残基组成的蛋白质。PTEN 蛋白能抑制肿瘤细胞的酪氨酸激酶活性。PTEN 突变、甲基化或等位基因缺失等方式失活后,PTEN 蛋白失去对 PIP2 向 PIP_3 转化的抑制作用,FAK 及 Akt 活性增加,进而导致 PI3K - Akt - mTOR 信号转导通路活化,此通路活化后可抑制细胞凋亡、促进细胞生存和增生,同时也参与肿瘤血管形成、侵袭和转移,在肿瘤发生发展过程中起重要作用。研究显示在肾细胞癌患者的肿瘤组织中 PTEN 蛋白表达水平较低。

3. p53 基因与肾细胞癌　27% 嫌色细胞癌有 p53 基因突变。突变型 p53 基因通过调节肿瘤组织 VEGF 表达水平促进肿瘤血管形成的作用。

4. met 原癌基因与乳头状肾癌　met 原癌基因有 21 个外显子,编码由 1390 个氨基酸组成的 RTK 跨膜区部分的蛋白质前体,能激活不同的信号通路。研究发现,80% 散发性乳头状肾癌中存在 C - met 表达,并与肿瘤的高分期相关,提示 C - met 的表达多发生在散发性乳头状肾癌发生过程的相对后期。遗传性乳头状肾癌(HPRC)为常染色体显性遗传综合征,以 I 型乳头状肾癌为主要病变,表现为双肾多发肿瘤,可伴发乳腺癌、胰腺癌、胆管癌、肺癌、黑色素瘤等疾病。该病与定位在 7q31.1 ~ q34 的 met 原癌基因突变关系密切,但具体机制尚不清楚。研究认为,C - met 在散发性与遗传性乳头状肾癌发生过程中所起的作用不同,C - met 可能是散发性乳头状肾癌有价值的治疗靶点。

5. 其他基因与肾细胞癌　BCl - 2、cyclinD1、P27kip1、FHIT 等和肾细胞癌的关系尚在进一步研究中。

(三)VHL 相关性肾癌致病机制

1. VHL - HIF 通路的作用　pVHL 在有氧状态下主要通过参与组成泛素连接酶复合体,作用于 HIF 的 α 亚基(HIF - α)而介导其泛素化降解,从而抑制 HIF 作用,pVHL 缺失所致的肾癌细胞 HIF - α 高表达,与肾癌的生物学进程密切相关。

HIF - α 主要包含 3 种亚型,分别为 HIF - 1α、HIF - 2α 与 HIF - 3α。HIF - 1α 与 HIF - 2α 均可以与特定的顺式作用元件结合而启动转录,多个 HIF - 3α 的剪切异构体通常被认为能够减弱 HIF - 1α 与 HIF - 2α 的功能。

HIF-1 是一种调节缺氧反应和修复细胞氧内环境的转录因子，参与人体多种生理病理过程。HIF-1 是由 HIF-1α 和 HIF-1β 两个亚基组成的异二聚体。两种 HIF 亚基结构相似，其 N 端均具有碱性螺旋-环-螺旋(bHLH)和 Per-Arnt-Sim(PAS)结构域，HIF-1α C 端包含 2 个转录激活区，分别是 N-转录激活结构域(N-TAD)与 C-转录激活结构域(C-TAD)；HIF-1β 的 C 端则只有一个转录激活区。bHLH 与 PAS 负责形成异二聚体并且与靶基因中的缺氧反应元件(-RCGTG-)结合。转录激活区调控 HIF-1α 入核后促进下游基因转录。C-TAD 还可以与转录辅因子如 p300/CBP 共同作用激活转录过程。此外，HIF-1α 还具有氧依赖的降解结构域(ODDD)，其与部分 N-TAD 重叠，与 HIF 的稳态相关，也是泛素化的结合位点。HIF-1α 作为氧调节分子，其稳定性与促转录活性受机体内氧浓度的调控，为影响 HIF-1 作用的主要因子；而 HIF-1β(芳香烃受体核转运蛋白，ARNT)则是一种稳定的组成性表达蛋白，常存在于细胞核中。pVHL 可作为一种 E3 泛素连接酶直接与 HIF-1α 结合，并结合 Cullin2、ElonginB、ElonginC 及 Rbx1 形成 E2 泛素-蛋白酶复合体，泛素化的 HIF-1α 随后被 26S 蛋白酶复合体降解。这种泛素化作用的前提是 HIF-1α 中近 N-TAD 的 2 个高度保守的脯氨酸残基的 1 个(或 2 个)被一种芳香基-4-羟化酶(PHD)介导发生羟基化，从而产生 pVHL 的结合位点进行下一步的反应。以上过程需在有氧条件下进行。当氧含量不足时，PHD 失去活性，pVHL 不能与 HIF-1α 结合从而导致 HIF-1α 大量积聚。此外天冬酰胺羟化酶(FIH)也具有类似 PHD 的作用。因此在缺氧状态或 pVHL 缺失的情况下，HIF-1α 累积并与 HIF-1β 二聚结合形成异二聚体，转移到细胞核中并激活相应基因，产生一系列的病理生理过程，如红细胞生成、微血管形成、白细胞趋化作用、自噬性溶酶体形成及能量代谢等。

同 HIF-1α 类似，HIF-2α 也通过与特定的 DNA 序列结合激活转录、翻译过程，HIF-1α 与 HIF-2α 共同作用于一些相同的靶基因，但对于某些特定靶基因，两者亲和力不相同。相比于 HIF-1α 在 pVHL 缺失的肾透明细胞癌中 HIF-2α 所扮演的角色可能更为重要。体外实验表明，HIF-2α 可以干预 pVHL 的肿瘤抑制作用，去除 HIF-2α 可以抑制 pVHL 缺失的肾细胞癌中肿瘤细胞的形成，其作用较 HIF-1α 更为明显。动物实验则表明，HIF-2α 与小鼠体内某些肿瘤病理过程相关。对于患有非肿瘤病变的 VHL 综合征患者，HIF-2α 的表达预示着疾病向恶性肿瘤的转变。有研究表明患肾透明细胞癌的风险与影响 HIF-2α 的单核苷酸多态性相关。

HIF 的积累使得多达 60 种可能的产物表达增强，如血管内皮生长因子(VEGF)、血小板衍生生长因子(PDGF)、表皮生长因子(EGF)等，部分产物被认为与新生血管生成，肿瘤细胞增生、侵袭与转移，肿瘤细胞代谢等相关。

(1)血管生成与局部血供增加：VEGF 在生理情况下通常由缺氧诱导产生，促使内皮细胞在缺氧或无血管区域增生，形成新血管。肾癌组织血管增生活跃，Gnarra 等认为 VEGF 在 pVHL 缺失的肾癌中组成性表达。另有 Bachler 等实验证实敲除 HIF-1α 基因或阻断 HIF-1α 转录可使肿瘤细胞不分泌 VEGF，从而抑制肿瘤新生血管的形成。HIF-1α 的过表达可增强一对配体-受体基质细胞衍生因子-1(SDF-1α)和趋化因子受体 4(CXCR4)的表达，与肿瘤组织血管生成增加相关。研究表明 HIF-1α 可使 PDGF 表达增强,从而参与肿瘤新生血管的成熟过程。癌组织局部血流也受到一氧化氮(NO)等分子成分的调控,这些分子成分均受 HIF－1α 的调控。肾细胞癌是一种富血管性肿瘤,其新生血管壁薄而不完整,为癌细胞的侵袭、转移提供了方便。此外肿瘤血管生成过程本身即具有一定的组织侵袭性,肿瘤细胞可沿着由新生血管所开启的胶原裂隙侵袭。HIF－1α 所具有的促进肿瘤新生血管生成、调控局部血流的功能,被认为是肿瘤发生的主要原因。

(2)肿瘤细胞增生、生存与转移:HIF 可诱导胰岛素样生长因子－2(IGF－2)、转化生长因子－α(TGF－α)及其受体之一——表皮生长因子受体(EGFR)的表达,通过引起下游信号传导的增强或受体下调机制的破坏来促使肿瘤生成。在肾癌细胞中的研究表明,VHL 的缺失及 HIF－1 上调可抑制 C－myc 的表达,主要通过两种依赖 HIF 的途径:①促使 C－myc 降解;②与 MXI1 基因结合并促使其表达,来发挥 MXI1 的抑制 C－myc 作用。C－myc 的减少使线粒体生物发生学、氧摄入等受抑制,引起物质与能量代谢的变化,最终表现为癌细胞的增生与生存,亦可能与延缓细胞衰老,抑制细胞凋亡有关。在肾上皮细胞中,HIF 可使 cyclinD1 表达增强,推进细胞周期,与肿瘤细胞增生密切相关。HIF 可提高 C－met 与其配体 HGF 水平,参与细胞信息传导、细胞骨架重排的调控,与肿瘤细胞增生、分化和运动相关。HIF 可以通过促进多种细胞因子的表达而促使肿瘤细胞增生与提高运动侵袭能力。

(3)肿瘤细胞物质与能量代谢:缺氧状态下细胞主要通过糖酵解途径获得能量,参与糖酵解的酶以及葡萄糖转运蛋白－1(GLUT1)的表达受到 HIF－1 的调控。肾癌中细胞不断增生,导致细胞耗氧量不断增加,使肿瘤处于相对缺氧状态,通过 HIF－1 的作用,肿瘤能够适应"缺氧"状态,进而表现出增生、浸润、转移等生物学过程。此外,有文献报道 HIF－1 也通过调控转铁蛋白、碳酸酐酶及腺苷酸激酶、血清5－腺苷酸酶的表达从而参与铁代谢,维持组织 pH 稳态及腺苷酸代谢过程。

2. 其他机制 VHL 的缺失尚能通过其他通路来参与肾癌的发生发展。pVHL 可通过稳定 Jade1 蛋白结构及促进 Wnt 信号通路的关键蛋白 Dishevelled(Dv1/Dsh)泛素化降解而负性调控 β－catenin/Wnt 信号通路,而 β－catenin/Wnt 信号通路的过度激活通常可诱导肿瘤发生,故 VHL 的突变可通过此途径诱导肿瘤形成。Jade1 蛋白可结合并抑制 Akt 的功能,下调 PI3K－Akt－mTOR 通路,pVHL 的缺失可导致 Jade1 稳定性降低,诱导肾肿瘤生成。肝细胞生长因子(HGF)与肾癌细胞的侵袭力密切相关,pVHL 减少所致 β－catenin 在细胞内积累,可促使 HGF 生成增多,从而提高肾癌细胞的侵袭力。pVHL 的减少可促使 NF－κB 的激动药 Card9 抑制性磷酸化,故 VHL 缺失可降低 NF－κB 的活性,参与肿瘤的生物学过程。pVHL 可与胶原蛋白IV的 α 链结合,并与纤粘连蛋白共同作用而参与细胞外基质的组装,如肾癌这种富血管性肿瘤通常是细胞外基质组装不良的结果之一,且细胞外基质成分缺失与肿瘤的侵袭力也有关联。现有研究表明,在 pVHL 缺失的肾细胞癌中可有 C－Jun 氨基末端激酶(JNK)的高表达,通过 JNK 信号转导通路促使肾癌细胞生长。pVHL 可与细胞外调节蛋白激酶－5(Erk－5)结合介导其泛素化降解,在肾癌中 VHL 突变使 Erk－5 活性增强,继而表现出成瘤活性。pVHL 的其他功能包括受体内化、微管系统稳定性、神经生长因子信号通路、细胞衰老与凋亡、初级纤毛的维护等,可能也与肿瘤发生发展有关。

五、临床表现

血尿、腰痛和肿块为肾癌的三大典型症状，简称肾癌三联征。三大症状同时出现的机会不多，占10%～15%，若同时出现往往是晚期的标志。

1. 血尿　为最常见的症状，常表现为间歇性、无痛性肉眼或镜下血尿。

2. 腰痛　常表现为持续性钝痛，当肿瘤已侵入神经或腰椎可造成严重疼痛。血尿在输尿管内凝固成索条状血块，随尿排出，可引起肾绞痛。

3. 肿块　肿瘤较大时可在腰部或上腹部触及肿块，质硬、表面高低不平，或结节状。若肿块固定，表示肾周围有浸润，预后不佳。

4. 副瘤综合征　10%～40%的肾癌患者可出现副瘤综合征（以往称肾外表现），常见有发热、高血压、血沉增快等，其他表现有高钙血症、高血糖、红细胞增多症、肝功能异常、消瘦、贫血、体重减轻等。

5. 转移症状　临床上有25%～30%的患者因转移症状，如病理骨折、咳嗽、咯血、神经麻痹及转移部位出现疼痛等而就医。

六、辅助检查

1. B超检查　简单易行，能鉴别肾实质性肿块与囊性病变。可作为常规体检项目，能发现尚未出现临床症状、尿路造影未出现改变的早期肿瘤。

2. X线检查　平片可见肾外形增大、不规则，偶有钙化影。造影可见肾盏、肾盂因受肿瘤挤压而有不规则变形、狭窄、拉长或充盈缺损。排泄性尿路造影不显影时，可行逆行性肾盂造影。

3. CT、MRI、肾动脉造影　有助于早期诊断和鉴别肾实质内肿瘤的性质、肾囊肿等，患者可在肾动脉造影同时行栓塞治疗。

4. 病理活检　肾肿瘤穿刺活检以前的观点认为，CT和MRI诊断肾肿瘤的准确性高达95%以上，而肾穿刺活检有15%的假阴性率及2.5%的假阳性率，并且可能出现穿刺活检的并发症，因此不作为术前常规检查项目。

七、诊断与鉴别诊断

肾癌的临床诊断主要依靠超声、CT和MRI等影像学检查。实验室检查作为对患者术前一般状况、肝肾功能以及预后判定的评价指标，确诊则需依靠病理学检查。需与以下疾病进行鉴别。

1. 肾囊肿　典型的肾囊肿从影像检查上不难诊断，但当囊肿内有出血或感染时，往往容易被误诊为肿瘤。而有些肾透明细胞癌内部均匀，呈很弱的低回声，易被超声误诊为肾囊肿。对于囊壁不规则增厚、中心密度较高的肾囊肿，单独应用超声检查进行鉴别比较困难，应结合增强CT或MRI检查。

2. 肾错构瘤　又称"肾血管平滑肌脂肪瘤"，鉴别要点在于RCC内没有脂肪组织，而错构瘤内有脂肪组织。但少数情况下，含脂肪成分少的错构瘤容易被误诊为RCC。

3. 肾脓肿　常见于上尿路梗阻的患者，通常有发热、尿路刺激症状，可以出现脓尿、血尿，CT检查提示囊壁较厚，X线检查可见肾脏影增大，肾盂造影往往患处不显影。

4. 肾结核　其病变过程缓慢，可能有膀胱刺激症状。X线检查是肾结核的主要诊断方法，可见肾外形增大或呈分叶状。内有片状、云絮状或斑块状钙化灶。其分布不规则、不定型，常限于一侧肾脏。病史及全身检查或可提示其他部位结核。

5. 肾嗜酸细胞腺瘤　系源于上皮的良性肿瘤，临床表现与RCC相似，确认有赖于病理检查。

6. 肾脏淋巴瘤　肾脏的淋巴瘤少见，其在影像学上缺乏特点，呈多发结节状或弥散性浸润肾脏，使肾脏外形增大。腹膜后淋巴结多受累，确诊需要病理学检查。

7. 肾盂癌　位于肾脏中部的肿瘤，肾脏整体影像轮廓一般变化不是很明显，以血尿为主要表现。静脉尿路造影或逆行的肾盂造影有助鉴别。

8. 遗传性乳头状肾癌（HPRC）　为常染色体显性遗传病，肿瘤的病理类型为Ⅰ型乳头状RCC。Ⅰ型乳头状RCC的病理学特点为胞质稀少，嗜碱性不明显。本病与VHL综合征相似，发病年龄较晚且进展缓慢，但由于常为双侧多发，故一般行肿瘤剔除术。

9. 遗传性平滑肌瘤病肾癌（HLRCC）　为常染色体显性遗传病，表现为RCC伴多发性皮肤平滑肌瘤、多灶性子宫平滑肌瘤或子宫平滑肌肉瘤，其中RCC的病理类型多为Ⅱ型乳头状肾癌。Ⅱ型乳头状RCC病理学特点为胞质丰富，嗜碱性明显。HLRCC多为单侧单发肿瘤，发病年龄较早，侵袭性很强，易早期转移，因此早期诊断和手术治疗十分重要。

第二节　分子靶向治疗

一、肾癌分子靶向治疗的新进展

肾癌分子靶向治疗，即应用不同制剂或药物，特异性作用于肾癌相关的各种生长因子受体、信号转导通路中的特定酶位点以及与肾癌细胞增生、分裂、侵袭和转移相关基因的特定靶点，在取得明显疗效的同时，又避免对正常细胞伤害的治疗方法。

近年来针对肾癌分子靶向治疗是人们关注的热点，特别是与肿瘤血管生成相关的靶向治疗药物在目前的临床实践中显现了一定的优势，迅速成为目前晚期肾癌的一线或二线治疗的标准药物。

1. 酪氨酸激酶抑制药　TKI的抗肿瘤作用机制可能是通过抑制肿瘤细胞的损伤修复、使细胞分裂阻滞在G_1期、诱导和维持细胞凋亡、抗新生血管形成等途径实现。目前索拉非尼、舒尼替尼、帕唑替尼等药物临床研究已经较为成熟，另外一些正在研究的多靶点药物，如AG013736 vatalanib（PTK787/ZK222584，PTK787）及GW786034等正在进行临床试验。

（1）索拉非尼（Sorafenib BAY43 - 9006）：是另一个新型的口服靶向抗肿瘤药物，2005年12月被美国FDA快速批准，是近十多年来继IL-2后第一个被批准用于治疗转移性肾透明细胞癌的新药。索拉非尼通过两种途径联合抑制肿瘤生长，一方面在上游抑制 Kit 和 Flt-3 受体酪氨酸激酶活性，在下游因其是 Raf 丝氨酸/苏氨酸激酶的强效抑制药，能抑制 EGF 介导的 Ras/Raf/Erk/Mek 信号转导通路，通过抑制肿瘤细胞增生来抑制肿瘤细胞的生长。Ras-Mek 通路是大多数促进细胞增生的生长因子与其受体结合后首先激活的信号转导通路；另一方面，索拉非尼能抑制 VEGFR 和 PDGFR 的功能，从而抑制新生血管的形成。根据 NCCN 肾癌委员会，索拉非尼作为一线治疗推荐用于特定透明细胞为主型与非透明细胞为主型转移性肾癌。

（2）舒尼替尼（sutent，SU11248）：是多靶点激酶抑制药，抑制靶点有 PDGFR-α、PDGFR-β、VEGFR1、VEGFR2、VEGFR3、C-kit、Flt-3、CSF-1R 和 RET。临床前资料已显示舒尼替尼及抑制血管生成和细胞增生。一项多国多中心的Ⅲ期临床试验证实了舒尼替尼一线治疗转移性肾癌的疗效。该试验入组 750 例转移性肾透明细胞癌患者（既往未接受过全身治疗，体能状况好，有可测量病灶），随机接受舒尼替尼或 IFN-α（各 375 例）。第一研究终点为 PFS，第二研究终点为有效率、OS 和安全性。多因素分析为 LDH，ECOG 评分（0 或 1），和原发灶是否手术。两组患者中位年龄均为 60 岁，90% 接受了原发灶手术切除，约 90% 患者 MSKCC 评价为"中或好"。结果舒尼替尼组的 IFN 组的中位 PFS 分别为 11 个月：5 个月，客观有效率分别为 31%：6%。严重的副反应（3~4 度）可以接受，中性粒细胞减少（12%）、血细胞减少（8%）、高淀粉酶血症（5%）、腹泻（5%）、手足综合征（5%）和高血压（8%），有文献报道，高血压与手足综合征与药物疗效相关值得注意的是舒尼替尼组的乏力明显高于 IFN 组（12%：7%）。最新数据显示舒尼替尼一线治疗获得生存优势，舒尼替尼明显延长了 OS（26.4 个月：21.8 个月）。因此基于上述疗效与安全性，舒尼替尼被推荐为一线治疗复发或无法切除的Ⅳ期肾癌（透明细胞为主型），也可用于非透明细胞为主型的治疗。近来扩大临床试验的亚组分析显示舒尼替尼治疗脑转移、非透明细胞类型、预后差的肾癌安全有效。

舒尼替尼是一种新型口服多靶点多激酶抑制药，能够抑制 VEGFR（-1、-2、-3），PDGFR（-α、-β）、Kit，Flt-3、RET 及 FGFR-1 的酪氨酸激酶活性，通过特异性阻断这些信号转导途径达到抗血管形成和抗肿瘤效应，具有靶向抑制肿瘤细胞增生和肿瘤血管生成的双重作用。舒尼替尼的抗肿瘤活性已经在各种晚期恶性肿瘤患者中得到证实，包括肾细胞癌、胃肠道间质瘤（GIST）、神经内分泌肿瘤、肉瘤、甲状腺癌、黑色素瘤、乳腺癌、结直肠癌和非小细胞肺癌。美国 FDA 于 2006 年 1 月批准舒尼替尼用于转移性肾癌的治疗，成为肾癌治疗中继索拉非尼后第 2 个靶向药物。在两个样本量相对较小、不设对照的Ⅱ期临床试验中首先证实了舒尼替尼在转移性肾细胞癌的二线治疗中有效。

（3）其他酪氨酸激酶抑制药

1）Pampanib（arzitinib，AG013736）：是一种小分子的 PDGFR-β 和 VEGFR 酪氨酸激酶抑制药，能阻断 3 种 VEGFR，Ⅱ期临床试验应用 Pampanib 作为免疫治疗失败的转移性肾癌患者的二线治疗，共 52 例，用法为每次 5mg，每天 2 次。部分缓解（PR）率达 46%（24/52），40% 的患者病灶稳定（SD），约 74% 患者的肿瘤有不同程度缩小；平均随访 1 年时，13 例患者疾病进展（25%），3 例终止治疗，36 例患者（69%）病情仍稳定在部分缓解的 24 例患者中，21 例继续治疗后仍有效，TTP 尚未达到。Pazopanib 有良好的耐受性，常见的不良反应为高血压、恶心、腹泻、疲劳、乏力、体重减轻及蛋白尿等。

2）GW786034：是一种小分子酪氨酸激酶抑制药，通过抑制 PDGFR、VEGFR 和 C－kit 发挥作用。临床试验研究证实 GW786034 具有抗肿瘤及抗血管活性，并有良好的耐受性，同时发现 3 例肾癌患者有轻度缓解。

3）SU5416（semaxanib）：是一种 VEGFR1 和 VEGFR2 酪氨酸激酶抑制药。Ⅱ期临床试验显示 SU5416 治疗的 29 例肾癌患者中，25% 的患者病灶稳定，平均 PFS 为 59 天。常见不良反应为乏力、恶心和呕吐等。若与 IFN－α 联合应用，50% 的转移性肾癌患者病情稳定，中位生存时间为 10 个月。进一步的研究正在进行。

4）PTK787：是一种口服的 VEGFR1、VEGFR2、VEGFR3 酪氨酸激酶抑制药。临床研究显示，41 例转移性肾癌患者应用 PTK787 治疗，2 例部分缓解（5%），6 例轻度缓解（15%）病情稳定率达 46%，一年总生存率为 63.7%。不良反应主要包括恶心、乏力、呕吐等。

5）伊马替尼（imatinib）：是一种 BGR－ABL 酪氨酸激酶抑制药，主要抑制 PDGFR 活性，对 VEGFR 无明显抑制作用。单一应用治疗转移性肾癌未见明显疗效。

2. 单靶点血管生成抑制药　肿瘤的生长需要新生血管的形成，因此抗血管生成是肿瘤靶向治疗一个重要的策略。自从 1971 年靶向作用于血管生成的假设被提出来后，很多研究都集中于抗血管生成的研发。肾透明细胞癌的发生主要与 VHL 基因异常有关，后者的改变通过 HIFα 的作用可以使体内 VEGF 水平升高，诱导血管生成，因而肾癌是最富血管生成的恶性肿瘤之一。

（1）贝伐单抗（Bevacizumab，Avastin）：是抗 VEGF－A 的重组型单抗，中和循环的 VEGF－A。2009 年 8 月 3 日 FDA 批准贝伐单抗与 IFN 联合用于进展期肾癌的治疗。一项多中心、随机、双盲Ⅲ期试验（AVOREN）对贝伐单抗联合 IFN 与 IFN 单药进行了比较，共入组了 649 例患者。结果显示与 IFN 单药治疗比较，贝伐单抗与 IFN 联合组显著延长了无进展生存（10.2 个月：5.4 个月）及提高了客观有效率，与单药相比，未出现新的不良反应。同时也观察到总生存延长的趋势。AVOREN 研究最终结果显示中位总生存分别为 23.3 个月与 21.3 个月，两者无统计学显著性差异。

美国癌症与白血病组 B（CALGB）也进行了类似的临床试验，这项 CALGB 临床试验共入组了先前未接受任何治疗的 732 例患者，分别随机接受贝伐单抗联合 IFN 治疗与单用 IFN 治疗，联合治疗组延长了中位无进展生存（8.5 个月：5.2 个月）与有效率（25.5% :13.1%），但毒性也高于 IFN 单药组。2009 年 ASCO 大会公布了该试验的最新结果：两组的中位生存时间分别为 18.3 个月与 17.4 个月，也没有达到统计学差异。

因此，NCCN 将贝伐单抗联合 IFN 被作为 2A 类证据推荐用于复发或无法手术的Ⅳ期肾癌（透明细胞为主型）的一线治疗。

贝伐单抗是针对 VEGF 的人鼠嵌合的单克隆抗体，是最早被批准用于临床的血管生成抑制药。在大肠癌、乳腺癌和非小细胞肺癌中的研究表明，贝伐单抗与化疗药物联合增加疗效。

有研究表明，与安慰剂相比，高剂量的贝伐单抗能延长转移性肾细胞癌患者的 TTP，低剂量贝伐单抗有延长 TTP 的趋势，但差别还没有达到统计学意义；两种剂量的贝伐单抗对总生存没有影响。安全性方面，贝伐单抗可以良好耐受，没有观察到Ⅳ期的毒性反应，分别有21%和64%的患者出现高血压和无症状性蛋白尿，所有反应可在停药后消失。贝伐单抗的有效率及相应可耐受的毒副反应表明它是一个很有治疗潜能的药物。

（2）沙利度胺（Thalidomide）：最初作为镇静药应用于临床，后因致畸作用而被撤出市场。随着血管生成对肿瘤增殖、生长重要性的认识，发现沙利度胺在活体内是一种潜在的血管生成抑制药。目前沙利度胺作为免疫调节和抗血管生成药物已再次用于临床，成为复发和难治性多发骨髓瘤标准治疗方案的一部分。但其抗血管生成的具体机制目前还不清楚，对肿瘤坏死因子及IFN干扰素的影响可能是其机制之一。

由于肾癌缺乏有效的治疗手段，因此有研究者将沙利度胺用于肾癌的治疗研究。Motzer综合分析了包括他们的研究在内的6项Ⅱ期临床研究，沙利度胺的用量100～1200mg/d，在144例晚期肾癌患者中有8例PR有效率仅为6%，与常规化疗或内分泌治疗1.7%的有效率相比仅略有提高，但疾病稳定率25%～72%，其中3项研究中24%～32%的患者无疾病进展时间超过了5个月。因此，对于抗血管生成药物而言，通过抑制肿瘤进一步生长而获得的长期疾病稳定率可能是一个更合适的观察终点指标，而不是基于肿瘤缩小的客观缓解率。研究中毒副反应报道不一，但有较多患者难以耐受副反应而停药。

（3）VEGF-TraP：是VEGFR1和VEGFR2胞外部分与人类IgG₁ Fc分子融合而成的蛋白质，此蛋白质与VEGF结合的亲和力较贝伐单抗强100多倍。在细胞水平，VEGF-TraP可以抑制VEGF诱导的VEGFR2磷酸化及内皮细胞的增生。两项剂量爬坡的Ⅰ期临床试验中，都显示了VEGF-TraP临床疾病控制率的优势，关于VEGF-TraP临床应用的进一步研究正在进行中。

3. mTOR抑制药　mTOR信号传导途径对细胞生长的调节起着重要作用。mTOR是细胞信号传导通路上重要的激酶，在肾细胞癌中mTOR活性的增加可以促进HIFα的表达。因此，mTOR也是肾细胞癌靶向治疗一个重要的靶点。研究表明，mTOR抑制药对转移性肾透明细胞癌有一定的疗效。mTOR抑制药的作用机制是通过抑制mTOR激酶而抑制肿瘤细胞的生长和增生；在干扰素存在下还可以抑制移植瘤动物肿瘤的生长；与FK-BP紧密结合形成复合物后，抑制真核生物翻译起始因子4ESP-1的磷酸化和核糖体S6K活性，这些蛋白是mTOR下游主要的效应器，它们的改变最终可导致G₁期阻滞，抑制肿瘤生长或诱导其凋亡。

目前，研究较为清楚并进入临床研究的mTOR抑制药至少有4种，包括雷帕霉素（smlimua）、CCI-779（temsirolimus）、RAD001（everolimus）和AP23573，后三者都是为了改善生物活性而生成的雷帕霉素酯类衍生物，而其中研究较多的是CCI-779。

（1）CCI-779：在一项为了评估不同剂量组CCI-779（25.75mg和250mg）疗效、安全性及药代学的Ⅱ期临床试验中，CCI-779，二线治疗111例转移性肾细胞癌的客观有效率为7%，加上病情稳定≥6个月的患者，临床获益率可以达到51%；中位TTP 5.8个月，中位生存时间15个月。常见的毒副反应包括斑丘疹（76%）、乳膜炎（70%）、虚弱（50%）以及恶心（43%），Ⅲ/Ⅳ度的毒副反应主要是高血糖（17%）、低磷血症（13%）、贫血（9%）及高三酰甘油血症（6%）。各种不同剂量组之间的疗效和毒性没有明显统计学差别。在此3种剂量情况下，CCI-779都显示了一定的抗肿瘤活性且毒副反应可以耐受。

有研究表明,CCI-779 一线治疗高危转移性肾细胞癌的疗效优于 IFN-α。

(2)RAD001:临床前实验表明,S6K 的活性与 RAD001 的疗效密切相关。药代学与药动学模型研究显示,每天 5~10mg 的剂量足以产生较高而持久的疗效。

(3)AP23573:是静脉用的 mTOR 抑制药,进入体内不需要代谢就有相当活性,它在血中的浓度与对 mTOR 的抑制程度呈正比。由于在多种晚期肉瘤中显示出较好的疗效,AP23573 已经由美国 FDA 通过快速通道审批用于软组织和骨肉瘤的治疗。AP23573 治疗肾癌的研究正在进行之中。

4. EGFR 抑制药　EGFR 在肾透明细胞癌中表达水平达 60%~90%。许多研究者在研究针对 EGFR 靶向药物的疗效,其中研究较多的 EGFR 抑制药,包括小分子 EGFR 酪氨酸激酶抑制药吉非替尼、拉帕替尼(Lapatinib),以及 EGFR 单克隆抗体 ABX-EGF 和西妥昔单抗。临床研究的结果表明,不同的 EGFR 拮抗药对肾细胞瘤的疗效不同。

(1)小分子 EGFR 酪氨酸激酶抑制药

1)吉非替尼(gefitinib):Dtucker 和 Dawaon 等分别用吉非替尼 500mg/d 治疗了 18 例和 21 例转移性肾透明细胞癌,但均未观察到客观有效病例,中位的 TTP 分别为 3.3 个月和 2.7 个月。初步结果没有显示出抗肿瘤活性,并不支持进一步的研究。

2)Lapatinib:是口服的小分子受体酪氨酸激酶抑制药,可同时作用于 HER-1 和 HER-2 基因,形成同源或异源二聚体,抑制细胞内 EGFR 催化区 ATP 位点阻止肿瘤细胞磷酸化和激活,阻断信号传导途径达到抗肿瘤效果。研究表明,Lapatinib 能延长 EGFR 高表达的、经一线治疗失败的转移性肾细胞癌的总生存期。有研究结果提示,作用于多个靶点的药物疗效比单靶点的药物要好。

(2)EGFR 单克隆抗体

1)西妥昔单抗:是免疫球蛋白 IgG_1 的人源化人鼠嵌合单抗,可以阻断 EGF 和 TGFα 与 EGFR 的结合。这种竞争性结合抑制了相关配体结合后的酪氨酸激酶活性和其后肿瘤的生长。一项Ⅱ期临床试验的结果表明,单药西妥昔单抗对转移性肾细胞癌未显示明确的客观疗效。该试验中用西妥昔单抗治疗了 55 例转移性肾透明细胞癌,未观察到客观肿瘤缓解,中位 TTP 只有 57 天。

2)ABX-EGF:是针对 EGFR 的第 3 种靶向药物,是由基因工程小鼠产生的具有高亲和力的人源化单克隆抗体。在一项剂量爬坡的Ⅱ期临床试验中,ABX-EGF 治疗了 88 例转移性肾细胞癌,其中 3 例有效(包括 1 例 CR),另有 2 例 MR,中位无疾病进展生存时间 100 天。研究没有发现剂量和有效率之间有相关性,但非透明细胞癌似乎更容易有效且无病生存时间较长;与治疗相关的皮疹越重,无病生存有越长的趋势,这与其他 EGFR 抑制药治疗中观察到的一致,提示皮疹有可能预测治疗疗效和提示预后。这些研究的初步结果表明,ABX-EGF 单药对转移性肾细胞癌的疗效较为局限,对病理类型为肾乳头状癌的疗效需要进一步研究,但对肾透明细胞癌推荐进行与其他药物联用的研究。虽然 EGFR 高表达是肾细胞癌的病理特征之一,但一些抗 EGFR 的药物并未取得肯定的疗效,考虑原因可能为:肾细胞癌中 EGFR 基因的突变发生率低,而 EGFR 基因的突变与疗效相关;从 Lapatinib 临床研究的结果看,EGFR 的表达程度可能与 EGFR 拮抗药的疗效相关；肾癌的发生涉及多种因素，EGFR 的高表达仅是其中的机制之一；VHL 基因的失活通过 HIF 导致了 VEGF 和 TGF 的高表达，这两个基因的高表达可以诱发血管生成，刺激细胞失控性生长，单一抑制 EGFR 往往不足以逆转在肿瘤增生和血管形成过程中起重要作用的信号传导通路。体外实验已经显示，将 VHL 基因转染入 VHL 阴性的肾癌细胞株，可以恢复其对西妥昔单抗的反应，表明抑癌基因 VHL 对于阻断 EGFR 治疗的有效性及其重要作用另外一项研究显示，活体内 EGFR 抗体治疗后获得性耐药与逐渐提高的血管生成潜能有关，后者主要表现在 VEGF 表达的升高。因此提示对 EGFR 和 VEGF 的双向阻滞可以解决 EGFR 抑制药的耐药，从而提高疗效。

5. 其他靶向治疗

(1)肾细胞癌的基因靶向治疗：随着对分子生物学和遗传学技术的发展，发现 VHL 基因突变产物和肿瘤伴随的特异性蛋白是肿瘤治疗的特异靶点。利用 VEGF 反义寡核苷酸特异封闭肿瘤细胞中的 VEGF mRNA，在基因水平上通过阻断 VEGF 的合成，抑制血管的形成来减少肿瘤细胞的血供，进而降低瘤细胞的增生活性，从而抑制肿瘤的生长。目前放射性碘标记 EGF 治疗以及联合其他分子靶向治疗正在研究中。

(2)肾细胞癌的靶向凋亡治疗：凋亡基因 Fas 低表达或表达突变的 Fas 蛋白，不能传递凋亡信号，在恶性肿瘤的发生、发展过程中起着重要作用。研究发现肾癌组织 Fas 表达远低于 Fas 在正常肾组织中的表达，因此可通过上调肾癌细胞 Fas 表达促进 Fas 介导的凋亡。此外，应用反义寡核苷酸下调凋亡抑制基因 BCl－2 的表达增强肾癌化疗效果。

(3)PD/PD－L1 抑制药治疗肾细胞癌：在肾细胞癌(renal cell carcinoma，RCC)中 PD－L1 的高表达提示预后不良，PD/PD－L1 抑制药治疗 RCC 患者的 ORR 达21%，显著提高了反应率，降低了死亡风险。2015 年 11 月，FDA 批准纳武单抗用于晚期 RCC 的治疗。PD－1 抑制药针对 RCC 患者的临床试验共计 40 余项，其中不乏Ⅳ期临床试验；PD－L1 抑制药的研究也有 10 余项，这些研究正在美国、中国、英国等国家进行。2017 年 2 月，美国 FDA 已批准纳武单抗用于治疗尿路上皮癌。atezolizumab 治疗转移性 RCC 的Ⅰb 期临床试验显示，中位 OS 为 28.9 个月，中位 PFS 为 5.6 个月，ORR 为 15%。转移性 RCC 的Ⅲ期临床试验显示，纳武单抗对比依维莫司中位 OS 分别是 25 个月和 19.6 个月，降低了 27% 的死亡率，且无论 PD－L1 在肿瘤细胞的表达状态如何，纳武单抗都具有一定疗效，10% 经纳武单抗治疗的患者长期生存，较接受依维莫司治疗者改善了生活质量。

总之，目前有多种靶向治疗制剂正在或已经完成了肾癌靶向治疗的临床试验研究并取得了很大的进展。

二、肾癌分子靶向治疗的展望

临床试验结果证明，大多数分子靶向药物如索拉非尼、舒尼替尼、贝伐单抗、Temsirolimus 及 cG250 等治疗 mRCC 有较好的疾病控制率，但完全缓解率低，此类制剂主要是抑制肿瘤细胞和新生血管的形成，起到细胞稳定的作用，不能像细胞毒性药物那样直接杀死肿瘤细胞。因此不同作用机制、不同作用靶点的药物联合应用，或与免疫制剂、传统化疗药物联合治疗有望进一步提高疗效。不同靶向治疗药物、细胞因子、化疗药物联合应用治疗晚期肾癌的多个临床试验正在进行或即将开始，并已初步显示提高了疗效。

　　分子靶向治疗已经成为肾细胞癌最活跃的治疗研究领域之一。2011 年 NCCN 治疗指南已经将索拉非尼、舒尼替尼、CCI－779、贝伐单抗、Pazopanib（帕唑帕尼）及 RAD001（Everolimus 依维莫司）等多种药物作为晚期肾癌的一线和二线标准治疗之一。这是转移性肾癌治疗领域具有划时代意义的重要进展。

　　随着针对基因、蛋白质或信号转导通路等靶点药物的不断问世，肿瘤的治疗进入分子靶向治疗时代。针对疾病发生发展过程中异常基因或其表达蛋白质的靶向药物在肾癌的治疗中已经取得了突破性进展，相信随着更多新的靶点的发现，新的靶向药物的问世，各种不同靶向药物之间及其与传统治疗药物间的联合会带来令人更加鼓舞的结果，我们期待着这些能最终提高肾癌的治愈率。

第十三章　前列腺癌分子靶向治疗

第一节　疾病概述

一、概述

前列腺癌（carcinoma of the prostate）是最常见男性肿瘤之一，其发病率仅次于肺癌，占男性癌症死因的第 2 位。前列腺癌常发生于前列腺的周围区；原发于移行区者，往往与 BPH（良性前列腺增生）伴发。

中国 1993 年前列腺癌发生率为 1.71/10 万，死亡率为 1.2/10 万；1997 年发生率升高至 2.0/10 万，至 2000 年为 4.55/10 万男性人口。前列腺癌患者主要是老年男性，大于 70% 的前列腺癌患者年龄都超过 65 岁，50 岁以下男性很少见，但是大于 50 岁，发病率和死亡率就会呈指数增长。

二、病因

本病病因不明，若青春期切除睾丸可不发生前列腺癌，应用抗雄激素可使前列腺癌缩小。发病的重要因素之一是遗传，如果一个直系亲属（兄弟或父亲）患有前列腺癌，其本人患前列腺癌的危险性会增加 1 倍。2 个或 2 个以上直系亲属患前列腺癌，相对危险性会增至 5～11 倍。流行病学研究发现，有前列腺癌阳性家族史的患者比那些无家族史患者的确诊年龄早 6～7 年。前列腺癌患病人群中一部分亚人群（大约 9%）为"真实遗传性前列腺癌"，指的是 3 个或 3 个以上亲属患病或至少 2 个为早期发病（55 岁以前）。

环境因素与其发病有关，影响从潜伏型前列腺癌到临床型前列腺癌的进程。这些因素的确认仍然在讨论中，但高动物脂肪饮食是一个重要的危险因素。其他危险因素包括维生素 E、硒、木脂素类、异黄酮的低摄入。阳光暴露与前列腺癌发病率呈负相关，阳光可增加维生素 D 的水平，可能是前列腺癌的保护因子。在前列腺癌低发的亚洲地区，绿茶的饮用量相对较高，绿茶可能为前列腺癌的预防因子。

三、病理生理

前列腺癌的临床分期：①A 期：病灶完全局限于前列腺内，无局部或远处转移的临床症状和体征。只能通过尸体解剖或前列腺的随机活组织检查而做出病理学诊断；②B期：可经直肠指诊触及肿瘤结节，但局限于前列腺包膜内，无远处转移的临床表现需经前列腺活组织检查明确诊断；③C 期：肿瘤突破前列腺包膜，但没有远处转移的临床特征；④D 期：肿瘤有局部转移或淋巴结侵犯或者有远处播散的临床表现。

前列腺癌的转移途径有直接浸润、血行转移和淋巴转移。前列腺包膜是重要屏障。一旦突破包膜后，可侵及尿道、精囊、膀胱颈部、三角区，引起双侧输尿管梗阻。骨转移是最常见的血行播散，其部位依次为骨盆、腰椎、股骨、胸椎、肋骨，亦可经血行转移到肺、肝、肾上腺、肾脏、皮肤、大脑等器官。前列腺癌淋巴转移最常发生于闭孔周围淋巴结，可经淋巴管转移至髂内、髂外、腹主动脉旁、纵隔的淋巴结，甚至到锁骨上淋巴结。

四、前列腺癌分子生物学特点

（一）前列腺癌发生的分子生物学特点

1. 遗传因素

（1）基因易感性位点：约 1/4 前列腺癌的发病具有家族聚集现象，对某个个体来讲，其一级亲属（包括父亲、兄弟）中若有一个人患前列腺癌，则该个体患前列腺癌的危险性较普通人群增加 1 倍，若有两个或两个以上的一级亲属患前列腺癌，则危险性会增加 5 ～ 11 倍。在单卵双生的双胞胎研究中显示前列腺癌发生风险与遗传相关度达 42%。遗传性前列腺癌占全部前列腺癌的 9%，为常染色体显性遗传或 X 染色体连锁遗传。基于家族连锁分析，已报道的前列腺癌的遗传易感位点有：1p36（CAPB）、1p13（HSD3B）、1q24 ～ 25（HPC1）、1q42.2 ～ 43、16q23、17p（HPC2/ELAC2）、20q13（HPC20）和 Xq27 ～ 28（HPCX）。然而迄今为止，上述染色体位点与前列腺癌之间的联系尚不能完全确定。目前单核苷酸多态性（SNP）作为第三代遗传标记，具有比第一代、第二代遗传标记更高密度、稳定和易于分型检测的优势，因而在疾病特别是多基因疾病研究领域显示了巨大的优势。现已发现一些特殊基因的单核苷酸多态性（SNP）位点与前列腺癌的发生之间存在着密切的相关性。

（2）相关酶类

1）细胞色素 P_{450}：其基因包含 3 个外显子和 2 个内含子，跨越 DNA 总长度 12kb。细胞色素 P_{450} 庞大的基因家族成员编码结构功能酶类和诱导酶类，在许多潜在致癌物质和抗肿瘤药物氧化激活和（或）外源物质激活过程中起着重要作用；同时它也是雌激素羟基化过程中的重要酶类，与激素类肿瘤的发生密切相关。

2）环氧合酶 22（COX22）：它是花生四烯酸转变成促炎症前列腺素过程中的一个关键限速酶，在 PCa 患者体内过度表达。COX22 的表达水平与肿瘤微血管系统产生的数量有密切的联系，同时它在抑制细胞凋亡、刺激血管生成和促进肿瘤细胞代谢和转移过程中起着重要的作用。

3）核糖核酸酶 L（RNase L）：是编码调控 INF 225A 系统的元件，具有调节抗病毒和抗增生的功能。RNase L 基因位于染色体 1q25，其变异被发现与 PCa 易感性相关，是遗传性 PCa1（HPC1）位点的候选基因。

（3）受体遗传多态性位点

1）β - 雌激素受体（ERβ）：其具有抗增生和促进细胞凋亡的作用，在前列腺上皮细胞中高度表达。

2）维生素 D 受体（VDR）：是维生素 D_3 受体，同时也具有次级胆汁酸受体的功能。它属于执行传递功能的转录调节因子家族成员之一，与类固醇和甲状腺激素受体有类似的基因序列。

3）Toll 样受体蛋白质（TLR）基因簇（TLR102TLR12TLR6）：TLR 在机体固有免疫应答和对外源性病原体产生炎症反应过程中起重要作用。

（4）细胞因子遗传多态性位点

1）肝细胞核因子同源异型框 B（HNF1B）：它是编码转录因子超家族成员的基因。Sun 等研究了人类染色体 17q12 区域 HNF1B 基因 SNP，进行 PCa 病例对照实验后，新发现一个位点与 PCa 发病风险相关。已知与 PCa 发病风险相关的第一位点位于距着丝粒大约 26kb 的区域。

2）胰岛素样生长因子（IGF-1）和胰岛素样生长因子结合蛋白 3（IGFBP）：它们抑制细胞凋亡并且对生长激素起调节作用。

3）白介素 10（IL-10）：在肿瘤患者体内高浓度存在，可以缩小肿瘤的体积，减少肿瘤细胞转移和血管的生成。有研究结果提示，IL-10 变异可增加 PCa 发病风险和肿瘤的恶性程度。

（5）抑癌因子遗传多态性：乳腺癌易感基因 1（BRCA1）位于 17 号染色体上，编码一种维持染色体稳定的蛋白质并且起到肿瘤抑制药的作用。编码蛋白与其他肿瘤抑制药、DNA 损伤敏感元件、信号转换器组成被称为 BRCA1 相关联的染色体监管多亚单位蛋白复合物（BASC）。这种基因产物与核糖核酸聚合酶相关联，也与组蛋白脱乙酰基酶相互作用，在转录、DNA 双链断裂损伤修复和重组中起重要作用。

（6）表观遗传：指在染色体 DNA 序列不发生改变的情况下产生的一种可稳定遗传的表型。表观遗传机制包括 DNA 甲基化、组蛋白修饰和 miRNA，它们分别通过转录前和转录后控制基因表达。表观遗传参与了前列腺癌病程的各个阶段，与前列腺癌的发生、发展及转移密切相关，其中 DNA 甲基化和组蛋白修饰是前列腺癌中最为重要的两种表观遗传表现形式。DNA 异常甲基化对肿瘤发生影响机制主要有：基因组广泛性低甲基化、局部过度甲基化、基因突变热点，与前列腺癌 DNA 损伤修复、激素应答、肿瘤细胞浸润转移、细胞周期调控等过程密切相关。而组蛋白修饰的异常则将引起相应染色体结构和基因转录水平改变，影响细胞周期、分化和凋亡，导致前列腺癌的发生。

2. 环境因素

（1）外环境：有充分研究提示，人类的癌症 80%～90% 都是由社会环境因素引起的。人类生存环境的四大要素，即水、空气、食物（包括药物）和土壤的污染，越来越多的人认识到环境对癌症的影响很大。根据瑞典、丹麦和芬兰的 44 788 对孪生者中进行的一项癌症危险研究，42% 的前列腺癌病例可归于遗传，而其余病例最大可能要归因于环境因素。已有研究发现，气候越冷越干燥的国家前列腺癌的发病率越高，另外辐射、种族、年龄、失业率、杀虫剂的使用均与前列腺癌相关。外环境中，饮食因素与前列腺癌的发病密切相关，目前研究认为总脂肪摄入量、动物脂肪摄入量和红肉消耗量的增加与前列腺癌的发生具有相关性。

（2）内环境：研究证实维生素 D 及血清中的 25(OH)D、1, 25(OH)$_2$D 在前列腺癌的发生发展中起重要作用，它们水平的降低促进了前列腺癌的发展。而血清中胆固醇水平的降低与前列腺癌的低发病率相关。

（3）微环境：这个微环境包括局部微血管、ECM、大量的非上皮细胞、参与创伤和感染应答的淋巴细胞、巨噬细胞和肥大细胞，以及可扩散的生长因子和细胞因子等。有许多证据显示，癌上皮和邻近的间质相互作用会导致肿瘤微环境的改变，而这种改变反过来又可促进肿瘤进程。已有研究证实前列腺癌的发生发展，晚期的骨转移均与微环境相关。环境因素大多数并不能直接导致肿瘤的发生，最终需要作用于一些基因或表观基因的改变从而诱发肿瘤癌变。

（二）前列腺癌发展的分子生物学

1. 雄激素信号与去势治疗耐受机制　前列腺癌细胞依赖雄激素受体来增生和生存。雄激素受体通过配体的结合和核转运而激活。两个雄激素受体的二聚体结合于雄激素反应基因的特异性雄激素反应元件来调节它们的转录。雄激素受体在大多数前列腺肿瘤中表达，在抗雄激素治疗前后无论它们对雄激素的敏感性如何均有表达。雄激素受体高度磷酸化与侵袭性临床病理特征相关，而 CRPC 的进展需要雄激素受体 mRNA 和蛋白质水平的增加。前列腺特异抗原基因（PSA）是一种雄激素反应基因，PSA 蛋白水平可以在大多数 CRPC 中检测到，这提示了雄激素受体信号通路的功能。许多研究者总结了许多不同的前列腺癌去势治疗耐受机制，总的来讲有 5 种机制最终增加了雄激素受体的细胞生长促进功能：①雄激素受体在 25% ~30% 的前列腺癌患者中扩增，雄激素受体水平的增加最终增加了它对肾上腺产生的残余低水平雄激素的敏感性；②在某些病例，有证据显示 5α 还原酶增强了睾酮转变为二氢睾酮的转换率；③雄激素受体基因突变产生了突变蛋白从而可以被其他类固醇激素或它们的代谢产物激活；④辅助调节药过表达或辅抑制物丢失可能也促进了抗雄激素物质向雄激素显效剂的转换，或允许雄激素受体在缺乏雄激素的情况下激活；⑤雄激素受体的激活也可能是雄激素受体被各种效应剂磷酸化。有趣的是大多数去势失败的前列腺癌细胞仍然是对雄激素敏感的。虽然这些细胞在抗雄激素治疗时不会停止生长，但增加雄激素的剂量会加速癌细胞的增生。

2. 其他信号通路　来自不同实验室的研究均证实 CRPC 细胞中替代通路的存在，这些通路避开了细胞周期调节对雄激素受体的需要。那么，雄激素受体可能是活化的、有功能的，但细胞的生存可能被其他平行增生信号通路所调控，如被丝氨酸－苏氨酸激酶 Akt 调控。另外，雄激素受体即便在配体缺乏的情况下仍可能被许多非配体依赖性激活通路所激活。其中 PI3K 通路就是在抗雄激素治疗后仍促进肿瘤细胞增生的重要信号通路之一，而调节 PI3K 通路的 erbB 家族的受体酪氨酸激酶也就调控着前列腺癌的生长。

3. 促分裂原活化蛋白激酶（MAPK）信号转导通路　是近年来研究的热点，它是介导细胞外刺激到细胞内反应的重要信号转导系统，调节着细胞的增生、分化、凋亡和细胞间相互作用。真核细胞中，已确定有 Erk 通路、JNK 通路、蛋白激酶 p38（p38MAPK）通路及 Erk5 通路等 4 条 MAPK 信号转导通路。尽管不同亚组间信号转导通路激活与调控方式存在明显差异，但最终均以三级激酶级联形式激活，即 MAPKKK－MAPKK－MAPK。大量研究显示，在前列腺癌发生与发展过程中，肿瘤细胞的增生、癌症的复发与信号转导尤其是 MAPK 信号转导密切相关。前列腺癌 LNCaP 的生长也会因 HER－2/neu 的稳定转染而加强。HER-2/neu 在雄激素水平很低的时候通过 MAPK 途径，引起标志前列腺癌发展的 PSA 的增加。HER-2/neu 引起的 AR 转激活可能是通过 AR 及 AR 辅助调节因子(如 ARA70)交互作用的促进作用。这条 HER-2/neu-MAPK-AR-ARAs-PSA 途径不会被治疗前列腺癌常使用的抗雄激素药物羟基化。

4. Hedgehog 信号通路

(1)Hedgehog(Hh)信号通路的构成和转导机制：Hedgehog(Hh)信号转导通路是一个经典的胚胎发育信号系统，在胚胎发育和胚胎形成后细胞的生长和分化过程中都起着重要作用。1980 年，Nusslein-Volhard 等在筛选可能引起果蝇突变的基因时发现了一种基因，由其突变导致果蝇皮肤外表有着连续的刺猬样刺状凸起，该基因被分离出来后，便被命名为 Hh 基因。Hedgehog 信号通路由 Hedgehog(Hh)配体(Shh、Ihh、Dhh)，2 个跨膜受体复合物：Patched(Ptch)和 Smoothened(Smo)、下游转录因子 Gli 家族(Glil、Gli2、Gli3)等组成在进化上高度保守。

当不存在 Hh 信号通路分子时，Ptch 直接与 Smo 相互作用，抑制 Smo 分子向细胞内呈递信号，这时下游的 Hh 信号的终端传递者 Gli 蛋白在蛋白酶体内被截断，并以羧基端被截断的形式进入细胞核内，抑制下游目的基因的转录。当 Hh 信号通路分子存在时，Hh 与 Ptch 结合后，Ptch 与 Smo 组成的受体复合物的空间构象发生改变，Ptch 对 Smo 的抑制作用被解除，Smo 开始向细胞内呈递信号，并将信号呈递给转录因子 Gli。激活的转录因子 Gli 进入细胞核，直接促进目的基因(Ptch、Hip、Gli 等)的表达，进而调控细胞的生长、增生和分化。

(2)Hh 信号通路与前列腺的发育：Hh 信号通路对于动物的正常胚胎发育和器官形成具有重要作用，其配体 Shh 的表达为前列腺发育的起始所必需，前列腺由来自内胚层泄殖腔腹侧的泌尿生殖窦以睾酮依赖性导管形成的方式发育而来，腺体形成从泌尿生殖窦的上皮出芽开始。Bamett 等用 RT-PCR 的方法分析孕妇胎儿的前列腺 RNA 得出结论，前列腺上皮的导管出芽和 Shh 在人类胎儿前列腺的表达以及胎儿睾酮同期出现。前列腺的发育早期 Shh 过量表达依赖睾酮的存在，Shh 在泌尿生殖窦的上皮表达，并通过激活邻近间质细胞中的转录因子 Gli，促进间质细胞的增生和分化，从而促进前列腺管出芽。上皮出芽主要是前列腺导管的发育，导管则可广泛分支进入周围的间充质，最后形成由纤维、平滑肌组织包绕的成熟的前列腺腺体。采用 Shh 抗体或者 Hh 通路阻断药西洛帕明作用于鼠泌尿生殖窦，可产生 Shh 信号抑制，前列腺导管的形成障碍。

(3)Hh 信号通路与前列腺癌：Hh 信号通路的异常激活导致肿瘤发生，肿瘤中 Hh 信号通路的激活形式分为 3 种：第 1 种为 Hh 配体非依赖性，Hh 信号通路成员基因缺失或突变；第 2 种为 Hh 配体依赖性(自分泌型)，Hh 配体既由肿瘤细胞分泌，又能作用于肿瘤细胞自身。第 3 种也是配体依赖性(旁分泌型)，其又分为 2 种：Ⅲa 和Ⅲb。Ⅲa 为肿瘤细胞自身分泌 Hh 配体作用于周围间质细胞，间质细胞通过激活 VEGF、Wnt 等信号反作用于肿瘤细胞促进其生长增生。Ⅲb 为肿瘤周围间质细胞分泌 Hh 配体后作用于肿瘤细胞自身。这种肿瘤细胞与周围间质的复杂相互作用为肿瘤细胞的生长增生创造了有利的微环境。

五、临床表现

本病多见于 50 岁以上者。早期前列腺癌通常没有症状；但肿瘤侵犯或阻塞尿道、膀胱颈时，会发生类似下尿路梗阻或刺激症状；严重者可能出现急性尿潴留、血尿、尿失禁；骨转移时会引起骨骼疼痛、病理性骨折、贫血、脊髓压迫导致下肢瘫痪等。

六、病理分级

1. Gleason 评分系统　前列腺癌组织分为主要分级区和次要分级区，每区的 Gleason 分值为 1～5，Gleason 评分是把主要分级区和次要分级区的 Gleason 分值相加，形成癌组织分级常数。

2. 分级标准

（1）Gleason 1：癌肿极为罕见。其边界很清楚，膨胀型生长，几乎不侵犯基质，癌腺泡很简单，多为圆形，中度大小，紧密排列在一起，其胞质和良性上皮细胞胞质极为相近。

（2）Gleason 2：癌肿很少见，多发生在前列腺移行区，癌肿边界不很清楚，癌腺泡被基质分开，呈简单圆形，大小可不同，可不规则，疏松排列在一起。

（3）Gleason 3：癌肿最常见，多发生在前列腺外周区，最重要的特征是浸润性生长，癌腺泡大小不一，形状各异，核仁大而红，胞质多呈碱性染色。

（4）Gleason 4：癌肿分化差，浸润性生长，癌腺泡不规则融合在一起，形成微小乳头状或筛状，核仁大而红，胞质可为碱性或灰色反应。

（5）Gleason 5：癌肿分化极差，边界可为规则圆形或不规则状，伴有浸润性生长，生长形式为片状单一细胞型或者粉刺状癌型，伴有坏死，癌细胞核大，核仁大而红，胞质染色可有变化。

前列腺癌分期的目的是指导选择治疗方法和评价预后。通过 DRE、PSA、穿刺活检阳性针数和部位、骨扫描、CT、MRI 以及淋巴结切除来明确分期。

七、分类

前列腺癌的组织学分类：

1. 腺癌　包括：①高分化腺癌；②中分化腺癌；③低分化腺癌；④不能进行分化程度分类腺癌。

2. 少见腺癌　包括：①内膜类癌；②乳头状囊性癌；③黏液癌；④腺样囊性癌；⑤神经内分泌癌。

3. 特殊类型癌　包括：①移行细胞癌；②鳞状细胞癌；③未分化癌。

4. 其他类型肿瘤　包括：①类癌；②肉瘤；③其他。

5. 不能分类肿瘤。

6. 转移性肿瘤。

八、辅助检查

临床上大多数前列腺癌患者通过前列腺系统性穿刺活检可以获得组织病理学诊断。然而，最初可疑前列腺癌通常由前列腺直肠指检或血清前列腺特异性抗原（PSA）检查后再确定是否进行前列腺活检。直肠指检联合 PSA 检查是目前公认的早期发现前列腺癌最佳的初筛方法。

1. 直肠指检(DRE)　大多数前列腺癌起源于前列腺的外周带,DRE 对前列腺癌的早期诊断和分期都有重要价值。DRE 影响 PSA 值,应在 PSA 抽血后进行 DRE。

2. 前列腺特异性抗原(PSA)检查　PSA 作为单一检测指标,与 DRE、TRUS 比较,具有更高的前列腺癌阳性诊断预测率。

国内外专家讨论达成共识,对 50 岁以上有下尿路症状的男性进行常规 PSA 和 DRE 检查,对于有前列腺癌家族史的男性人群,应该从 45 岁开始定期检查、随访。对 DRE 异常、有临床征象(如骨痛、骨折等)或影像学异常等的男性应进行 PSA 检查。PSA 检测应在前列腺按摩后 1 周,直肠指检、膀胱镜检查、导尿等操作 48 小时后,射精 24 小时后,前列腺穿刺 1 个月后进行。PSA 检测时应无急性前列腺炎、尿潴留等疾病。

PSA 结果的判定:目前国内外比较一致的观点是,血清总 PSA(tPSA) >4.0ng/ml 为异常。对初次 PSA 异常者应复查。当 tPSA 介于 4 ~10ng/ml 时,发生前列腺癌的可能性大于 25% 左右(欧美国家资料)。中国人前列腺癌发病率低,国内一组数据显示血清总 PSA 4 ~10ng/ml 时,前列腺癌穿刺阳性率为 15.9%。血清 PSA 受年龄和前列腺大小等因素的影响,我国前列腺增生(BPH)患者年龄特异性 tPSA 值各年龄段分别为:40 ~49 岁为 0 ~1.5ng/ml,50 ~59 岁为 0 ~3.0ng/ml,60 ~69 岁为 0 ~4.5ng/ml,70 ~79 岁为 0 ~5.5ng/ml,≥80 岁为 0 ~8.0ng/ml。这构成了进行前列腺癌判定的灰区,在这一灰区内应参考以下 PSA 相关变数。

游离 PSA(free PSA, fPSA):fPSA 和 tPSA 作为常规同时检测。多数研究表明 fPSA 是提高 tPSA 水平处于灰区的前列腺癌检出率的有效方法。

当血清 tPSA 介于 4 ~10ng/ml 时,fPSA 水平与前列腺癌的发生率呈负相关。研究表明如患者 tPSA 在上述范围,fPSA/tPSA < 0.1,则该患者发生前列腺癌的可能性高达 56%;相反,如 fPSA/tPSA >0.25,发生前列腺癌的可能性只有 8%。国内推荐 fPSA/tPSA >0.16 为正常参考值(或临界值)。

PSA 密度(PSA density, 简称 PSAD):即血清总 PSA 值与前列腺体积的比值。PSAD 正常值 <0.15,PSAD 有助于区分前列腺增生症和前列腺癌。

PSA 速率(PSA velocity, 简称 PSAV):即连续观察血清 PSA 水平的变化,前列腺癌的 PSAV 显著高于前列腺增生和正常人。其正常值为 <0.75ng/(ml·年)。

3. 经直肠超声检查(TRUS)　对前列腺癌诊断特异性较低,在 TRUS 引导下进行前列腺的系统性穿刺活检,是前列腺癌诊断的主要方法。

4. 前列腺穿刺活检　前列腺系统性穿刺活检是诊断前列腺癌最可靠的检查。

(1)前列腺穿刺时机:前列腺穿刺活检应在 DRE 之后,在 B 超等引导下进行。

(2)前列腺穿刺指征:①直肠指检发现结节,任何 PSA 值;②B 超发现前列腺低回声结节或 MRI 发现异常信号,任何 PSA 值;③PSA >10ng/ml,任何 f/t PSA 和 PSAD 值;④PSA 4 ~10ng/ml,f/t PSA 异常或 PSAD 值异常。

注:PSA 4 ~10ng/ml,如 f/t PSA、PSAD 值、影像学正常,应严密随访。

(3)前列腺穿刺针数:系统穿刺活检得到多数医师认可。研究结果表明,10 针以上穿刺的诊断阳性率明显高于 10 针以下,并不明显增加并发症。

（4）重复穿刺：第一次前列腺穿刺阴性结果，在以下①～④的情况需要重复穿刺：①第一次穿刺病理发现非典型性增生或高级别 PIN；②PSA >10ng/ml，任何 f/t PSA 或 PS-AD；③PSA 4～10ng/ml，复查 f/t PSA 或 PSAD 值异常，或直肠指检或影像学异常；④PSA 4～10ng/ml，复查 f/t PSA、PSAD、直肠指检、影像学均正常。严密随访，每 3 个月复查 PSA。如 PSA 连续 2 次 >10ng/ml 或 PSAV >0.75ng/（ml·年），应再穿刺；⑤重复穿刺的时机：2 次穿刺间隔时间尚有争议，目前多为 1～3 个月；⑥重复穿刺次数：对 2 次穿刺阴性结果，属上述①～④情况者，推荐进行 2 次以上穿刺；⑦如果 2 次穿刺阴性，并存在前列腺增生导致的严重排尿症状，可行经尿道前列腺切除术，将标本送病理进行系统切片检查。

5. 前列腺癌的其他影像学检查

（1）计算机断层（CT）检查：CT 对早期前列腺癌诊断的敏感性低于磁共振（MRI），前列腺癌患者进行 CT 检查的目的为进行肿瘤的临床分期。对于肿瘤邻近组织和器官的侵犯及盆腔内转移性淋巴结肿大，CT 的诊断敏感性与 MRI 相似。

（2）磁共振（MRI/MRS）扫描：MRI 检查可以显示前列腺包膜的完整性、是否侵犯前列腺周围组织及器官，MRI 还可以显示盆腔淋巴结受侵犯的情况及骨转移的病灶。在临床分期上有较重要的作用。磁共振光谱学检查（MRS）是根据前列腺癌组织中枸橼酸盐、胆碱和肌酐的代谢与前列腺增生和正常组织中的差异呈现出不同的光谱线，在前列腺癌诊断中有一定价值。

MRI 检查在鉴别前列腺癌与伴钙化的前列腺炎、较大的良性前列腺增生、前列腺瘢痕、结核等病变时常无法明确诊断。因此影像学检查 TRUS、CT、MRI 等在前列腺癌的诊断方面都存在局限性，最终明确诊断还需要前列腺穿刺活检取得组织学诊断。

（3）前列腺癌的核素检查（ECT）：前列腺癌的最常见远处转移部位是骨骼。ECT 可比常规 X 线片提前 3～6 个月发现骨转移灶，敏感性较高但特异性较差。

一旦前列腺癌诊断成立，建议进行全身骨显像检查（特别是在 PSA >20，GS 评分 >7 的病例），有助于判断前列腺癌准确的临床分期。

九、诊断

欧洲泌尿外科协会前列腺癌指南中激素抵抗性前列腺癌（HRPC）的诊断标准为以下 4 点。

1. 血清睾酮处于去势水平。
2. 间隔 2 周连续 3 次 PSA 检测升高，且超过最低点 50%。
3. 抗雄激素制剂撤退治疗至少 4 周。
4. 骨或软组织转移灶进展。

十、鉴别诊断

1. 前列腺增生　其亦可出现与前列腺癌相似的症状。但前列腺呈弥散性增大，表面光滑、有弹性、无硬结；酸性磷酸酶、碱性磷酸酶无变化，血清 PSA 正常或略高；超声检查前列腺增大，前列腺内光点均匀，前列腺包膜反射连续，与周围组织界限清楚。

2. 前列腺肉瘤　与前列腺癌症状相似。但前列腺肉瘤发病率以青年人较高，其中小儿占 1/3；病情发展快，病程较短；直肠指诊检查前列腺肿大，但质地柔韧，软如囊性；多伴有肺、肝、骨骼等处转移的临床症状。

3. 前列腺结核　有前列腺硬结，似与前列腺癌相似。但患者年龄轻，有生殖系统其他器官，如精囊、输精管、附睾结核性病变，或有泌尿系统结核症状，如尿频、尿急、尿痛、尿道内分泌物、血精等。结核性结节为局部浸润，质地较硬。尿液、前列腺液、精液内有红细胞、白细胞，PCR 结核阳性。X 线片可见前列腺钙化阴影。前列腺活组织检查，可见典型的结核病变等；而癌肿结节有坚硬如石之感，且界限不清、固定。

4. 前列腺结石　因前列腺有质地坚硬的结节，与前列腺癌相似。但前列腺结石做直肠指诊时，前列腺质韧，扪及结石质硬，有捻发感，血清 PSA 检查一般为正常。盆腔摄片可见前列腺区结石阴影。

5. 非特异性肉芽肿性前列腺炎　直肠指诊时，前列腺有结节，易和前列腺癌相混淆。但癌结节一般呈弥散性，高低不平，无弹性。而前者的硬结发展较快，呈山峰样凸起，由上外向下内斜行，软硬不一，但有弹性；X 线片和酸性磷酸酶、碱性磷酸酶正常，但嗜酸性细胞明显增加。抗生素及消炎药治疗 1~2 个月，硬结变小。前列腺硬结穿刺活组织检查，镜下有丰富的非干酪性肉芽肿，充满上皮样细胞，以泡沫细胞为主，周围有淋巴细胞、浆细胞、嗜酸性细胞；腺管常扩张、破裂，充满炎症细胞。

第二节　分子靶向治疗

前列腺癌起病较隐匿，对其进行早期诊断十分困难，多数发现时已经远处转移。然而多数早期前列腺癌尚对内分泌治疗较为敏感，但经抗雄激素治疗 12~18 个月后转为雄激素非依赖型前列腺癌（HRPC），引起了激素抵抗，患者在雄激素去除后仍然不能阻止肿瘤的增生、病情的恶化，最终导致患者死亡。分子靶向治疗已然成了目前肿瘤治疗的研究热点，为前列腺癌的治疗也提供了新的方向。

一、以肿瘤细胞为靶向的治疗

针对肿瘤细胞的靶向治疗即把肿瘤细胞视为靶细胞，利用单克隆抗体或结合细胞毒性药物以及放射性核素的单克隆抗体，特异性地直接结合肿瘤特异抗原或肿瘤相关抗原，以达到杀灭肿瘤细胞的目的。近年来，前列腺特异性膜抗原（PSMA）、前列腺干细胞抗原（PSCA）及前列腺酸性磷酸酶（PAP）在前列腺癌细胞中的表达有一定的特异性，是目前前列腺癌的细胞靶向治疗的重要干预因子。

前列腺特异性膜抗原（PSMA）是一种既有叶酸水解酶也有 N 端乙酰化的 Ⅱ 型跨膜蛋白，正常表达于前列腺上皮细胞，在肾、唾液腺、十二指肠和中枢神经系统和周围神经系统中也有极低表达。而在前列腺癌中高度的过表达，其表达也与前列腺癌的分期及转移程度呈正比。其功能在前列腺中尚且未知。因此 PSMA 可以成为标记前列腺上皮细胞的靶分子。在 Briana Jill Williams 等的实验中，他们用能表达人类 PSMA 的鼠 RM－1 前列腺癌细胞克隆衍生物构造了小鼠前列腺癌模型，其实验组中 PSMA 的 CD40 细胞被靶向植入腺病毒载体，从而能更好地激活 T 淋巴系统。结果显示，实验组由于诱导了免疫反应而肿瘤生长得到抑制，对照组肿瘤生长正常。也有学者通过用抗 PSMA 单克隆抗体 J591 联合紫杉醇微胶粒形成的胶束有效的抑制人前列腺癌细胞和控制了 PSMA 依赖性的肿瘤生长，比起单独用化疗药物更减少了其不良反应。虽然仍处于研究阶段，但是已经显示了前列腺癌的分子靶向治疗的巨大潜力。

前列腺干细胞抗原（PSCA）是属于表面抗原 Thy－1/Ly－6 家族 GPI 锚定的细胞表面蛋白，由于它在前列腺癌中的表达显著增强以及具有细胞表面位点，使得它能够成为前列腺癌的诊断及靶向免疫治疗的理想候选者。Jing Ren 等通过把抗人 PSCA 单克隆抗体 mAB7F5 绑定到 Au/Fe_3O_4 纳米粒子作为 PSCA 特异性的磁共振探头进而在小鼠体内形成 mAB7F5 的可视化分布，结果通过光学图像和 MRI 检测发现经抗体结合物进行免疫治疗的 PC－3 的荷瘤小鼠的肿瘤生长有明显的抑制，未经治疗的则无，这为前列腺癌的分子靶向治疗提供了新的思路。

前列腺酸性磷酸酶（PAP）是前列腺癌细胞的一种分泌蛋白，在前列腺癌骨转移的患者中，PAP 表现为强表达而 PSA 却只有弱表达，人前列腺癌细胞分泌 PAP 并且引起成骨反应，通过对 PAP 的监测可以了解到骨转移的情况。在 Elmar Spies 的实验中，他们用 3 个人造的 PAP 基因制作了转基因的荷瘤小鼠模型，然后用能产生特异性免疫反应的 DNA 疫苗接种，发现实验组中小鼠的肿瘤生长受到了明显的抑制，对照组则生长正常，虽然该免疫疗法目前还没有应用到灵长类动物和人类，但也为前列腺癌靶向治疗提供了方向。

二、以肿瘤血管生成为靶向的治疗

实体肿瘤的一个特点就是它具有异常的血管分布，称之为肿瘤血管，肿瘤血管的丰富程度决定了肿瘤的生长速度以及远处转移的风险，对肿瘤微血管密度的免疫组织化学检测通常可以预测各种恶性肿瘤的预后。因此以肿瘤血管为靶向的治疗策略已经成为了当前肿瘤研究的热点。目前针对肿瘤血管生成在前列腺癌的生长和转移中的作用已经研究的很透彻，寻找到抗肿瘤血管生成的靶标是关键点。

血管生长内皮因子（VEGF）是目前已经被证实的最重要的血管生成信号蛋白，它通过调控血管内皮细胞的有丝分裂和增加其生存性能来促进肿瘤血管生成，这样不仅促进了肿瘤的生长也促进肿瘤的转移。研究发现 VEGF 在乳腺癌、卵巢癌、胃癌、结直肠癌的发生发展中起着重要作用。用免疫组织化学法对前列腺癌中的 VEGF 分析显示其表达呈现多变性，但其总体表达水平浮动在 40% ~ 100%，因此阻断 VEGF 可以抑制肿瘤的血管生成，阻止肿瘤生长与转移。Poyil 等用 VEGF 受体抑制药槲皮素对前列腺癌小鼠模型进行实验发现实验组肿瘤的体积和重量明显减少，其蛋白印迹结果分析证明槲皮素抑制了 VEGF 诱导 VEGF 受体 2 的磷酸化和其下游蛋白激酶 Akt、mTOR 和 P70S6K 的表达。Gagan Deep 用水飞蓟素提取物黄酮木脂素（抗血管生成功效）对患有人前列腺癌 DU145 细胞移植瘤的小鼠进行口腔喂食，发现实验组动物肿瘤生长明显抑制，进一步免疫组织化学分析显示黄酮木脂素能抑制肿瘤血管生成标志物 CD31、巢蛋白和 VEGF 及其相关受体的表达而不影响正常组织肝、肺、肾的血管计数，表明了 VEGF 是针对肿瘤血管生成靶向治疗的一个很好的靶点。

巢蛋白是一个中间丝状体蛋白，表达于胚胎毛细血管和黄体毛细血管的内皮细胞中，其表达局限于血管内皮细胞和内皮祖细胞的增生，有报道表明巢蛋白也在胶质母细胞瘤、前列腺癌、结直肠癌、胰腺癌的血管中有表达，而且其表达更特定于新生的血管内皮细胞内。在 Wolfram Kleeberger 的实验中他们证实巢蛋白的表达依赖于雄激素的分泌水平，通过雄激素阻断疗法治疗的前列腺癌患者的死亡率、转移率明显降低，这可能与巢蛋白的表达降低有关，因此如果寻找到直接的巢蛋白抑制药，那么巢蛋白也能成为前列腺癌靶向治疗的一个很有潜力的靶点。

当然，除了 VEGF 和巢蛋白外，还有很多以肿瘤血管生成为靶点的作用因子处于研究阶段，如纤维母细胞生长因子（FGF）、血小板源生长因子（PDGF）、转化生长因子 β（TGF - β）、肿瘤坏死因子 α（TNF - α）、白介素 8（IL - 8）等。对应这些靶点的抗肿瘤血管生成药物也研究得愈发广泛，如沙利度胺、贝伐单抗、VEGF 抑制药、酪氨酸激酶抑制药，它们的抗血管生成靶点并非单一的，而是联合多种靶点起效。

三、以肿瘤细胞信号通路为靶向的治疗

细胞外因子通过与细胞受体（膜受体或核受体）结合，能引发细胞内的一系列的生物化学反应，这一过程称为细胞信号转导。肿瘤细胞信号转导异常能引起肿瘤的恶性程度增大，对机体侵袭性也变强，随着近年来分子肿瘤学、分子生物学的发展，肿瘤的信号通路作用机制也逐步清晰，因此针对肿瘤信号通路为靶点的抗肿瘤治疗也取得很大进展。

PI3K/Akt 信号通路是前列腺癌细胞的一条重要的信号转导通路，在 30% ~ 50% 的前列腺癌患者中发现了该通路的异常活化，它参与了多种生理活动，包括细胞代谢、凋亡、增生、分化和细胞周期调节，在前列腺癌的发生、发展、转移以及化疗耐药中起着重要作用。姜黄素是一种 PI3K 抑制药，姜黄素治疗能够诱导 PC - 3 细胞的凋亡，在 li 的实验中，实验组通过对前列腺癌小鼠模型动物进行饮食姜黄素，实验组的小鼠肿瘤体积变小，对照组肿瘤则生长正常。鉴于 PI3K 抑制药作为一种特定抑制药的局限性的特点，目前还有很多的 PI3K 抑制药处于试验阶段，尚未评估其在前列腺癌的应用。Akt 抑制药也在被研究其在前列腺癌中的作用，哌立福辛是一种能够调控 Akt 的磷酸化并且能上调抑癌基因 p21 的表达的抗肿瘤药物，它能抑制 PC - 3 细胞的生长和诱导细胞周期阻滞，还能通过激活 GSK - 3β 通路来诱导 PC - 3 细胞的分化，目前哌立福辛仍处于前列腺癌的临床试验阶段。

雄激素受体（AR）信号通路在前列腺癌发生发展中也起到很重要的作用。前列腺导管上皮细胞的生长依赖于睾酮，睾酮在前列腺细胞中变为 5 - α - 二氢睾酮，结合到雄激素上，因此诱导多基因的表达进而调节了前列腺细胞的生长。雄激素阻断疗法经常被用于治疗复发性的前列腺癌，MDV3100 是一种雄激素受体拮抗药，它绑定到 AR 上来降低 AR 的核转运的效率、降低 DNA 结合到雄激素的反应元件活性，在一个用 MDV3100 对去势难治性前列腺癌（CRPC）患者进行 3 期临床试验中，对比起安慰剂组明显提高了生存率（18.4 个月比 13.6 个月），当然这种雄激素受体阻抗剂还有很多，如 ARN - 509、

TAK - 700、TOK - 001 等，大部分都处于临床试验阶段。

　　除此之外，还有酪氨酸激酶、BCl - 2 等信号通路的研究也比较多，其相应的抑制药也处于临床试验阶段，针对前列腺癌细胞信号通路为靶点的分子治疗前景十分广阔。

四、前列腺癌的分子靶向治疗的应用前景与展望

　　目前，前列腺癌的主要治疗方法是根治性前列腺切除术、放疗和全身疗法（激素剥夺疗法和化疗），然而复发、不良反应等一系列问题仍然困扰着我们。随着分子肿瘤学、生物学、药理学的飞速发展，前列腺癌的分子靶向治疗的研究取得了重大的突破，许多的靶向治疗药物都处于临床试验阶段，但是我们不能盲目自信，仍有很多问题亟待解决，如靶向药物的特异性、靶向药物的穿透性以及机体对靶向药物的耐药性等。我们只有对前列腺癌的发生、发展及其相关的生物标记了解更加透彻，才能为患者选择更具有针对性和个性化的治疗方案。

第十四章　淋巴瘤分子靶向治疗

第一节　疾病概述

一、霍奇金淋巴瘤(HL)

1. 概述　恶性淋巴瘤(malignant lymphoma)是一组起源于淋巴结或者其他淋巴组织的恶性实体肿瘤,可分为霍奇金淋巴瘤(hodgkin lymphoma, HL)和非霍奇金淋巴瘤(non hodgkin lymphoma, NHL)两类。霍奇金淋巴瘤是由英国人霍奇金首先于1832年报道的。在世界各地不同种族的人群中均有发生,其分布因不同时间、人群及淋巴瘤本身的类型而异。我国的发病率低于欧美国家,死亡率占恶性肿瘤中的11～13位。本病多见于青年,男性多于女性。霍奇金淋巴瘤的诊断首先是在以组织细胞学检测中见到双核或多核的R-S细胞为主要依据。其临床主要特征是多数患者以无痛性浅表淋巴结肿大为首发症状,最初病变局限于一组淋巴结,病情发展较为缓慢,随着病情进展,病变逐渐扩展至邻近淋巴结或淋巴组织,也可通过血行弥散侵犯非淋巴组织及器官。淋巴瘤发病隐蔽,易于误诊,对于无痛性淋巴结肿大,持续不明原因发热,应特别注意。

2. 病因和发病机制　霍奇金淋巴瘤病因仍不清楚。有研究结果表明可能与EB病毒有关。

3. 分类及分型　目前采用2001年世界卫生组织(WHO)的淋巴造血系统肿瘤分类,分为结节性淋巴细胞为主型HL和经典HL两大类。结节性淋巴细胞为主型占HL的5%,经典型占HL的95%。显微镜下的特点是在炎症细胞背景下散在肿瘤细胞,即R-S细胞及其变异型细胞,R-S细胞的典型表现为巨大双核和多核细胞,直径为25～30μm,核仁巨大而明显,可伴毛细血管增生和不同程度的纤维化。在国内,经典HL中混合细胞型(MCHL)最为常见,其次为结节硬化型(NSHL)、富于淋巴细胞型(LRHL)和淋巴细胞消减型(LDHL)。几乎所有的HL细胞均来源于B细胞,仅少数来源于T细胞。

(1)结节性淋巴细胞为主型霍奇金淋巴瘤(NLPHL),镜下以单一小淋巴细胞增生为主,其内散在大瘤细胞(呈爆米花样)。免疫学表型为大量$CD_{20}{}^+$的小B细胞,形成结节或结节样结构。结节中有$CD_{20}{}^+$的肿瘤性大B细胞称作淋巴和组织细胞(L/H型R-S细胞),几乎所有病例中L/H细胞呈$CD_{20}{}^+$、$CD_{79a}{}^+$、$bc_{16}{}^+$、$CD_{45}{}^+$、$CD_{75}{}^+$,约一半病例上皮细胞膜抗原阳性(EMA+)，免疫球蛋白轻链和重链常呈阳性，不表达 CD15 和 CD30。

（2）经典霍奇金淋巴瘤(CHL)又分为 4 种亚型：①结节硬化型霍奇金淋巴瘤(nodular sclerosis hodgkin lymphoma, NSHL)：20% ~40% 的 R-S 细胞通常表达 CD20、CD15 和 CD30。光镜下具有双折光胶原纤维束分隔，病变组织呈结节状和"腔隙型" R-S 细胞三大特点；②淋巴细胞丰富型霍奇金淋巴瘤(lymphocytic-rich chassical hodgkin lymphoma, LRCHL)：大量成熟淋巴细胞，R-S 细胞少见；③混合细胞型霍奇金淋巴瘤(mixed cellularity hodgkin lymphoma, MCHL)：可见嗜酸粒细胞、淋巴细胞、浆细胞、原纤维细胞等，在多种细胞成分中出现多个 R-S 细胞伴坏死。免疫组化瘤细胞 CD30、CD15、PAX-5 呈阳性，可有 IgH 或 TCR 基因重排；④淋巴细胞消减型霍奇金淋巴瘤(lyphocyte-depleted hodgkin lymphoma, LDHL)：淋巴细胞显著减少，大量 R-S 细胞，可有弥散性纤维化及坏死灶。

4. 临床表现及分期

（1）临床表现

1）淋巴结肿大：几乎 HL 患者均有不同程度的淋巴结肿大，以颈部和锁骨上淋巴结肿大最为常见，其次是腋下淋巴结肿大；纵隔淋巴结肿大或肿块也较易见，但以单独病变形式存在极为罕见，往往是颈部或锁骨上淋巴结病变播散而来。约 3% 的病例仅表现为横膈下区域淋巴结病变，因此对于病变位于横膈下区域时，霍奇金淋巴瘤的病理学诊断尤其需要仔细考虑。病变淋巴结部位在饮酒后立刻出现疼痛是一个非常奇怪的症状，对霍奇金淋巴瘤有很高的特异性，但该症状仅见于不到 10% 的患者。

2）淋巴结外器官侵犯：结外病变可以发生在体内任何部位，脾脏、肝脏、肺、骨骼和骨髓是最常见的结外累及部位。约 1/3 患者脾脏病变，肝大占 10% 左右，主要来自脾脏转移，为血源性播散，见于晚期患者。严重者可发生黄疸、腹腔积液、肝衰竭。其余每种各占 5% ~10% 的病例；中枢神经系统和睾丸霍奇金淋巴瘤极为罕见，而在非霍奇金淋巴瘤却相对常见。

3）全身症状：任何一种形式发热，可为持续性低热或偶发高热，其中周期性发热对诊断 HL 有特异性，但是该症状仅见于少数患者。部分患者还有盗汗、乏力、消瘦和全身皮肤瘙痒。晚期常有贫血和恶病质等。出现广泛胸腔内病变时，可表现为咳嗽、胸痛、呼吸困难，但咯血比较罕见。

（2）临床分期：目前广泛应用的分期方法是在 Rye 会议(1965 年)的基础上，经 Ann Arbor 会议(1971 年)修订后确定的。Ann Arbor 分期系统经过 Cotswold 修订(1989 年)后将霍奇金淋巴瘤分为 Ⅰ~Ⅳ期。其中 Ⅰ~Ⅳ期按淋巴结病变范围区分，脾和韦氏环淋巴组织分别记为一个淋巴结区域。结外病变定为Ⅳ期，包括骨髓、肺、骨或肝脏受侵犯。此分期方案 NHL 也参照使用。

Ⅰ期：单个淋巴结区域（Ⅰ）或局灶性单个结外器官（ⅠE）受侵犯。

Ⅱ期：在膈肌同侧的两组或多组淋巴结受侵犯（Ⅱ）或局灶性单个结外器官及其区域淋巴结受侵犯，伴或不伴横膈同侧其他淋巴结区域受侵犯（ⅡE）。

注：受侵淋巴结区域数目应以脚注的形式标明（如Ⅲ3）。

Ⅲ期：横膈上下淋巴结区域同时受侵犯（Ⅲ），可伴有局灶性相关结外器官（ⅢE）、脾受侵犯（ⅢS）或两者皆有（ⅢE＋S）。

Ⅳ期：弥散性（多灶性）单个或多个结外器官受侵犯，伴或不伴相关淋巴结肿大，或孤立性结外器官受侵犯伴远处（非区域性）淋巴结肿大。如肝或骨髓受累，即使局限也属Ⅳ期。

全身症状分组：分为 A、B 两组。凡无以下症状者为 A 组，有以下症状之一者为 B 组：不明原因发热 >38℃；盗汗；半年内体重下降 10% 以上。

累及的部位可采用下列记录符号：E，结外；X，直径 10cm 以上的巨块；M，骨髓；S，脾；H，肝；O，骨骼；D，皮肤；P，胸膜；L，肺。

5. 诊断和鉴别诊断　慢性、进行性、无痛性淋巴结肿大要考虑本病。HL 的诊断（包括亚型）主要依靠淋巴结组织活检（包括免疫分型），同时流式细胞术细胞免疫分型分析及分子生物学基因检测对 HL 诊断和分型亦有较大的参考价值。对于疑难病例还应注意与其他疾病进行鉴别。

（1）与非霍奇金淋巴瘤如富含 T 细胞的 B 细胞淋巴瘤、间变大细胞性淋巴瘤鉴别。

（2）与其他淋巴结肿大性疾病鉴别，如淋巴母细胞性反应性增生、慢性淋巴结炎、巨大淋巴结增生、淋巴结结核等。

二、非霍奇金淋巴瘤（NHL）

1. 概述　非霍奇金淋巴瘤（non-hodgkin's lymphoma，NHL）是一组异质性的淋巴细胞异常增生性疾病，起源于 B 淋巴细胞、T 淋巴细胞或自然杀伤细胞（natural killer，NK）是淋巴瘤的另一种类型，凡不属霍奇金淋巴瘤均属非霍奇金淋巴瘤。其发病较霍奇金淋巴瘤更为多见。其非霍奇金淋巴瘤细胞在形态、免疫特征方面与霍奇金淋巴瘤不同，肿瘤发生的部位可以是淋巴结，也可以是淋巴结以外的组织器官。患者往往为多病灶起病，受累淋巴结多为双侧和多发，甚至遍及全身，其临床表现变化多端，因而治疗效果和预后也较霍奇金淋巴瘤有较大差异。

2. 病因和发病机制　非霍奇金淋巴瘤的病因和发病机制不清楚，研究显示与射线、有毒物质、感染、免疫功能低下等因素相关。

3. 分类及分型　WHO 分类是目前世界上统一采用的淋巴系统恶性肿瘤分类法。WHO 分型系统是欧美淋巴瘤分类（the revised european-american classification of lymphoid neoplasms，REAL）分类上进一步完善的分类法，它将淋巴系统肿瘤大体上分为 3 大类：B 细胞肿瘤、T/NK 细胞肿瘤和霍奇金淋巴瘤，前两大类再进一步分为前体细胞肿瘤和成熟（周围）细胞肿瘤。该分型是联合细胞形态学、免疫表型、遗传学和临床特征等进行综合分类。WHO 认为小淋巴细胞淋巴瘤（SLL）和慢性 B 淋巴细胞白血病（B-CLL）不是两种独立的疾病，而是同一疾病的不同时期，所以 WHO 分型中将两者合在一起称为"B-CLL/SLL"；同样 T/B 淋巴母细胞白血病和 T/B 淋巴母细胞淋巴瘤也是同一疾病的不同时期，也应合在一起称为"T/B 淋巴母细胞白血病/淋巴瘤"。

成熟 B 细胞淋巴瘤分类：慢性淋巴细胞白血病/小淋巴细胞淋巴瘤，前 B 淋巴细胞白血病，脾边缘带淋巴瘤，毛细胞白血病，脾淋巴瘤/白血病，不能分类（分为：脾脏弥散性红髓小 B 细胞淋巴瘤和毛细胞淋巴瘤变异型），淋巴浆细胞淋巴瘤（华氏巨球蛋白血症），重链病（α 重链病，γ 重链病，μ 重链病）浆细胞骨髓瘤，孤立性骨浆细胞瘤，结外黏膜相关淋巴组织边缘带淋巴瘤（MALT淋巴瘤），结内边缘带淋巴瘤（儿童淋巴边缘带淋巴瘤），滤泡性淋巴瘤（儿童滤泡性淋巴瘤），原发性皮肤滤泡中心淋巴瘤，套细胞淋巴瘤，弥散大B细胞淋巴瘤，非特指性（DLBCL，NOS包括富含T细胞组织的大B细胞淋巴瘤，原发性中枢神经系统DLBL，原发性皮肤DLBCL和老年EBV阳性DLBCL）慢性炎症相关DLBCL，淋巴瘤样肉芽肿，原发性纵隔肌（胸腺）大B细胞淋巴瘤，血管内大B细胞淋巴瘤，ALK阳性大B细胞淋巴瘤，浆母细胞淋巴瘤，起源于HHIV8阳性的多中心Castleman病的大B细胞淋巴瘤，原发性渗出性淋巴瘤，伯吉特淋巴瘤，介于弥散大B细胞淋巴瘤和伯吉特淋巴瘤之间的不能分类的B细胞淋巴瘤，介于弥散大B细胞淋巴瘤和经典霍奇金淋巴瘤之间不能分类的B细胞淋巴瘤。

成熟T/NK细胞淋巴瘤分类：前T淋巴细胞白血病，T大颗粒淋巴细胞白血病（慢性NK细胞淋巴增生性疾病），侵袭性NK细胞白血病，儿童系统性EBV阳性T细胞淋巴增生性疾病，水泡痘疮样淋巴瘤，成人T细胞白血病/淋巴瘤，结外NK/T细胞淋巴瘤，肠病相关T细胞淋（淋巴瘤样丘疹病和原发性皮肤间变性大细胞淋巴瘤），原发性皮肤γδT淋巴瘤，原发性皮肤侵袭性亲表皮CD8阳性细胞毒T淋巴瘤，原发性皮肤小/中CD4样性T细胞淋巴瘤，外周T细胞淋巴瘤，血管免疫母细胞T细胞淋巴瘤，间变性大细胞淋巴瘤，ALK阳性，间变性大细胞淋巴瘤，ALK阴性。

霍奇金淋巴瘤：移植后淋巴增生性疾病（PTLD）分类：早期病变（浆细胞过度增生和传染性单核细胞增多症样PTLD），多形型PTLD，单形型PTLD（B细胞及NK细胞型），经典霍奇金淋巴瘤型PTLD。

4. 临床表现　目前，尚未对WHO分类中每一种NHL的自然病程和临床特征进行全面的描述。NHL的临床表现以无痛性淋巴结肿大为主，可以仅有单组淋巴结肿大而不伴有全身症状，也可无浅表淋巴结肿大而有全身浸润，并伴有相应症状和体征。肝脾受累可致肝脾大，严重者脾功能亢进致全血细胞减少。NHL较HL更具有侵犯倾向，结外淋巴组织原发病多于HL，且常侵犯骨髓，并发白血病样血常规。全身症状因疾病类型及所处的时期不同而差异很大，部分患者可无全身症状。有症状者以发热、消瘦（体重减轻10%以上）、盗汗等较为常见，其次有食欲缺乏、易疲劳、瘙痒等。全身症状和发病年龄、肿瘤范围、机体免疫力等有关。

5. 诊断和鉴别诊断　慢性、进行性、无痛性淋巴结肿大要考虑本病，病理组织学检查推荐采用淋巴结切除活检确定NHL的诊断，是最重要的诊断依据，显示淋巴组织的正常结构破坏，发现异常淋巴细胞并浸润到非淋巴组织中，无R-S细胞，淋巴包膜被侵犯。而早期发现淋巴瘤有时很困难，因为在反应性淋巴结中含有活化的淋巴细胞有时形态酷似任何一种淋巴瘤细胞。对于采用免疫学和遗传学方法进行克隆性分析时，需注意在多部位（如外周血或骨髓中）发现了克隆性淋巴细胞，只能高度拟诊为淋巴瘤，存在克隆性并不是绝对意味着是恶性。因此，仅凭这些标准进行淋巴瘤的诊断尤其需要谨慎考虑。NHL鉴别诊断主要为各型之间相鉴别，与HL相鉴别以及与引起淋巴结肿大的疾病相鉴别。但是，为了区分NHL亚型，确定正确的诊断及针对各亚型选择治疗，免疫表型分析是必需的。可通过流式细胞术和（或）免疫组化法分析免疫表型，具体选择哪种方式取决于抗体及血液病理医生的专业技能和现有资源。有时候，有必要采用分子细胞遗传学分析,确定某些 NHL 亚型中常见的特异性染色体易位。

2007 年,国际协调计划(the International Harmonization Project)对淋巴瘤疗效评价标准的指南进行了修订,在淋巴瘤疗效中融入了免疫组化(immunohistochemistry,IHC)流式细胞术及 18 - 氟脱氧葡萄糖(18 - flouro - deoxglucose,FDG) - PET 扫描,在某些病例中,可用 PET 扫描的结果来确定残留肿块是部分缓解还是完全缓解。

三、淋巴瘤的分子生物学特点

(一)细胞表面受体或抗原

机体免疫系统是由中枢淋巴器官、外周淋巴器官、免疫细胞和免疫分子组成。免疫应答过程有赖于免疫系统中细胞间的相互作用,包括细胞间直接接触和通过释放细胞因子或其他递质的间接作用。免疫细胞间或递质与细胞间相互识别的物质基础是免疫细胞膜分子,包括细胞表面的多种抗原和受体,种类相当繁多,主要有白细胞分化抗原、T 细胞抗原识别受体(TCR),B 细胞抗原识别受体(BCR)、主要组织相容性抗原、黏附分子、细胞因子受体、免疫球蛋白 Fc 段受体等。20 世纪 80 年代以来,由于单克隆抗体、分子克隆、基因转染细胞系等技术在白细胞分化抗原研究中得到广泛应用,有关白细胞分化抗原的研究和应用进展相当迅速。在世界卫生组织(WHO)和国际免疫学会联合会(IU-IS)的组织下,1982—1993 年先后举行了 5 次有关白细胞分化抗原的国际学术讨论会,并应用以单克隆抗体鉴定为主的聚类分析法,将识别同一分化抗原的来自不同实验室的单克隆抗体归为一个分化群(cluster of differentiation,CD)。

白细胞分化抗原是白细胞(还包括血小板、血管内皮细胞等)在分化成熟为不同谱系(lineage)和分化不同阶段以及活化过程中,出现或消失的细胞表面标记。它们大都是跨膜的蛋白或糖蛋白,含胞膜外区、穿膜区和胞质区;有些白细胞分化抗原是以糖基磷脂酰肌醇(glycosylphosphatidylinositol,GPI)连接方式"锚定"在细胞膜上,少数白细胞分化抗原是糖类半抗原。白细胞分化抗原参与机体重要的生理和病理过程,如:①免疫应答过程中免疫细胞的相互识别,免疫细胞抗原的识别、活化、增生和分化,免疫效应功能的发挥;②造血细胞的分化和造血过程的调控;③炎症发生;④细胞的迁移,如肿瘤细胞的转移等。CD 抗原在淋巴细胞生长、分化及淋巴瘤发生、发展中的重要作用,使其成为淋巴瘤靶向治疗的热门靶点群;针对某些靶点的单克隆抗体,在临床应用中取得了令人瞩目的成功。

迄今为止,CD 的序号已从 CD1 命名至 CD130,可大致划分为 T 细胞、B 细胞、激活细胞、髓样细胞、NK/非谱系细胞、血小板、内皮细胞、黏附分子和细胞因子受体等 9 个组。

1. CD19 为分子量为 95k 的糖蛋白,表达于前 B 细胞和成熟的 B 细胞膜表面,与 B 细胞的活化调节和发育调节相关。90% 以上的原始 B 淋巴细胞表达 CD19 抗原,是 B 细胞特有的标志,在 T 细胞和正常粒细胞上无表达,B 细胞活化后亦不消失。

2. CD20 是由 297 个氨基酸残基组成的分子量为 37kb 的跨膜磷酸蛋白,与 B 淋巴细胞 Ca^{2+} 的跨膜传导通路密切相关,对 B 淋巴细胞的增生和分化具有调节作用。一旦抗原与抗体结合,抗原不会出现明显的脱落、内化或调节。CD20 仅在前 B 淋巴细胞、未成熟 B 淋巴细胞、成熟 B 淋巴细胞、激活 B 淋巴细胞中表达,而在浆细胞、淋巴多能干细胞以及其他组织均无表达，在人体血清中亦无游离 CD20 的存在。一般来说，90% 以上的 B 淋巴细胞淋巴瘤中均有 CD20 表达，因此 CD20 可作为 B 淋巴细胞瘤治疗的一个很好的治疗靶点。

3. CD22　存在于所有 B 淋巴细胞，但仅表达于成熟 B 细胞表面。滤泡性、套细胞和边缘区 B 淋巴瘤高表达 CD22。

4. CD30　属于肿瘤坏死因子家族，表达于 HL、间变大细胞淋巴瘤、免疫母细胞淋巴瘤、多发性骨髓瘤、成人 T 细胞淋巴瘤白血病、蕈样真菌病和甲状腺肉瘤等细胞中，在正常个体仅表达于少数活化 B 细胞和 T 细胞，为较好的生物治疗靶点。

5. CD40 和 CD40 配体（CD40L）　CD40 分子是神经生长因子和肿瘤坏死因子受体超家族成员，是分子量为 45 000 ~ 50 000 的 I 型跨膜糖蛋白，主要表达于 B 细胞分化和发育的各个阶段，是 B 细胞表面的协同刺激分子受体；此外，在单核细胞、树突细胞、某些 T 细胞的亚群以及上皮和内皮细胞等也有表达。许多肿瘤细胞也表达 CD40 抗原，如 B、T 细胞淋巴瘤、HL 的 R－S 细胞以及一些肉瘤细胞。CD40L 是肿瘤坏死因子超家族成员，是分子量为 32 000 ~ 33 000 的 II 型跨膜糖蛋白，主要表达在活化的 CD_4^+ T 细胞和部分 CD_8^+ T 细胞表面，也少量表达于激活的 B 细胞、NK 细胞、单核细胞、嗜碱性粒细胞、嗜酸性粒细胞、树突细胞、血小板、内皮细胞及平滑肌细胞等。CD40 与 CD40L 结合，在 B 淋巴细胞的活化与增生、抗体产生、T 淋巴细胞活化以及效应性细胞因子的分泌等方面起关键作用。人类血清中不含可溶性 CD40L，但是在淋巴瘤、慢性淋巴细胞白血病及自身免疫病患者血清中含有可溶性 CD40L。HL 患者中的恶性 R－S 细胞中也表达 CD40。在这些细胞中，激活 CD40 会诱导 NF－κB 的激活及细胞因子和趋化因子的分泌，从而使恶性细胞存活。尽管 R－S 细胞不表达 CD40L 或 CD30L，但是它们可以从微环境中其他良性反应细胞中获得这些细胞因子，如 T、B 淋巴细胞和嗜酸性粒细胞，故而可以通过消除微环境中的这些良性反应细胞来消除 HL 中 R－S 细胞的关键存活因素，进一步导致肿瘤细胞死亡。但也有报道 CD40－CD40L 配基化作用可正向调节肿瘤细胞黏附/共刺激分子表达，促进细胞因子分泌，增强内源性肿瘤抗原提呈，激发特异性抗肿瘤免疫。

尽管 CD40 分子作为免疫协同共刺激分子在淋巴瘤中高表达，CD40－CD40L 配基化信号传导可直接影响恶性淋巴瘤细胞的生物学行为，但由于 CD40－CD40L 的作用在体内外实验中的结果尚有争议，其临床应用受到了一定的限制。

6. CD52　广泛分布在正常的 B 淋巴细胞、T 淋巴细胞、单核细胞、巨噬细胞，以及 B 细胞、T 细胞淋巴瘤的瘤细胞表面，阳性率达 68% ~ 76%，但造血干细胞无表达；在慢性淋巴细胞白血病（CLL）细胞表面尤为丰富，在恶性增生的浆细胞上也有极高的表达，在红细胞、血小板和干细胞表面则检测不到。因此，可以将 CD52 作为 CLL 及骨髓瘤靶向治疗的靶点。

7. CD79a 与 CD79b　由二硫键连接组成异二聚体，与 B 细胞受体（BCR）结合成 BCR－IgA－IgB 复合物受体，发挥传递信号作用。

8. CD80/CD86（B7）　B 细胞和吞噬细胞表面的协同刺激分子，配体为 T 细胞表面 CD28 分子，结合后可产生协同刺激信号，诱导 T 细胞活化。CD80 为膜结合共刺激分子，在调节 T 细胞活化中起重要作用。正常人中 CD80 抗原短暂表达于活化 B 细胞、树突细胞和 T 细胞表面，而在多种淋巴瘤中则持续表达，如滤泡型淋巴瘤(FL)和 HL。

9. CD3　主要存在于外周成熟 T 细胞和部分未成熟 T 细胞表面，其与 T 细胞受体 (TCR)以非共价键结合形成 TCR – CD3 复合物，可将 TCR 与抗原结合所产生的活化信号传递到细胞内。

10. CD4 和 CD8　外周 T 细胞只表达 CD4 或 CD8 一种分子。CD4/CD8 分子分别是 MHC – Ⅱ类／Ⅰ类分子的受体，与 MHC – Ⅱ类／Ⅰ类分子有高度亲和性。它们可加强和稳定 T 细胞表面 TCR 与抗原提呈细胞或其他靶细胞表面非己抗原肽 – MHC 分子复合物的结合，并有助于活化信号传递。

11. CD2　存在于外周 T 细胞和胸腺细胞表面，能与绵羊红细胞结合，是 T 细胞表面的黏附分子，又称淋巴细胞功能相关抗原 – 2(lymphocyte function associated antigen – 2，LFA – 2)。其配体是存在于巨噬细胞等抗原提呈细胞和其他靶细胞表面的 LFA – 3 分子。它可促进和加强 T 细胞与抗原提呈细胞结合和相互作用，并由此而产生协同刺激信号，诱导 T 细胞活化。

12. CD11　T 细胞表面的一种黏附分子，又称淋巴细胞功能相关抗原 – 1(LFA – 1)，其配体之一是存在于抗原提呈细胞表面的细胞黏附分子 – 1(cell adhesion molecule，CAM – 1)。两者结合可产生协同刺激分子信号，诱导 T 细胞的进一步分化。

13. CD28　是 T 细胞表面的一种重要的协同刺激分子受体，其配体是存在于抗原提呈细胞表面的 B7 分子。CD28/B7 分子是一组最重要的协同刺激分子，两者的结合可产生协同刺激信号，对 T 细胞的进一步活化起关键作用。

（二）细胞信号转导蛋白

1. 蛋白酶体(Proteasome)　是细胞内信号通路的一种成分，与泛素化信号系统一起构成的泛素 – 蛋白酶体通路，是哺乳动物细胞内主要的蛋白水解酶体系，可降解细胞内 90% 以上调节细胞周期、存活、凋亡、黏附及转录相关因子活性的蛋白，参与和调控细胞的增生、分化和凋亡。蛋白酶体的活性状态对维持细胞正常功能非常重要。蛋白酶体抑制药能通过抑制蛋白酶体活性，进而干扰和影响细胞原有的功能，尤其对肿瘤细胞生长有明显的抑制作用。其主要作用机制在于蛋白酶体抑制药可以阻断 NF – κB 的激活，干扰细胞转录；另外它可以通过聚集细胞周期调节蛋白导致细胞死亡或细胞周期停滞，或通过 Bzx 及 Bik 来诱导细胞凋亡。目前，应用蛋白酶体抑制药改变蛋白酶体的酶切位点活性，已成为抗肿瘤靶向治疗的研究热点。

2. 蛋白酪氨酸激酶(PTK)　是一类具有酪氨酸激酶活性的蛋白质，可分为受体型和非受体型两种，能催化 ATP 上的磷酸基转移到许多重要蛋白质的酪氨酸残基上，使其发生磷酸化。蛋白酪氨酸激酶在细胞内的信号转导通路中占据了十分重要的地位，调节着细胞体内生长、分化、死亡等一系列生理化过程。

(1)磷酸肌醇 3 激酶(PI3K)/Akt/mTOR 通路：PI3K 是细胞内重要的信号转导 PTK，PI3K 激活可使膜磷酸肌醇磷酸化，生成 PIP3。Akt(又称蛋白激酶 B，PKB)是一种 Ser/Thr 蛋白激酶，PIP3 与 Akt 结合，导致 Akt 从胞质转位到质膜，并使 Akt 的 Ser473 和 Thr308 位点磷酸化。Akt 是 PI3K 下游唯一促进细胞恶性转化的信号蛋白，通过磷酸化多个靶蛋白，包括诱导细胞凋亡转录因子 FKHR、BCl – 2 家族成员 BAD 和 Caspase – 9、NF –

κB 的抑制药 IKK 和哺乳动物雷帕霉素的受体 mTOR 来帮助细胞逃避凋亡,导致肿瘤发生或细胞耐药的产生。mTOR 属于磷酸肌醇激酶 3 相关激酶家族的一员,通过改变翻译调节因子 4E BP1(真核细胞启动因子 4E 结合蛋白)和 P70 S6K 的磷酸化状态启动翻译过程。抑癌基因 PTEN 通过拮抗 PI3K 对 PIPS 的磷酸化下调,抑制依赖 PIP3 激活的 Ser/Thr 蛋白激酶活性及翻译调节因子 4E BP1 等的磷酸化水平,促进细胞凋亡。因此,PI3K - Akt - mTOR 通路与细胞的生长、增生、分化、血管生成及凋亡、逃避密切相关,在正常细胞向肿瘤细胞恶变的过程中起关键作用。在淋巴瘤细胞中,上述信号蛋白及其基因存在很多异常表达、突变和缺失。染色体 3q26 区 PI3K 基因的扩增,以及 PTEN 的缺失和突变都会导致该通路的持续激活。针对 PI3K/Akt 通路的靶向治疗,包括 PI3K、Akt 和 mTOR 激酶的抑制药进行的体内外试验,取得了较满意的结果。

(2)bcr - abl 肿瘤蛋白:PTK 在正常细胞分裂和异常细胞增生中起关键作用,蛋白质酪氨酸的磷酸化作用是细胞转化和恶性增长机制的一部分。若以 PTK 及突变点为作用靶点,与 ATP 或蛋白底物竞争结合 bcr - abl 相应位点,阻滞 PTK 的磷酸化,就能抑制 bcr - abl 融合基因表达,从而阻止细胞增生和肿瘤形成,对与细胞周期、细胞黏附及细胞骨架有关的基因进行转录调节,进而导致费城染色体阳性细胞凋亡。

3. BCl - 2 蛋白 1984 年,Tsujimoro 等从 B 细胞淋巴瘤染色体易位 t(14;18)(q32;q21)断裂点处发现 BCl - 2(B cell lymphoma/leukemia 2)。BCl - 2 家族是应用广泛的一种抑制凋亡的基因,近年来又有多个 BCl - 2 家族成员被发现,根据功能不同分为两类:一类能抑制凋亡,如 BCl - xL、MCl - 1、AL、Bag1 和一些病毒基因;另一类能促进细胞凋亡,如 Bax、BCl - XS、Bad 和 Bak。很多不同类型的 NHL 都过表达 BCl - 2 蛋白,这可能与基因易位相关,如 FL;也可能与基因扩增和转录因子过表达相关,如小淋巴细胞淋巴瘤(SLL)。同时,BCl - 2 的过表达与肿瘤细胞系的化疗药物耐药相关。Hermine 等报道,44% ~47% 的弥散大 B 细胞淋巴瘤(DLBCL)BCl - 2 过表达,高 BCl - 2 表达的患者比低 BCl - 2 表达的患者无病生存期短(分别为 60% 和 82%),总生存率低(分别为 61% 和 78%)。

(三)肿瘤血管生成

多数肿瘤最初为聚集的恶性细胞,通过单纯弥散作用呈现为无血管自限性生长。通常肿瘤(包括转移癌)生长直径超过 2mm 后,就需由肿瘤新生血管来维持组织氧合作用。肿瘤血管的生成是肿瘤细胞和血管内皮细胞通过旁分泌和自分泌的不同形式,诱发体内多种细胞因子介导产生的级联反应。血管生成受多种因子调控,如 VEGF、bFGF、内皮抑素(endostatin)等。

VEGF 家族包括 VEGF - A(VEGF)、VEGF - B、VEGF - C 和 VEGF - D 4 种类型,VEGF 是一种分泌型的二聚体蛋白,是促血管生成活性最强的生长因子,可以促进胚胎和成人内皮细胞的生长和存活。VEGF 在肿瘤血管生成中起重要作用,许多肿瘤细胞都有 VEGF 的高表达。VEGF 结合于 2 个受体 VEGFR1(Flt - 1)和 VEGFR2(Flk - 1),两者均具酪氨酸激酶活性,表达于内皮细胞表面,主要通过 MAPK 信号通路、活化 MMP 等机制促进内皮细胞增生及血管生成。VEGF - C 和 VEGF - l 结合于 VEGFR3,该受体表达于淋巴组织的内皮细胞表面。有研究表明,非霍奇金淋巴瘤患者中 VEGF 的表达较正常人明显增高，且治疗前血 VEGF 水平与治疗反应和总生存率有关；治疗达完全缓解的患者血 VEGF 水平明显下降，并且在治疗最初 3 周内血 VEGF 下降水平可作为临床治疗是否有效的独立预测指标。VEGF 高表达患者的总生存期及无病生存期均明显短于 VEGF 低表达的患者。VEGF 是非霍奇金淋巴瘤的独立预后因素，VEGF 浓度与淋巴瘤的预后有关。T 细胞慢性淋巴细胞白血病(T - NHL)和侵袭性非霍奇金淋巴瘤患者的 VEGF 水平较惰性淋巴瘤高。因此，VEGF 及其受体成为针对淋巴瘤血管生成治疗的主要靶点。

（四）其他

DC 是由美国学者 Steinman 于 1973 年发现的，是目前所知的功能最强的 APC，因其成熟时伸出许多树突样或伪足样凸起而得名。DC 能高效地摄取、加工处理和递呈抗原，未成熟 DC 具有较强的迁移能力，成熟 DC 能有效激活初始型 T 细胞，处于启动、调控、并维持免疫应答的中心环节。DC 的靶向性是通过肿瘤抗原的识别、T 细胞产生免疫反应和肿瘤逃逸实现。

第二节　分子靶向治疗

随着对肿瘤分子生物学研究的深入，尤其是随着对分子信号通路调控肿瘤细胞增生等生物学行为的不断了解，针对特异性靶点而设计的分子靶向治疗药物的应用使肿瘤治疗取得了革命性的进展，主要是单克隆抗体(mAb)的靶向治疗和放射免疫治疗(RIT)。

所谓的分子靶向治疗，是指在细胞分子水平上，针对已经明确的致癌位点而设计开发相应的治疗药物，该药物进入人体体内后会特异性地选择与致癌位点相结合，继而发生作用，使肿瘤细胞特异性死亡，而不会波及肿瘤周围的正常组织细胞，所以分子靶向治疗又被称为"生物导弹"。分子靶向治疗的药物是一类针对受体、基因和特殊激酶的 mAb 或小分子化合物。这些药物的共同特点是对正常组织细胞影响较小，毒性轻微，起效慢，其通过特异性针对肿瘤细胞中的一个或几个靶点抑制肿瘤细胞的恶性生物学行为。

一、单克隆抗体治疗

单克隆抗体(mAb)是高度均质性的特异性抗体，由一个识别单一抗原表位的 B 细胞克隆所分泌。一般来自杂交瘤细胞。

1975 年，Kohler 和 Milstein 采用细胞融合技术将小鼠骨髓瘤细胞与用绵羊红细胞免疫小鼠后的小鼠脾细胞进行融合，形成杂交瘤细胞，后者产生的抗体即单克隆抗体。这样创立了单克隆抗体杂交瘤技术。该技术的原理是：骨髓瘤细胞(一种来自浆细胞的瘤细胞)可以大量无限繁殖，但不能产生特异性抗体；而免疫的 B 细胞能产生抗体但不能在体外无限繁殖。将两者融合后产生杂交瘤细胞，它继承了两个亲代细胞的特点：既保持着骨髓瘤细胞系的迅速生长和无限繁殖的性能，又具有免疫 B 细胞合成和分泌特异性抗体的特性；采用适当方法把杂交瘤细胞分离出来，进行单个细胞培养，在该培养液中增生而形成的细胞克隆，得到完全均一的抗体，即单克隆抗体。由于它由单个 B 细胞(即由基因完全相同的杂交瘤细胞)增生而形成的纯系细胞所产生，针对单一的抗原决定簇，因而具有很强的专一性。

造血细胞表达的谱系专一性抗原是单克隆抗体靶向治疗淋巴瘤的理想靶点。单克隆抗体靶向治疗的重点环节是抗原的选择。理想的靶抗原应为 TSA，在正常细胞不表达或很少表达，在肿瘤细胞中高表达；应在肿瘤细胞中表达稳定、均一，且不产生分泌型抗原；应参与细胞凋亡或细胞生长信号的调节，抗体与抗原结合后能阻断肿瘤细胞生长，诱导凋亡，增加肿瘤细胞对化疗或其他治疗的敏感性。抗体选择的关键是与靶抗原的高度亲和力，与抗原结合后通过激活免疫效应如 ADCC 作用，补体依赖细胞毒性(CDC)作用、更主要的是能通过调理作用或诱导凋亡、抑制细胞生长信号转导达到抑制、消灭肿瘤的目的。单克隆抗体治疗的不利因素有靶抗原表达的改变；抗原抗体的可逆性结合；大肿块或肿瘤血供不良时，抗体难以到达肿瘤组织；循环池中大量游离靶抗原造成抗体被清除。

根据单抗是否连接其他物质，分为未结合型、抗癌药物结合型及放射性核素结合型 3 大类。①未结合型单抗：根据其来源分鼠源、人源及人鼠嵌合型 3 种。鼠源型单抗有较高的免疫源性，使用后易产生抗体，影响再次应用。通过基因工程改造的人源化及人鼠嵌合型单抗的免疫源性大大降低，可多次使用。主要通过抗体介导的细胞毒作用及补体介导的细胞毒作用发挥抗肿瘤效应，另外抗体还可以诱导细胞凋亡、抑制细胞增生；②药物结合型单抗：传统的化疗因缺乏对白血病细胞的特异性常导致致命的不良反应，利用单抗为靶向载体连接抗癌药物合成免疫耦联物进行靶向治疗有望选择性杀灭肿瘤细胞，避免严重不良反应；③放射性核素结合型单抗：用于放射免疫治疗的放射性核素有两种，分别产生 α 射线及 β 射线。α 射线射程短、能量高，与单抗结合后可以选择性杀灭肿瘤细胞，而非特异性杀伤毒性小，适合治疗低负荷肿瘤及清除残余病灶；β 射线射程较长、能量较低，与单抗结合后能将足量的放射剂量导入肿瘤细胞，但其非特异性杀伤毒性也相应增加，可导致明显的骨髓抑制，适合于高负荷肿瘤治疗及骨髓移植预处理。目前单克隆抗体药物的研究与开发成为生物技术药物领域的热点。

1. 抗 CD20 单克隆抗体(Rituximab) 由 Maloney 等发现，是 1998 年美国 FDA 批准用于治疗肿瘤的第一个单克隆抗体，是人鼠嵌合型抗 CD20 单克隆抗体。抗 CD20 单克隆抗体 Rituximab 不仅在治疗惰性非霍奇金淋巴瘤获得较好的疗效，而且侵袭性非霍奇金淋巴瘤 NHL 的治疗、自体造血干细胞移植(autologous stem cell transplantation，ASCT)的自体净化和放射免疫治疗(radioimmunotherapy，RTT)等方面的研究结果也令人鼓舞。

(1)作用机制：Rituximab 通过与 CD20 抗原结合发挥作用，CD20 是一种几乎在所有 B 细胞来源的淋巴瘤细胞及正常 B 细胞都表达的细胞表面抗原，不受抗体结合的调变作用，为单克隆抗体治疗的理想靶点。这一结合如何导致细胞毒性作用尚未完全明了，可能存在以下主要作用机制。

1)抗体依赖细胞介导的细胞毒性作用：Rituximab 的 Fc 段连接至表达 Fcγ 受体的具有细胞毒作用的免疫细胞(如单核细胞、自然杀伤细胞及粒细胞)，然后通过吞噬作用或免疫细胞释放的细胞毒颗粒杀伤 Rituximab 连接的 B 细胞。一系列研究显示 ADCC 是 Rituximab 发挥效应的主要作用机制。首先，体外研究显示，Rituximab 清除恶性 B 细胞的作用需要有功能的单核细胞存在。其次，对先天性缺乏抑制性 Fc 受体小鼠的研究显示，体内 Rituximab 作用的发挥必须依赖其 Fc 段与宿主免疫细胞 Fc 受体的连接。最强支持 ADCC 是 Rituximab 发挥作用的主要机制的证据是 3 个独立的研究小组均发现与抗体连接的免疫效应细胞表达的 Fcγ 受体的性质影响 Rituximab 的治疗效果。

2）补体依赖细胞毒性作用（CDC）：Rituximab 的 Fc 段有着连接补体的作用，因此它可能通过 CDC 和（或）补体依赖的细胞毒性作用诱导淋巴瘤细胞凋亡。支持这一作用机制的研究来源于体外试验：Rituximab 可以通过补体依赖途径触发多种人类淋巴瘤细胞株的死亡。另外的研究发现，Rituximab 治疗过程中体内的补体发生了激活。此外，调节两种补体抑制物 CD55 和 CD59 提升 Rituximab 作用细胞中的 CDC 作用，这更支持了补体的激活是杀伤 B 细胞的机制之一。然而，也有研究发现，在先天性缺乏某些补体因子的小鼠体内，Rituximab 仍能诱导清除 B 细胞。因此，在 Rituximab 诱导的肿瘤凋亡过程中，补体激活的确切作用仍待进一步阐明。

3）诱导细胞凋亡：B 细胞表面的磷蛋白 CD20 在维持细胞的一些功能方面起着作用，如增生、活化、分化及细胞存活等。体外研究显示，CD20 与 Rituximab 的连接启动了细胞内级联的信号转导，并且选择性的下调了凋亡抑制因子。Rituximab 可直接抑制 B 细胞生长并诱导其凋亡的发生，其作用机制与钙离子相关。细胞中钙离子浓度低时，细胞维持正常的细胞周期，Rituximab 与 CD20 交联形成后，在浆膜上形成钙离子通道，钙离子内流造成细胞内钙离子浓度升高，从而抑制 B 细胞从 G_1 期进入 S 期，引起细胞凋亡的发生。另外 Rituximab 与 CD20 抗原结合以后，可抑制 BCl－2 的表达，引发细胞凋亡。例如，Bonavida 研究小组发现，Rituximab 降低了 p38MAPK 信号转导通路的活性，从而抑制了 IL－10/IL－10R 细胞因子回路，导致 STAT3 活性的抑制，接着下调了凋亡抑制分子 BCl－2。美罗华也上调了 Raf－1 激酶抑制蛋白（RKIP）在一些恶性 B 细胞的表达。RKIP 是 Erk1/2 及 NK－κB 通路的负调节蛋白，这两条通路是 B 细胞主要的存活通路。Rituximab 诱导 RKIP 表达上调，从而导致 Erk1/2 及 NK－κB 水平下降，两者都使得 BCl－xL 下调，从而使其对药物诱导的凋亡敏感。最近的一项重要发现是 Rituximab 可以在体外将 CD20 转化为脂质小体，并能通过增强钙动员活化半胱天冬酶（Caspase）。当然，这些不同的细胞内事件的发生在 Rituximab 体外抗肿瘤效果中发挥了多大的作用仍待进一步阐明。Byrd 和同事们在临床使用过程中提出了被认为是最有力的支持美罗华的直接促凋亡作用的证据。通过对应用 Rituximab 后即刻对人体内循环恶性 B 细胞进行分析，证明这些细胞显示了一些半胱天冬酶和 poly（ADP－ribose）多聚酶（PARP）裂解。这一细胞凋亡作用在其他可能的机制，如 ADCC 在体内触发前即发挥作用，提示 Rituximab 诱导的直接凋亡在清除循环恶性 B 细胞方面起着作用。

4）淋巴瘤衍生抗原的交叉递呈及 Rituximab 的"疫苗"作用：目前对滤泡淋巴瘤最感兴趣的临床观察显示，再次应用 Rituximab 治疗时中位有效时间比初次使用时要长。另外，在那些对再次治疗有效的患者，其 Rituximab 的抗肿瘤效应在其从循环中清除后仍能持续较长时间，这些发现使一些研究者提出假设，即 Rituximab 诱导的恶性 B 细胞的杀伤可能导致淋巴瘤抗原特异性 T 细胞体内的激活。这些 T 细胞的应答或 Rituximab 可能的"疫苗效应"可能在 Rituximab 初始的细胞毒效应发挥后，持续轮流起到抗淋巴瘤免疫作用。Selenko 等的研究显示，在体外 Rituximab 通过 APC 及随后的交叉递呈肿瘤抗原给 T 细胞导致淋巴瘤细胞的破坏和凋亡小体的生成。另有研究表明，Rituximab 可单独诱导 API 蛋白激活，介导 Erk1/2 参与的系列基因的上调表达，在不同的淋巴瘤细胞诱导不同的但有重叠的一系列基因的表达，从而发挥其作为抗体的生物学治疗作用。

5) 使化疗耐受性淋巴瘤细胞重新敏感化：实验证明，Rituximab 能够增强淋巴瘤细胞对化疗药物引起的凋亡的敏感性，它还可与 CD20 结合激活 Caspase3 蛋白酶引起瘤细胞凋亡。

（2）治疗淋巴瘤

1）惰性非霍奇金淋巴瘤：观察等待的治疗选择是在过去传统化疗药物和放疗的基础上得出的，现在随着新的特异性较强的分子靶向药物的使用，需要根据每一类型不同的临床分期，不同的预后评估因子，制定新的观察等待或临床试验的原则。对于初治的低度恶性淋巴瘤，美罗华的单药有效率 50% ~ 70%，维持治疗可进一步提高疗效。Rituximab 也可以联合其他药物或者化疗方案进行治疗。

由于滤泡性淋巴瘤（follicular lymphoma，FL）通常生长缓慢，被认为是美罗华治疗的理想适应证。早期的临床 I 期、II 期实验表明美罗华有较好的耐受性，被作为一个标准建立起来。

Rituximab 联合 CHOP 治疗，德国低度淋巴瘤研究组（GLSG）在一项对晚期 FL 患者进行的 II 期临床试验中比较 R – CHOP 和 CHOP 两方案的疗效，结果显示，R – CHOP 方案能显著延长患者 OS（$P = 0.016$）。试验说明 R – CHOP 方案在延长患者 OS 方面较 CHOP 方案更具优势。

Rituximab 联合 CVP 或 MCP 治疗，Rituximab 联合化疗已成为 FL 患者的治疗首选。

为了改善 Rituximab 的疗效，同时使用 GM – CSF 治疗，33 例复发的患者中，ORR 为 70%，OR 为 40%，PFS 为 16.5 个月。

Rituximab 对惰性淋巴瘤的维持治疗，FL 患者常对初次化疗反应较好，但无法避免复发和进展的自然病程。多项 II 期临床研究也已证实，无论一线诱导化疗方案是单纯化疗，还是 Rituximab 单药或联合化疗，用 Rituximab 维持治疗均可能有效延长 FL 患者的无病生存时间，从而改善患者的生活质量。

2）侵袭性非霍奇金淋巴瘤：CHOP 化疗方案自 1970 年用于侵袭性淋巴瘤后，改变了侵袭性淋巴瘤患者的治疗方法和预后。然而，仅有 40% 的侵袭性淋巴瘤患者对 CHOP 化疗方案敏感，大量临床研究证实美罗华无论单药治疗还是与化疗药物联用采用"生物化疗模式"均显示出较好的有效率。

弥散大 B 细胞淋巴瘤（DLBCL）属于预后差的中度恶性淋巴瘤。临床 II 期实验中美罗华用于治疗弥散大 B 细胞淋巴瘤，ORR 为 37%，PFS 为 8 个月。然而单用美罗华仅仅用于姑息治疗，要提高缓解率有赖于与化疗方案的联合。III 期临床试验中，美罗华与 CHOP 联合方案组完全缓解率明显增高，无病生存期显著延长，其 CR 为 76%，EFS 为 3.8 年，而单纯 CHOP 方案组 CR 为 63%，EFS 为 1.3 年。

套细胞淋巴瘤(MCL)具有惰性和侵袭性的双重不良预后因素,是B细胞性淋巴瘤中预后最差的一种。在一项来自于德国低度恶性淋巴瘤研究组(GLSG)的随机研究中,将美罗华联合CHOP方案同单纯CHOP方案随机用于122例Ⅲ、Ⅳ期MCL患者。结果联合方案组的完全缓解率达到34%,总有效率为94%,而单用CHOP组的完全缓解率为7%,总有效率为75%。虽然美罗华在MCL中取得的疗效并没有像在其他淋巴瘤中取得的疗效那么好,但是现在依然被广泛地用于治疗MCL。

Rituximab联合CHOP/CHEMO明显提高了侵袭性淋巴瘤的临床疗效,使不同年龄患者获得更多的生存益处,且对高危人群亦疗效显著。而且Rituximab可以使BCl-2转阴,从而克服BCl-2介导的肿瘤细胞对化疗药物耐药。

Rituximab联合其他单抗治疗,Epratuzumab(CD22单抗)与Rituximab联合治疗21例复发性或难治性滤泡型淋巴瘤,15例患者完成治疗,10例有效(6例达CR、3例达CR、1例达PR)。毒副反应和单一用药相比没有增加。治疗后随访15个月未见复发。说明联合治疗比单一用药具有较高的完全缓解率且疗效持久。

Rituximab与净化治疗,因CD20抗原的特异性,不表达于造血干细胞和其他造血细胞系统的细胞。近年来国外的临床研究显示Rituximab可作为体内净化剂去除采集的造血干细胞中污染的肿瘤细胞。对15例骨髓侵犯和PCR检测阳性的套细胞性或滤泡性淋巴瘤采用Rituximab进行体内净化,患者首先接受2周期的高剂量CTX和Ara-C化疗+GM-CSF动员,Rituximab共输注6次,结果Rituximab组细胞采集物中PCR转阴率为93%,而对照组仅为40%($P<0.05$)。该研究认为Rituximab作为体内净化剂是安全有效的,明显降低了治疗后的复发率。

Rituximab与RT-PEPC节拍疗法,节拍治疗(met-mnomic therapy)相比于传统的"最大耐受剂量"(MTD)化疗,节拍化疗是指采用小剂量化疗药,即相当于常规剂量的1/10~1/3,较频繁给药的化疗方法,其原理是抗肿血管生成和减少耐药。节拍化疗与其他方法,如分子靶向药物等合用,被称为节拍疗法。Ru J等在一项Ⅱ期临床试验中联合PEPc+美罗华+沙利度胺组成RT-PEPc节拍疗法治疗复发难治性MCL,客观缓解率(ORR)达73%(CR4%、PR33%),中位至疾病进展时间15个月,2年无进展生存期(PFS)为21%,2年总生存期(OS)达67%。

Rituximab与ASCT治疗后进展非霍奇金淋巴瘤的治疗,对高剂量化疗和自主造血干细胞移植后进展的7例中度恶性非霍奇金淋巴瘤采用Rituximab治疗,结果经1周期(4次)美罗华治疗后评价,总有效率86%,再经4周的Rituximab治疗后。总有效率达100%,其中完全缓解(CR)3例、部分缓解(PR)4例。

Rituximab从上市时仅批准用于惰性淋巴瘤二线治疗,到现在被批准用于侵袭性淋巴瘤(DLBCL)和惰性淋巴瘤(FL)的一线治疗,而在2006年的ASH又公布了Rituximab维持治疗FL的鼓舞人心的结果,表明Rituximab的临床应用日益深入,这为最终战胜恶性淋巴瘤带来了更多希望。各种数据证明美罗华用于维持治疗可以提高患者存活率和延长生存时间。

3)Rituximab耐药:虽然在B细胞淋巴瘤的治疗中Rituximab是有效的,但有将近50%的复发/难治的$CD_{20}{}^{+}$的滤泡淋巴瘤患者,对Rituximab的初始治疗无效(原发性耐药），接近60%的之前对 Rituximab 治疗有效的患者不再能从 Rituximab 复治中获益（继发性耐药）。然而，这些形式的耐药是由于恶性 B 细胞的适应性还是由于宿主的免疫应答机制受损，迄今尚未明了。

一些新的抗 CD20 单抗目前正在前期临床及临床评价中。这些抗体分为两类：一类与 Rituximab 相比，与 FcγRⅢα 亲和性更强的 CD20 单抗；另一类是免疫源性（人源的）更弱的 CD20 单抗。

提高了与 FcγRⅢα 连接性的 CD20 单抗：3 种新的工程化的抗 CD20 单抗（AME - 133v、rhuMab v114 和 GA - 101）正在早起临床研制阶段。AME - 133v 与 FcγRⅢα（CD16）的亲和性增强，且体外实验显示其与表达这一受体的 NK 细胞亲和性比 Rituximab 强。此外，与 Rituximab 相比，AME - 133v 对 B 细胞的杀伤作用是其 10 倍，目前这一单抗正在 1/2 期剂量递增试验阶段，对复发、难治的滤泡 B 细胞淋巴瘤患者给予每周静脉用药，连续 4 周的方案。

rhuMab v114 是另一个单抗，其经过工程化的 Fc 段使得其与低亲和性的 FcγRⅢ（FF 或 FV）的连接作用强于 Rituximab 30 倍，也是其在体外模型中的 ADCC 作用是 Rituximab 的 2 ~ 10 倍，然而对猕猴的前期临床显示，rhuMab v114 治疗会导致剂量相关的可逆的中性粒细胞和血小板减少。由于其对血液方面的毒副反应，美国正在开展一项 1/2 期临床试验，评估对先前接受过 Rituximab 治疗的复发/难治滤泡 B 细胞淋巴瘤患者增加 rhuMab v114 剂量的安全性。

GA - 101 是第三代的人源化的抗 CD20 抗体，其具备乙二醇结构的 Fc 段及改良的铰链结构。乙二醇结构的 Fc 段可增强 50 倍与 FcγRⅢ 连接的作用，使其对表达 CD20 的非霍奇金淋巴瘤细胞株的 ADCC 作用增强 10 ~ 100 倍。此外，改良的铰链结构使其对一些非霍奇金淋巴瘤细胞株及原始恶性 B 细胞的诱导凋亡作用增强。这双重的作用使得 GA - 101 疗效增强，在弥散大 B 细胞淋巴瘤及套细胞淋巴瘤的模型中获得完全缓解和长期生存。GA - 101 应用于美罗华治疗无效的患者没有显示严重的毒副反应，总有效率达 58%。

尽管有着这些令人振奋的新一代抗 CD20 单抗的出现，但它们在 B 细胞恶性肿瘤中的治疗地位不仅依赖于其安全性，更重要的是其与 Rituximab 相比的有效性。新的抗 CD20 抗体需要面对的另一个障碍是越来越多的 Rituximab 维持治疗，尤其是在滤泡淋巴瘤的患者。在这部分患者，由于其 Rituximab 的治疗经历，可能对解释新的抗 CD20 抗体的临床疗效来讲，是一个挑战。精心设计的临床试验将针对 Rituximab 疗效极微或无效的患者，如 MCL 患者，将有助于阐明新的抗 CD20 单抗对 B 细胞恶性肿瘤的疗效。

低免疫源性的抗 CD20 单抗：将近 25% 的患者在初次接受 Rituximab 治疗时会产生输液相关的不良反应，如发热、寒战、僵硬、瘙痒或皮疹。虽然这些不良反应的发生机制尚未完全明确，一般认为这是由初次输入美罗华时伴随的循环 B 细胞的快速溶解所致。而第二次输注时大部分循环 B 细胞已经被清除，这也解释了为什么输液反应较少发生在第二次及以后的 Rituximab 治疗中。如今，用 Rituximab 治疗尤其是对其不良反应的防治已是肿瘤治疗中的常规。然而，这对其在其他领域的作用仍然是一个挑战，如在治疗风湿性疾病及自身免疫性疾病方面。正是在这一背景下，有着较低免疫源性及较小不良反应的新的抗 CD20 单抗拥有了一席之地。相反，只有通过临床试验证实其疗效远高于 Rituximab，或其在 Rituximab 疗效差的慢性淋巴细胞白血病和 MCL 患者中也表现出好的疗效。或其对 Rituximab 耐药的患者也有效果，人源性的抗 CD20 单抗才能在 B 细胞恶性肿瘤的治疗中有一定的地位。最近认为，在 B 细胞非霍奇金淋巴瘤的患者中，Rituximab 输注时间超过 90 分钟是安全的，这更限制了人源性抗 CD20 单抗的使用，因为这一新抗体的潜在优势之一是与 Rituximab 治疗需要的缓慢及逐渐增加滴速相比，其要求的输注时间较短。

2. 抗 CD22 单抗(Epratuzumab，依帕珠单抗)　为人源性 IgG_1 抗 CD22 单抗。Leonard 在 I / II 期临床试验中治疗复发性滤泡性淋巴瘤患者，剂量为 $360mg/m^2$ 和 $480mg/m^2$ 时，有效率为 43% 和 27%，有效患者的中位 TTP 为 23.7 个月；剂量分别为 $240mg/m^2$、$360mg/m^2$ 和 $600mg/m^2$ 时，弥漫大细胞淋巴瘤的有效率分别为 34%、16% 和 25%，TTP 为 8.1 个月。报道显示，依帕珠单抗与利妥昔单抗联用可提高抗 CD20 单抗的抗肿瘤活性。Strauss 等联合应用利妥昔单抗(美罗华)和依帕珠单抗治疗了 65 例复发或难治性淋巴瘤患者(包括 34 例 FL、15 例 DLBCL 和 16 例其他类型淋巴瘤)，患者对治疗的耐受性良好，联合治疗所致毒副反应发生率并未比单用利妥昔单抗(美罗华)高；联合治疗的客观有效率为 47%，以 FL 亚组和 DLBCL 亚组为最高(分别为 64% 和 47%)，FL 亚组和 DLBCL 亚组总的完全有效率分别为 24% 和 33%；FL 亚组达效的中位时间为 16 个月，其中有 5 例患者的病情在 18~30 个月时仍保持无进展，DLBCL 亚组达效的中位时间为 6 个月，其中有 2 例患者的病情在 12~18 个月时仍保持无进展。这项 II 期临床试验初步显示出了联合应用利妥昔单抗(美罗华)和依帕珠单抗的潜在抗淋巴瘤活性。由于 CD22 是一种可内化的抗原，推测依帕珠单抗和利妥昔单抗无交叉反应，两种抗体可能通过不同机制发挥作用。

3. 抗 CD30 单抗(MDX－060)　嵌合型抗 CD30 单抗体外实验证实可诱导细胞凋亡和周期停滞。人源性 CD30 单抗治疗耐药性 HD、ALCL 和其他 $CD_{30}{}^+$ 淋巴瘤的已处于临床试验阶段。

4. CD52 单抗(alemtuzumab campath－1，阿伦珠单抗)　阿伦珠单抗是一种人源化的 IgG_1 抗 CD52 单抗，曾用于治疗自身免疫性疾病，如多发性硬化症、类风湿性关节炎，以及移植物抗宿主病(GVHD)等。2001 年美国 FDA 批准其用于烷化剂和氟达拉滨(福达华)治疗失败的慢性淋巴细胞白血病(CLL)，近年主要以单药或与其他药物(如氟达拉滨或利妥昔单抗)联用的形式治疗初治的或对烷化剂耐药的 CLL。由于 CD52 在整个淋巴系细胞的高表达，阿伦珠单抗对淋巴瘤(NHL)的治疗研究显示出较好的效果。

5. CD19 单抗　为鼠源性单抗，多种生物毒素被连接于 CD19 单抗，已用于 B 细胞 NHL 或 ALL 的治疗研究且均显示出一定的疗效，无严重的不良反应。

6. CD25 单抗(daclizumab，达珠单抗；商品名赛尼哌，ONTAK)　$CD_4{}^+CD_{25}{}^+$ 调节性 T 细胞是体内自然存在的，能够分泌 IL－4、IL－10、转化生长因子 β(TGFβ)，表达 IL－$2R\alpha$(CD25)、细胞毒性 T 淋巴细胞抗原 4(CTLA4)分子，对效应性 T 细胞具有抑制作用，是调节性 T 细胞的重要亚群，参与肿瘤的生长、自身免疫性疾病的发生及耐受移植排斥，可降低 $CD_4{}^+CD_{25}{}^+$ T 细胞的数量并联合使用瘤苗或 Th 的抗原决定簇，为抗肿瘤免疫提供了新的治疗途径。Daclizumab 是抗 CD25 单抗。

7. 其他单克隆抗体　已有报道 anti – CD3 (visiluzumab) 和 anti – CD2 (siplizumab, MEDI – 507) 试用于治疗 T 细胞恶性肿瘤及预防和控制 GVHD 的研究。抗 HLA – DR 人源化单抗 apolizumab (HudllO) 正在 I 期临床试验中, 抗 CD23 单抗 (IDEC – 15) 也已进入临床研究。

二、放射免疫治疗

放射免疫治疗 (RIT) 已成为一种系统的特异靶向性肿瘤治疗手段, 与放疗和化疗相比, 它具有对肿瘤细胞选择性杀伤的特点, 正在受到人们的广泛关注。其原理是利用针对 TAA 的特异性抗体作为核素载体, 与能释放 β 射线或 α 射线的放射性核素对其进行放射性标记, 注入体内与肿瘤细胞相应抗原特异性结合, 使肿瘤组织内浓聚大量的放射性核素, 并滞留较长时间, 放射性核素在衰变过程中发射出 β 射线或 α 射线, 通过射线的辐射作用破坏或干扰肿瘤细胞的结构及功能, 起到抑制、杀伤或杀死靶肿瘤细胞作用。单克隆抗体的特异性靶向定位能力使放射性核素主要集中于靶组织内, 使其对正常组织的放射毒性最小化。淋巴瘤细胞对常规放射治疗高度敏感, 单克隆抗体同肿瘤细胞特异性结合, 是放射免疫治疗的良好靶细胞。目前, 放射免疫治疗对霍奇金和非霍奇金淋巴瘤已取得非常显著的疗效。

与应用单纯非霍奇金淋巴瘤单克隆抗体治疗相比, RIT 的抗肿瘤机制既包含了 mAb 的抗肿瘤机制, 而且还有放射性核素的靶向治疗作用。另外, 单抗的免疫毒性作用必须是每个靶细胞都与抗体结合才能起到完全杀伤作用; 而放射免疫治疗中, 通过与抗体耦联的放射性核素释放的射线损伤与抗体结合的靶细胞的 DNA, 同时也可以辐射杀伤靶细胞周围不表达靶抗原的肿瘤细胞, 比单纯免疫治疗表现出更强的杀伤肿瘤细胞的能力。

放射性核素用于免疫治疗主要应用 β 射线。最常用的放射性核素为 ^{131}碘 (^{131}I) 和 ^{90}钇 (^{90}Y), 两者均释放 β 射线。^{131}I 来源方便、价格低廉、标记容易, 在体内代谢及毒性了解较充分, 可同时用于治疗和显像, 目前应用最广泛。^{90}Y 单纯发射 β 射线, 能量是 ^{131}I 的 5 倍, 射程为 5 ~ 10mm, 半衰期为 2.5 天, 且稳定, 甚至在被肿瘤细胞吞饮后仍然能够稳定存留。但价格昂贵, 不易获得, 限制了它的使用。另外, ^{90}Y 有聚集于肝脏及骨的趋势, 也可能增加这两个器官的不良反应发生。^{90}Y β 射线在组织中的最大射程约 11mm, 作用范围较 ^{131}I 广, 对周围正常组织的损伤可能较大, 不可避免。目前 ^{211}At、^{227}Th 等 α 发射体射程短且生物学效应明显增强, 其标记抗体的研制为非霍奇金淋巴瘤的治疗提供了更佳的选择。非霍奇金淋巴瘤放射免疫治疗抗体主要针对 B 细胞淋巴瘤 TAA 而非 TSA, 如 CD19、CD20、CD22、CIM7、CD37、CD52、独特型免疫球蛋白及人类白细胞抗原 II 类组织相容性抗原 (HLA – DR), 其中以 CD20、CD22 应用的报道较多。

美国 FDA 2002 年和 2003 年先后批准 Zevalin (^{90}Y – ibritumomab tiuxetan) 和 Bexxar (^{131}I – tositumomab) 上市。放射免疫靶向治疗药物 Zevalin 和 Bexxar 都是针对抗 CD20 单抗和放射性核素的交联物, Zevalin 是由鼠/人嵌合抗 CD20 单克隆抗体 (ibritumomab) 通过螯合物 tiuxetan 与 ^{90}Y 相连的。Bexxar 是直接用 ^{131}I 标记的鼠抗 CD20 抗体 (tositumomab)。在临床上使用方便且安全、有效。在临床试验中放免靶向治疗对经过多次化疗后复发耐药的 B 细胞淋巴瘤仍然有很高的有效率和较长缓解期。

1. CD20 放射免疫抗体　Zevalin 化学名 ibritnmomab，是以 ibritnmomab 抗体为载体运载放射性核素^{90}Y，靶点是 CD20 抗体，与 NHL B 淋巴细胞表面的 CD20 抗原结合，杀死癌细胞。主要用于常规治疗无效或复发，以及利妥昔单抗治疗失败的滤泡型或低度恶性 B 细胞 NHL。一般在治疗的第 1 天给予未标记的裸抗体利妥昔单抗 250mg/m^2，清除外周血中的 B 细胞，以提高放射性核素标记抗体的肿瘤靶向性；在第 8 天再给予未标记的裸抗体利妥昔单抗 250mg/m^2，随后给予治疗剂量(0.3mCi/kg)的 Zevalin。剂量分布监测显示，肿瘤组织较正常组织放射剂量高 850 倍。

Bexxar 是^{131}I 标记的鼠源 IgG$_{2a}$抗 CD20 单克隆抗体 Tosimmomab(西莫单抗)。进行 RIT 前先给予未标记的抗体，然后给予测定剂量的^{131}I 标记的抗体(5mci)；随后 1 周进行 3 次全身成像，根据放射活性的衰减计算个体化的治疗剂量；1 周后给予治疗剂量，先给予未标记的抗体，随后给予 75cGy 的 Tosimmomab。Bexxar 用于治疗低度恶性淋巴瘤，有效率达 97%，CR 率为 63%(48/68)，3 年 PFS 为 68%，SOWG 的 S9911 临床研究显示，在 CHOP 方案 6 个周期后完全缓解者予以 Bexxar 75cGy 治疗Ⅲ～Ⅳ期 FL，RR 91%，CR 69%，4 年 PFS 和 4 年 OS 分别为 70% 和 91%。

核素标记抗体治疗 NHL 的主要不良反应为骨髓抑制，其他不良反应轻微，主要包括恶心呕吐、感染、发热寒战和轻微皮疹。20% 的患者可发生Ⅳ度的中性粒细胞减少，有 20% 患者平均在治疗后 35 天出现Ⅳ度血小板减少症。Zevalin 的血液系统毒性与全身剂量、红骨髓吸收剂量以及药物半衰期、曲线下面积无关，可根据体重和治疗前血小板水平计算剂量。与 Zevalin 相比，Bexxar 的剂量估算较复杂，治疗期间需要进行放射防护。Ⅲ/Ⅳ度 ANC 和 PLT 减低发生率分别为 63% 和 53%，持续时间约 30 天。

2. CD22 放射免疫抗体　^{90}Y 抗 CD22 抗体(^{90}Y – Epratuzumab)运载放射性核素^{90}Y，靶点是 CD22 抗体。临床试验证实^{90}Y – Epratuzumab 治疗非霍奇金淋巴瘤的安全性和有效性。用其治疗 16 例不同类型的 B 细胞非霍奇金淋巴瘤，每周 1 次，共 2～4 周，有效且无明显毒性者 3 个月后重复治疗一个疗程，治疗有效率为 62%，CR 率为 25%，CR 持续时间为 14～41 个月，不良反应较轻。

^{131}I – LL2(抗 CD22)，LL2 结合 CD22 后易于内在化而使^{131}I 很快代谢，^{131}I 在肿瘤内停留时间减少而影响疗效。Godenberg 等用^{131}I – LL2 治疗 21 例复发非霍奇金淋巴瘤，17 例可评价疗效的患者中 4 例有效(1 例 CR)。

3. 其他放射免疫单抗　其他核素标记抗体包括：①^{131}I – Lyml 抗体(抗 DR 抗体)：治疗非霍奇金淋巴瘤显示了令人鼓舞的疗效，尤其在高度恶性的非霍奇金淋巴瘤。研究显示^{131}I – Lyml 抗体 30～60mCi 治疗 30 例复发的非霍奇金淋巴瘤及慢性髓性白血病，ORR 为 57%，其中 CR 为 10%，PR 为 47%；②^{131}I – MBI(抗 CD37)：其针对内在化的抗原，疗效较差。

放射免疫治疗在血液系统疾病尤其是淋巴瘤的治疗中的临床试验取得了较大的进展，为进一步广泛应用于临床奠定了基础，同时增加了人们对放射免疫治疗核素载体及标记方法的深入研究。^{18}F – FDG 肿瘤代谢显像在区别放射免疫治疗的缓解与否方面比 CT 更准确，它对非霍奇金淋巴瘤放射免疫治疗效果进行早期评价和预后监测和对肿瘤残余灶的探测方面也更有优势，放射免疫治疗 2～4 个疗程(第 6 周)后即可进行，对仍有 FDG 摄取病灶者应接受新的治疗方案。国际协调计划（IHP）推荐 FDG – PET 或 FDG – PET/CT 肿瘤代谢显像用于淋巴瘤早期分级及最终疗效的评价，以完全缓解率作为终点，推荐在化疗或化学免疫治疗结束后 6 ~ 8 周，放疗或化学放射治疗后 8 ~ 12 周进行，显像时间点和 SUV 值变化意义的研究在进一步开展中。

随着对淋巴瘤发病机制及其生物学本质研究的逐渐深入，新的治疗方法——生物分子靶向治疗给淋巴瘤的诊治带来了新的希望。

肿瘤发生发展往往存在多靶点、多环节的调控过程，因此得到抑制的靶点（数量/种类）越多也就意味着治疗越有效。发现新的靶点、开发多靶点的靶向治疗药物已经成为肿瘤靶向治疗的重要研究方向。如何研究利用肿瘤的基因表型在循证医学基础上指导更高阶段的个体化治疗，如何在深入发展细胞毒性药物的基础上进一步开发分子靶向药物，均需要我们在临床实践与基础实验紧密结合的前提下不断探索研究。

第十五章　白血病分子靶向治疗

第一节　疾病概述

一、概述

白血病是一类造血干细胞异常的恶性克隆性疾病。其克隆中的白血病细胞失去进一步分化成熟的能力而停滞在细胞发育的不同阶段。在骨髓和其他造血组织中白血病细胞大量增生积聚并浸润其他器官和组织，并具有质和量的明显异常，同时使正常造血受抑制。白血病不仅危害整个血液和免疫系统，还会影响全身各系统，属于国内十大高发恶性肿瘤之一，占肿瘤发病率的第6位，是35岁以下人群中发病率、病死率最高的恶性肿瘤，严重地危害着人民群众的身心健康。

二、病因和发病机制

白血病的确切病因至今未明。许多因素被认为和白血病的发病有关。病毒可能是主要的因素，此外，尚有遗传因素、放射、化学毒物或药物等因素。

1. 病毒　早已证实C型RNA肿瘤病毒或称反转录病毒是哺乳类动物如小鼠、猫、牛、绵羊和灵长类动物自发性白血病的病因。这种病毒能通过内生的反转录酶按照RNA顺序合成DNA的复制品，即前病毒，当其插入宿主的染色体DNA中后可诱发恶变。

肿瘤病毒携带有病毒源瘤基因（V – onc），大多数脊椎动物（包括人的细胞）基因体内有与V – onc同源的基因称源瘤基因。V – onc被整合入宿主细胞的基因体内后可使邻近的基因发生恶变。反转录病毒的感染也可致源瘤基因激活，成为恶性转变的基因，导致靶细胞恶变。进入体内的病毒基因即使不含有V – onc，如果改变了基因的正常功能，也有可能引起白血病。

人类白血病的病毒病因研究已有数十年历史，但至今只有成人T细胞白血病肯定是由病毒引起的。

2. 遗传因素　和某些白血病发病有关。白血病患者中有白血病家族史者占8.1%，而对照组仅0.5%。近亲结婚人群急性淋巴细胞白血病的发病率比期望值高30倍。某些染色体有畸变、断裂的遗传性疾患常伴有较高的白血病发病率，如Down综合征、先天性血管扩张红斑症（Bloom综合征）和Fanconi贫血等。

儿童急性淋巴细胞白血病患者 50% 有一种特殊掌纹，称为 Sydney 线。白血病和 HLA 抗原型别有某种联系，如急性淋巴细胞白血病常伴 HLA – A2 和 A9 等，都说明遗传因素和白血病的发病有某种联系，但对大多数白血病而言，白血病毕竟不是遗传性疾病。

3. 放射因素　电离辐射有致白血病作用，其作用与放射剂量大小及辐射部位有关。一次较大剂量(1 ~ 9Gy)或多次小剂量均有致白血病作用。

全身和放射野较大的照射，特别是骨髓受到照射，可导致骨髓抑制和免疫抑制，照射后数月仍可观察到染色体的断裂和重组。放射线能导致双股 DNA 可逆性断裂，从而使细胞内致瘤病毒复制和排出。放射可诱发急、慢性非淋巴细胞白血病和慢性粒细胞白血病，但未见慢性淋巴细胞白血病，并且发病前常有一段骨髓抑制期，其潜伏期为 2 ~ 16 年。

4. 化学因素　苯的致白血病作用比较肯定。苯致急性白血病以急性粒细胞白血病和红白血病为主。烷化剂和细胞毒药物可致继发性白血病也较肯定，多数继发性白血病是发生在原有淋巴系统恶性肿瘤和易产生免疫缺陷的恶性肿瘤经长期烷化剂治疗后发生，乳腺癌、卵巢癌和肺癌化疗后也易发生继发性白血病。

三、分类及分型

根据白血病细胞的成熟程度和自然病程，白血病可分为急性和慢性两大类。

1. 急性白血病是一类造血干细胞、祖细胞来源的恶性克隆性血液系统疾病。临床以感染、出血、贫血和髓外组织器官浸润为主要表现，病情进展迅速，自然病程仅有数周至数月。一般可根据白血病细胞系列归属分为急性髓系白血病(AML)和急性淋巴细胞性白血病(ALL)两大类。

(1)急性髓细胞性白血病分型(FAB 分型)

M_0：急性髓细胞性白血病微分化型

M_1：急性髓细胞白血病未成熟型

M_2：急性髓细胞白血病部分成熟型

M_3：急性早幼粒细胞性白血病

M_4：急性粒 – 单细胞性白血病

M_5：急性单核细胞性白血病

M_6：急性红白血病

M_7：急性巨核细胞性白血病

(2)急性淋巴细胞性白血病分型：ALL 根据免疫表型不同可分为 B 细胞和 T 细胞两大类。2000 年 WHO 将急性淋巴细胞白血病(ALL)分为 3 种亚型：①前体 B 细胞急性淋巴细胞白血病(细胞遗传学亚型)：t(9；22)(q34；q11)，(BCR/ABL)；t(4；11q23)，(MLL 重排)；t(1；19)(q23；p13)；(E2A/PBX1)；t(12；21)(p12；q22)，(ETV/CBFα)；②前体 T 细胞急性淋巴细胞白血病(T – ALL)；③Burkitt 细胞白血病。FAB 分型中的急淋形态学亚型分型方法，因可重复性较差，现已基本放弃，不再把急性淋巴细胞白血病分为 L1、L2、L3。骨髓中幼稚细胞 >25% 时诊断采用 ALL 的名称，幼稚细胞 ≤ 25% 称为母细胞淋巴瘤。

2. 慢性白血病　其特征是有功能的已分化成熟的细胞过度增生，因此慢性白血病是一种由于信号传导不良或细胞增生失控所致的疾患，而非成熟障碍所致。慢性白血病常见有慢性粒细胞性白血病(CML)和慢性淋巴细胞性白血病(CLL)。

四、临床表现

白血病的症状，主要与骨髓内造血功能的破坏有关，其次由于白细胞有穿渗进入组织的作用，部分症状也与此种特性有关。

1. 骨髓造血功能破坏引起的症状　①容易发生青肿，点状出血：主要是因为生成血小板的巨核细胞减少，以致血小板缺乏；②贫血：制造红细胞的母细胞减少，导致红细胞的缺乏，容易在走动或运动时发生气喘和晕眩；③持续发热，感染经久不愈：大部分的白细胞都是白血病细胞，无正常功能，导致免疫力下降，容易受到感染。

2. 白血病细胞穿渗组织引起的症状　①淋巴结肿大；②骨痛或关节痛：白血病细胞在骨髓内大量增生造成，轻敲急性淋巴细胞性白血病患者的胸骨，常会引起剧烈疼痛；③牙龈肿胀；④肝脾肿大；⑤头痛和呕吐：白血病细胞穿渗进入中枢神经系统的表现；⑥皮肤硬块：外观呈微绿色，又称绿色瘤；⑦心包积液或胸膜腔积液。

3. 各类白血病的特殊表现　①急性前骨髓性白血病：弥散性出血；②慢性骨髓性白血病：大部分患者血小板数目上升，脾大；③慢性淋巴性白血病：很少发生在中国人，好发年龄主要在中年以后，尤其是老年人；④急性淋巴性白血病：若是导致胸中膈淋巴结肿大，往往压迫气管，导致呼吸急促、咳嗽；⑤成人 T 细胞淋巴性白血病：因为血中钙离子过高，会导致脱水、意识不清和昏迷。

五、诊断和鉴别诊断

1. 诊断　凡外周血和(或)骨髓中原始细胞在非红系中≥20%，除外类白血病反应即可诊断。

2. 鉴别诊断

(1)类白血病反应：通常有病因(感染、中毒、肿瘤等)可查。白细胞分类中以成熟细胞为主，可见中毒颗粒，NAP 积分明显增高，一般无贫血和血小板减少，病因去除后血常规即恢复正常。

(2)再生障碍性贫血：少数白细胞不增高的白血病(尤其是 M_3)、低增生性白血病，周围血常规易与之混淆。急性白血病常有胸骨压痛，多有肝、脾、淋巴结肿大，骨髓检查可准确鉴别。

(3)骨髓增生异常综合征(MDS)：MDS 中的难治性贫血伴原始细胞增多(RAEB)及难治性贫血伴原细胞增多转变型(RAEB－t)，临床和周围血常规酷似急性白血病，但骨髓检查原始细胞<30%，有助鉴别。

(4)某些感染引起的白细胞异常：如传染性单核细胞增多症，血常规中出现异形淋巴细胞，形态与原始细胞不同，血清中嗜异性抗体效价逐步上升、病程短、可自愈。传染性淋巴细胞增多症、百日咳、风疹等病毒感染时，血常规中淋巴细胞增多，但淋巴细胞形态正常，病程为良性，骨髓象原始幼稚细胞均不增多。

(5)急性粒细胞缺乏症恢复期：骨髓中原、幼粒细胞增多。但多有明确病因，血小板正常，原、幼粒细胞中无 Auer 小体及染色体异常。短期内骨髓成熟粒细胞恢复正常。

第二节　分子靶向治疗

　　白血病是严重危害人类健康的造血系统的恶性肿瘤。目前最好的治疗方法仍是骨髓移植，但是由于 HLA 配型相同的概率很小，根本无法满足临床需要。所以对白血病的治疗目前仍以传统的放化疗为主，再辅以简单的靶向治疗。从长远看，传统的治疗并不能完全治愈白血病、延长白血病的生存时间和降低它的死亡率，而分子的靶向治疗却显示出巨大的潜力。

一、受体酪氨酸激酶 3

1. Flt-3 的功能　受体酪氨酸激酶 3(Flt-3) 又叫胎儿肝脏激酶-2(Flk-2) 或人类干细胞激酶-1(STK-1)。Flt-3 属于 Ⅱ 型受体酪氨酸激酶家族，是在造血干祖细胞上表达的一种具有酪氨酸激酶活性的受体，对于干细胞和免疫系统的发育非常重要。其配体在骨髓基质细胞和其他一些细胞上表达，共同作用刺激干细胞、祖细胞、树突状细胞和自然杀伤细胞的增生。

2. Flt-3 和白血病　①Flt-3 过度表达：Flt-3 在大多数 AML 和 ALL 中过度表达，也可以在其他白血病细胞中过度表达。这表明 Flt-3 过度表达在刺激白血病细胞的增生中起一定作用；②Flt-3 突变：主要有两种：内部串联重复(Flt-3-ITD) 和 Flt-3"活性回路"突变，是 AML 中最常见的突变。1996 年 Nakao 等首先报道 AML 患者在 Flt-3 近膜区(JM) 存在内部串联重复，认为这些突变可能在 AML 的发病机制中起重要作用。随后的研究证实了这一结果。Flt-3-ITD 在骨髓增生异常综合征中发生率较低，在 ALL 中罕见，在其他血液系统恶性疾病如 CML、NHL、CLL 及 MM 和正常造血细胞中尚未检测到此突变。成人 AML 患者在 Flt-3 的"活性回路"区存在替代突变，特别是 835 位天冬氨酸残基(Asp835)，突变位于 Flt-3 的第二个酪氨酸活化环处(Flt-3-TKD)。活性回路是酪氨酸激酶正常组成部分，当激酶处于非活性状态时，其功能是阻断 ATP 和底物接近激酶的催化区；激酶活化后，回路中的一个特定酪氨酸残基磷酸化，回路活化，允许 ATP 及底物接近激酶；③Flt-3 突变对 Flt-3 功能的影响以及与人类白血病的关系：受体酪氨酸激酶的 JM 区和活性回路区具有自我抑制功能，使激酶处于一种非活性构象，JM 区长度突变或活性回路替代突变均可导致 Flt-3 激酶和下游靶位点包括 STAT5、Ras/MAPK 和 PI3K/Akt 的持续激活，从而促进了白血病细胞的增生。有研究发现，在 AML 中，由于细胞外信号调节激酶(Erk1、Erk2) 的作用使 Flt-3 发生磷酸化，从而抑制了 CCAAT 增强子结合蛋白 α(C/EBPα) 的功能，进而抑制了细胞的增生和分化。通过对 MV4、MV11 细胞中 Flt-3 和 Mek1 进行药物抑制，可以诱导粒细胞的分化。这表明对 Mek/Erk 信号通路的阻断是治疗具有 Flt-3 活化的白血病的有效手段。

3. Flt-3 选择性抑制药　由于 Flt-3 是 AML 中最常见的突变基因且具有 Flt-3 突

变的患者预后不良，人们试图通过应用选择性 Flt－3 抑制药来治疗 AML，抑制 Flt－3 激酶的活化是 AML 治疗的一个策略。

二、DNA 甲基化

DNA 异常甲基化是人类肿瘤中最常见的基因变化之一，它在白血病发生、发展中对基因表达调控、基因结构的稳定等方面发挥重要作用。

1. 正常 DNA 甲基化模式　人类正常基因组中约 70% 的 CpG 二核苷酸残基发生甲基化，但 CpG 的分布是非随机的，主要集中在基因的 5' 末端，称为 CpG 岛。基因组中正常的甲基化模式为管家基因保持无甲基化，组织特异性，基因在其不表达组织中甲基化而在其表达组织中无甲基化。这种模式主要是通过维持甲基化作用、重新甲基化作用和去甲基化作用三种途径来实现的。研究发现，启动子区 DNA 甲基化可以抑制基因的表达，其机制主要有两个方面：①直接阻止与特异性转录因子的结合：由于特异性转录因子结合位点包含了 CpG 位点，5mC 突出的甲基基团可以阻止与转录因子的结合；②甲基 CpG 结合蛋白（MECP1、MECP2）的竞争性结合：该蛋白没有序列特异性，但可以和甲基化 DNA 特异性结合，从而竞争性地抑制了转录因子和 DNA 的结合，同时可以使 DNA 的结构变得更加紧密而抑制转录。

2. DNA 甲基化异常与白血病发生　白血病细胞中的甲基化模式与正常细胞不同。与某些实体瘤相类似，白血病细胞中也存在普遍性的低甲基化，特异性基因的低甲基化包括 BCL2、髓过氧化物酶、C－myc 等。抑癌基因启动子区 CpG 岛的异常高甲基化也普遍存在。①肿瘤细胞中的普遍性低甲基化：肿瘤细胞中基因组甲基化程度降低，可出现在肿瘤发生的早期。肿瘤相关的甲基化状态可导致在正常情况下受到抑制的转录本得到表达。另一个可能的原因是甲基化导致了基因组不稳定性。通过某些肿瘤细胞中微卫星不稳定的研究发现，肿瘤细胞中错配修复（MMR）基因 hMLH1 的表达受到抑制，导致 DNA 的错配修复功能丧失；②区域性 CpG 岛高甲基化：基因启动子区 CpG 岛的异常高甲基化是肿瘤 DNA 甲基化异常最重要的方面。资料显示，CpG 岛的高甲基化可引起抑癌基因失活，并在去甲基化药物诱导后可使基因重新表达，这种变化是肿瘤发生过程中的早期表现。删除膀胱癌 1（DBC1）是一种抑制膀胱肿瘤的候补基因，位于 9q33.1。具有潜在的肿瘤抑制作用，但在上皮癌中它一般会发生超甲基化。又由于它具有交叉性，可能在其他肿瘤中也会发生甲基化。

3. 白血病去甲基化治疗　抑癌基因 CpG 岛甲基化引起的表达抑制可以被去甲基化药物逆转。常用的甲基化抑制药有 5－杂氮－2－脱氧胞嘧啶、5－阿杂胞嘧啶及 5－氟－2－脱氧胞嘧啶。而 CdR 是其中的代表药，作用强度大于阿糖胞苷，是 S 期周期特异性药物。其作用机制有两个方面：细胞毒性和诱导低甲基化。CdR 可以使 DNA－甲基转移酶（DNMT）共价结合到 DNA 上，从而随着每一次细胞分裂周期，DNA 的甲基化程度进行性减低。

三、组蛋白乙酰化和去乙酰化

组蛋白乙酰化/去乙酰化修饰是基因转录调控的关键机制之一，而这种修饰作用由组蛋白乙酰化酶（HATs）和组蛋白去乙酰化酶（HDACs）所调控，所以 HATs/HDACs 间接调节基因的转录和沉寂。HATs/HDACs 这对酶的平衡紊乱则会使基因表达失控，导致肿瘤发生。白血病细胞由于染色体易位产生融合基因，该基因表达的蛋白异常募集 HDAC，引起组蛋白去乙酰化过度，而使基因转录受抑和白血病的发生。

1. HDAC 抑制药对白血病的诱导分化作用　真菌代谢产物 apicidin（DIAs）是一种 HDAC 抑制药，能够抑制组蛋白去乙酰化，恢复白血病细胞中受阻基因的表达，并诱导其分化。研究表明，100nm 的 DIAs 可提高 HL-60 细胞的 NBT 还原活性和 CD11 的表达，抑制 HL-60 细胞的增生，诱导其分化，同时提高了组蛋白 H3 乙酰化水平，诱导白血病细胞凋亡。抗真菌抗生素曲古菌素（TSA）源自链真菌代谢产物，是一种非竞争性可逆的 HDAC 活性抑制药，也是四类 HDAC 抑制药的代表药物之一。研究表明，TSA 可以激活 U937 细胞沉寂基因促进分化基因表达；与全反式维 A 酸（ATRA）或维生素 D 联用可显著促进 U937 细胞分化，还可使耐药的 HL-60 细胞株对 ATRA 的敏感性得以恢复，因此 TSA 不仅可以调节基因表达，还可以抑制白血病细胞增生和诱导凋亡。

2. 组蛋白乙酰化/去乙酰化对细胞周期的影响　研究显示，染色体组蛋白乙酰化和去乙酰化的变化与细胞周期的变化相关，组蛋白乙酰化水平升高可以使细胞周期阻滞在 G_1 或 G_2/M 检测点，从而抑制白血病细胞增生。研究表明，组蛋白去乙酰化酶抑制药 LAQ824 能使慢性白血病细胞组蛋白去乙酰化水平降低，乙酰化水平升高，诱导细胞周期依赖激酶抑制药 p21 和 p27 的表达上调，导致细胞 G_1 期阻滞。Rosato 等认为，组蛋白去乙酰化酶抑制药丁酸钠（SB）通过调节细胞周期依赖激酶 p21WAF1/CIP1/MDA6 诱导 U937 细胞 G_1 期阻滞，促进细胞分化和凋亡。

四、NF-κB 信号途径的阻断

NF-κB 途径是白血病细胞增生过程中的一个非常重要的途径，尤其在 ALL 中和 ATL 中，NF-κB 在免疫和炎症反应中起重要作用，通过调节编码炎症因子基因和诱导酶，如诱导型一氧化氮合酶（iNOS）和环氧合酶-2（COX-2）。NF-κB 也参与癌症的发生、发展和药物抵抗。研究表明，NF-κB 的蛋白酶体抑制药 PS-341 或 Bay11-7082 可以抑制 NF-κB 从而抑制 ATL 细胞的生长和诱导凋亡。同样，在多发性骨髓瘤（MM）中也有 NF-κB 的激活，通过 PS-341 对 NF-κB 的抑制和 NF-κB 的抑制药 InBa 的表达，它使 MM 细胞对传统的化疗药物（如阿霉素）更敏感。研究表明，NF-κB 是对 ATL 和 MM 等淋巴细胞恶性肿瘤靶向治疗的一个靶点。

五、SHP2（PTPN11）

SHP2 为含 2 个 SH2（Src 同源区 2）域的蛋白酪氨酸磷酸酶，具有蛋白酪氨酸磷酸酶（PTPN11）活性，它是机体正常发育所必需的，也是生长因子、细胞因子、细胞外基质触发的信号途径的主要成分。在许多信号通路中，SHP2 都位于 Ras 的上游。大约50%的努南综合征（NS）患者有 PTPN11 功能突变。据报道，NS 患者和一些恶性度高的肿瘤、白血病和成神经细胞瘤有联系。最近有报道说，体细胞的 PTPN11 突变发生在一些儿童散发的幼稚粒-单细胞白血病、MDS、急性 B 细胞白血病和急性髓性白血病（AML）中。没有幼稚粒-单细胞白血病患者有的是纯合子 NF-1 的缺失，有的是激活的 Ras 突变。由于 SHP2 在 Ras 活化中的作用和 Ras 在人类肿瘤中突变的频率，所以 PTPN11 突变在肿瘤发生中具有重要作用。PTPN11 突变也可能会在其他肿瘤中发生，David 等从 13 个不同的患者包括乳腺癌、肺癌、成人 AML 和 ALL 等获得了 PTPN11 序列，发现有 11 个错义突变，其中 5 个是已经知道的，其余 6 个是新发现的。通过生物化学分析证明这些新的突变可以导致 SHP2 活性增强，这些都揭示了 SHP2 是一个新的抗白血病治疗靶点。

六、趋化因子受体 - 4(CCR4)

ATLL(急性 T 淋巴细胞白血病)是外周 T 细胞肿瘤，预后差，并没有最佳的治疗方案。已经发现，很大一部分 ATLL 患者的细胞都表达 CCR4，表达程度和皮肤的变化及预后不良相关。在人体，KM2760 增强了单核细胞的吞噬活性，进一步诱导 NK 细胞介导的 ADCC 效应。有试验数据表明，CCR4 可以作为 ATLL 患者抗体治疗的一个合适的靶点，而且 KM2760 也有效的诱导肿瘤免疫。

七、生成素

生成素(Suivivin)是一种凋亡抑制蛋白，它在人类众多恶性肿瘤中表达，具有强烈的凋亡抑制功能和促细胞增生活性，并与部分肿瘤的血管生成和预后有密切关系。此外，Asanuma 等发现 Suivivin 可以上调 FasL 的表达，认为 Suivivin 不但可以抑制 Fas 所介导的细胞凋亡，还可以通过诱导 FasL 的表达来攻击免疫细胞。这些都提示 Suivivin 在肿瘤的发生发展中有重要作用。随着 Suivivin 和其他凋亡调节因子、癌基因及抑癌基因关系的深入研究及其调控机制的进一步阐明，将有利于肿瘤发病机制的阐明，并为肿瘤的诊治提供更充分的理论依据。以 Suivivin 为靶点的抗癌治疗有可能成为肿瘤治疗的一个新的突破。

八、其他治疗靶点

白血病的治疗靶点还有许多，下面就做一简单介绍。①血管外渗作用：肿瘤细胞通过内皮屏障外渗是癌细胞转移的关键步骤。最好的例子就是 HTLV - Ⅰ 病毒特异地结合到靶器官的内皮细胞上，肿瘤细胞诱导了局部且短暂的血管发生，通过旁分泌的刺激作用和直接的内皮细胞间的相互作用诱导了内皮细胞中的 MMP2(金属蛋白酶)和 MMP2(明胶酶)活性，下调了 MMP 的组织抑制药，这就导致了内皮细胞下基膜的降解，从而使癌细胞外渗，这也是 ALT 的一个治疗靶点；②HS1 的磷酸化：造血系统特异性蛋白 - 1(HS1)是 CLL 细胞内的一种蛋白质，是 BCR 引发的级联信号途径的重要成分。HS1 磷酸化的患者的平均生存期都缩短，这表明 HS1 在 CLL 中的关键作用，暗示了 HS1 的磷酸化是 CLL 治疗的一个靶点；③IRTA2：它是免疫球蛋白超家族受体转位相关基因 2，编码和 FC 受体家族类似的一种细胞表面受体。IRTA2 表达在人淋巴细胞株和人毛细胞白血病细胞上，它可以作为免疫治疗的一个新的靶点；④肿瘤基质细胞——癌症治疗的新靶标：Paget 提出的"种子 - 土壤"学说，认为肿瘤转移是"种子"(癌细胞)在适宜的"土壤"(基质环境)中生长发展的结果。以巨噬细胞为例，说明基质的异常在肿瘤的发生和进展过程中起着十分重要的作用，"重建"正常的基质可以抑制癌细胞生长并逆转其恶性程度，基质有望成为肿瘤治疗的潜在靶标。

第三篇 典型病例

病例 1 胃 癌

一、病历摘要

患者，女性，63岁，2014年3月24日因"腹胀、嗳气伴消瘦1个月余"入院。患者2014年2月无明显诱因下，稍大量进食后，出现腹胀症状，伴有嗳气，近1个月来体重减轻5kg，无发热，无呕血、黑便。

入院查体：消瘦，浅表淋巴结未及肿大，腹平软，无压痛及反跳痛，肝脏增大，肋下两横指。

辅助检查：血常规：白细胞8.4×10^9/L，中性粒细胞70%，HGB 90g/L，血小板计数150×10^9/L。大便隐血：弱阳性。生化：血糖5.69mmol/L，白蛋白36.5g/L，谷丙转氨酶80.3U/L，谷草转氨酶86.4U/L。肿瘤标志物AFP、CEA、CA-199无异常。胃镜检查示：胃角病变性质待定。胃镜病理示：胃窦、胃角溃疡边：腺癌。免疫组化：肿瘤细胞HER-2（++），后行FISH检测结果示：HER-2基因扩增。查上腹部CT示：胃窦癌，伴肝脏多发转移，肝门部、大小网膜囊、腹膜后多发淋巴结转移。门静脉及下腔静脉局部充盈欠佳，癌栓？

诊断：胃癌（$cT_xN_xM_1$，Ⅳ期）。

二、诊治经过

患者入院诊断：胃癌（$cT_xN_xM_1$，Ⅳ期）。2014年4月2日起一线予"曲妥珠单抗+XELOX"方案治疗8周期，化疗期间耐受尚可，疗效评价为PR，后予"曲妥珠单抗+卡培他滨"方案维持治疗6周期，期间疗效评价为SD。2015年2月13日因病情进展二线予"曲妥珠单抗+紫杉醇+替吉奥"化疗2周期，治疗后出现Ⅱ度骨髓抑制，对症处理后好转，后查CT（2015年4月6日）示：胃癌治疗后复查，较前片2015年2月9日片稍增厚。肝多发转移灶，部分病灶较2015年2月9日CT增大。肝门部、大小网膜囊、腹膜后多发小淋巴结，较前片相仿。疗效评价进展，仔细阅片发现肝脏转移病灶动脉期强化明显，考虑血供丰富，2015年4月9日三线予"贝伐珠单抗+奥沙利铂+氟尿嘧啶"方案化疗6周期，期间复查CT示肝脏转移病灶边缘较前缩小，肿瘤血供较前减少，考虑治疗有效。

2015 年 10 月 8 日开始予"贝伐珠单抗 + 卡培他滨"维持治疗至今，病情平稳。截至 2016 年 12 月，患者三线治疗 PFS 超过 14 个月，OS 超过 32 个月。

三、讨论

基于国际多中心随机对照Ⅲ期 ToGA 研究，曲妥珠单抗联合标准化疗一线用于转移性胃癌或胃食管连接处癌的治疗，中位 OS 联合治疗组较单纯化疗组显著延长（13.8 个月 vs 11.1 个月，$P = 0.0046$），欧盟、美国食品药物管理局（FDA）和中国食品药品监督管理总局（CFDA）已先后批准了曲妥珠单抗用于 HER – 2 阳性转移性胃癌或胃食管连接处癌的治疗。本例 HER – 2 阳性转移性胃癌患者一线给予曲妥珠单抗联合标准化疗，毒副反应轻微，一线治疗 PFS 达 10 个月。

基于 AVAGAST 研究，虽然主要研究终点未达到统计学差异，但贝伐珠单抗联合化疗组的中位无进展生存期和客观反应率均优于安慰剂组，且亚组间的差异提示病例选择、临床实践、群体遗传学或肿瘤生物学方面的地区差异可能对贝伐珠单抗的疗效有一定影响，因此仍需要进一步研究来探寻贝伐珠单抗的疗效预测标志物，在临床具体实践中结合肿瘤生物学特征给予个体化治疗方案。本例患者正是因为 CT 上发现肝脏转移病灶动脉期强化明显，临床考虑肝转移病灶血供丰富，因而三线治疗个体化采用抗肿瘤新生血管药物贝伐珠单抗联合化疗，取得了令人瞩目的疗效，最大限度的延长了患者生存期，改善了患者的生活质量。

病例 2　肝　癌

一、病历摘要

患者，男性，52 岁。因"右上腹隐痛 2 个月余"入院。患者 2 个月前无明显诱因出现右上腹疼痛，钝痛为主，夜间明显，不向肩背部放射，不伴有发热及恶心、呕吐等表现。在当地医院检查 B 超提示：肝脏占位性病变，"肝癌"可能，患者为进一步治疗而来我院。患者自发病以来疼痛逐渐加重，且出现乏力、腹胀、食欲缺乏，体重下降约 3kg，无黄疸、腹泻，无呕血、黑便等。患者乙型肝炎病史约 30 年。

入院查体：体温 36.8℃，脉搏 75 次/分，呼吸 18 次/分，血压 125/80mmHg，患者发育正常，营养中等，自动体位，查体合作。皮肤、巩膜无黄染，浅表淋巴结无肿大，头颅无畸形，眼睑无水肿，结膜无苍白、充血，气管居中，甲状腺不大，胸部两侧对称，双肺呼吸动度一致，双肺叩诊呈清音，肺肝浊音界于右侧锁骨中线 5 肋间，双肺呼吸音清。心前区无隆起，心界不大，心率 75 次/分，律整，未闻及杂音。腹部平坦，未见腹壁静脉曲张，腹软，肝脏未触及，脾脏肋缘下 2cm，腹部叩诊呈鼓音，移动性浊音阴性，肠鸣音正常存在。生理反射存在，病理反射未引出。

辅助检查：腹部 CT 报告：①肝硬化、脾大；②肝癌，甲胎蛋白 600.5g/L。

诊断：原发性肝癌。

二、诊治经过

患者入院后予保肝药物，补充维生素 K，同时完善肝肾功能、血尿常规、凝血功能、胸透、心电图、心肺功能等。诊断思路：①患者右上腹疼痛、乏力及消瘦的症状；②既往有乙型肝炎的病史；③腹部 CT 及甲胎蛋白检查结果。患者可以拟诊断为原发性肝癌，同时应与肝血管瘤及转移性肝癌等鉴别。患者一般情况好，无心肺等重要脏器疾患，肝功能分级为 A 级，但肿瘤为不同叶多个病灶，故本患者不应选择手术治疗；④如需明确诊断需根据病理结果，该患者 B 超引导下行肝脏肿块穿刺活检。病理结果：肝细胞性肝癌。诊断：原发性肝癌。患者口服索拉非尼 400mg 每天 2 次治疗，治疗 1 个月内出现手足红斑和肿胀伴疼痛，评判为 2 级皮肤不良反应，索拉非尼减量为 400mg 每天 1 次，1 周后手足红斑及肿胀好转，后加至正常量服用，未出现不良反应。定期监测血压，患者血压正常范围内。治疗 2 个月及 4 个月后复查疗效评价稳定。1～2 级皮肤不良反应的处理：首次出现时，则剂量调整为继续使用索拉非尼，同时给予局部治疗以消除症状。

三、讨论

索拉非尼是一种口服的多激酶抑制药，能够抑制血管内皮生长因子受体（VEGF）、血小板衍生生长因子（PDGF）和 Raf 激酶（丝氨酸/苏氨酸激酶）。SHARP 研究显示索拉非尼能够延长晚期肝癌生存。在 Ⅱ 期研究的基础上，SHARP 进行了多中心、Ⅲ 期、双盲、随机临床试验，共纳入 602 例患者。索拉非尼和安慰剂组的中位 OS 分别为 10.7 个月和 7.9 个月，1 年生存率分别为 44% 和 33%。两组症状进展时间无显著差别，分别为 4.1 个月和 4.9 个月。安全性评估分析显示两组治疗相关不良事件发生率分别为 80% 和 52%，以 1 级或 2 级不良事件为主，索拉非尼组最常见的不良事件包括腹泻、体重下降、手足皮肤反应和低磷血症。

肝癌的主要治疗手段有：手术治疗、介入治疗、放射治疗、靶向治疗、化学药物治疗、中医药治疗等。晚期患者以提高生活质量、延长生存时间为主要治疗目标。

病例 3 肠 癌

一、病历摘要

患者，女性，45 岁。主因"腹部疼痛伴大便不成形半年余"入院。患者 9 月初无明显诱因下出现腹部疼痛，呈阵发性隐痛，无肩背放射痛，伴有大便不成形，4～5 次/天，时有反酸、嗳气，查胸腹部 CT 提示：肝右叶占位伴多发腹膜后淋巴结；查电子肠镜检查示：肠镜插镜距肛门 40cm 见一新生物表面，高低不平，环腔生长，肠腔狭窄，内镜无法通过，活检质地脆，易出血。肠镜病理示：结肠腺癌（中分化）。查肿瘤指标：神经元特异烯醇化酶：23.55ng/ml；癌胚抗原：50.86ng/ml；Cy21-1：15.06ng/ml；糖类抗原 19-

9：283.50U/ml；糖类抗原242：>200.00U/ml；糖类抗原724：48.51U/ml。

入院查体：体温37.5℃，脉搏70次/分，呼吸18次/分，血压117/82mmHg，身高160cm，体重60kg。神志清，精神可，自由体位，查体合作。全身皮肤黏膜未见皮疹及淤点，未见肝掌及蜘蛛痣。全身浅表淋巴结未及明显肿大。头颅未见畸形，未及肿块，无压痛。颈软，无抵抗，气管居中，两侧对称，双侧颈静脉未见怒张，双侧甲状腺未及肿大。胸廓对称，肋间隙正常，两侧语颤及呼吸动度对称，两肺叩诊清音。双肺未闻及明显干湿性啰音。心率70次/分，律齐，各瓣膜区未及病理性杂音。腹平软，未见胃肠型及蠕动波，未见腹壁静脉曲张，全腹部无压痛，无反跳痛及肌紧张，肝脾肋下未触及，Murphys征（-），肝脏浊音界正常存在，肝肾区无叩击痛，移动性浊音（-），肠鸣音正常，5次/分，胃区无振水音，无血管杂音。生理反射存在，病理反射未引出。

二、诊治经过

结合 CT、肠镜及肿瘤标志物，患者目前结肠癌Ⅳ期伴肝转移诊断明确。患者入院后对其进行全 RAS 基因检测，检测结果为野生型，提示可行西妥昔单抗靶向治疗。行 MDT 讨论，认为患者目前手术难度较大，遂对该患者行 FOLFOX6（奥沙利铂 $100mg/m^2$ 第1天，亚叶酸钙 $400mg/m^2$ 第1天，氟尿嘧啶 $400mg/m^2$ 第1天，$2400mg/m^2$ 连续静脉滴注，46小时，14d/cycle）联合爱必妥化疗3周期，3周期后复查 CT 评估认为肝脏病灶可切除，遂同时行结肠原发灶切除和肝转移灶切除术。术后再予原方案（FOLFOX6）继续化疗3周期，并嘱定期复查，目前尚未出现复发转移。

三、讨论

结肠癌的治疗原则是以手术切除为主的综合治疗方案。Ⅰ期、Ⅱ期和Ⅲ期患者常采用根治性的切除+区域淋巴结清扫，根据癌肿所在部位确定根治切除范围及其手术方式。Ⅳ期患者若出现肠梗阻、严重肠出血时，暂不做根治手术，可行姑息性切除，缓解症状，改善患者生活质量。

对于Ⅱ期、Ⅲ期直肠癌，建议术前行放射、化学治疗，缩小肿瘤，降低局部肿瘤期别，再行根治性手术治疗。新辅助放化疗可降低肿瘤期别，缩小原发肿瘤体积，控制和消除微小或隐匿性远处转移病灶，目的是提高手术切除率和提高术后长期生存率。缺点是如果治疗中进展或是完全缓解，则可能错过了手术机会。所以术前化疗患者需多学科专家之间及患者间密切沟通，优化术前治疗策略，恰当时机手术介入。新辅助化疗最好限制在2~3个月。适应证：术前分期为可切除的 T_3，N_0，M_0；术前分期为可切除的任何 T，N_1~N_2，M_0；T_4 结直肠癌，M_0；局部不可切除的结直肠癌，M_0；可切除或潜在可转化为可切除的转移瘤仅局限于肝脏的结直肠癌肝转移灶；结直肠癌肺转移灶（同肝转移）；弥漫转移性结直肠癌。

根据 NCCN 指南，术后辅助化疗的选择主要依据疾病分期：①Ⅰ期患者不需要任何辅助治疗；②低危Ⅱ期患者可入组临床试验，或是观察，或是考虑卡培他滨或氟尿嘧啶/LV 治疗。不推荐 FOLFOX 治疗没有高危因素的Ⅱ期患者；③高危Ⅱ期患者，包括 T_4、分化差（除外 MSI-H）、淋巴血管侵犯、神经周围侵犯、肠梗阻、穿孔或穿孔位置距肿瘤很近、不确定或阳性切缘，或淋巴结不足12个，都要考虑辅助化疗，方案包括氟尿嘧啶/

LV、卡培他滨、FOLFOX、CapeOX 或 FLOX；④Ⅲ期患者推荐术后 6 个月(6~8 个疗程)的辅助化疗，化疗方案包括 FOLFOX(优选)、CapeOX(优选)、FLOX、氟尿嘧啶/LV 和卡培他滨。不推荐使用贝伐单抗、西妥昔单抗、帕尼单抗和依立替康用于非转移疾病的辅助治疗；⑤Ⅱ期患者伴有 MSI-H 时预后好，不会从氟尿嘧啶辅助治疗中获益，推荐Ⅱ期患者应行 MMR 检查，分化差的病理类型如果伴有 MSI-H 则不认为是高危因素。

治疗进展期或转移性肠癌药物既可联合应用也可单独应用，包括氟尿嘧啶/LV、卡培他滨、伊立替康、奥沙利铂、贝伐单抗、西妥昔单抗、帕尼单抗、阿柏西普和瑞格菲尼。治疗选择依据治疗目的、既往治疗类型和时间、治疗药物毒性。若患者体力状态等能耐受较强化疗，推荐如下 5 个方案之一：FOLFOX、FOLFIRI、CapeOX、氟尿嘧啶/LV 或 FOLFOXIRI。

一线含氟尿嘧啶/LV 或卡培他滨方案治疗进展后推荐的治疗选择主要依据初始治疗方案：①接受 FOLFOX 或 CapeOX 初始治疗患者，FOLFIRI 或伊立替康单药或联合西妥昔单抗或帕尼单抗(RAS 野生型)，贝伐单抗或阿柏西普也是推荐选择；②接受 FOLFIRI 方案作为初始治疗的患者，FOLFOX 或 CapeOX 或联合贝伐单抗；西妥昔单抗或帕尼单抗联合伊立替康；单药西妥昔单抗或帕尼单抗也是推荐选择；③接受氟尿嘧啶/LV 或卡培他滨单药治疗的患者，二线治疗选择包括 FOLFOX、CapeOX、FOLFIRI、单药伊立替康或伊立替康联合奥沙利铂。上述方案都可与贝伐单抗或阿柏西柏联合；④接受 FOLFOXIRI 作为初始治疗的患者，西妥昔单抗或帕尼单抗单药或联合伊立替康是野生型 RAS 患者的推荐选择。

50%~60% 的患者会出现转移，80%~90% 的患者出现不可切除的肝转移。转移性疾病经常在区域性治疗后出现，肝脏是最常见的受累部位，20%~34% 的患者为同时肝转移。肝转移患者若未接受手术则 5 年生存率低。一些临床病理因素如肝外转移、超过 3 个肿瘤、DFS 小于 12 个月者预后差。研究显示对选择性患者手术切除结直肠癌肝转移是可能治愈的，5 年无病生存可达 20%。结直肠癌还可发生肺转移，大多数推荐肝转移治疗策略也适用于肺转移，肝肺联合切除只适合高度选择的患者。还有数据显示对再次肝复发的转移病灶可再行手术切除，但 5 年生存率会随着每次手术而降低，手术时存在肝外疾病是独立的预后差因素。对原发和转移灶同时可切除者可行同时切除或分次切除。转移性患者接受切除术后应进行全身化疗，以去除残留病灶，围术期治疗时间约 6 个月。术前、术后化疗方案选择依赖化疗史和反应情况、安全性，辅助和新辅助化疗推荐方案一致。

1. 可切除的肝/肺同时转移　结直肠癌肝转移可与原发灶同时切除也可分次切除，分次切除中通常先切除原发灶，但现在先切除肝转移灶再切除原发灶，再行辅助化疗则更被人们接受。如果患者同时有肝肺转移且可切除，推荐如下选择：①同时或分次行结肠切除术和肝肺切除，然后行辅助化疗，FOLFOX 或 CapeOX 优选；②新辅助化疗 2~3 个月(FOLFIRI、FOLFOX、CapeOX 化疗或联合贝伐单抗，FOLFIRI、FOLFOX 联合帕尼单抗，FOLFIRI 联合西妥昔单抗)，再行同时或分次结肠和肝肺转移切除；③结肠切除后行辅助化疗(方案同上)及切除转移病灶。新辅助化疗和辅助化疗总计不超过 6 个月。对只有肝转移病例，在有经验的中心还可行 HAI 治疗。

2. 不可切除的肝/肺同时转移 对可能转化的患者要选择高反应率的化疗方案,患者应每2个月评估一次,如果加入贝伐单抗治疗则最后一次治疗与手术间隔至少6周,术后也要6~8周再重新开始贝伐单抗治疗。对转化为可切除疾病者可行同时或分次切除,在有经验的中心还可行 HAI 治疗。消融治疗单独或联合手术治疗所有转移性疾病都可被治疗的患者。对治疗无反应的患者应继续接受化疗,化疗方案参照转移性疾病的治疗方案;非治愈性去块手术或消融不推荐;只有肝或肺转移且不能手术切除者推荐化疗;认为在不可切除情况下对无症状原发肿瘤切除的风险远超过获益。姑息性切除只适合即将发生的梗阻或急性出血。去除原发肿瘤并不减少贝伐单抗穿孔风险,因为结肠和原发灶穿孔很稀少。

病例4 HER-2(+)转移性乳腺癌

一、病历摘要

患者,女性,56岁。因"右乳腺癌改良根治术后8年,双肺、右颈淋巴结转移1个月"入院。患者于2002年3月自检发现右乳肿块,在外院行"右乳癌改良根治术",术后病理提示:浸润性导管癌,大小2cm×2cm,腋窝淋巴结未见转移(0/10),免疫组化:ER(+),PR(+),HER-2(+)。术后予 CEF 方案化疗6周期,化疗结束后口服三苯氧胺内分泌治疗5年,定期随访,病情稳定。2010年3月患者摸及右侧锁骨上一肿大淋巴结,直径约0.8cm,质硬,遂于我院门诊行"右颈部淋巴结切除活检术",术后病理提示:淋巴结转移性癌,倾向于腺癌,免疫组化:ER(+),PR(-),HER-2(++~+++),FISH 检测:HER-2 基因扩增。查 CT 提示两肺多发结节病灶,考虑转移。起病以来,精神、食纳、睡眠可,大小便基本正常,体重无明显增减。既往患原发性高血压20余年,血压口服复代文(缬沙坦氢氯噻嗪片)控制可。否认糖尿病、结核、肝炎等病史。否认家族中肿瘤病史。入院评估:ECOG 评分:0分;日常生活能力评级:I级;体质量指数:$25.4kg/m^2$。

入院查体:血压130/85mmHg,右颈部可见淋巴结活检瘢痕,未触及明显肿大淋巴结,右乳阙如,心肺查体无特殊,腹软,无压痛反跳痛,未及明显肿块,肝脾下界未及。肛门指检未做,生理反射存在,病理反射未引出。

实验室检查:三大常规、肿瘤标志物(CEA、CA-153、CA-125)、肝肾功能等未见异常。

初步诊断:①右乳癌术后($pT_1N_0M_0$ I A 期)复发转移(双肺、右颈淋巴结);②高血压病(1级 低危)。

二、诊治经过

结合病史、体格检查及影像学检查结果,目前诊断为右乳癌术后($T_1N_0M_0$ I A 期)复发转移(双肺、右颈淋巴结)诊断明确,右颈淋巴结病灶已于门诊切除,建议行内科治疗控制肺部多发结节病灶进展及降低其他部位转移风险。2010年4月24日至2010年6月7日行"曲妥珠单抗首剂8mg/kg,后6mg/kg第1天+多西他赛75mg/m² 第1天+卡培他滨1250mg/m² 每天2次,第1~第14天,每3周1次"(具体开始日期:2010年4月24日、2010年5月15日、2010年6月7日),3周期后病情评估:SD。因出现严重手足综合征,于2010年7月3日至2010年8月9日更换为"曲妥珠单抗6mg/kg第1天+多西他赛75mg/m² 第1天+吉西他滨1.0g/m² 第1天、第8天,每3周1次"(具体开始时间:2010年7月3日,2010年7月21日,2010年8月19日)。3周期结束后病情评估:PR。后予患者"曲妥珠单抗6mg/kg 每3周1次"联合"阿那曲唑1mg/d"维持治疗,因经济原因,曲妥珠单抗治疗满1年后终止。未予局部放疗。定期复查,病情平稳。

三、讨论

患者右颈淋巴结与原发灶活检病理存在一定差异,表现为PR及HER-2表达水平不同。已反复确认病理结果,故不排除右乳癌术后病理受当时检测技术所限而存在偏差,与外院联系,无法获取原发灶切除蜡块重新检测。亦不能排除肿瘤异质性可能,即肿瘤在生长过程中,经过多次分裂增生,其子细胞呈现出分子生物学或基因方面的改变,从而使肿瘤的生长速度、侵袭能力、对药物的敏感性、预后等各方面产生差异。结合患者病史及病理结果,基本考虑淋巴结转移性癌系乳腺癌来源。

患者右颈淋巴结大小约0.8cm,门诊医师评估后行相应切除,根据NCCN指南,针对乳腺癌术后锁骨上区域复发患者,如有可能,行胸壁+锁骨上/下淋巴引流区放疗,但对淋巴结切除后行放疗的有效性尚无明确证据和共识。且考虑患者存在肺部转移,无姑息性减症放疗指征,建议予全身治疗,暂不行局部放疗。

患者乳腺癌术后8年发现肺部及颈部淋巴结转移,已行"右颈淋巴结切除术",考虑乳腺癌来源的转移性癌,免疫组化:ER(+),PR(-),HER-2(++~+++),FISH检测:HER-2基因扩增。尽管肺部病灶性质未做病理证实,仍提示患者内分泌治疗及抗HER-2靶向治疗获益可能。根据NCCN指南,对内脏转移的乳腺癌术后患者,可选择化疗控制病情进展。故而下一步治疗可考虑曲妥珠单抗联合化疗和(或)内分泌治疗和(或)局部放疗。因近阶段发现一处以上转移病灶,为控制病情,建议先行化疗联合曲妥珠单抗。内分泌治疗做维持治疗考虑,有研究,如TAnDEM临床试验提示HR(+)/HER-2(+)患者行双重抑制效果佳,故建议联合曲妥珠单抗。

附录一　人表皮生长因子受体2阳性晚期胃癌分子靶向治疗的中国专家共识(2013)

　　胃癌是我国常见的消化道恶性肿瘤。2004—2008年,我国胃癌的年龄标化发病率无显著变化,但因人口结构老龄化加剧,胃癌的实际发病率稳中趋升,每年新发病例数仍位居世界前列。晚期胃癌患者预后不佳,胃癌死亡率列我国恶性肿瘤相关死亡第3位,总体5年生存率为30%～57.1%。目前,我国胃癌早期筛查机制尚不完善,早期胃癌诊断率徘徊在10%左右,远低于韩国和日本。手术切除是根治胃癌的唯一手段,而对诊断时即为无法切除的进展期或转移性胃癌,以及术后复发患者,即使采用细胞毒药物联合方案化疗,中位生存时间也仅延长至11个月左右。分子靶向治疗的兴起为晚期胃癌治疗提供了新的选择。随机对照临床研究已证实,抗人表皮生长因子受体2(HER-2)单克隆抗体曲妥珠单抗联合化疗在HER-2过表达晚期胃癌中的疗效显著优于单纯化疗。基于这一重要进展,提出此项共识,主要阐述HER-2阳性晚期胃癌接受曲妥珠单抗治疗的相关问题,包括HER-2检测、曲妥珠单抗治疗流程及相关注意事项、不良反应等。

一、HER-2在胃癌中的表达及其临床意义

　　HER-2/erbB2属HER/erbB家族,同家族成员还包括EGFR/erbB1、HER-3/erbB3及HER-4/erbB4,基因定位于染色体17q21.1,编码相对分子质量为185 000的Ⅰ型跨膜生长因子受体酪氨酸激酶。在HER/erbB家族受体活化过程中,其胞外段与配体结合后,诱导受体二聚体形成,激活胞内酪氨酸激酶,活化以Ras-Raf-Mek-Erk及PI3K/Akt为主的下游信号通路,参与细胞增生、凋亡调控等生物学功能。HER-2胞外段的空间位置,在静息状态下即表现为类似配体结合后的活化状态,使其成为主要二聚体分子,且缺乏高亲和力的天然配体。肿瘤中过表达HER-2可与自身,或在配体缺失的情况下与家族其他成员,形成二聚体或异二聚体,导致肿瘤细胞内信号通路异常活化。

　　免疫组织化学染色(Immunohistochemistry, IHC)和原位杂交技术(in situ hybridization, ISH)均可用于HER-2表达状态的检测。在乳腺癌中,通过IHC联合荧光原位杂交技术(fluorescence in situ hybridization, FISH)已形成较为成熟的检测流程及评价标准。检测胃癌HER-2表达的相关研究,开始多沿袭乳腺癌的评价体系,但由于无统一标准,不同研究报道中,HER-2过表达或阳性扩增率差异较大。荟萃分析结果显示,近期文献报道的HER-2阳性率的范围为11.9%～23.7%。基于胃癌与乳腺癌间的生物学差异、胃癌的高度异质性以及HER-2蛋白在胃癌细胞底侧膜和侧膜染色的特征,Hofmann等改良制订出了针对胃癌的新评分标准。依据该标准,Bang等检测了3803例胃癌

患者，HER－2阳性率为22.1%。HER－2在肠型胃癌及胃食管结合部癌中表达水平较高。武鸿美等回顾性分析了860例胃癌标本，HER－2 IHC＋＋＋者仅占9.0%。龙晓雨等使用IHC、FISH及双色银染原位杂交（dual chromogen visualization with silver in situ hybridization，DSISH）方法，回顾性分析80例胃癌标本的HER－2状态，HER－2 DSISH扩增阳性率为18.75%（15/80）。

HER－2在胃癌组织中表达的研究已历20余年，由于不同研究使用的评价标准各不相同，HER－2在胃癌预后判断中的价值尚无一致结论。数项采用Hofmann评分标准的回顾性研究结果均显示，HER－2过表达与胃癌患者预后无明显相关性。亚组分析显示，HER－2过表达对肠型胃癌或分期较晚（Ⅲ/Ⅳ期）者的无复发生存时间或总生存时间具有提示作用。同时，两项分别纳入42项研究（12 749例）和49项研究（11 337例）的系统回顾分析结果提示，HER－2过表达状态可能与胃癌患者的不良预后有关。因此，HER－2过表达作为胃癌预后判断标志物的价值，尚需在统一评价标准的前提下，开展大样本研究加以明确。

二、抗HER－2治疗的临床研究及证据

目前，以HER－2为靶点的分子靶向药物主要包括抗HER－2单克隆抗体（曲妥珠单抗、帕妥珠单抗）、小分子酪氨酸激酶抑制药（拉帕替尼）以及药物耦联抗HER－2单克隆抗体（曲妥珠单抗－DM1），其中以曲妥珠单抗的临床证据最为充分。

1. 曲妥珠单抗　在几项小样本Ⅱ期临床研究中，曲妥珠单抗分别联合顺铂、顺铂加多西他赛、顺铂加氟尿嘧啶一线治疗HER－2过表达转移性胃癌患者客观有效率为32%～80%，曲妥珠单抗的用法均为每3周重复（起始剂量为8mg/kg，维持剂量为6mg/kg）。2010年8月，曲妥珠单抗一线治疗无法切除的局部晚期、复发和（或）转移性HER－2阳性胃癌或胃食管结合部癌患者的国际多中心随机对照Ⅲ期临床研究（ToGA研究）结果正式发表。该研究基于3803例胃癌标本，从中筛选出594例HER－2阳性胃或胃食管结合部癌患者，随机接受曲妥珠单抗联合标准化疗或单纯标准化疗。其中曲妥珠单抗的起始剂量为8mg/kg，维持剂量为6mg/kg，每3周重复；标准化疗方案：顺铂（8mg/m²，静脉滴注，第1天）加氟尿嘧啶（8mg/m²，静脉滴注，第1～第5天）或卡培他滨（1000mg/m²，口服，2次/天，第1～第14天），每3周重复，最多6个周期。该研究结果证实，曲妥珠单抗联合标准化疗方案，能显著提高HER－2过表达胃癌患者的治疗反应率（47%和35%，$P＝0.0017$），延长总生存时间（13.8个月和11.1个月，$P＝0.0046$；$HR＝0.74$，95% CI为0.60～0.91）和无进展生存时间（6.7个月和5.5个月，$P＝0.0002$；$HR＝0.71$，95% CI为0.59～0.85）。亚组分析结果显示，在HER－2高表达组，曲妥珠单抗联合化疗组的中位生存时间为16.0个月，单纯化疗组则为11.8个月，两组相比$HR＝0.65$（95% CI为0.51～0.83）。生活质量评估结果显示，患者对曲妥珠单抗治疗有良好的依从性。曲妥珠单抗联合化疗组与单纯化疗组总体生活质量评分在接受药物治疗后均有所提高，并在前13周化疗过程中保持稳定，且功能评分（认知功能、情绪状态、躯体功能和角色功能等）在治疗期间均保持稳定。胃癌疾病特异性症状评分包括吞咽困难、反流和食欲缺乏等，两组在首次治疗后均获改善，疼痛评分及镇痛药物应用方面无差异。

在中国，一项评价曲妥珠单抗联合奥沙利铂或卡培他滨一线治疗无法手术的局部进展期或复发转移性HER－2阳性胃癌的Ⅱ期临床研究（MO25578）正在进行。51例患者的入组工作已全部完成,将在 2013 年公布结果。

基于 ToGA 研究及其他Ⅲ期临床试验结果,2010 年 2 月,欧盟药品管理局批准曲妥珠单抗用于联合氟尿嘧啶类(氟尿嘧啶或卡培他滨)加顺铂一线治疗 HER-2 阳性转移性胃或胃食管结合部癌。该适应证相继于 2010 年 10 月和 2011 年 3 月在美国和日本获批。中国共有 15 个临床研究中心参与了 ToGA 临床研究,筛选入组了 85 例患者,其中试验组 36 例,对照组 49 例。治疗结果与研究总体人群报告基本一致。目前,曲妥珠单抗用于类似适应证的申请已递交至中国国家食品药品监督管理局。

2011 年,卫生部公布的《胃癌临床诊疗规范》推荐,HER-2 阳性胃癌患者可考虑在化疗的基础上,联合使用分子靶向治疗药物曲妥珠单抗。

2. 拉帕替尼　是一种受体酪氨酸激酶抑制药,抑制 EGFR/erbB1 和 HER-2 的表达。一项Ⅱ期临床研究评价了拉帕替尼单药一线治疗 44 例晚期胃癌的疗效,5 例获部分缓解,10 例为疾病稳定,中位治疗失败时间为 1.9 个月,中位生存时间为 4.8 个月。另一项Ⅱ期临床研究评价了拉帕替尼联合卡培他滨一线治疗 67 例晚期胃癌的疗效,客观缓解率为 22.4%,中位无进展生存时间为 5 个月。目前有 2 项拉帕替尼用于 HER-2 阳性晚期胃癌一线和二线治疗的Ⅲ期临床研究正在进行中。

三、胃癌组织 HER-2 表达状态评价

对拟接受曲妥珠单抗治疗的胃癌患者,治疗前必须检测肿瘤 HER-2 表达状态。胃癌组织 HER-2 检测及判定,应在具备标准 HER-2 检测条件,并具有良好内、外部质量控制的病理实验室,由具备资质的实验室技术人员及病理医师进行。胃癌组织 HER-2 检测步骤、评价标准、病理报告及相关注意事项参照《胃癌 HER-2 检测指南》进行。

1. 胃癌组织 HER-2 表达检测方法　HER-2 检测方法主要有 IHC 和 ISH,后者包括 FISH 和 DSISH。相关检测需选用由中国国家食品药品监督管理局批准的试剂盒。

2. 胃癌组织 HER-2 表达状态评价

(1)IHC 及结果判断:胃癌细胞存在较高的异质性,其 HER-2 表达多见于底侧膜或侧膜,呈"U"型特征性表达,与乳腺癌不同,因此乳腺癌 HER-2 评分标准不适用于胃癌。经调整的胃癌组织 HER-2 IHC 检测结果判读标准见表1。

表1　胃癌组织 HER-2 免疫组织化学检测结果判读和评分标准

标本类型		评分	HER-2 状态
手术标本	活检标本[a]		
无反应或 <10% 肿瘤细胞膜染色	任何肿瘤细胞无染色	0	阴性
≥10% 肿瘤细胞微弱或隐约可见膜染色;仅部分细胞膜染色	肿瘤细胞团微弱或隐约可见膜染色	+	阴性
≥10% 肿瘤细胞弱至中度的基底侧膜、侧膜或完全性膜染色	肿瘤细胞团有弱到中度的基底侧膜、侧膜或完全性膜染色(至少有5个成簇的肿瘤细胞着色)	+ +	不确定
≥10% 肿瘤细胞基底侧膜、侧膜或完全性膜强染色	肿瘤细胞的基底侧膜、侧膜或完全性膜强染色(至少有5个成簇的肿瘤细胞着色)	+ + +	阳性

注:HER-2:人表皮生长因子受体2;[a] 不考虑着色肿瘤细胞百分比

(2)ISH 及结果判读:当 HER－2 IHC 检测结果为＋＋时,需行 ISH 检测明确 HER－2 基因扩增情况,以辅助判断肿瘤 HER－2 状态。通过混合探针杂交 HER－2 基因和 17 号染色体着丝粒(CEP17),FISH 使用 100 倍物镜、DSISH 使用 40～60 倍物镜观察,选择扩增程度最高的区域,连续计数至少 20 个肿瘤细胞核内 HER－2 和 CEP17 信号数,通过其比值判断 HER－2 基因扩增情况。HER－2 信号总数/CEP17 信号总数＜1.8 为阴性;在 1.8～2.2 时,再计数 20 个细胞或由另一位医师计数,＜2.0 为阴性,≥2.0 为阳性;＞2.2 为阳性。

3. 胃癌组织 HER－2 检测流程　目前,胃癌组织 HER－2 检测流程应参考《胃癌 HER－2 检测指南》的推荐。检测方法应首选 IHC,当 IHC 结果为(＋＋)时,则进行 IHC 检测;IHC 结果为 0 或(＋＋＋)时均不需要再行 ISH 检测;对 IHC 结果为＋的患者,部分专家建议也应行 ISH 检测,特别是肠型胃癌和胃食管结合部癌。

4. 其他需要注意的问题

(1)建议在所有晚期胃癌患者中开展 HER－2 的 IHC 检测。

(2)对胃镜活检标本,应避开变性坏死部位。多点活检有助于提高检测的准确性,数量不必只限于 6～8 块。

(3)就目前文献报道的数据而言,中国胃癌患者 HER－2 阳性表达率不高。基因表达受转录因子、甲基化、基因突变、翻译及翻译后修饰等多种因素影响,阳性结果的判断还涉及检测方法、检测标本、结果判断标准等多种因素。采用 IHC 技术检测 HER－2 蛋白表达,受标本保存、蛋白变性、抗原修复、读片者判断等因素影响,一定程度地影响了检出率。ISH 作为一种基因检测手段,无论 HER－2 最后是否以蛋白形式表达,均可被检测。从这个角度来讲,ISH 检测似能补充更有价值的信息,但相对较高的检测费用影响了常规应用。就诊断标准而言,HER－2 阳性的判断在胃癌中界定的范围与乳腺癌不同。目前可知的信息是,HER－2 表达率越高,从曲妥珠单抗治疗的获益越明显。

从目前已有的数据可知,HER－2 在肠型胃癌及胃食管结合部癌中表达水平较高。故对肠型胃癌和胃食管结合部癌,尤应重视 HER－2 检测,对其中的 IHC(＋)者,结合患者的疾病特征,可考虑行 ISH 检测。IHC(＋)且 ISH 阳性患者与抗 HER－2 治疗疗效的关系,值得进一步探索。

(4)胃腔中的胃酸或消化酶等可能降解膜蛋白,影响 HER－2 检测结果的准确判断。建议胃癌手术标本在离体后应尽早使用 4% 中性缓冲甲醛液固定,以确保 HER－2 检测结果的可靠性。现有初步研究结果表明,胃癌原发灶、转移淋巴结、远处转移灶三者 HER－2 表达状态基本一致。必要时,可通过检测转移淋巴结、转移灶准确判断 HER－2 的表达情况。

四、曲妥珠单抗治疗 HER－2 阳性晚期胃癌的中国专家建议

1. 曲妥珠单抗的禁忌

(1)禁忌:禁用于已知对曲妥珠单抗过敏或者对任何该药物其他组分过敏的患者。

(2)不推荐使用:随机对照临床研究结果已显示,曲妥珠单抗可不同程度增加患者心脏相关不良事件的发生率,其风险在联合蒽环类药物时尤为明显,主要表现为心功能不全和充血性心力衰竭。ToGA 研究中,心脏相关不良事件在两组间未见明显差异(6%

和 6%),但与单纯化疗组相比,联合使用曲妥珠单抗增加了心功能不全[左室射血分数 (left ventricular ejection fraction,LVEF)较治疗前绝对值下降≥10% 且 LVEF <50%]的发生率(5% 和 1%)。因此,合并以下心血管疾病的患者不推荐使用曲妥珠单抗:有充血性心力衰竭病史、治疗前 LVEF <50% 、透壁性心肌梗死病史、需要药物治疗的心绞痛、有临床意义的瓣膜疾病、高危未控制的心律失常、未控制的高血压(收缩压 >180mmHg 或舒张压 >110mmHg)。

(3)慎用:曲妥珠单抗使用过程中,因输注反应或曲妥珠单抗相关肺毒性,可导致患者发生呼吸困难。对存在严重肺部原发疾病或肿瘤广泛侵犯而导致静息时呼吸困难者,在曲妥珠单抗使用前须充分评估患者的获益与风险。

2. 曲妥珠单抗给药前的筛查和准备　无法切除的进展期、转移或复发胃癌患者,在拟行曲妥珠单抗联合顺铂加氟尿嘧啶类标准化疗方案前,须对患者进行筛查及全面评估,以确保患者可耐受化疗和曲妥珠单抗治疗,并可能从治疗中获益。筛查的主要内容包括病史、全身状况、基线肿瘤状态、心功能及 HER -2 表达状态。

3. 曲妥珠单抗治疗胃癌的用药方法与流程

(1)用药方法:曲妥珠单抗应联合顺铂加氟尿嘧啶类标准化疗方案治疗无法切除的进展期、转移或复发胃癌,曲妥珠单抗负荷剂量为 8mg/kg(静脉滴注,90 分钟),维持剂量为 6mg/kg(静脉滴注,30 ~90 分钟),每 3 周重复。

(2)治疗流程:每周期用药开始前需常规进行病史、体格检查、血常规及血生化评估。每 3 个月行超声心动图或放射性心血管造影检测,以 LVEF 为心功能评估主要指标。当 LVEF 较治疗前绝对值下降≥16% 或低于正常范围且较治疗前绝对值下降≥10% 时,应推迟曲妥珠单抗治疗 4 周,并每 4 周复查 LVEF。若在推迟治疗 4 ~8 周 LVEF 恢复至正常范围,或较治疗前绝对值下降≤15% 时,可重新开始曲妥珠单抗治疗。当累计推迟超过 8 周或中断治疗 3 次以上时,应终止曲妥珠单抗治疗。

患者在治疗过程中任何时间发生下列情况,应终止曲妥珠单抗治疗:充血性心力衰竭、左室功能明显降低、严重输注反应、肺毒性及疾病进展。

(3)治疗中断或延迟的处理:当治疗过程中出现曲妥珠单抗治疗延迟或中断时,若未超过计划治疗时间 1 周,可直接使用维持剂量(6mg/kg),无须等到下一治疗周期开始,后续治疗不受影响。若超过 1 周,应重新导入负荷剂量(8mg/kg),后续治疗给予维持剂量(6mg/kg)。

4. 曲妥珠单抗相关主要不良反应及其处理

(1)心脏毒性:曲妥珠单抗治疗过程中需密切监测心功能变化,治疗前、治疗过程中每 3 个月及治疗结束时应评估 LVEF 水平。当发生导致治疗中断的心功能不全时,应每 4 周检测 LVEF 直至治疗重新开始或终止。当发生症状性心功能不全或充血性心力衰竭时,除中断曲妥珠单抗治疗外,还应对患者进行相应的抗心力衰竭治疗以改善心功能。治疗结束后 2 年内,应至少每 6 个月进行心功能评估。如果 LVEF 较治疗前绝对值下降≥16% 或 LVEF 低于该检测中心正常范围并且较治疗前绝对值下降≥10% ,需中断曲妥珠单抗治疗。如果 LVEF 持续下降超过 8 周,或因 LVEF 降低而中断曲妥珠单抗治疗 3 次以上,需终止曲妥珠单抗治疗。

(2)输注反应：曲妥珠单抗输注反应可表现为发热、寒战，偶尔会有恶心、呕吐、疼痛(某些病例在肿瘤部位)、头疼、晕眩、呼吸困难、低血压、皮疹和衰弱等。当发生轻至中度输注反应时，应降低输注速率；当发生呼吸困难或临床明显低血压时，应中断输注，并予以对症处理，包括肾上腺素、皮质类固醇激素、苯海拉明、支气管扩张剂和氧气的使用；当发生严重和危及生命的输注反应时，包括严重过敏性反应、血管性水肿、间质性肺炎或急性呼吸窘迫综合征，应立即中断输注，予以对症处理，并永久终止曲妥珠单抗的使用。

(3)肺毒性：曲妥珠单抗相关肺部症状以呼吸困难最为常见，部分可为输注反应症状的一部分。曲妥珠单抗相关肺毒性包括间质性肺疾病、急性呼吸窘迫综合征、肺炎、非感染性肺炎、胸腔积液、呼吸窘迫、急性肺水肿和肺功能不全等。可导致肺部症状的输注反应包括支气管痉挛、低氧血症、呼吸困难、肺浸润、胸腔积液、非心源性肺水肿和急性呼吸窘迫综合征。

当治疗过程中出现肺毒性时，建议终止曲妥珠单抗治疗。对于具有原发性肺部疾病或肿瘤广泛肺转移在静息期即存在呼吸困难的患者，应全面评估患者接受曲妥珠单抗治疗的获益及风险。

5. 晚期胃癌的二线治疗　部分临床研究结果已显示，晚期胃癌患者能从二线治疗中获益。AIO 研究比较了伊立替康(初始剂量 $250mg/m^2$，维持剂量 $350mg/m^2$，每 3 周重复)与最佳支持治疗在一线治疗进展后的晚期胃癌患者中的疗效，共入组 40 例患者，随机接受伊立替康(21 例)或最佳支持治疗(19 例)。结果显示，伊立替康能延长患者总生存时间(4.0 个月和 2.4 个月)。曲妥珠单抗用于晚期胃癌二线治疗尚无明确的临床依据，但鉴于在一线治疗中的证据及晚期胃癌二线治疗的获益，美国国立综合癌症网(NC-CN)胃癌指南也推荐曲妥珠单抗联合化疗用于胃癌的二线治疗。目前，可尝试将曲妥珠单抗用于 HER-2 过表达且既往未接受过抗 HER-2 分子靶向治疗的晚期胃癌患者的二线治疗，但需与患者充分沟通，并获取知情同意。

目前，中国晚期胃癌患者的预后极差，曲妥珠单抗 ToGA 研究的成功，让我们看到了晚期胃癌个体化治疗的希望。明确胃癌分子分型，有望为患者制订更加个体化的治疗策略，改善胃癌患者的预后。

附录二　非小细胞肺癌小分子靶向药物耐药处理共识(2015)

　　小分子靶向药物是肺癌治疗史上的里程碑事件,但其无可避免的原发性和继发性耐药现象,成为进一步提高靶向药物疗效的瓶颈。2013 年 3 月 8 ~ 9 日,中国抗癌协会肺癌专业委员会和中国抗癌协会临床肿瘤学专业委员会(Chinese Society of Clinical Oncology, CSCO)联合主办了第十届"中国肺癌高峰共识会",最终形成了非小细胞肺癌(non - small cell lung cancer, NSCLC)小分子靶向药物耐药处理共识。近两年新的研究不断出现,对这一共识有了新的更新。

　　共识一:EGFR 突变型肺癌,建议检测 BIM

　　治疗前应检测 EGFR 突变型肺癌的 BIM 以判断是否出现原发性耐药。BIM 是 BCl - 2 蛋白家族成员,是活性最强的促凋亡蛋白之一。表皮生长因子受体(epidermal growth factor receptor, EGFR)酪氨酸激酶抑制药(tyrosine kinase inhibitor, TKI)通过 BIM 上调引起带有 EGFR 突变的肺癌细胞的凋亡,其中编码的 BH3(the pro. apoptotic BCl - 2 homology domain 3)被称为唯一的促凋亡蛋白。东亚人群中 BIM 基因的 2 号内含子存在缺失多态性。导致这一人群表达的是缺乏促凋亡活性的 BIM 亚型(BH3 缺失),从而引起对 EGFR TKI 的原发耐药或削弱 TKI 的临床疗效。上海市肺科医院研究发现,12.8%(45/352)的患者缺乏 BIM 的多态性,并且其对 EGFR 的 ORR 为 25%,PFS 4.7m,多因素分析显示,BIM 多态性的缺失是 EGFR 突变者预后差的一个独立预后因子。韩国的团队也报道原发性耐药患者中有 19% 的患者具有 BIM 多态性。Wu 等的研究显示,桩蛋白介导细胞内信号调节激酶 Erk 活化,可通过 BIM 的 69 位丝氨酸和 MCl - 1 的 163 位苏氨酸磷酸化从而调节蛋白的稳定性,下调 BCl - 2 的表达和上升 MCl - 1,从而克服 EGFR 的耐药性。

　　共识二:根据分子标志物的个体化管理策略:对 EGFR TKI 耐药的突变型肺癌,建议再活检明确耐药的具体机制

　　Camidge 将 EGFR TKI 耐药分为 4 类,包括:①出现耐药突变:如 T790M 突变;②旁路激活:如 C - met 扩增;③表型改变:如腺癌向小细胞肺癌转化,上皮细胞向间叶细胞转化(epithelial to mesenchymal transformation, EMT);④下游信号通路激活:如 BIM 的多态性导致 EGFR TKI 的原发耐药,通过 MAPK1 扩增直接激活下游增生信号通路产生 EGFR TKI 的获得性耐药。

　　50% 的耐药机制是 EGFR20 号外显子第 790 位点上的苏氨酸为蛋氨酸所取代

（T790M），从而改变了 ATP 的亲和性，导致 EGFR TKI 不能有效阻断信号通路而产生耐药。也有一些研究支持 T790M 突变具有选择性，经 TKI 治疗敏感的克隆被杀灭，而含有 T790M 突变的耐药克隆得以保留下来产生耐药。5%～20% 的 EGFR TKI 耐药是由 C - met 所引起，C - met 扩增的耐药机制为 C - met 与 erbB3 结合，绕过 EGFR 激活下游 PIK3/Akt 介导的信号通路，促使肿瘤细胞增生，抑制凋亡。另外 K - ras 基因突变和 BRAF 基因突变及细胞类型的转变、HER - 2 突变等均是耐药的机制。针对再活检所检测到的明确耐药靶点，可根据靶点再进行治疗。

AZD9291 是第三代口服、不可逆的选择性 EGFR 突变抑制药。今年于 NEJ 发表的文章显示，共 253 例入组患者中，31 例患者参加了剂量爬坡实验，222 例参加了扩展实验，其中 127 个可评价疗效的 T790M 阳性患者中，RR 为 61%，中位 PFS 9.6m。该研究提示 AZD9291 对 EGFR TKI 耐药的患者（合并敏感性突变和 T790M 突变）非常有效，FDA 授予该药有突破性进展，可作为一代 TKI 药物耐药后治疗策略，估计可有 50% 以上的 EGFR TKI 耐药患者受益。另一种第三代的药物是 rociletinib（CO - 1686），130 例入组患者中，T790M 阳性的患者 ORR 为 59%（95% CI 45～73）。

INC280 是一种高选择性口服小分子 Met 抑制药，2014 年的 ASCO 会议显示入组的 41 名患者中，有 6 名出现了局部缓解，其中 3 名在 400mg BID 组，5 名在入组前接受过 EGFR TKI 药物的治疗，目前相关的 I／II 期临床研究均在进行中。Crizotinib 的作用靶点有 EML4 - ALK、ROS - 1 和 C - MET。最近吴一龙教授的团队研究显示，11 例 C - MET 过表达的 EGFR 继发性耐药的患者接受了 Crizotinib 联合 EGFR 一丁 KI 治疗，RR 率为 45.5%，SD 率 54.4%。提示其过表达的 C - MET 的患者接受 Crizotinib 联合治疗是个不错的策略。Cabozantinib 联合厄洛替尼也在进行相似的研究。

共识三：区分患者不同的进展方式予以不同治疗方式

如出现局部进展，有增大或出现 1～2 处新的非靶病灶，没有症状或症状没有变化，可认为属于癌基因成瘾，此阶段停药可能会出现疾病暴发进展，因此可以继续靶向治疗联合局部治疗，美国 Colorado 大学将适合局部治疗的情况归纳为：适合全脑放疗或脑立体反射或手术切除的没有脑膜转移的颅内进展；颅外 ≤4 个病灶、同时适于体部立体放射或常规分割放射或外科切除的进展。如出现广泛进展，则可以根据 IMPRESS 研究的结果，一线耐药进展后不再给予 TKI，而是单用化疗。

IMPRESS 研究是第一项且唯一一项随机、双盲、安慰剂对照的 III 期全球多中心临床试验，结果在 2014 年的 ESMO 会议发表，71 个中心共入组 265 例一线吉非替尼治疗后进展的 EGFR+ 的局部晚期/转移性 NSCLC 患者，随机接受培美曲塞/顺铂两药化疗联合吉非替尼或安慰剂。吉非替尼治疗组对比对照组 PFS 并无显著改善（HR 0.86，95% CI 0.65～1.13，P=0.273）；中位 PFS 均为 5.4 个月。OS 数据暂不成熟（33% 患者死亡），初步结果显示对照组较吉非替尼治疗组具有更好 OS（HR 1.62，95% CI 1.05～2.52，P=0.029）。虽然这项研究的结果是阴性的，但临床意义不容忽视，双药化疗应继续作为一线吉非替尼耐药后疾病进展患者的标准治疗。这一结果将帮助医生的日常临床实践。但是这项研究设计时并未考虑到 EGFR TKI 获得性耐药的机制及 EGFR TKI 治疗后复杂的进展模式，例如，是缓慢进展、局部进展还是广泛进展等，另一个可能存在的不足之处在于进展后选择了双药化疗联合靶向药物,导致联合治疗组较单用化疗组胃肠道毒性反应发生率更高。EGFR TKI 获得性耐药后的 NSCLC 不是单一疾病,而是多种多样,采用相同的治疗方法进行处理显然是不合适的。

共识四:根据临床表现的治疗管理策略

ASPIRATION 试验中,EGFR 突变的肺癌患者应用厄洛替尼进行治疗,第一个无疾病进展生存(PFS)的节点是由 RECIST 标准来定义的。第二个 PFS 的节点是由医生来决定停止药物来定义的。共纳入了 207 名患者,其中 93 例最终还是在进展后继续进行了治疗。这部分患者第一个 PFS 节点的中位数为 11 个月;第二个 PFS 节点为 14.1 个月,意味着如果患者在进展后继续服用 TKI 的话,无疾病进展生存有 3.1 个月的获益。这是一个非常具有个性化的决定,许多缓慢、无痛、无症状的疾病进展的患者可以继续应用最初的药物,在临床医生感觉继续维持不会获益时再改变治疗方案。改变治疗方案时,要在对药物的耐受性和患者是否有症状的基础上进行的个性化选择。

2014 年,Sacher 发表文章指出在患者出现 EGFR 耐药后,考虑疾病进展特点以及是否参与靶向治疗临床试验的步骤方法:①是否是具有临床意义的进展? 如有进展为惰性和无症状性进展,可以继续使用 TKI,并且监测疗效失败的临床证据;②进展是否为局限性? 如果是脑部病灶或者局限性的临床表现的进展可以继续使用 TKI 联合姑息性放疗;③是否可进行再活检? 可考虑进行再活检明确耐药机制,如细胞类型的转换或者 T790M 突变;④是否可以参加临床研究? 强烈推荐参加;⑤化疗联合 TKI 或者单用化疗。但是,同一患者可能存在多种耐药机制,由于肿瘤的异质性,EGFR T790M 和 MET 在不同转移部位表现也不同;重复组织活检的挑战:克服耐药的治疗策略不一定对所有耐药患者均有效;如何无创而动态精准的识别患者的耐药机制,血液循环 DNA 检测有助于动态检测;如何确定检测的 cut-off 值,如 C-met 的检测方法和检测值;是否可以耐药后联合免疫治疗如 PD-1/PD-L1 抗体,这些问题都是目前解决耐药的热点并且研究均在进行中。

参 考 文 献

［1］高社干，冯笑山．肿瘤分子靶向治疗新进展．北京：科学出版社，2012

［2］中国科协学会学术部．肿瘤个性化细胞及分子靶向治疗的前景与挑战，2013

［3］黎军和，熊建萍．胃癌分子靶向治疗研究新进展．中国肿瘤临床，2015，42（23）：1118－1123

［4］Boku N. HER－2－positive gastric cancer. Gastric Gancer, 2014, 17(1)：1－12

［5］Doshi S, Gisleskog P, Zhang Y, et al. Rilotumumab exposure－response relationship in patients with advanced or metastatic gastric cancer. Clin Gancer Res, 2015, 21(11)：2453－2461

［6］黄文林．肿瘤分子靶向治疗．北京：人民卫生出版社，2009

［7］Aprile G, Leone F, Giampieri R, et al. Tracking the 2015 Gastrointestinal Cancers Symposium：bridging cancer biology to clinical gastrointestinal oncology. Onco Targets Ther, 2015, 22(8)：1149－1156

［8］郑杰．肿瘤的细胞和分子生物学．上海：上海科学技术出版社，2011

［9］郑杰．肿瘤的细胞和分子生物学．北京：军事医学科学出版社，2014

［10］Thress KS, Paweletz CP, Felip E, et al. Acquired EGFR C797S mutation mediates resistance to AZD9291 in non－small cell lung cancer harboring EGFR T790M. Nat Med, 2015, 21(6)：560－562

［11］王青，许琳，刘东颖．消化系统疾病癌前病变与肿瘤．北京：军事医学科学出版社，2013

［12］Zhang J, Kale V, Chen M. Gene－directed enzyme prodrug therapy, 2015, 17(1)：102－110

［13］刘见荣，侯凤刚．肿瘤血管生成拟态研究新进展．现代肿瘤医学，2013，21（4）：898－902

［14］吴旻．肿瘤分子靶向治疗学．济南：山东科学技术出版社，2009

［15］于保法．肿瘤介入化学免疫治疗学.超微创精准肿瘤内化学诱导免疫治疗临床指南.北京:军事医学科学出版社,2014

［16］Torre LA, Bray F, Siegel RL, et al. Global cancer statistics, 2012. CA Cancer J Clin, 2015, 65(2)：87－108

［17］高凤兰，崔茂香．病理学（第3版）．北京：第四军医大学出版社，2014

［18］Desotelle J, Truong M, Ewald J, et al. CpG island hypermethylation frequently silences FILIP1L isoform 2 expression in prostate cancer. J Urol, 2013, 189(1)：329－335

［19］邵月亭，迪吉．胃癌分子靶向治疗的研究新进展．现代肿瘤医学，2015，23（12）：1778－1782

［20］Narita T, Seshimo A, Suzuki M, et al. Status of tissue expression and serum levels of HER－2 in gastric cancer patients in Japan. Hepatogastroenterology, 2013, 60(125)：1083－1088

［21］路潜，韩斌．外科护理学（第3版）．供护理类专业用．北京：北京大学医学出版社，2015

［22］McArthur GA. The coming of age of Mek. Lancet Oncol, 2012, 13：744－745

［23］周渝斌．DNA修复基因多态性与肺癌易感性的研究进展．中国肿瘤临床，2013，40（9）：551－554

［24］Chen X, Sun H, Ren S, et al. Association of XRGG3 and XPD751 SNP with efficacy of platinum－based chemotherapy in advanced NSCLC patients. Clin Transl Oncol, 2012, 14(3)：207－213

［25］成小姣，涂水平．靶向Survivin在肿瘤治疗中的研究进展．诊断学理论与实践,2013,12(4):483－486

［26］詹珺斯，张媛媛．单克隆抗体治疗肿瘤的研究进展．四川生理科学杂志，2015，37（2）：99－103

［27］Shah A. Obinutuzumab A Novel Anti – CD20 Monoclonal Antibody for Previously Untreated Chronic Lymphocytic Leukemia. Ann Pharmacother, 2014, 48(10)：1356 – 1361

［28］王莉, 李彩艳. 恶性肿瘤分子靶向药物治疗的护理配合. 大家健康, 2012, 6(3)：40 – 41

［29］蔡智慧, 张翠英. 肺癌的分子靶向治疗进展. 西部医学, 2014, 26(1)：122 – 123

［30］Jia Y, Liu M, Huang W, et al. Recombinant human endostatin Endostar inhibits tumor growth and metastasis in amouse xenograft model of colon cancer. Pathol Oncol Res, 2012, 18(2)：315 – 323

［31］李勇, 林爱花. 分子靶向治疗肺癌的应用进展. 中国实用医药, 2013, 8(2)：246 – 248

［32］洪英财, 王正, 杨林. 肺癌分子靶向药物耐药机制的研究进展. 当代医学, 2011, 17(24)：23 – 24

［33］段羊羊, 井明晰, 徐君南, 等. 乳腺癌分子靶向治疗现状. 中国肿瘤, 2016, 25(3)：202 – 206

［34］Krop IE, Kim SB, Gonzalez – Martin A, et al. Trastuzumabemtansine versus treatment of physician's choice for pretreated HER – 2 – positive advanved breastcancer(TH3RESA)：a randomised, open – label, phase 3 trial. Lancet Oncol, 2014, 15(7)：689 – 699

［35］孔昭琰, 成苑榕, 陈映红. 细胞因子在肿瘤治疗中的应用. 现代肿瘤医学, 2014, 22(4)：971 – 974

［36］张珏, 杜鲁巴, 孙浩然, 等. 肿瘤分子靶向治疗的研究进展. 复旦学报(医学版), 2016, 43(1)：115 – 121

［37］Dobbelstein M, MOll U. Targeting tumour – supportive cellular machineries in anticancer drug development. Nat Rev Drug Discov, 2014, 13(3)：179 – 196

［38］陈正堂, 孙建国. 肿瘤分子靶向治疗临床应用值得注意的几个问题. 第三军医人学学报, 2011, 33(1)：1 – 3

［39］张伯阳, 许重远. 肿瘤分子靶向治疗药物的研究与应用进展. 中国临床药理学杂志, 2015, 31(12)：1213 – 1217

［40］Cad H, Koolmeister T, Jemth AS, et al. MTH1 inhibition eradicafes cancer by preventing sanitation of the dNTP pool. Nature, 2014, 508(7495)：215 – 221

［41］邓洪新, 魏于全. 肿瘤基因治疗的研究现状和展望. 中国肿瘤生物治疗杂志, 2015, 22(2)：170 – 176

［42］Carruthers KH, Metzger G, During MJ, et al. Gene – directed enzyme prodrug therapy for localized chemotherapeutics in allograft and xenograft tumor models. Cancer Gene Ther, 2014, 21(10)：434 – 440

［43］胡明明, 胡瑛, 李宝兰. 肿瘤中血管生成信号通路相关药物临床转化研究现状. 中国肿瘤生物治疗杂志, 2014, 21(1)：86 – 94

［44］Mitchell EP. Targeted therapy for metastatic colorectal cancer：Role of aflibercept. Clin Colorectal Cancer, 2013, 12(2)：73 – 85

［45］Jemal A, Bray F, Ccnter MM, et al. Global cancer statistics. CA Cancer J Clin, 2011, 61(2)：69 – 90

［46］李爱军, 马森林, 吴孟超. 分子靶向药物在肝癌治疗中的作用. 肝胆胰外科杂志, 2015, 27(3)：255 – 258

［47］杨柳青, 秦叔逵, 龚新雷, 等. 索拉非尼治疗国人中晚期原发性肝癌的临床研究. 中国新药杂, 2013, 22(17)：2053 – 2059

［48］田磊, 肖秀英, 叶明. 胃癌分子靶向药物治疗的研究进展. 世界华人消化杂志, 2014, 22(6)：773 – 781

［49］Au JS, Frenette CT. Management of hepatocellular carcinoma：Current status and future directions. Gut Liver, 2015, 9(4)：437 – 448

［50］蒋昊, 文颂, 邵国良. 原发性肝癌分子靶向药物临床研究进展. 肿瘤防治研究, 2016, 43(5)：427 – 434

［51］Siegel RL, Miller KD, Jemal A. Cancer statistics, 2016. CA cancer J Clin, 2016, 66(1)：7 – 30

[52] Chen W, Zheng R, Baade PD, et al. Cancer statistics in China, 2015. CA cancer J Clin, 2016, 66(2): 115 – 132

[53] 高源，时艳艳，于国红，等. 肝细胞肝癌免疫治疗的现状及进展. 精准医学杂志, 2018, 3(33): 193 – 196